症例に学ぶ
精神科診断・治療・対応

監修
加藤 敏

編集
阿部隆明　小林聡幸　塩田勝利

金原出版株式会社

カバー・表紙装画●和田三造「5羽の鳩 Five Doves」（部分）
出典●『イエス・キリスト聖画集』加藤信朗監修 和田三造（1883〜1967）画 知泉書館 2009

Diagnosis, Treatment, and Management in Psychiatric Practice:

Learning from the Clinical Cases

KANEHARA & CO., LTD., Tokyo

Printed in Japan, 2015

序

　学生時代に触れる臨床医学の教科書の中をみると，種々の疾患について病因・病理・臨床症状・診断・治療・予後などが，まるでカタログのように羅列されているのがひとつの典型といえるだろう。総論的な章もあるにしても，疾患についてはそのような無味乾燥さが漂っていることが否めないのが教科書というものである。それゆえに臨床実習で実際の患者に触れる必要があるのであり，学生にとって患者との接触は貴重な学習体験である。

　しかし，ひとたび古典的な教科書，例えば有名なエミール・クレペリンの教科書を紐解いてみると，そこにかなり豊かに症例の記載が差し挟まれていることに気がつく。およそ100年前にオイゲン・ブロイラーが打ち出した概念を使い続けた末に統合失調症と改訳した今の時代の教科書と，早発性痴呆という概念の開示をまさにそこで行っているクレペリンの教科書とでは，記述法が違うのが当たり前ではある。当たり前ではあるが，症例中心の教科書というものがあってもいいのではないかと考えるようになった。われわれはまずもって症例から学び，症例から生じた疑問に基づいて研究し，その成果をあらたに症例の治療に生かすのであって，つまり症例がアルファでありオメガである。もちろんすべてが症例記述の教科書というのは無理があることもわかっている。症例とは個別的なものであり，教科書的な記載とは普遍を目指さねばならないからである。それでも副読本的にならアルファでありオメガである症例による実践的な教科書があってもいいのではないか。

　自治医科大学精神医学教室症例集の企画が生まれたときに，考えたのはこの「症例に学ぶ実践的な教科書」である。その理念を追うならば，典型的でありきたりな症例を具体的に記すという方向性になるだろうが，本書『症例に学ぶ精神科診断・治療・対応』に収録したのは稀少例や示唆的症例という点でささか方向性が異なる。しかし，症例という個別から普遍への示唆が生み出されるということは，稀少例の症例報告がいかに個別的・一回的・例外的なものであったとしても，他の症例の診療への示唆を含んでいるということでもある。よって，さまざまな疾患の症例を幅広く取り上げれば，当初に構想したような教科書に比肩できる症例集ができあがるのではないかと考えた。

　本書は，主として加藤　敏教授の就任以降に自治医科大学精神医学教室より発表された多数の症例報告を厳選し，若干の序説的・総論的論文とともにジャンルごとにまとめたものである。各セクションは教科書を意識して主要な精神疾患や臨床上のジャンルに分類した。選んだ症例報告は考察の抽象度の高いものは抑えめにして，実地臨床における診断・治療・対応にあらたな光をあててくれる含みのある生きた症例を集めたつもりである。序説に続く3つのセクションは神経症，気分障碍，統合失調症と

いう主だった疾患をテーマとしている。まず神経症を取り上げたのは大学総合病院という特質もあり，摂食障碍を含む神経症圏の病態の治療にそそぐスタッフのエネルギーが日ごろから多いこと，また神経症圏が時代病理を強く反映していると思われるからである。気分障碍圏では広義の非定型精神病への関心が教室の特質を示しているだろう。全体になるべく平易な論文を選んだとはいえ，統合失調症の部は精神病理学的にいささか難しい論文が集まっているのも教室の特質とご寛恕頂きたい。同様に老年精神医学の部ではピエール・ジャネの心理的力と心理的緊張の概念を考察に用いた論文が多くなってしまったことも。

　冒頭から読んでいくと，あらためて大変な症例を根気強く治療してきたものだと思う。そのような粘り強い治療が可能であったのは担当医の努力もさることながら，看護スタッフをはじめとした多職種の方々の理解と適切な対応があったからであるということは強調しておかねばならない。大学病院の特性として器質性・症状性精神障碍やコンサルテーション・リエゾン精神医学の領域でも幾多の難治例や盲点を突かれる症例があり，その一部をここにまとめることができたことは喜ばしい。また，絵画療法，コラージュ療法，音楽療法などの芸術療法，集団精神療法，社会生活技能訓練などを精力的に行ってきた成果もピックアップしてある。残念なのは児童青年精神医学のセクションを設けられなかったことである。しかしながら児童青年精神医学の領域に属する症例は，神経症圏や気分障碍のセクションに分散していることに賢明な読者は気づかれることであろう。

　本書で呈示された症例のなかには，当時病棟医であったものにとって直接の担当医ではなくとも深く印象に刻まれている症例が多くある。印象深いということはそれだけ勉強させてもらったということでもある。その意味でわれわれの教師ともいえる患者さんに感謝し，その成果を本書をひもとく読者の方々と分かち合うことができれば幸甚である。精神科医だけでなく，内科・外科医，また看護師等臨床に携わるすべての方々，および精神科臨床に関心のあるすべての方々に読んでいただける内容であると思う。

　なお，各論文ではいちいち明記していないが，症例のプライバシー保護のために論旨に影響のない範囲で改変を施してあることをここに記しておきたい。

2015年早春

編者を代表して
小林聡幸

執筆者一覧 (五十音順)

阿部隆明	自治医科大学とちぎ子ども医療センター子どもの心の診療科
井上かな	自治医科大学精神医学教室
井上弘寿	自治医科大学精神医学教室
岩田和彦	大阪府立精神医療センター
上野直子	栃木県立岡本台病院
大澤卓郎	緑会 佐藤病院
大塚公一郎	自治医科大学看護学部
大西康則	小山富士見台病院
岡崎 翼	自治医科大学精神医学教室
岡島美朗	自治医科大学さいたま医療センター心療内科
岡田吉史	石巻赤十字病院麻酔科
岡元宗平	いわくら病院
恩田浩一	故人
笠井麻紀子	一陽会 陽和病院
片山 仁	
加藤 敏	自治医科大学精神医学教室
菊地千一郎	自治医科大学精神医学教室
日下部康弘	勝連病院
倉持素樹	小山富士見台病院
小林聡幸	自治医科大学精神医学教室
小林亮子	小山富士見台病院
近藤 州	江別すずらん病院
齋藤慎之介	自治医科大学精神医学教室
齋藤陽道	佐野厚生総合病院精神神経科
佐藤 守	自治医科大学精神医学教室
佐藤美紀子	翠星会 松田病院
塩田勝利	自治医科大学精神医学教室
清水光恵	神戸大学保健管理センター
杉山 久	烏山台病院
鈴木啓子	市立旭川病院総合内科
須田史朗	自治医科大学精神医学教室
高田早苗	小山メンタルクリニック
高野英介	小山富士見台病院
高山 剛	上都賀総合病院精神神経科
敦賀光嗣	弘前大学大学院医学研究科、青森県立つくしが丘病院
永嶋秀明	朝日病院
永野 満	稲城台病院
永野由美子	市橋クリニック、吉祥寺病院
西嶋康一	那須高原病院
西多昌規	自治医科大学精神医学教室
野口正行	岡山県精神医療センター
原嶋華乃子	かのこメンタルクリニック
林 聡子	
日野原 圭	小柳病院
平井伸英	東京医科歯科大学保健管理センター
福田和仁	上都賀総合病院精神神経科
福地貴彦	神戸大学感染症内科
星野美幸	自治医科大学とちぎ子ども医療センター子どもの心の診療科
本田 暁	生々堂厚生会 森病院
松本健二	埼玉県精神医療センター
松本卓也	自治医科大学精神医学教室
宮田善文	横浜カメリアホスピタル
安田 学	自治医科大学精神医学教室
山内美奈	育児休暇中
山家邦章	佐野厚生総合病院精神神経科
山家俊美	故人
山下晃弘	緑会 佐藤病院
油井邦雄	芦屋大学大学院発達障害教育研究所
吉田勝也	稲城台病院

目　次

序 …………………………………………………………………… 小林聡幸 …… i

第1部　序　説

1. 治療同盟の確立，医師―患者関係 ………………………………… 加藤　敏 …… 3
2. 暗黙の裡に生じる陽性転移，陰性転移，逆陽性転移，逆陰性転移 …… 加藤　敏 …… 6
3. 「遺伝子―言語複合体」としての人間主体をふまえた薬物療法・非薬物療法
　　…………………………………………………………………… 加藤　敏 …… 9

第2部　神経症圏

1. 児童思春期の摂食障碍に対する心理教育クリニカルパス
　　………………………………………… 星野美幸，佐藤美紀子，阿部隆明 …… 17
2. Refeeding syndromeを呈した神経性無食欲症
　　………………………………… 笠井麻紀子，岡島美朗，高野英介，加藤　敏 …… 24
3. 重篤な身体合併症を呈し，長期入院を余儀なくされた神経性食欲不振症
　　………………………………… 齋藤慎之介，佐藤　守，小林聡幸，加藤　敏 …… 32
4. 糖尿病治療中に発症する摂食障害 ………………………… 山下晃弘，加藤　敏 …… 40
5. 外国訛症候群を呈した解離性障碍 ……… 敦賀光嗣，小林聡幸，平井伸英，加藤　敏 …… 46
6. 修正型電気けいれん療法が著効した重症強迫性障碍妊婦
　　………………………… 福地貴彦，岡田吉史，片山　仁，西嶋康一，加藤　敏 …… 53
7. 身体表現性障碍と虚偽性障碍の混在例の精神療法
　　………………………………… 倉持素樹，岡島美朗，山家邦章，加藤　敏 …… 57
8. 知的障碍を持つ思春期症例に認めた偽発作
　　………………………………… 岡元宗平，岩田和彦，大西康則，加藤　敏 …… 64
9. 心因性非てんかん発作とてんかん発作の鑑別に役立つ臨床症状 ………菊地千一郎 …… 72

第3部　気分障碍とその周辺

1. 軽微双極性障碍（soft bipolar disorder）の鑑別と生活歴 …………… 阿部隆明 …… 79
2. 躁うつ病化する非定型精神病 ……………………………… 大塚公一郎，加藤　敏 …… 86
3. 心筋梗塞を併発したうつ病 … 鈴木啓子，小林聡幸，塩田勝利，高田早苗，加藤　敏 …… 94
4. うつ病と腰痛 ……………………………………………… 吉田勝也，加藤　敏 …… 100

5. 自己愛性パーソナリティ障碍との鑑別が問題となった内因性うつ病
　　　　　　　　　　　　　　　　　　　　齋藤慎之介，小林聡幸，加藤 敏……110
6. 自閉症スペクトラム障碍と気分障碍との関連 …………………阿部隆明……117
7. 非定型精神病像を伴う気分障碍 …………井上弘寿，塩田勝利，加藤 敏……123
8. 緊張病性亜昏迷状態を呈し統合失調症が疑われた若年周期精神病
　　　　　　　　　　　　　　　　　　　　　　　　小林聡幸，山家俊美，加藤 敏……132
9. 約13年にわたり増悪寛解を繰り返した口腔内寄生虫妄想
　　　　　　　　　　　　　　　　　　　山家邦章，倉持素樹，野口正行，加藤 敏……138

第4部　統合失調症

1. 「発病期の核心点」の反復的想起 ……………………………………清水光恵……147
2. 身近な仲間の中での「中心化（―局外化）」……………岡崎 翼，加藤 敏……162
3. 統合失調症における虚偽主題 ……………………………大塚公一郎，加藤 敏……167
4. 顔貌随伴幻聴 ……………………………………永嶋秀明，小林聡幸，加藤 敏……180
5. 加害的自生視覚表象 ……………………小林聡幸，片山 仁，阿部隆明，加藤 敏……194

第5部　老年精神医学

1. うつ病－認知症移行領域 …………………………………小林聡幸，加藤 敏……203
2. レビー小体型認知症における幻視と心理的緊張（Janet）の関係 …井上弘寿，加藤 敏……211
3. 一連の喪失体験ののち初老期に発症した強迫性障碍
　　　　　　　　　　　　　　　　　　　安田 学，小林聡幸，上野直子，加藤 敏……219
4. 緊張病様病像が挿間的に前景化するせん妄を繰り返した陳旧性脳塞栓
　　　　　　　　　　　　　　　　　　　倉持素樹，小林聡幸，阿部隆明，加藤 敏……227
5. 行為言表性幻聴を主徴とする老年期精神病 …………小林聡幸，岡田吉史，加藤 敏……233
6. 食べ物の色に関する妄想知覚を主症状とした高齢初発統合失調症
　　　　　　　　　　　　　　　　　　　　　　　　　　　　　　安田 学，加藤 敏……241

第6部　器質性・症状性精神障碍

1. 全身性エリテマトーデス随伴精神症状の理解 ………………恩田浩一，加藤 敏……251
2. パニック障碍との鑑別が問題となった脳脊髄液減少症
　　　　　　　　　　　　　　　　　　　岡崎 翼，日野原 圭，西嶋康一，加藤 敏……256
3. 心因性の昏迷状態との鑑別に苦慮した神経梅毒 …星野美幸，菊地千一郎，阿部隆明……262
4. ひきこもりと精神症状のため統合失調症が疑われた急性散在性脳脊髄炎
　　　　　　　　　　　　　　　　　　　齋藤陽道，小林聡幸，岡崎 翼，加藤 敏……269
5. 一級症状を呈した抗NMDA受容体脳炎… 松本卓也，松本健二，小林聡幸，加藤 敏……275
6. 「心の問題」として見逃されたナルコレプシー
　　　　　　　　　　　　　　　　　　　松本健二，平井伸英，高山 剛，加藤 敏……283

第7部　リエゾン精神医学

1. コンサルテーション・リエゾン精神医療における語りと聴取 ……………岡島美朗……291
2. 昏迷における身体表出の諸相 ……………………………日野原 圭，加藤 敏……297
3. うつ病再発と診分けるのが困難であった緑内障発作
　　……………………齋藤慎之介，吉田勝也，小林聡幸，加藤 敏……304
4. 脳炎に続発した二次性躁病 ……………………塩田勝利，西嶋康一，加藤 敏……308
5. 長期透析経過中に現れた妄想性障碍 ………………大塚公一郎，山内美奈，加藤 敏……313
6. その経過中血清creatine kinaseが正常範囲で推移した悪性症候群
　　……………………………………………………西嶋康一，塩田勝利……324
7. 高カルシウム血症による末期がん患者のせん妄 ………………塩田勝利，西嶋康一……328
8. 妊娠／産科入院を機にメンタル不調を呈した人への支援 ……………須田史朗……335

第8部　芸術療法・集団精神療法

1. 太陽体験を呈した統合失調症
　　……………………原嶋華乃子，小林聡幸，菊地千一郎，岡島美朗，加藤 敏……343
2. 統合失調症のコラージュと描画との比較　大澤卓郎，日下部康弘，山下晃弘，加藤 敏……351
3. 幻想的語りをする末期がん患者に対する音楽療法 ……………山下晃弘，加藤 敏……360
4. 箱庭療法の導入により治癒に至った神経性無食欲症 …………笠井麻紀子，小林聡幸……366
5. 病棟ミーティングにおける未熟型うつ病患者の攻撃性の表出とその対応
　　………………高田早苗，岡島美朗，本田 暁，林 聡子，永野由美子，加藤 敏……373
6. 散歩療法が奏効した回復期うつ病 ……………福田和仁，西多昌規，加藤 敏……378

第9部　社会精神医学

1. 母国同一性の混乱を背景にうつ病を発症した在日日系ラテンアメリカ人
　　……………………………………………本田 暁，大塚公一郎，加藤 敏……385
2. 不十分な異文化適応を背景として事例化した青年例
　　……………………………………………近藤 州，大塚公一郎，加藤 敏……390
3. 近親者との死別による憑依体験 …杉山 久，恩田浩一，永野 満，阿部隆明，加藤 敏……397
4. 「インターネット体験」を呈した初老期幻覚妄想状態
　　………………小林聡幸，岡田吉史，西嶋康一，阿部隆明，油井邦雄，加藤 敏……400
5. 東日本大震災を契機に発症した職場結合性気分障碍
　　……………井上かな，井上弘寿，小林聡幸，小林亮子，須田史朗，加藤 敏……403
6. 統合失調症圏の病態における放浪 ……………………………宮田善文，加藤 敏……410

初出一覧………………………………………………………………………………………417
あとがき……………………………………………………………………………阿部隆明……419

第 **1** 部

序　説

第1部 序説

1. 治療同盟の確立，医師―患者関係

 無条件の歓待，宛名機能，EBM，NBM，訴訟に耐える医療

I. 現代精神科医療における「無条件の歓待」の理念の後退

今日さまざまな治療的アプローチが実践されているが，いかなる治療においても良好な質の医師―患者関係，ひいては治療同盟が築かれることが治療の前提となることに変わりはない。また，このこと自体が治療促進的に働くことも確認しておかねばならない。さまざまな精神疾患を対象にした種々の治療法で，プラセボ効果を裏づける知見が見出されていることも，その傍証となる。現代日本の精神科医療において，精神科医はさまざまな法規を遵守しながら事務技官のように応対する時間がふえ，患者が来院してくれたことに対し率直に感謝の意を表しつつ，寛容かつ謙虚なもてなしの態度で接することを旨とする「無条件の歓待」の理念が後景に退いてしまっている観を否めない。

そうした医療の変質の背後にある要因として，1）患者，家族から訴えられる可能性にも配慮し，まずもってガイドラインに沿った「訴訟に耐える医療」に専念しなければならない。またこのこととも関係するが，2）特に入院患者の治療にあたっては，精神保健福祉法の法規に則った形で滞りなく手続きを進めなければならない。さらに3）患者の増加，また社会支援のための書類が増え，診療に十分な時間が割けない，などといった現代医療をめぐる今日的な諸事情があるだろう。さらに，精神疾患の理解において，DSMに代表される操作的な診断，および生物学的(医学)還元モデルが支配的になっているという現代精神医学の方法論上の根本的な問題も無視できないように思う[2]。

このような問題意識のもとに，医師―患者関係を打ち立てる上で重要と考えられるいくつかの基本事項を述べたい。

II.「宛名機能」を引き受ける医師

一般診療科にもある程度あてはまることだが，とりわけ精神科にあっては，病のために生じている特有な体験や苦悩を専門の医師に聞いてもらうことが，患者にとって治療的な効果を持つ。例えば，「近所から自分の悪口が聞こえてくる。家の周りを変な人が一日中監視している」などといった言葉を治療者に聞いてもらい，一定の安心感を得ると述べる統合失調症の患者がかなりいる。そのなかの一部は，この種の事柄を親に言っても，何を馬鹿なことを言っていると怒られるだけで，全く相手にしてくれなかった，病院で精神科の先生と出会って初めて自分の体験を話すことができたとはっきり述べる。そのような意味で，精神科医は患者の独特な苦悩が差し向けられる「宛名機能」を担うといえる。

医師が患者の苦悩，また体験に関する語りに虚心坦懐に耳を傾け，続いて患者に適切な言葉を投げかけることは決して簡単なことではなく，病態理解のための種々の準拠枠を頭においておくことが要求される。DSMやICDといった操作的診断体系はそのもっとも簡便なものだが，これだけでは不十分で，精神病理学，および精神分析理論も欠かせない準拠枠となる。精神科臨床の習熟を言語にたとえると，多数の国語を片言であるにせよある程度駆使することができるように学ぶことである。その際，患者から学ぶ比重がきわめて大きく，謙虚な姿勢が必要となる。いずれにせよ，患

者の語りをしっかり受け止める条件として，医療者の側は精神病理学の臨床知に通じておく必要があることを指摘しておきたい。

　現代医療においてEBM（エビデンス・ベースト・メディスン）が盛んに叫ばれているが，医療は，患者の病歴，および訴えを聞くことに始まり，患者に説明と同意の手続きが首尾よくなされた上で具体的な一歩を踏み出す点からもわかるように，患者の個別性と病気による苦悩に配慮した，患者との言語的コミュニケーションに立脚するNBM（ナラティブ・ベースト・メディスン）が必須の柱となっていることに変わりない。とりわけ精神科はNBM抜きには成り立たない。実際，幻覚や妄想，あるいは強迫観念などは，患者が言葉で述べて初めてその存在がわかるわけで，患者の語りは診断や病態把握において重要な位置を占める。特有な幻覚を呈するレビー小体病をはじめとした認知症の診断においてもこの点に変わりはない。患者は自分が信頼できる医師にしか，自分の体験や妄想を語らないことが少なくない。症状を患者が自分で語り始めるまで，ゆっくり待つ姿勢も大事である。このようにして，医師が患者の苦悩，また病的体験に対し宛名の機能を引き受けることで，医師─患者の治療関係の第一歩が刻まれることだろう。

Ⅲ．健常な主体の承認

　はっきりした病識を持つことができる患者では，パニック障碍やうつ病などの診断を伝え，病態の説明をすることが治療関係の構築に寄与する。他方，（病態の重い）統合失調症や妄想性障碍などのため病識がない患者を前にして当人からの要請がないまま病名告知を行うと，患者は「ドクハラだ」などと医師に対して被害的となり，医師─患者関係を険悪なものにしてしまう可能性があるので注意を要する。

　日本語では患者と病気の関係を表すのに「あなたは統合失調症です」というように英語であればbe動詞を用いるような表現がなされ，あたかも患者と病気が一体かのような印象を与えてしまう。これに対して欧米では"patient with schizophrenia"という表現からよくわかるように，「統合失調症を持つ患者」という風にhave動詞が使用され，患者と病気のあいだの隔たりが保持された語法になっている。「病気を持つ」という表現は本来，病識がないとされる統合失調症のような精神病でも，病気から自由な主体が存在することを暗に示すのである。統合失調症による明らかな人格解体に陥っていると見做される患者でも，微細にみれば透徹した鋭いまなざしが存在しているはずである。

　概して，精神科病院へ強制入院となる精神病患者は，全面的に狂っており，健康な部分は全く残っていないかのように考えられがちである。たしかに，重篤な錯乱状態や興奮状態など急性期の頂点では，患者は病的状態と一体となってしまい，病気から自由な主体は後景に隠れてしまっている。ただし，この時でさえ，潜在的には狂わない健康な主体が存在しているはずである。これ以外の病気であれば，大なり小なり，自分の病的状態から距離をとる健康な主体が残存しているはずである。精神疾患の患者に対し医療者による歓待の言葉，振る舞いが向かうのは，究極的には狂いから自由な主体にほかならない。そうした病気から自由な主体が存在しているという認識のもとに患者と接し，この主体に呼び掛ける姿勢を持つことが医師─患者関係の要となる。措置入院といった強制入院の手続きを進める際にも，医師は，狂いを免れている，本質的には自由な精神の次元がそなわっている主体が存在していることを念頭において，真摯な姿勢で患者に接することが重要である[1]。患者における自由な主体を尊重する姿勢は，患者を一人の人間として治療者と同じ資格の主体として承認することにつながる。これ自体が医師─患者相互の信頼関係をはぐくむ働きを持つはずである。

　あわせて精神科治療において，治療者は患者の語りを傾聴するだけでなく，患者に主体的な自己責任の感情を喚起する態度が重要である。これは患者の主体性を引き出すことにつながる。この見地は，医師─患者関係において優れた意味での倫理的次元を考慮することを意味する。いわゆる境界性パーソナリティ障碍がその代表的な適用病態

だが，原則，いかなる精神疾患に対しても，必要に応じこの姿勢をとることが大切で，患者における健康な主体性を引き出すことに寄与し，治療促進的に働くだろう。面接時間や治療期間，あるいは入院期間を患者と取り決め，問題行動が生じた際には治療を打ち切るといった約束をするなどの限界設定の手続きも，基本的には患者の自由を尊重した責任化を主眼においたものであるはずである。一般に，このように患者にも責任を課すことにつながる限界設定をもうけること自体が，医師―患者関係の構築に寄与すると思われる。

今日，精神医学のパラダイムとして，脆弱性モデル，ストレスモデルが力を持っている。これらは，疾患の負の側面に強調点が置かれている。その一方で最近，患者におけるトラウマや困難な状況，病気を跳ね返す回復力に注目したレジリアンスの考え方が提唱されている。レジリアンスのパラダイムは，患者に，そして治療者に将来へと押し出し前向きの展望を与えてくれる点で有用である。この観点に立つと，治療は患者に備わっているレジリアンスの回路をいかに引き出すか，その助けをいかにするかが肝要となる。脆弱性モデル，ストレスモデルからレジリアンスモデルへのパラダイムシフトは，治療同盟の確立にとっても大きな意義を持つはずである[3,4]。

Ⅳ．医師の精神衛生の保持

多数の患者の治療にあたり，しかも，たとえ同じ診断でも個人特性のためにきわめて多様な病態を持った患者の治療にあたることは，その都度の状態に応じた適切な治療指針を臨機応変に出すことも要求されるだけに，精神科医にとって大変神経を使う，質の高い作業である。良好な医師―患者関係を築くには，患者に対して治る，あるいは改善するという前向きの展望を提示することができなくてはならない。そのためには，精神科医は患者の病態について幅広く懐深い理解を持っていることに加え，精神科医自身が心身ともに安定し余裕があることが必要である。そのような意味でも，精神科医は仲間と事例の理解，治療について相談したり，議論する場を持っておく一方，ゆっくり心身を休めくつろげる気ばらし（distraction）の時間をとるよう心がけることは大事である。また，治療者に対する制御困難な陽性ないし陰性転移が生じ，治療に支障をきたすような事態になれば，治療者を交代するといった措置をなるべく早く講じることも検討すべきである。

本節で述べたことは，原則としてすべて医師だけでなく看護師，臨床心理士，精神保健福祉士にもあてはまることを付け加えておきたい。例えば，医療スタッフの精神衛生を保持する上では，まずもって患者理解のための精神病理学的知を学び，これを育んでいく姿勢が大きな寄与をすると考える。

（加藤　敏）

文　献

1) 加藤　敏：現代日本における精神科病棟（病院）への入院を考える―人間学的見地から．精神科治療学，24：273-284，2009
2) 加藤　敏：統合失調症の語りと傾聴―EBMからNBMへ．金剛出版，東京，2005
3) 加藤　敏・八木剛平（編著）：レジリアンス―精神医学の新しいパラダイム，金原出版，東京，2009
4) 加藤　敏編著：レジリンス・文化・創造，金原出版，2012

第1部 序説

2．暗黙の裡に生じる陽性転移，陰性転移，逆陽性転移，逆陰性転移

キーワード：治療者の欲望，境界性パーソナリティ障碍，一目惚れ，トラウマ，治療しないアプローチ

I．治療者の欲望と外傷性

ここ最近，境界性パーソナリティ障碍に対する治療として種々の認知行動療法的アプローチが提唱され，定着を見始めている。その背景には，精神分析的アプローチが転移をいたずらにひき起こし，治療を収拾困難にしてしまうという反省がある。しかし，いかなる治療的アプローチを企てようとも，実際の治療過程のなかで，患者が（治療者に対し愛の感情をいだくなどの）陽性転移，ひいては（逆に治療者に対し憎しみの感情を抱くなどの）陰性転移，あるいは（治療者が患者に対し愛の感情をいだくなどの）逆陽性転移，（治療者が患者に対し憎しみの感情をいだくなどの）逆陰性転移が治療者の知らないうちに生じていることは少なくないはずである。挙げ句の果てに，患者の問題行動が頻発し治療者が疲弊してしまう悪性転移の事態に陥る事例もある。今日，精神分析的アプローチが，境界性パーソナリティ障碍に対し，かえって病態を深め，治療を収拾困難にしてしまう危険を持つという点では専門家の間で一致をみている。しかしながら，精神分析の見地は病態理解の上でも，治療を進める上でも不可欠である。境界性パーソナリティ障碍は基本的には神経症の亜型とみる視点がある。この見地からすると，境界性パーソナリティ障碍について以下述べることは，神経症性の病態全般に原則あてはまるはずである。

治療者が患者に対し，いかなる態度で接するのかにより，少なくとも治療者を前にした境界性パーソナリティ障碍を持つ患者の振舞いにかなりの違いが出ることは，日々の臨床でもよくわかるところである。そこには，治療者の人柄や容姿，年齢，また治療者と患者それぞれの性などの因子も関係するだろう。こう言ってよければ，患者の性愛的な嗜好をそそる雰囲気を備えた治療者が，患者のことを知りたい，また治してあげたいという欲望をあまりにも前面に出す時，悪性転移を引き起こしやすいように思われる。治療者の誠実な態度と熱い欲望に触発されて，患者の無意識の力動の舞台で治療者への愛の感情が芽生え，「全面的に支えてくれる人」に出会ったという確信が出現するに至ってしまう。境界性パーソナリティ障碍において，患者に向けられた治療者の欲望は患者にとり現実の愛の形をもって現れる傾向を持つ。境界性パーソナリティ障碍患者のことを知りたい，治したいという欲望自体，突き詰めれば，治療者の無意識の力動に根をはっていると思われる。そこには，当人も気づいていない治療者の欲望をみてとることができる。この現象は精神分析でいう陽性の逆転移にあたることは言うまでもない。

治療者の欲望に触発される形で境界性パーソナリティ障碍が事例化する可能性を考慮するなら，境界性パーソナリティ障碍と診断される事例の少なくとも一部は，患者が不調なら，昼夜，休日を問わず，いつでもみてもらえるといった患者中心の医療サービスの提供を旨とする現代医療そのものの退行促進的な性格とも相俟って，治療者の不適切な対応による転移性精神障碍，つまり広義の医原性の要素を持つことも否定できない。

恋愛，なかんづく一目惚れは，当人が自分の魅惑された相手に自分の「行為の決定」，つまり相手からの権力の行使，およびこれによる支配をされるという契機を持っている点で，外傷性の要素

を内蔵している。これと類比的に，われわれは治療者を前にした，とりわけ一目惚れの性格を帯びた激しい陽性転移の出来事について外傷性の側面を問題にできる。この見地からは，境界性パーソナリティ障害における悪性転移は転移性外傷によって生じていると言える。治療しないアプローチは，こうした治療者―患者間の無意識の力動が不必要に一人歩きすることを回避する狙いもあると言える。

II．治療しないアプローチ

アメリカの精神療法家Frances[1)]は，境界性パーソナリティ障碍を持つ患者に対して治療を行うことが，退行を正当化してしまい，かえって逆効果になる場合があることを指摘し，治療の適応でないことを告げることで，患者の健康な部分が引き出され，自律性の感情が強くなる事例があることを述べている。確かに，少なくとも一部の事例に対しては，最初から，あるいはある程度改善した時点で，治療の必要がないことをはっきり告げることが，かえって治療的な効果を持つ。そうした「治療をしない」，あるいは途中で治療を打ち切るというアプローチは，治療者の欲望を断ち，患者の自由な主体へと呼びかけることを目指しており，それが奏効する可能性があるという認識を治療者は頭においておく必要がある。つまり，「治療をしない」，また「治療打ち切り」というアプローチも境界性パーソナリティ障碍の治療の選択肢の一つに入れておくべきである。このアプローチは，悪性転移の事態に陥った事例に対する一つの選択肢である。

Freud[2)]による「終わりある分析と終わりのない分析」の論考に代表されるように，精神分析治療においてはどの段階で分析の作業を終了にするのが適切なのかについて長く議論されてきた。筆者は，境界性パーナリティ障碍については，一定の時点で担当医による治療を完全に打ち切ることがもっとも適切な対応と考える。患者の状態が，例えば軽度の摂食障碍や気分の不安定といった多少の問題を残そうとも，主観的にも客観的に明らかな改善をみせ，患者の方から担当医の治療はもう受けたくない，あるいは治療を受ける必要がないと言い始めた時などはその好機である。

なお不安定ながらも，しかるべき就労をし，自立の道を歩み出した境界性パーソナリティ障碍を持つ患者のなかには，服薬を自分の判断でやめ，何も言わずに受診しなくなる事例もある。患者によるこのような治療の終結も，医師は患者の自主的な行為と受け取り尊重すべきで，もっと治療が必要だから受診しなさいといったことは言うべきではないだろう。この振舞いはもはや不要な，患者に対する再度の精神医学化（psychiatrization）の試みで，医師の職権乱用のそしりを免れないことを述べておかねばならない。

不断の歩みをする実存としての主体の見地からするなら，人間はあらゆる規定や条件（例えば，医師という職業，また病人，患者）から逃れる自由を贈与された実存的存在であることからして，あるトラウマ（心的外傷）により自分の行動，振舞いがすべて因果的に決定されるわけではない。

ドイツ語には心（Seele）とは別に精神（Geist）という言葉がある。面白いことに，人間には決して狂わない部分があり，それを精神（Geist）とみなす考え方があったようである。

事実，ドイツ語の精神（Geist）の言葉に示されるように，人間には決して狂わない健常な部分，つまり自由な主体の審級が保持されているはずである。ややもすると境界性パーソナリティ障碍の治療は，逸脱行動ゆえに治療者が後ずさりをし，管理的な色彩を帯びてしまう。しかし，患者固有の自由をかけがえのないものとして尊重し，彼（彼女）らの自由と自立を引き出すように接することを心掛けることが望まれる。これこそ，治療者の真の欲望と言うべきだろう。

境界性パーソナリティ障碍に対する今日のさまざまな治療的アプローチの収斂点は，患者の参加，同意のもとでなされる治療者との共同作業を，明確な限界設定を確立することにより進めるということである。この限界設定は，治療者の心身の消耗，ひいては燃え尽きを防止するだけでなく，この枠組みのなかから患者の本来の，善への内的促しに裏打ちされた健康な自由，自立性が成長してくることを目指すものとみることができ

る。治療しないアプローチは，この限界設定の延長線上に位置するものと言える。

（加藤 敏）

文　献

1) Frances A, Charkin J, Perry S：Differential therapeutics in psychotherapy；The Art and Sciences of Treatment Selection. Brunner/Mazel Publishers, New York, p 213-248, 1984
2) Freud S：精神分析療法，小比木啓吾訳，日本教文社，p 237-299, 1975

第1部 序説

3.「遺伝子―言語複合体」としての
人間主体をふまえた薬物療法・非薬物療法

  遺伝子機能ネットワーク，リゾーム，シニフィアン，プラセボ効果，精神療法

I.「遺伝子―言語複合体」としての人間主体

　最新の遺伝子に関する分子生物学の研究は，その方法が前提としていた予測を覆す結果を提出し，方法論についてあらたに検討することをせまられているように思われる。それは，精神科薬物の治験が生物学的次元だけでなく，人間学的次元を考慮しなくてはならない局面を拓く結果を招いたことに類比される。最後に，分子生物学の動向に言及しつつ，人間を「遺伝子―言語複合体」として把握する論点を示したい。

　精神疾患分類で全世界を支配する力をもつに至ったアメリカ精神医学会刊行のDSMは，2013年5月に20年ぶりに大幅な改訂がなされ，新たにDSM-5が公表された。随所に研究，診断に大きな影響を及ぼさずにはおかない変更がなされているが，診断が基本的には社会内での対人的振る舞いや適応を最大の指標にして，言語による記述の束でなされる点は同じである。この従来の方法に対し，アメリカ精神保健研究所(NIMH)のInsel[5]は，「診断を転換していく」と題したNIMHのニュースレターにて，DSM新版に厳しい批判を浴びせ，次のようにDSMに代わる診断体系の骨子を述べる。「遺伝学，脳画像，認知科学，および別なレベルの情報を組み入れることにより診断を転換し，新しい診断体系の基礎を作る」。彼は，「精神疾患は，認知，情動，あるいは行動といった特殊領域に関与する脳の回路に影響を与える生物学的な疾患である」と精神疾患を生物学的な側面からのみ規定する。そのため，DSM-5において，診断指標が生物学的指標でもって構成されていないことに，大きないらだちを表明した。

　脳の神経回路を基盤にして精神疾患の分類をする必要性を説くInselの主張は，精神疾患を神経内科疾患に組み入れようとする姿勢が認められる。それは精神疾患を神経疾患へ還元しようとする企てと思われる。だとすれば，人間存在に欠かせない言語の次元を度外視したこの企てはその前提から無理があると言わざるを得ない。

　Gilmanら[4]は自閉症の遺伝子研究を進めるなかで「遺伝子機能ネットワーク」(functional network of gene)という概念を提唱した。筆者の問題意識からすると大変興味深く，今後の分子生物学の方法論において大きな意義をもつように思う。彼らは，自閉症に関与する遺伝子解析を行い，70の遺伝子のうち実に40％の遺伝子が珍しい（親にはなく，出生してあらたに認められる）新生変異のコピー数多型であることを明らかにした。そして，この現象が遺伝子探索をした研究において一定した結果が出ない一つの大きな要因であるとする見解を述べる。彼らはそうした知見をふまえ，自閉症において，また健常者において神経シナプスの形成，また機能にかかわる遺伝子は多重の相互作用をしていることを指摘し，遺伝子機能ネットワークという概念を提唱した。今後，明らかにされる自閉症の関連遺伝子は数百に達することが予想される状況にあって，これからの分子生物学的研究は「ネットワークに基づく遺伝子結合の解析」(network-based analysis of genetic associations, NETBAG)の方法論でもって行っていくべきであると主張する。

　Gilmanらは自閉症に関与する多数の遺伝子のネットワークを示す（図1）。それは錯綜した遺伝子地図といえるもので，筆者には，この地図は，

第 1 部　序　説

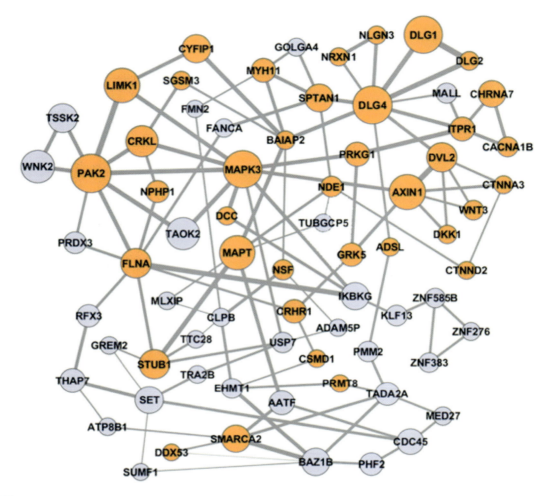

図　自閉症患者における新奇変異のコピー数多型部位を，NETBAGにより解析することによって明らかになった遺伝子クラスター（Gilman SR et al. [4] p 900 より）

首都圏の地下鉄の路線図と見た方がより適切であるように思える。それは，特定の中心をもつことなく，横に無秩序に伸び，錯綜した形で多重につながっていき，周囲との相互作用をするなかで絶えざる生成をする。すべてを統括する司令塔となるような特定の一つの中心はなく，その場その場の局面で一定期間いずれの部位も中心となりうる多中心的な布置をそなえる。Gilmanらは指摘していないことだが，そのような在り方は，ある一本の樹の地下茎が横に伸びていき別な樹の地下茎と結合していく有様に譬えられる。つまり，彼らが提唱する「遺伝子の機能ネットワーク」は，まさにフランスの哲学者Deleuze[3]のいうリゾーム（地下茎）モデルに属す。

機能ネットワークを構成する各遺伝子は，他の遺伝子と連合することにより，はじめて特定の機能を発現すると考えられる。同様に，言語の根幹をなす音の連なりからなるシニフィアン（例えば日本語では「カミ」），つまり潜在的には「カミ」では上，神，髪，紙など多義的な意味作用をする力をもつシニフィアンも，地下茎のように一つの中心をもつことなくシニフィアンがつながっていくことが特徴的で，リゾームモデルに属す振る舞い方をする。そうすると，遺伝子と言語はともに

3.「遺伝子─言語複合体」としての人間主体をふまえた薬物療法・非薬物療法

リゾームモデルに従うという点で相同性をもち，遺伝子は，特定の意味をもたないシニフィアンの連鎖からなる言語の体系に類比される。

このようにみるなら，遺伝子研究は今日，構造論的なパラダイムを受け入れる段階にあることは明らかである。構造論的言語学に類比される構造論的生物学が，実際の作業において要請されてきていることは注目に値することである。そうした視点からすると，さしあたり自閉症は，遺伝子機能ネットワークの機能不全，ないし遺伝子機能ネットワークの機能変調と大づかみに捉えることができる。

統合失調症および双極性障碍を対象にした分子遺伝解析でも，それぞれの疾患に関与する多数の感受性遺伝子が報告されている。しかも統合失調症と双極性障碍に共通する感受性遺伝子，さらには自閉スペクトラム障害とも分かち合う感受性遺伝子も報告されている[1,9]。もはや，これらの精神疾患の病因を特定の遺伝子に帰すことは困難であることが明らかになってきた。そうした知見をふまえると，自閉症だけでなく，統合失調症，躁鬱病をはじめとした多くの精神疾患を遺伝子機能ネットワークの不全，失調，変異と把握することは有用だろう。

生物学的精神医学においては，Inselの考え方に端的な例をみるように，精神疾患を還元的モデルで探求しようとする方向がなお目立っている節があるが，最先端の分子生物学はこの思惑とはどうも違う方向で進む予兆が見て取れることを指摘しておきたい。

現代分子生物学の発展の礎をつくったDawkinsは，遺伝子研究を極めるなかで，人間存在にとって重要な次元として，遺伝子と並び，遺伝子を超える次元に位置するミームを挙げた[2]。ミームは人間が社会で学ぶ慣習や文化総体をさすもので，遺伝子と同様後の世代に伝達されていくものである。ミームの基礎は人がこの世に誕生し，学ぶ言語にほかならないと考えることができるだろう。人間の固有性については古来より多種多様の定式がなされてきた。Dawkinsが提唱したミームの概念は，人間は言葉を話す存在であるという定式を支持するものである。フロイト─ラカンの精神分析において，人間存在の固有性を言語に据えられ，その場合の言語は一つの特定の意味をもつのではなく，多義的な意味作用をする可能性をもつシニフィアンである。

このように，最近の分子生物学の知見とフロイト─ラカンの精神分析の基本前提に一種の同型性があることをふまえると，人間主体を「遺伝子─言語複合体」と捉えることができる。つまり，人間は，1）分子レベルにおいてはシニフィアンに比較される遺伝子のネットワークによって，また，2）言語レベルにおいてはシニフィアンのネットワークによってそれぞれ構成される。ただし，双方は決定的な隔たりをもつ。遺伝子は動物や植物，ひいては細菌，ウィルスと共に分かち合う生物学的な基本要素である。他方，言語は人間の心の組織の骨組みを構成する基本要素である。このような決定的な隔たりをもつ反面で，双方は互いに働きかける相互的関係性をもっていることも重要な特徴である。てんかんにおける独語といった言語自動症が一つの例となるが，（脳神経系の）分子の振る舞いが言語の振る舞いに影響を及ぼす一方，プラセボ効果が良い例となるが，（他者の）言葉が（脳神経系の）分子に働きかけるのである。

「遺伝子─言語複合体」としての人間主体は，きわめて自由度の高い遺伝子ネットワークならびに言語ネットワークから構成され，外界との相互作用のなかで不断の生成をする開かれた多層的な集合とみることが肯綮にあたる。そこには，生来性に弱点や外傷的な出来事など，何らかの困難，不具合があるときにそれを跳ね返し補正するレジリアンス（自己回復力）[6,7]を豊富に内蔵していることが考えられる。その前向き姿勢の考え方は治療を構想する上で生産的である。レジリアンスの過程は分子レベルのレジリアンスと言語レベルのレジリアンスに大きく分けることができるだろう。

人間がこの世に生まれる前，母親の胎内に入る時，もっぱら分子レベルのレジリアンスの過程が作動し，もし何らかの不具合があれば未然に調整する振る舞いがなされていたことが考えられる。人がこの世に誕生した後，他者と接触し言語を学ぶ言語レベルのレジリアンスの過程が働き出す。この区別でいうと，概略的な言い方に過ぎない

が，薬物療法は分子レベルのレジリアンスの過程を引き出すことに寄与し，作業療法等を含む広義の精神療法は言語レベルのレジリアンスの過程を引き出すことに寄与するとみることができるだろう。

薬物療法に限界があるという認識から，精神科治療において―医療全般にもあてはまる趨勢でもあるが―，認知症における運動療法など非薬物療法にも関心が寄せられている。「遺伝子―言語複合体」として人間が存在している以上，薬物療法とならび非薬物療法を治療の根幹に据える姿勢は，きわめて理にかなったことである。

II．薬物療法と非薬物療法
暗黙の裡に作動する精神療法過程

比較的最近，薬理学的な作用をもたないプラセボを投与するという行為だけで，病状改善効果が生じるという現象に関し科学的根拠づけを与える研究が散見されている[8]。そこから付帯的に以下のことが導き出される。すなわち，医師が投与した薬を患者が服用する際，暗黙のうちにいつも，薬物がもつ薬理学的な作用に加えて，プラセボ効果が附加されていることが考えられる。もっとも，この場合，当面薬物療法が奏効している場合にあてはまると留保をつけておかなければならない。そうすると，薬の服用による全般的な治療効果は次のように図式化できる。

薬の服用による全般的な治療効果＝薬物療法固有の効果＋プラセボ効果

プラセボ効果は意識下，前意識・無意識下で動いている回復への期待，希望が前提になっており，薬に対する信頼・期待があることが必須条件となり，多く医師―患者関係が良好な形で確立されている場合に発動する。それは治療における人間的・主観的要素である。プラセボ効果の発現は，患者が医師から服用する薬の良い効果を説明されたり，本やメディアで薬の効果を知り，患者が薬に期待することが端緒となる。そこには，医師の言葉を聞くといったように言語の要素と，期待する，信頼するといった感情の要素の双方が認められる。患者が治療に期待するという患者の自主性も重要である。そうした言語的要素と主体的要素が，変調をきたした脳神経系の代謝を是正し，本来のあり方の方向へ立て直すレジリアンスの回路を発動させる。それはトップダウン方式での作用といえる。薬を服用する時は，脳内神経伝達物質に直接作用が及ぶ。それは，ボトムアップの方式といえる。

治験における実薬とプラセボの効果を比較することは，実薬を投与した際もプラセボ効果，さらにまた自然経過による改善効果が含まれていることが考えられることから，もしも実薬の効果から偽薬の効果を引く演算を行うなら，実薬がもつ純粋な薬理学的な効果が得られるはずである。その限りでは，プラセボとの比較試験を行う治験の方法は，科学的な厳密性をもっているといえるのである。

しかしながら，薬を投与しても，実際の薬理作用が認められないノセボ効果と呼ばれる事象にも注意を払わなければならない。プラセボ効果とは対照をなす事象である。説明と同意の時代に入り，医師より原則，薬についての詳しい説明，とりわけ副作用の説明がなされる。このため，薬への期待感が減り，ひいては薬の服用に不安，恐怖を抱いてしまう患者が少なくない。マスメディア等でも薬の副作用を耳にする機会がふえ，薬物療法への不安をもちながら恐る恐る服薬をすることになる。そうした場合，プラセボ効果とは裏腹にノセボ効果が出て薬の効果が十分に発揮されないことがある。

ノセボ効果も元をただせば言語の要素から構成され，脳に対しトップダウン方式で作用し，治癒過程を阻害する方向で働くと考えられる。この際の薬服用による全般的な治療効果は次のように図式化できる。

服薬による全般的な治療効果＝薬物療法固有の効果―ノセボ効果

今呈示した図式をもとにすると，薬物療法固有の効果は次のように示される。

薬物療法固有の効果＝薬服用による全般的な治療効果－プラセボ効果

薬物療法固有の効果＝薬服用による全般的な治療効果＋ノセボ効果

　このようなことから，筆者は薬物療法や認知行動療法をはじめ，さまざまな治療において，医師（治療者）―患者の出会いのなかで暗黙の裡に精神療法過程が作動している可能性に注意を促したい。

（加藤　敏）

文　献

1) Craddock N, Owen MJ：The beginning of the end for the Kraepelinian dichotomy. Br J Psychiatry, 186：364-366, 2005
2) Dawkins R，日高敏隆・岸　由二・羽田節子ほか訳：利己的な遺伝子，紀伊国屋書店，1992
3) Deleuze G, Guattari F：Mille Plateaux；capitalisme et schizophréniie. Ed Minuit, 1980
4) Gilman SR et al：Rare de novo variants associated autism implicate a large functional network of genes of involved in formation and function of synapses. Neuron, 70；898-907, 2011
5) Insel T：Transforming diagnosis. Director's Blog NIMH April 29, 2013, www.nimh.nih.gov/about/director/
6) 加藤　敏，八木剛平（編著）：レジリアンス― 現代精神医学の新しいパラダイム，金原出版，2009
7) 加藤　敏編著：レジリアンス・文化・創造，金原出版，2012
8) 加藤　敏：プラセボ効果の吟味と精神療法の再評価― うつ病に力点をおいて．精神経誌，109；887-900, 2013
9) Ylisaukkooja T, Nieminenvon TW, Kempas E et al：Genomewide scan for loci of Asperger syndrome. Mol Psychiatry, 9；161-168, 2004

第 **2** 部

神経症圏

第2部 神経症圏

1. 児童思春期の摂食障碍に対する心理教育クリニカルパス

 摂食障碍，神経性無食欲症，心理教育，クリニカルパス，思春期

　摂食障碍，特に神経性無食欲症は，わが国の小児でもまれな疾患ではなくなってきている[5]。1998年の大人の調査では，摂食障碍は1980年からの20年間に，約10倍の増加がみられ，2000年からの5年間では思春期やせ症は4倍も増加している[3]。思春期やせ症に関する2002年度の全国調査では，高校3年生における点有病率は2.3％であった[3]。小学生，中学生で神経性無食欲症を発症する患者が急増するなど低年齢化も認められ[3]，初潮前に発症するいわゆる前思春期例の増加[5]も指摘されている。

　神経性無食欲症における治療は，栄養障碍が重度の場合は，栄養状態の回復を目標とした身体管理が優先される。次に体重の増加に伴い行動制限を緩和する行動療法を用いながら，さらなる栄養状態の回復を促すのが一般的である。しかし完治までには長期を要し，その間，摂食障碍心性を背景とした葛藤が，経過とともに内容を変化させながら続いていく。それら心理的，情緒的問題に対応するには，身体管理のみでは不十分であり，認知行動療法，薬物療法，心理教育などを並行して行う必要がある。

　児童思春期の摂食障碍においては，患児への対応に加え，その養育者への教育，支援が，とりわけ外来治療において重要となる。当科では2008年より，同時期に複数の摂食障碍の患児に対してクリニカルパス(clinical pathway，以下CP)の形で心理教育を行う「摂食障碍心理教育CP」を導入し，2010年からは，患児への心理教育だけではなく，同時に家族への心理教育もCPに組み込んで行う取り組みを始めた。その概要を当科の現況とともに紹介する。

I．施設概要

　自治医科大学とちぎ子ども医療センターは大学病院併設型の小児病院であり，子どもの心の診療科では，適応障碍，心身症，摂食障碍，広汎性発達障碍，多動性障碍，気分障碍，統合失調症などの小児期精神疾患が主な対象である。

　2006年9月に外来診療を開始し，県内はもとより，隣県からの受け入れも多く，新規外来患者数は年間で約350人に上る。2007年4月には病床15床(隔離室なし)の閉鎖病棟を開設し，新規入院患者数は年間でのべ約80人である。疾患の内訳は，2010年度の統計では，新規外来患者は神経症性障碍(42％)，広汎性発達障碍(25％)が多く，入院では摂食障碍(39％)，神経症性障碍(31％)が多かった。新規外来患者内では6％にすぎない摂食障碍患者が，入院では39％を占める理由として，摂食障碍例は重症化してからの紹介が多いこと，再入院となるケースが含まれること，また，行動化が激しい他疾患症例は病棟の構造上，入院の受け入れが困難な場合もあることなどが挙げられる。

　2012年4月現在，スタッフは医師4名，看護師17名，臨床心理士4名(小児科兼務)，精神保健福祉士1名(精神科兼務)であり，入院者が通学できる院内学級(特別支援学校分教室)が備えられている。

II．当科における摂食障碍心理教育CP

1．目　的

　患児および家族が摂食障碍を理解し，治療へ

の動機付けを行うこと，また身体の精査および心理状況の把握を目的として2008年に原案が作成された。患児と同時期に家族に対しても心理教育を行うことで，患児，家族間で問題意識が統一され，治療目標が共有されること，また家族から患児へ適切な支援がなされることを期待し，2010年には家族向けの講義とグループディスカッションも盛り込んだ。

治療にかかわる多職種スタッフがそれぞれの役割とスケジュールを明確に理解し，効率よく治療を進められることもCP導入の利点である。

2. 対　象

摂食障碍と診断された当科外来通院中または入院中の患者2～4名が対象となる。

他の精神疾患の合併や，重篤な身体合併症がある場合は適応から除外される。CPでの講義やグループワークに参加するだけの精神的，体力的安定が回復されていることが適応の基準とされる。

既に入院中の患者の場合は，CPは部分パスとして適応される。部分パスでは，それまでの治療内容（行動療法など）は続行するか中断するかは症例により判断し，CPが終了すると退院とはならずに再び元の治療に戻ることになる。

3. 実施時期，期間

学校の長期休暇を利用し，春（3月下旬），夏（7月下旬～8月上旬），冬（12月下旬）の年3回，祝日を含まない週の月曜から金曜の連続した5日間に予定が組まれる。CP実施中に病棟での季節的な行事（夏祭りやピクニックなど）が重なるように，行事の日程を調整し，参加者同士およびスタッフとの関わりが増えるように配慮している。

実際にはその時期に適応となる参加者がいないか，適応であっても本人が参加を希望しない場合は，実施は見送りとなる。

4. 方　法

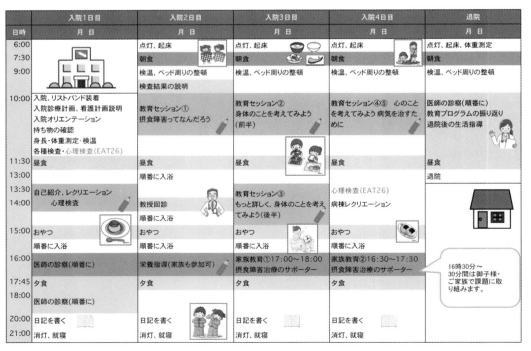

図1　摂食障碍心理教育入院クリニカルパス
心理教育プログラム　スケジュール表

表1　実施状況

・第1回（2008年5月19～23日）	2名（部分パス）
・第2回（2009年12月7～13日）	2名（部分パス）
・第3回（2010年8月9～13日）	4名（部分パス3名，入院パス1名）
・第4回（2011年7月25～29日）	4名（部分パス3名，入院パス1名）
・第5回（2012年7月30～8月3日）	4名（部分パス3名，入院パス1名）

　図1を含めた案内資料を外来と病棟に準備し，患者や家族に対して，医師や看護師がCPの説明を行う。参加が決まると，より具体的な内容や準備について，看護師より患者と家族にオリエンテーションを行う。

　まず，第1日目は，参加者，関与するスタッフ全員が集まり，自己紹介，アイスブレイキングとしての簡単なゲーム，オリエンテーション，エゴグラムやEating Attitudes Test-26（EAT-26）などの心理検査を行う。エゴグラムについては，その場で心理士から一般的な解釈法が説明され，それぞれが自身の検査結果から性格傾向を類推することになる。EAT-26とエゴグラムについての個々のプロフィールについては第2日目の教育セッション前に担当医よりそれぞれにフィードバックされる。第1日目には医師による診察，血液検査，レントゲン検査，心電図など身体的な評価も行われる。第2日目から第4日目には患者向けの心理教育が1回1時間，計4回設定されている。内容は，「摂食障碍ってなんだろう？」「摂食障碍のからだの症状」「摂食障碍のこころの症状」「摂食障碍の治し方」というタイトルで，摂食障碍の概要，身体症状，精神症状，治療法についての講義，グループワークを行う。家族向けの心理教育は第3日目と第4日目の夕方にそれぞれ1時間ずつ設けられており，内容は，疾患の概要の講義，質疑応答，グループディスカッションである。第2日目には小児担当の栄養士による栄養指導が1時間行われる。家族の希望があれば，家族も一緒に参加することができる。内容は成人向けの栄養指導とは異なり，図式化した栄養バランスの説明や，食品サンプルを使ったメニュー作成など，わかりやすく実践的なものになっている。連日夕方には，簡単な復習問題と日記用のプリントが手渡され，それぞれ記入し提出してもらう。看護師が問題の答え合わせと日記へのコメントを記載し，翌朝本人に返却する。また，午後のフリータイムには，他患に対し通常行っている病棟レクリエーションにも参加できる。最終日には参加者，関係スタッフが集合し，5日間の振り返りを行う。看護師からは手作りの修了証が手渡される。患者，家族それぞれにアンケートを記入してもらった後に退院となる。

5. 特　徴

　当科における摂食障碍心理教育CPの特徴としては以下のような点が挙げられる。

1）CPの形態での心理教育

　わが国において1998年から入院医療の包括払い方式が導入されたことで，病院側は収益確保のためにもコストの削減を迫られるようになった。コスト削減と同時に治療の標準化，医療の質の維持，向上を図るという一見矛盾した目標を達成するため，多くの病院でCPが利用されるようになった。

　当CPでも同様のメリットが期待できる。それまで個別に行ってきた身体検査，心理検査，心理教育，栄養指導を複数の患者に対して同時に行うことで，治療者側にとっては効率化が見込まれ，またそれぞれの業務，役割が整理，明確化されることで，治療における取りこぼしがなくなり，治療の標準化が実現できる。被治療者にとっては，5日間という短期間，集団で過ごすことによる集団療法的な効果が期待される。

2）多職種での関わり

　欧米での摂食障碍専門病棟にみられるように，摂食障碍の治療では，疾患の特性上，医師，看護師，心理士，栄養士，ソーシャルワーカーなど多職種チームでのアプローチが望まれる。当CPにおいては，医師，看護師，心理士，栄養士の4職種（医師のみ1～2名，それ以外は各1名ずつ）がチームとなり，適宜ミーティングを持ちながら進

めている。医師は身体診察，検査，個人面接（検査結果の説明も含む）を担当し，看護師はプログラム参加の付き添い，日記への返信など入院中の全般的なケアを行う。

3）家族心理教育

摂食障碍の治療において家族療法が患者の身体的，精神的な機能，家族の心理状態，家族機能の改善に有用であることは，多くの報告から明らかである[2,4,6,7]。また，個別の家族療法と集団での家族教育ではその効果に差がないことも示唆されている[7]。それらの報告を踏まえ，2010年版からは心理教育CP内に家族心理教育も盛り込んだ。家族心理教育を患児への心理教育と並行して行う点が特徴である。同時期に疾患，治療についての理解が深まり，治療の動機付けができることは，患者と家族双方における相乗効果が期待できる。

6. これまでの実施状況

2008年以降の実施は表1の通りである。

外来患者に適用する入院パスよりも，入院者に適応する部分パスの方が多い傾向がある。何らかの理由でCPを離脱するケースも考え得るが，現時点では離脱ケースはない。

III. 症 例

部分パス，入院パスのケースを1例ずつ紹介し，考察につなげたい。

[症例1]　当科初診時11歳，女児（部分パス）
主訴　食欲不振，体重減少
出生，発達歴　在胎39週，3,320gにて出生。発達に関しては特記事項なし。
生活史　共働きの両親，3歳離れた姉と4人暮らし。
既往症　特記事項なし。月経未発来。
家族歴　特記事項なし。
病前性格　几帳面，まじめ，勉強好き，寂しがりや，冗談が好き。
現病歴　X－1年4月にバレーボール部に入部（48kg）したが伸び悩んでいた。同年，学校で栄養に関する授業を受けた後よりカロリーを気にし始めた。X年1月より食事を意識的に減らし，低カロリーの食品を選ぶようになった。体重が減少し始め，家族からも食事を増やすように注意されたが改善しなかった。

X年2月，前医小児科を初診（35kg，標準体重の28％減）。神経性無食欲症の診断で同年2月，3月に2回の入院治療を行ったが体重減少が続いた。5月には29.6kgとなり入院。食事を破棄するなど逸脱行動がみられ経管栄養が開始された。体重減少が著しいことから，当科での治療継続の依頼があり，同年5月中旬に当科に入院となった（身長154cm，体重25.6kg，BMI 10.8 kg/m^2）。AST 81 mU/ml，ALT 115 mU/mlと栄養障碍による肝機能障碍，無機リン1.9mg/dlと再栄養障碍による低リン血症を認め，リンを補充しながら経管栄養を継続した。再栄養障碍が改善した時点で行動療法を開始した。入院4週目，栄養に関するこだわりから不穏も強くなり薬物治療を開始した。9週目より栄養剤の経口摂取，10週目より食事摂取を開始し，摂取量が徐々に増えていった。12週目には体重が28.4kgまで回復し，翌週には個室から大部屋へ移動した。

14週目に心理教育CPに参加（参加人数4名）。他児の様子を気にし，セッション中は積極的な発言や質問はなかったが，興味を持って聞いている様子だった。個人面接では「脳が縮んじゃうって聞いてびっくりした」「入院した頃はわからなかったけど，大変な状態だったんだなと思った」「わからなくなったらファイルまた見てみる」「（セッションは）一人の方がよかった」など積極的に感想や質問を話し，理解が進んでいる印象を受けた。その後，食事は全量摂取が続き，時に食事内容や他児の様子が気になると訴えたが，その都度CPで学習した内容を振り返り，本人が納得して治療を続けられるように関わりを続けた。16週目には院内学級への登校を開始。食事時間も短くなり，体重増加の不安はないと話すようになった。17週目には外出，19週目より外泊を許可した。外泊中も食事は安定しており22週目（X年11月）に退院となった（39.6kg）。

退院後は，買い物で自分の食べるものを選べなかったり，注意をされるとすぐに怒り出したりしていたが，栄養摂取は安定しており体重増加が続いた。困難に直面すると，家族は児と向き合い，話し合うという姿勢を保ち，一緒に作った目標を外来に持参する様子もみられた。X＋1年4月に中学進学後も問題なく学校生活を送ることができ，X＋1年10

1．児童思春期の摂食障碍に対する心理教育クリニカルパス

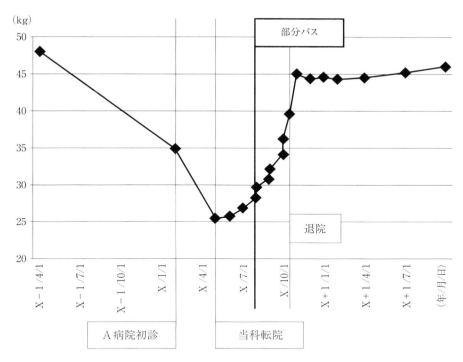

図2　体重の推移（症例1）

月で終診となった（身長155.6 cm，体重46 kg，BMI 19 kg/m²）（図2）。

[症例2]　当科初診時14歳，女児（入院パス）
主訴　食欲不振，体重減少
出生，発達歴　在胎39週，3,450 gにて出生。発達に関しては特記事項なし。
生活史　共働きの両親，5歳離れた姉と4人暮らし。6歳から体操の教室に通っている。
既往症　特記事項なし。
家族歴　特記事項なし。父親は頑固で融通が利かない。
病前性格　頑固，神経質，完璧主義，几帳面。
現病歴　中学進学後に体操を続けるかどうか家族内でもめ，父親には「身長も伸び，体重も結構あるから」と反対されたが，児の希望で続けることとなった。コーチからはよく「デブ」と言われていた。X年12月から夕食を減らす様子がみられるようになった。X＋1年3月から明らかな食事摂取量の低下や気分不良が出現。一方でランニングの距離が延びたり，体操の練習を過度に行ったりするようになった。X＋1年1月から4か月で体重が7 kg減少（近医受診時37 kg）。近医から当科受診を勧められ，X＋1年

4月下旬に初診した。身長155.4 cm，体重38.8 kg，BMI 16.7 kg/m²で，「体操をするにはもっと軽い方が動けるので体重を減らしたい」とやせ願望を口にした。肥満恐怖やボディイメージの障碍は明らかではなかった。食事指導，運動制限を行ったが，体重の改善なく，自宅では苛立ちが強かった。同年8月に本人の希望あり心理教育CP目的に入院となった（参加人数4名）（39.4 kg）。教育セッションでは話題を振られると笑顔で答え，他児ともレクリエーションを通して自ら交流を図ろうとするなど，参加には積極的だった。一方で，他児が食事をしている姿を見るのは苦痛だと話し，食事摂取量が減少した。「入院は初めてなのでキャンプみたいで楽しみにしていたけど，つらかった」「他の子の食べている様子を見ると，あんな風になると嫌だと思った」「イライラしたり怒りやすかったり，心拍数が減ったり低体温になったりするのも症状なんだと思った」「今までの自宅での生活が食事も含めて楽しいものだったんだと気づいた」「入院は絶対にしたくないと思った」と感想を語った。入院中に食事摂取が落ち込み，体重が1.6 kg減少しての退院となった（37.8 kg）。

退院後は入院前よりも自宅での食事を楽しそうに

摂るようになり，体重は順調に回復していった(X＋2年3月に41.3 kg)。X＋2年4月に体操の後輩と折り合いが悪くなり，その頃から体重が増え止まり，自宅でも苛立ちが強くなった。その後輩との関係を修復しながら同年9月の最後の大会までは体操を続け，引退となった。引退後は友人と共に高校受験に向けた塾通いを始めた。その頃から体重は再び上昇傾向となった。X＋2年6月までは心理面接も平行して月2回の外来治療を続け，7月以降は月1回のフォローアップとなった。X＋3年1月には月経が再開し，3月には志望高校に合格，食生活を含め日常生活も安定しており3月中旬で終診となった(身長154.6 cm，体重46.2 kg，BMI 19.3 kg/m³)（図3）。

IV. 考 察

われわれの病棟では，他の多くの施設と同様，定型神経性無食欲症の入院治療には行動制限療法を用いることが多い。その長い経過の中で，患者に治療の意義，目的を理解，納得してもらい，治療へのモチベーションを保ってもらうことは重要で，そのために状態に合わせて適宜，疾患の概念，症状，治療，予後などの説明を繰り返し行っている。そのような心理教育的アプローチは摂食障碍の治療において不可欠かつ有効であることは，前述の2症例によって実証されるし，また多くの報告によっても裏付けられる。症例1では，患児と家族が摂食障碍について積極的に話せるようになり，退院後も家族が適切な支援姿勢を保持するなど，家族心理教育による効果と思われる変化も見られる。患者本人への心理教育に加え，家族への心理教育もまた治療効果への寄与が期待できる。

行動療法をCP化した入院治療や，外来での家族心理教育の報告は多くみられるが，CPの形での患者，家族の集団心理教育の報告は珍しい。外来でまとまった心理教育を行うには，治療者にとっても被治療者やその家族にとっても，時間と手間がかかり，実施，継続が困難な現実がある。それをCPの形で短期間に集中して行うことで，先行して実践されてきた他施設での外来心理教育と同様あるいはそれ以上の効果が期待できると考える。注意しなければならないのは，CPにて複数の患者とその家族に一斉に，しかも短期間に心理教育がなされることで，効率化のみが優先されることである。しかし，家族への心理教育に関しては，個別の指導と集団の指導，また心理教育の期間の違い(6か月で10セッション，12か月で20セッションの比較)によって，効果に差がないとの報告もあり[2,4]，治療の標準化という利点からも，家族心理教育を組み込んだCPは画期的かつ発展的な方法と言えるだろう。今後の課題としては，効果判定にはまだ症例が少なく，また評価法としての尺度も不十分であり，さらなる検討を加え継続していきたい。

心理教育の時間数や内容については，毎CP後にスタッフでミーティングを持ち検討を重ねているところである。参加者のアンケート結果からは，グループ内の緊張が強かったことが反省され，初対面の参加者でも馴染みやすい内容として，与えられた課題をグループで学習する形式を試験的に取り入れており，今後その効果について検討予定である。家族心理教育に関しては，現在は1時間のセッションを2回，計2時間のみの家族心理教育であり，さらに多くのセッションを盛り込むことや，CP終了後も継続して家族心理教育を行うプログラムも検討中である。内容に関しては，患児がCP内のセッションで学んだ知識をもとに，家族と共に(実際には児が家族に教える形となる)課題学習を行ってもらうことで，患児の疾患理解がより深まり，疾患の外在化が進むものと考え，今後導入を予定している。

2つの経験症例からは，CPの適用と，導入のタイミングの判断も重要と考えられる。症例1では，身体的な急性期を脱し，他児の行動が気になりながらも，セッションに集中し理解できるだけの精神的安定が得られたタイミングで折良く適用できたことが奏効したものと思われる。また几帳面でまじめ，勉強好きという性格も教育セッションに良く馴染んだ要因だろう。症例2は，比較的発症早期，また軽症で初診となり，外来治療では思わしい改善が得られない状況でCPが適用された。重症例に比べて，セッションへの集中，理解も良好な印象で，他の参加者との集団生活は，自

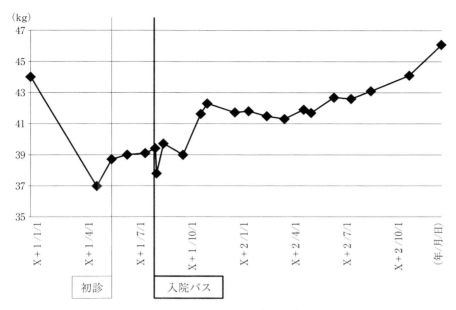

図3 体重の推移(症例2)

身の症状を客観的にとらえ，重症化することの恐怖を実体験する場となった。退院後の主治医との信頼関係は，CP入院前よりも深まり，短期間であってもCP入院中に密に関われたことが治療関係構築に寄与したものと考えられる。

当科の機能的特性上，新規外来患者において摂食障碍の軽症例は少ない。しかし症例2も含め軽症例は，CP適用後に体重の回復が加速し，短期間で終診に至るなど，良好な経過をたどっている。発症年齢と罹患期間での家族療法の効果比較を行った研究では，18歳未満の早期発症，かつ短期罹患で家族療法が最も効果的であると報告されている[1]。発症早期でいかに医療機関につなげるか，時機を逃さず心理教育的アプローチを行うかという摂食障碍治療での重要な分岐点は，CPという視点からも同様であり，今後，更なる開発，検討を進めていきたい。

(星野美幸，佐藤美紀子，阿部隆明)

文　献

1) Eisler I, Dare C, Russell GF et al : Family and individual therapy in anorexia nervosa ; A 5 year follow-up. Arch Gen Psychiatry, 54 ; 1025-1030, 1997
2) Geist R, Heinmaa M, Derek S et al : Comparison of family therapy and family group psychoeducation in adolescents with anorexia nervosa. Can J Psychiatry, 45 ; 173-178, 2000
3) 厚生労働科学研究 (子ども家庭総合研究事業) 思春期やせ症と思春期の不健康やせの実態把握および対策に関する研究班：思春期やせ症の診断と治療ガイド．文光堂，東京，2005
4) Lock J, Couturier J, Agras WS : Comparison of long-term outcomes in adolescents with anorexia nervosa treated with family therapy. J Am Acad Child Adolesc Psychiatry, 45 ; 666-672, 2006
5) 宮本信也：小児の摂食障害．心身医学，49 ; 1263-1269, 2009
6) Storch M, Keller F, Weber J : Psychoeducation in affect regulation for patients with eating disorders: a randomized controlled feasibility study. Am J Psychother, 65 ; 81-93, 2011
7) 上原　徹，川嶋義章，河内博子ほか：摂食障害の家族教室—家族の心理状態および家族機能との関連—．心身医学，41 ; 189-197, 2001

第 2 部　神経症圏

2. Refeeding syndrome を呈した神経性無食欲症

キーワード　神経性無食欲症, refeeding syndrome, 低リン血症, 治療拒否

　神経性無食欲症(以下AN)は, 重篤な場合は死に至ることもある疾患であり, 心理的治療のみならず, 身体合併症にも十分な配慮が必要である。中でも, 栄養補給を始めた際に出現するrefeeding syndrome (以下RS)は突然死を引き起こす可能性が高く, 慎重な対応を要する。RSは, 広義には低栄養状態から, 栄養摂取による回復過程にて, 重篤な身体合併症を併発した場合を広く含むが, 狭義には, 低リン血症をベースとした代謝異常に伴う, 呼吸・循環器系及び神経学的合併症をさす[2,8,13,15]。

　RSは, 精神科入院において, 経験する可能性が高い身体合併症の一つである。今回われわれは, ANの入院加療中に慎重に低カロリーから経管栄養を開始したにもかかわらず, RSを呈した症例を経験したので報告し, RSの予防と治療について, 内科学的側面のみならず, 医療倫理学的側面も含め考察する。

I. 症　例

症例　(当科初診時) 16歳　女性
主症状　低栄養　脱水　歩行困難　拒食
家族歴・家族構成　父は自営業で, やや頑固で家父長的な存在。母は専業主婦。心配性ではあるが, 子ども達とは適度に距離をとっており, 良好な関係を保っている。同胞は3人で, 兄と妹がいる。精神科的な遺伝負因はない。
生活歴　発育・発達に問題はなく, 小学生の頃から活発でリーダー的存在であり, 中学1, 2年では学級委員, 中学3年では生徒会長に推薦された。初潮は11歳。部活動は小学校高学年より陸上部に所属していた。
病前性格　几帳面, 完全主義, 周囲の評価を気にする。

現病歴　X − 2年2月頃より陸上競技のタイムがのびないことで悩み, 体重57 kgより, 食事制限を開始した。3月下旬より夕食後に腹痛が生じるようになり, 次第に持続的な心窩部痛を訴えるようになった。4月を最後に月経は停止した。6月上旬, 養護教諭に体型変化を指摘(50 kg)され, 婦人科の思春期外来や精神科クリニックなど数ヵ所を受診したが, 継続加療はせず, 7月中旬当院小児科を紹介受診した。8月には体重が42 kgとなり, 同科に2週間入院。退院後も食事摂取できており, 体重も47 kgまで増加した。

　X − 1年4月には高校受験で希望の進学校に合格したが, その後再び食欲低下がみられ, 通学も困難となり, 高校1年の10月に休学した。

　1年後のX年4月に, 体重は31.8 kgまで低下し, 小児科に2回目の入院をした。しかし治療に拒否的なため1週間で退院し, 5月末, 母と共に当科を紹介受診した。本人は, 活発だが, 他者評価に敏感で, 常に高い理想を掲げ努力し, 強迫傾向が強かった。母は, 本人を心配してはいるが, 過干渉な様子はうかがわれなかった。そのため, 本人と治療関係を築きつつ, 行動療法的な設定をしながら, 母に支持的に接してもらう方針とした。6月上旬には, 体重29.6 kg, BMI 11 kg/m²であり, 1ヵ月で1 kgの体重増加が認められなければ入院と説明した。5日後には体重は26.8 kgと更に減少していたが, 入院は頑なに拒否した。しかし, 8日後, 外出しようと靴を履いているときに一過性に意識消失をきたし, その後, 自力歩行も不可能となり, 水分摂取しても嘔気・嘔吐が出現し,「自分でも驚いた」ため, ようやく入院に同意し, 12日後に任意入院した。

入院時現症　身長163.8 cm, 体重25.6 kg (BMI 9.5 kg/m², 身長基準標準体重の − 57 %)。

2. Refeeding syndromeを呈した神経性無食欲症

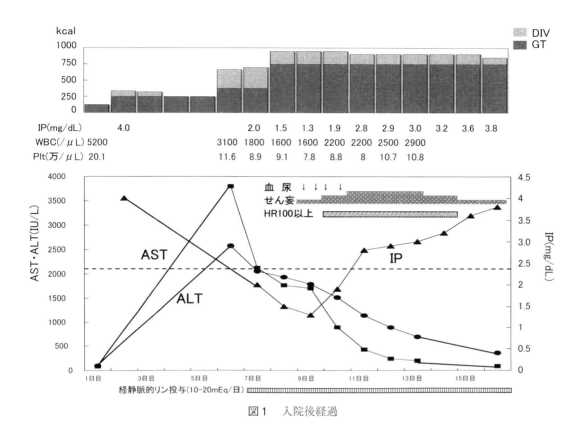

図1 入院後経過

体温34.5℃, 脈拍40/分, 収縮期血圧70 mmHg (拡張期は測定できず). 意識は清明で, 胸腹部所見に異常はなかった. 皮膚ツルゴール低下し, 歩行不可能で, 自力体動や排尿も困難であった.

検査所見 血液一般検査は正常範囲であった. 血液生化学検査では総コレステロール412 mg/dL, BUN 64 mg/dL, アミラーゼ227 mU/mLと高値であった. また, 軽度肝機能障碍(AST 82 IU/L, ALT 96 IU/L)を認めたが, 電解質は, マグネシウム2.9 mg/dLと軽度高値である以外, 血清リン値(4.0 mg/dL)を含め正常範囲であった. 内分泌学的には, TSH 3.72 μIU/mL, 遊離T_4 0.95 ng/dL, 遊離T_3 < 0.70 pg/mLと低T3症候群を示していた. 頭部CT検査では軽度の脳萎縮像を認めた.

入院後経過 入院時より経管栄養と, 補液(細胞外液500〜1000 mL)を開始した. 下痢を懸念し, 第1病日, 経管栄養は125 kcalから開始し, 第2病日より250 kcalとした. 血清リン値はこの時点で4.0 mg/dLであった.

第6病日経管栄養を375 kcalへ増量. 同日の採血でAST 3797 IU/L, ALT 2578 IU/Lと肝トランスアミナーゼの著明な上昇を認めたため, 消化器内科に依頼し, 腹部エコーなど実施した. 明らかな異常所見は認めず, 栄養補給に伴う循環不全による肝機能障碍を疑い, 補液量を増加した. 補液量の増加に伴い, 投与総カロリーは, 670 kcalとなった. 第7病日にはAST 2127 IU/L, ALT 2058 IU/Lと肝機能は若干改善していたが, 白血球1800/μL, 血小板8.9万/μLと減少を認め, 同時に血清リン値が2.0 mg/dLと低下していた. 他の電解質に異常は認めなかった.

血清リン値の低下からRSを疑い, 経静脈的にリンの補正を開始した. 第8病日に循環不全による肝機能障碍の疑いもあるために, 循環器内科に依頼し, 心エコーを施行したが, EF 60%と心機能は保たれていた. 血管内脱水を指摘され, その改善のために経管栄養を750 kcalに増量すると同時に採血を頻

回に行い，積極的にリンの補正を継続した。第9病日「夢か現実かわからない」などの発言を認めるようになり，徐々に「黄色い子供が沢山いる」「友達が名前を呼んでいる」などの訴えが出現し，舌を突き出したり顔をしかめる，両眼を鼻尖によせるなど奇妙な行動もみられるようになった。第10病日には，脈拍100/分以上と頻脈を認めた。また，会話も全く成り立たない状態となり，RSによるせん妄と考えられた。血清リン値は，第11病日には2.8 mg/dLと補正され，白血球，血小板の値も改善した。白血球，血小板の変動と血清リン値の変動は相関していた。リン補正後もせん妄は持続し，quetiapine 30 mgを投与するも効果なく，risperidone内用液0.5 mLを投与し，若干の効果を認めた。第15病日より頻脈が改善し，第16病日には見当識障碍は認められず，せん妄は消失した（図1）。

せん妄改善後の第17病日より血清リン値の推移を確認しながら経管栄養を漸増していき，第31病日に，経管栄養を1500 kcalとした。この間，身体の回復に伴い，退院要求が認められるようになり，「今週には帰れると思ったのに」と言って泣くことも度々あった。第36病日，血清リン値が安定して推移しているため，経静脈的リン補正を中止した。歩行が可能となるにつれ，過活動となり，更に退院要求が強まったため，第41病日に経口摂取1600 kcalへ切り換え，1週間後に体重が30 kgを維持でき，採血結果が悪化していないことを確認した上で，本人・家族と今後の方針を話し合うこととした。

1週間後（第48病日）の計測で体重30.0 kgであり，採血上も著変なかったため，話し合い，帰院時に30 kg未満でないこと，など種々の設定をした上で5泊6日の外泊をすることとした。帰院時（第54病日）の体重は31.5 kgであり，両足背に浮腫を認めたが，採血上は著変なく同日退院，外来加療とした。その後，肥満恐怖はありつつも，体重は増加傾向となり，復学し，月経も再来している。

II．考　察

1．本例におけるANの病態について

ANは拒食や自己誘発嘔吐などの食行動異常や過活動によって，やせを追求する病態である。その背景に，抑うつや不安をやせを追求するという行動によって，解消しようとする心性が指摘されている[9]。患者の特徴として，それまで真面目で手がかからず，よい子であった少女が，対人関係の問題や家族葛藤などを経験する中で，発症することが多いとされている。最近の発症の増加には，やせを礼賛する風潮など，社会文化的な背景もいわれている[7]。スポーツ選手など，体重や体型を重視する環境では，その影響はさらに大きいと考えられる[12]。

本例は，14歳時に，陸上競技のタイムがのびないことを悩み，ダイエットを始めたことを契機として発症したANの女性である。両親との関係に大きな問題はみられなかった。小さい頃から真面目で活発，優等生であり，自我はあまり強くなく，他者評価に過敏で，完全主義傾向を有し，肥満恐怖，身体像の障碍を認め，中核的なAN症例であったといえる。小児科への入院にて，一時摂食は改善したが，高校入学後に再び食事摂取不良となった。経過中，過食・嘔吐はみられなかった。2回目の小児科入院時には，治療に拒否的で，小児科での加療は困難であり，当科に紹介となった。紹介時にはすでに標準体重の50 %程度であり，身体的には緊急入院を要する状態であったが，治療に対する本人の拒否が強いため，なるべく合意を得たうえで入院加療を行いたいと考え，体重が増加することを必須条件とし，まずは外来で治療関係を築いていく方針とした。しかし，当科受診後も体重減少は進み，入院を告げるも頑なに拒否をした。その後，一過性の意識消失をきたし，歩行も困難となったため，ようやく危機的な状態であることに本人が気付き，入院に同意したが，入院後，再栄養に伴いRSを発症し，厳重な身体管理を要した。せん妄の治療のために少量のquetiapine，risperidoneを投与した以外，向精神薬は使わず，精神療法的には，身体的治療を受け入れられるよう，心理的苦痛を和らげるために支持的な対応に努めた。RSから回復した後には，行動療法的な設定をしながら，家族面談を行い，本人が体重増加を受け入れられるように母も含めて受容的に対応した。身体的な危機を脱して退院した後は，外来で，本人の治療意欲を高め

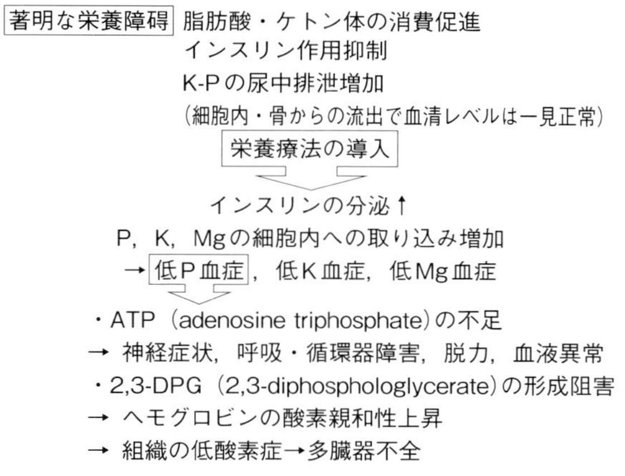

```
著明な栄養障碍 脂肪酸・ケトン体の消費促進
         インスリン作用抑制
         K-Pの尿中排泄増加
       (細胞内・骨からの流出で血清レベルは一見正常)
              ↓
         栄養療法の導入
              ↓
         インスリンの分泌↑
       P, K, Mgの細胞内への取り込み増加
         → 低P血症, 低K血症, 低Mg血症
              ↓
・ATP (adenosine triphosphate)の不足
 → 神経症状, 呼吸・循環器障害, 脱力, 血液異常
・2,3-DPG (2,3-diphosphologlycerate)の形成阻害
 → ヘモグロビンの酸素親和性上昇
 → 組織の低酸素症 → 多臓器不全
```

図2 RSの発生機序

表1 RSでみられる臨床症状

循環器	不整脈・心不全・突然死
血液	<u>貧血・顆粒球減少・血小板減少・凝固能低下・出血</u>
肝臓	<u>肝不全</u>
神経・筋	<u>せん妄</u>・けいれん・昏睡・脱力・感覚麻痺・感覚異常・ギランバレー様症状・横紋筋融解
呼吸器	呼吸不全

下線が本例で認めた症状である.

つつ,徐々に社会へでていく過程を支持的に見守ることで,良好な経過を辿っている.

柴田[14]は,ANの回復に働く要因として,①前青年期発症であること,②受診までの期間が短いこと,③不食が主症状であること,④経過中に家族との関係改善がみられること,⑤身体疾患の合併あるいは底つき体験がみられること,を挙げている.本例は,小児科には早期に受診しており(①),再度体重減少がみられてから,約1年で当科受診に至っており(②),経過中に過食・嘔吐はみられなかった(③).このように,良好な転帰をとる要因は比較的そろっていたが,最もその回復に寄与したのは,一過性の意識消失と歩行困難という,身体的に重篤な状態となったことで治療意欲が芽生えたことであると思われる(⑤).しかし,身体的に重篤となっていたために,致死的な疾患であるRSを発症した.幸いにも本例は一命を取り留めたが,不幸な転帰をたどる可能性も十分考えられた.そこで,以下,RSの予防と治療について論じたい.

2. RSの発生機序

RSの発生機序は,以下のように言われている[2,15].著しい栄養障碍では脂肪や筋肉の異化作用がすすみ,エネルギー源として,脂肪酸やケトン体の消費が促進される.一方,インスリンの作用は抑制され,糖代謝は低下し,リンの尿中排泄は増加する.細胞内や骨からリンが流出し,全身のリン総量は低下するが,この移動は緩やかであるため,血清レベルは正常域内に保たれている.つまり,絶対的にリンが不足している状態となるにもかかわらず,採血上は明らかとはならない.

ここに炭水化物が豊富な栄養療法を導入すると,インスリン分泌が増加し,細胞内の糖代謝が活発となり,急激にリンの需要・消費が増大するため低リン血症が生じる.また,カリウムやマグネシウムも糖とともに細胞内へ取り込まれるため,低カリウム血症,低マグネシウム血症が合併することもある.中でも低リン血症が最も問題となる理由は,リンの枯渇が筋や神経細胞のエネルギー源であり,血液形成に必要なATP (adenosine triphosphate)の不足を招き,神経症状,呼吸,循環器障碍,脱力などの筋異常,血液異常を生じるためである.またリンの欠乏は,ヘモグロビンの酸素親和性を決定する2,3-DPG (2,3 diphosphoglycerate)の形成も阻害し,ヘモグロビンの酸素親和性が上昇し,組織が低酸素状態となり,多臓器不全を引き起こす(図2).

前述したようにRSは,狭義には上記の機序による低リン血症をベースとした代謝異常に伴う,呼吸・循環器系および神経学的合併症をさすが,広義には栄養摂取による低栄養状態からの回復過程に重篤な身体合併症を併発した場合を含めている[2,8,13,15].血清リン値の低下により引き起こされる臨床症状としては表1に示すようなものがあり,本例では貧血,顆粒球減少,血小板減少,凝固能低下,出血,せん妄を認めた肝障碍については,栄養負荷による微小循環障碍によるものか,リンの欠乏が直接影響を及ぼしていたのかは肝障

碍出現時の血清リン値が明らかではないため断定はできないが，血液異常はリンの値と相関しており，また，RSでせん妄が出現した場合，リンの値が正常化した後も数日せん妄は遷延する[5]と言われており，本例でみられた経過は狭義のRSによるものと考えられる。

3．血清リン値とRS

Brooksら[2]の報告では，RSの症状は血清リン値が1.0 mg/dL以下でなければ明確には出現しないというが，本例においては，症状出現時の血清リン値は2.0 mg/dL程度であり，最も低い値でも1.3 mg/dLであった。Hallら[5]は，RSの神経症状について報告し，リンの絶対値よりも急激な低下が神経症状を引き起こすと述べており，本例の経過を考えると，神経症状以外の症状の出現にも，リンの絶対値よりも急激な低下が関与している可能性が考えられる。

Ornsteinら[13]は摂食障碍の患者に栄養補給を開始した場合，1.0 mg/dL以上3.0 mg/dL未満の低リン血症は約1/4あたる27.5％にみられると述べている。低リン血症自体は珍しいものではなく，リンが1.0 mg/dL以上でもRSを発症する可能性があると考えると，治療にあたっては次項に述べるように，RSに十分な配慮が必要と思われる。

4．RSのリスクと予防

RSは低栄養状態にある患者に中心静脈栄養を行った際に高頻度で発症することが報告されていたが，近年，本例のような経口・経管栄養においても発症したという報告が増加している[3,13]。特に理想体重の70％以下，BMI 15 kg/㎡以下の重篤な低栄養状態にある患者において，栄養投与開始後1～3週間以内に発症する可能性が高いとされており，この期間に慎重に予防的に対応することが重要であり，以下のような点が重要と指摘されている[15,16]。

① 再栄養時の投与カロリーは少量から開始し，増量も慎重に行うこと

② 心不全の危険もあり，水分摂取は1000 mL程度までにすること

③ 栄養投与開始後1週間は，血中のリン，カリウム，マグネシウム，糖や尿中の電解質を注意深く計測すること

④ ビタミンの消費量も増大するため，ビタミンB群の投与を行うこと

⑤ 心電図と酸素飽和度モニターを装着すること

⑥ 積極的に血清リン値をコントロールするためには，リンの補給を行うこと

具体的には，開始カロリーについて，Solomonら[15]は20 kcal/kg・もしくは1000 kcal/日と述べており，Mehler[10]は，800～1000 kcal/日から開始し，3～4日毎に200～300 kcal増量するのが一般的と述べている。日本での報告では棚橋ら[16]は，より少ない400～800 kcal/日程度からの開始が適当であると提言している。

表2　本例におけるRSの予防的対応の評価

	本例における対応
1．投与カロリー	◎
2．水分投与量	◎
3．採血によるフォロー	△（経時的観察は不十分）
4．ビタミンB群の投与	◎
5．モニター装着	◎
6．リンの補給	○（予防投与はされなかった）

ここで，予防の観点から本例に則して各項目を検討する（表2）。本例では，再栄養時の開始カロリーは125 kcalと低く，リンの低下を採血上確認した時点でも，投与カロリーは，経管より375 kcal，補液をあわせても700 kcal弱であり，水分摂取は細胞外液系の輸液を500～1000 mL/日のみとしていた。再栄養開始当初に，リン，カリウム，マグネシウムなどの電解質について確認はしていたが，RSを念頭においた経時的な観察は十分ではなかった。ビタミンB群の補給については初日より対応しており，心電図，酸素飽和度については初期には徐脈，ついで高度の頻脈を呈していたこともあり，モニタリングしており，血清リン値のコントロールについては，採血にてその低

下を確認して後より，30日あまりの期間にわたり経静脈的に補正を行った。

今後の治療に活かすうえでは，採血による経時的な電解質，糖，肝機能等のフォローと血清リン値の補正が重要であるが，文献的には，適時リンを補給し，緩徐に栄養補給を行ったにもかかわらずRSを発症した例の報告もあり[1]，本例のように極度の低体重で，長期に絶食状態にあったいわばハイリスク症例においては，慎重に栄養投与を行ったとしても，RSを完全に防ぐことは困難と思われる。このため低下してからの補正ではなく，より積極的に，予防的なリン投与も必要と考える。たとえば初期の輸液はリン含有の輸液を投与するなどである。Brooksら[2]は，100 kcalあたり1～2 mmol（31～64 mg）のリン投与を推奨している。

5．RSの治療

どのように慎重に対応してもRSを完全に予防することは困難であり，発症した場合は適切な治療が必要である。治療としての原則は，エネルギー摂取の減量と安静である。また必要に応じて，リンを補給する必要性がある。

経口・経腸的にリンを投与する場合，高カリウム血症の心配がないなどの利点もあるが，下痢などの胃腸症状が副作用としてあり，吸収も不安定であるため，経静脈的に投与する方が確実と思われる。Brooksら[2]は，血清リン値が1.0～2.2 mg/dLの低リン血症では経口リン製剤でも十分であるとしているが，1.5 mg/dL以下であれば，経静脈投与を勧めている。特にRSの症状が出現した患者では，経静脈投与が必要といえる。経静脈的に投与する場合，製剤としては，日本国内ではリン酸二カリウム液〔1筒20 mL，HPO_4^{2-}として20 mEq，リンを10 mmol（310 mg）含有〕がある。投与にあたっては，高カリウム血症，低カルシウム血症，異所性石灰化などの副作用を避けるために，急速投与を行わないように注意する必要がある。経静脈的にリンを投与する場合，明らかに根拠のある投与速度や投与量の規定はない。添付文書では，30 mEq/L未満の濃度で20 mEq/hrを超えないこととなっている。Terlevichら[17]は，50 mmolのリン酸を24時間かけて投与する方法が効果的と報告している。一方，血清リン値が1.0 mg/dL以下であれば0.16 mmol/kgを，0.5 mg/dL以下の場合は0.5 mmol/kgを6時間以上かけて投与するという報告もある[2]。本邦においては，血清リン値が1.5 mg/dL以下の場合は，10 mmolを12時間かけて投与するという提言がある[11]。棚橋ら[16]は10～30 mEq/日（5～15 mmol/日）を2 mEq/hr（1 mmol/hr）以下で投与を行ったと述べている。本例においては，血管内脱水も著明であり，栄養投与開始量も極少量であったため，発症後に経管栄養を増量したが，増量後に更に血清リン値の低下がみられていることから，より慎重に対応すべきだったと考える。リンの補正は経静脈的に積極的に行い，投与に際しては，1日に1～2回の採血を施行し，リンのみならずカリウム，カルシウムの変動に注意しながら，10～20 mEq/日（5～10 mmol/日）を2 mEq/hr（1 mmol/hr）以下で投与し，特に副作用なく，リンを補正することができた。

6．RSの予防―強制治療の可能性について

本例がRSを起こしたことの要因として，急激に体重減少が進んでいるにもかかわらず，患者が入院治療を拒否し，身体的衰弱が著しくなったことが挙げられる。RSの予防という観点では，そうした身体の危機的状況を招かないことが最も重要と考えられる。そこで，こうした摂食障碍患者の治療拒否への対応について考えてみたい。

摂食障碍の治療の目的は，患者が自発的に食事をとり，健康を維持できるようにすることにあるので，治療には患者の自発性が不可欠である。しかし，治療への抵抗が強い患者の場合，患者の自発性を促しているあいだに，さらに身体の衰弱が進行し，生命の危機さえ招きうるというジレンマがしばしば生じるが，本例はまさにそうしたケースといえる。この場合，治療に同意するよう患者を説得することは当然重要であるが，身体に危険がある場合，医療保護入院のうえで隔離，拘束を含んだ強制治療に踏み切るかどうかが問題と

表3 AN治療拒否への対応(Goldner, 1989)

1. 誠実で自由意思に基づいた関係を築くよう心がける。
2. 治療拒否の理由を明確にする。
3. 治療について詳しく説明する。
4. 交渉の準備をする。
5. 自主性を重んじる。
6. 強制的な治療の危険と有益性を比べてみる。
7. 戦いや脅しは避ける。
8. コントロールする点としない点とのバランスをとる。
9. 治療の方法は処罰的なものではないことを確証する。
10. 家族にも参加してもらう。
11. 倫理的,法的な解釈と支持を得る。
12. 治療拒否によって深刻な危険が予想される場合にのみ合法的な強制治療の導入を検討する。
13. 慢性的なANに対しては異なる治療法を考える。
14. 患者の拒否/抵抗を回復の過程とみなす。

なる。このような強制治療は,患者に大きな心理的,身体的負担を与えるものであり,そうした欠点を考慮しても利益が大きな場合を選んで行われるべきである。Goldner[4]はANの治療拒否への包括的な対応を提案している(表3)。その要点は,誠実で自由意志に基づいた関係を築くよう努めることと,強制治療はそれによって得られる利益と危険とを勘案した上で,合法的に行うことにある。そのためには,倫理的,法的な解釈と支持を得ておく必要がある。また,慢性の経過をもつ患者は,異なる治療を考慮すべきであることも提言されている。

この,Goldner[4]の方針を参照して,わが国における摂食障碍に対する非自発的治療が正当化される要件について考えてみたい(表3)。まず,患者が著しい低体重にあるか,急激な体重減少がみられていて,身体的に危険にあることが絶対条件といえる。堀田[6]は,生命危機を救う目的で早期入院治療が必要な絶対適応として,①階段の昇降が困難などの著しい全身衰弱,②重度の検査値の異常,③標準体重から冬期で-30%,夏季で-40%以上のやせという三条件を挙げているが,これが身体的危険の目安となろう。さらに,強制治療がもたらす利益と不利益を考量すると,治療への反応性も考慮されるべきであり,初発か,罹病期間が短く,摂食障碍が患者のライフスタイルとなっていない症例がより適応となりやすいであろう。さらに,そうした患者に対し,患者と治療関係を築いて,治療への同意を得る努力が十分になされている必要がある。それでも患者の治療への同意が得られず,身体的危機が回避できない場合に,法的な根拠をもって強制治療がなされるべきだと考えられる。また,医療保護入院の適応条件をみたすためにも,家族と良好な関係を保ち,治療の必要性について理解を得る努力も必要であろう。

本例は,再発後短期間であり,しかも急激な体重減少がみられていた。当科初診時に体重29.6kgとすでに標準体重の50%程度であり,身体的危機状況にあったことを考慮すれば,この時点で,強制治療を視野に入れて,入院治療に導入すべく働きかけるべきであったと考えられる。入院が早期であれば,RSを予防できた可能性がある。本例は幸い良好な経過を得たが,RSの予防,治療は,まずそうした状況にまで至らないようにすることが第一歩であるように思われる。

まとめ

重篤な低栄養状態にあるANの患者に対して,慎重に栄養投与開始したにもかかわらず,RSを引き起こした症例を報告した。症状出現時の血清リン値は従来の報告に比べ高い値であった。慎重に再栄養を開始したとしても,また血清リンの絶対値がそれ程低下していなくても,RSを発症する危険性があることに留意し,再栄養にあたっては,全身状態,血液データ等の慎重なモニタリングを行うことが必要である。更に,RSの予防においては,身体的に危機的な状態になる前に治療的介入を行うことが重要である。ANの治療では,患者の自発的な摂食が目標となる以上,治療拒否が強い場合であっても,最大限に患者の自発性を尊重する姿勢が肝要であるが,そのために介入が遅れることが少なくない。得られる利益と危険とを十分勘案したうえで強制治療へ踏み切る必要性もありうると思われ,その要件を提示した。

(笠井麻紀子,岡島美朗,高野英介,加藤 敏)

文　献

1) Birmingham CL, Alothman AF, Goldner EM：Anorexia nervosa；Refeeding and hypophosphatemia. Inte　J Eat Disdorders, 20；211-213, 1996
2) Brooks, MJ, Melnik G：The refeeding syndrcme；An approach to understanding its complications and preventing its occurrence. Pharmacotherapy, 15；713-726, 1995
3) Fisher M, Simpser E, Schneider M：Hypophosphatemia secondary to oral refeeding in anorexia nervosa. Int J Eat Disord, 28；181-187, 2000
4) Goldner EM, Birmingham CL, Smye V：Anorexia Nervosaにおける治療拒否：臨床的，倫理的，法的考察．In：Garner DN, Garfinkel PE（ed）：Handbook of Treatment for Eating Disordere, 2nd ed, The Guilford Press, New York, 1997（小牧 元監訳：摂食障害治療ハンドブック．金剛出版，東京，2004）
5) Hall DE, Kahan B, Snitzer J：Delirium associated with hypophosphatemia in a patient with anorexia nervosa. J Adolesc Health, 15；176-178, 1994
6) 堀田眞理：内科医にできる摂食障害の診断と治療．三輪書店，東京，2001
7) 切池信夫：摂食障害―食べない，食べられない，食べたら止まらない―．医学書院，東京，2000
8) Marmella MA：Refeeding syndrome and hypophosphatemia. J Intensive Care Med, 20；155-159, 2005
9) 松木邦宏：摂食障害の治療技法．金剛出版，東京，1997
10) Mehler PS：Diagnosis and care of patients with anorexia nervosa in primary care settings. Ann Intern Med, 134；1048-1059, 2001
11) 村上伸治，鈴木啓嗣：身体的検査―その他の検査異常．臨床精神医学講座 S4．摂食障害・性障害．中山書店，東京，p 159-162, 2000
12) NATA: Disordered Eating Among Athletes－The Athletic Traner's Role－．Human Kinetics IL 1997（NATA編，辻 秀一監訳：スポーツ選手の摂食障害．大修館書店，東京，1999）
13) Ornstein RM, Golden NH, Jacobson MS et al：Hypophosphatemia during nutritional rehabilitation in anorexia nervosa；Implications for refeeding and monitoring. J Adolesc Health, 32；83-88, 2003
14) 柴田明彦：治療経過から見た，神経性無食欲症の中・長期経過に関する臨床精神病理学的考察．精神経誌，104；656-689, 2002
15) Solomon SM, Kirby DF：The refeeding syndrome；A review. J Parent Enterl Nutrition, 14；90-97, 1990
16) 棚橋徳成，苅部正巳，木村裕行ほか：神経性食欲不振症の入院中における低リン血症もしくはRefeeding Syndrome．日心療内誌，8；229-234, 2004
17) Terlevich A, Hearing SD, Woltersdorf WW et al：Refeeding syndrome；Effective and safe treatment with Phosphates Polyfusor. Aliment Pharmacol Ther, 17；1325-1329, 2003

第2部　神経症圏

3. 重篤な身体合併症を呈し，長期入院を余儀なくされた神経性食欲不振症

 神経性食欲不振症，組織脆弱性，水調節異常，食道気管瘻，メディカル精神医学

　神経性食欲不振症(anorexia nervosa：AN)は，低栄養を基盤として多彩な身体合併症を呈することが知られている[4,13,14]。加えて，飢餓症候群に伴う精神・行動障害を呈し，治療への抵抗を示すことがあるため，低栄養の改善が進まず，身体合併症の治療が難航する場合がある。

　今回報告する症例は，入院治療中に難治性の食道気管瘻(tracheoesophageal fistula：TEF)を主とした多様で重篤な身体合併症を呈し，なおかつ治療への強い抵抗を示したため，心身両面で治療に難渋したANの女性である。栄養投与に強い拒否を示し，逸脱行為が繰り返されたため，内科病棟での管理が困難となり，以後精神科医が主治医となり，精神科病棟で治療が行われた。入院は3年という長期に及んだが，他科スタッフや関連病院との連携と，粘り強い治療の結果，軽快し自宅退院に至った。

　本例は，多彩な身体合併症にどのような理解や対応が可能か，心身両面に対応が必要な患者をどのような治療環境で加療を行うべきかといった重要な論点を含むものであったため，若干の考察を加え以下に報告する。

I. 症　例

　症　例　入院時20代後半，女性
　診　断　神経性食欲不振症(制限型)
　主　訴　低体重，下肢の浮腫
　家族歴・既往歴　特記事項なし。
　生活歴　2人同胞の第2子として出生した。母親によると，性格は「わがまま」。両親は患者の望むものなら何でも与えていた。小中学校では成績はトップクラスで，所属した運動部では部長を務め，県大会で優勝するほどであった。推薦で有名私立大学に合格し，親元を離れ，一人暮らしを始めた。詳細な時期は不明だが，在学中，体重が46kgを下回った時点で月経が止まった。卒業後正社員として就職し，1年ほど働いたが，体重減少が著しいことを心配した家族に，実家に連れ戻された。実家に戻ってからは，家庭教師を行いつつ通信教育で資格取得に励んでいた。父親は一流企業に勤め，患者によると「真面目で家族想い」。母親は専業主婦で，患者によると「自分と一番性格が似ている」。患者と最も密に接しており，入院中も患者の清拭や，四肢のマッサージを毎日行っていた。心配性で，決断することができず，患者の不安を受け止められず，一緒になって動揺しがちで，患者と医療者との間に板挟みとなり混乱することもあった。

　現病歴　中学3年生のとき「顔が丸い」と言われたことをきっかけに，仲の良い友人とダイエットを始めた。高校生の頃，体重が減り続けるため，近医精神科受診し摂食障碍の診断を受けた。1年ほど通院したのち，自己中断した。

　X年1月頃(20代後半)，両足背に浮腫が出現した。5月上旬に近医受診し，利尿薬(azosemide)の内服を始めた。内服から1ヵ月で体重が38kgから30kgに減少したため，6月15日，当院総合診療部を初診した。肝機能障害(AST 164 mU/mL，ALT 224 mU/mL，LDH 389 mU/mL，ALP 539 mU/mL，γ-GTP 101 mU/mL)と低体重(24.8kg，身長161cm，BMI 9.6 kg/m²)が認められ，薬剤性肝機能障害の疑いおよびANの診断で6月26日，同科に入院した。

　以下，約3年間に及ぶ入院経過を6期に分けて記述する。

1. 当院総合診療部の入院〜集中治療室での治療

　点滴加療で肝機能障害は改善し，7月2日より1日300kcal程度の経口摂取を開始したが，7月21日に突

然腹痛が出現し，翌日には，呼吸困難，意識障碍，低血糖，血圧低下が出現した。腹部CTで十二指腸球部穿孔による汎発性腹膜炎と診断され，当院消化器外科医により緊急開腹術が施行された。

術後ICUへ入室し，7月27日に総合診療部病棟へ戻った。しかしながら，7月30日より発熱，尿量低下，呼吸困難が出現，胸部X線で肺水腫および大量胸水貯留が認められたため，同日ICUへ再入室した。感染による敗血症性多臓器不全（肝不全，腎不全，呼吸不全）を呈していたが，治療に反応し，徐々に改善していった。気管挿管のうえ人工呼吸管理を行っていたが，9月1日に胸部X線上皮下気腫と著明な胃泡が認められたため，9月3日気管支鏡を施行した。口角から18 cmの部分，挿管チューブのカフが当たっていた部分に径3～4 mmのTEFが認められた。10月17日には胸部X線上で左気胸が認められた。低栄養による創部治癒遅延傾向が認められたため，胸腔ドレーンを挿入せず経過観察を行った。しかしながら，10月28日には緊張性気胸を呈したため，胸腔ドレーンを挿入した。その後気胸は改善し，11月12日にドレーンを抜去した。12月14日に気管切開を施行した。アジャスター付きの気切チューブを使用し，カフの位置をTEFより下になるよう調節し，新たな気管粘膜損傷を起こさないよう適宜カフの位置を上下させるようにした。12月31日に人工呼吸器離脱，X＋1年1月8日に総合診療部に転科した（体重は28.3 kg）。

2．当院総合診療部での摂食障碍治療

気管切開により発声が困難となったことで，口の動きとジェスチャーで意志伝達を行うようになった。TEFについては，体重増加・全身状態の改善ののちに根治術を行う方針となった。TEFの存在により，経口摂取は不可能であったため，1月23日に胃瘻造設が行われ，経管栄養が開始された。この時点で，当科に診察依頼があったが，目的は不眠のコントロールであり，摂食障碍の治療は内科医師主体で開始された。患者は，経管栄養が投与されるたびに，腹痛・嘔気を訴え，投与中止を要求するようになり，無理に投与されると洗面台やごみ箱に栄養剤を破棄する行為が認められた。著しい低栄養にもかかわらず，病棟内での運動は許容され，過活動の状態が続いた。体重は24～26 kgで推移し，増加する兆しのないまま，約1年間同様の治療が行われていた。

内科主治医は治療に行き詰ったため，それまでは不眠の対処のみのかかわりであったが，10月1日より当科に摂食障碍の治療を主導してほしいと依頼があった。入院から約1年半経過した時点であった。このとき体重は24.5 kgであった。その時点での経管栄養量は1,400 kcal/日であったが，患者は「半分くらいは捨てている」と申告した。そのため，投与量を800 kcal/日にして確実に全量投与するようにしたところ，投与3日後の10月19日より，心拍数35／分の著しい徐脈と血清リン値1.8 mg/dLという低リン血症が認められた。Refeeding症候群が疑われたため，経管からリン補給液を投与し，床上安静を指示したところ，11月4日には心拍数も60／分以上を維持するようになり，低リン血症からも改善した。その後，1週間ごとに50 kcalずつ投与量を増加させていったが，栄養投与への恐怖感・拒否感は強く，栄養剤の破棄がたびたび認められた。栄養投与中の医療スタッフの付き添いを提案したが，患者は拒否をした。これまでの治療経過において，栄養投与や病棟内の行動に関し，患者の要望は基本的に認められていたため，行動制限や栄養投与に関するルール設定の導入は困難であった。

長期間治療が難航している患者であるため，当科医師，総合診療部医師・看護師で何度かカンファレンスが持たれた。著しい低体重・低栄養に加え，胃内容物の逆流による誤嚥性肺炎のリスクが高いこと，食道気管瘻，気管切開，胃瘻の管理が必要なことなど，身体管理の比重が高い状態であり，その中で最も優先されるべきは低体重・低栄養の改善であると確認された。しかしながら，本例のように治療への抵抗が強い患者の，精神・行動上の問題に対する一貫した対応が，内科医や内科病棟スタッフにとって不慣れで困難であるため，栄養投与ルールや行動制限を行う際に精神科医や精神科的治療構造が必要だと結論した。患者は精神科病棟で治療を行うことに拒否を示したが，患者の父親や姉は，内科での治療の困難さを理解し，精神科病棟での治療の必要性に同意した。母親は，患者と医療スタッフとの意向に板挟みになり，混乱したようすであった。強い反対を示したのは精神科病棟の看護スタッフであった。重篤な身体合併症を伴う患者を扱うことの不安や，対応困難な患者を引き受けることの抵抗が語られた。内科医師が定期的に往診を行い，患者の身体管理を行うという方針としたが，これは看護スタッフの不安を汲むという意味合いもあった。患者は精神科病棟への入院へ同意しなかったため，父親の同

意のもとX+2年2月4日に当科へ医療保護入院した（体重は23.8kg，BMI 9.2 kg/m2）。

3. 当院精神科病棟での摂食障碍治療

精神科病棟で治療を開始するにあたり，「1200 kcalで経管栄養投与を開始し，2週間で500 g以上の体重増加が認められなかった場合は1日投与量を100 kcal増加させる」といった栄養投与ルールを設定した。こういったルールは，本来内科病棟で治療を行っている時点で導入されるべきものであったと考えられるが，その時点では患者の要望が認められすぎていて，導入は困難であった。精神科医が内科病棟へ往診を続けていたことで，ある程度治療関係が構築されつつあったこと，少量ずつではあっても栄養剤投与を受け入れるようになったこともあったためか，この時点でようやくルール設定を行うことができた。

経管栄養は3分割され，それぞれ朝・昼・夕に30分かけて，加圧ポンプを用い胃瘻から投与された。精神症状によると考えられる栄養破棄は，生命の危機に直結すると判断したため，投与中のみ両上肢の拘束を行い，ミトン着用を行った。繰り返し患者は腹部膨満感と嘔気の訴えを呈し，投与量の増加を伝える際は，「受け入れられない」と強く拒否を示した。「この病棟は（管理が）厳しい。常に監視されている気がする。内科に戻りたい」と患者と医療者（特に看護スタッフ）は敵対的な関係となり，患者は常に怯え，不安げな様子であった。たびたび胃内の経管栄養が逆流し，TEFから気管・肺に流れ込み，一部は気管切開部からシャワーのように流れ出てきた。気管内の吸引と酸素投与で呼吸状態が回復する場合が多かったが，時には発熱と炎症反応の上昇を呈し，抗生物質の投与が必要となった。

当科病棟で治療を開始して約8ヵ月経過した時点で，栄養投与量は1,900 kcalまで増加し，体重は33 kgまで増加した。体重の増加と全身の栄養状態の改善に伴い，治療者とのやりとりは栄養を増やすかどうかの交渉は少なくなり，TEFの手術の話題が多くなった。TEFに対する耳鼻科主治医の見解としては，「40 kgまで体重が回復したら，手術が可能かもしれないが，侵襲性の高い手術であるため手術は行わない方が望ましい。現在の状態でも日常生活は可能だ」というものであった。しかしながら患者は「危険でも絶対に手術を受けたい」「何kgまで増やせば手術が受けられるのか」「できるだけ少ない体重で手術を受けて，治したい」と体重増加への恐怖は認められるものの，徐々に手術を行うといった現実的な目標に目が向くようになっていった。医療者との関係も，敵対的なものから，「手術」という同じ目標ができたことで協力的な関係に変化しつつあった。入院期間が2年と長期化していること，精神状態・全身状態も安定し栄養投与を家族が行うことも可能だと考えられたことより，退院して目標の体重（40 kg）まで自宅で治療を続ける方針も検討された。しかしながら，胃内容物の逆流に伴う誤嚥性肺炎は，依然としてたびたび認められており，在宅での緊急対応は困難であることから，最初の入院から約2年経過した10月22日に当院の関連病院であるA総合病院精神科に転院し，手術可能な体重まで加療を行う方針とした（体重は33.4 kg）。

4. A総合病院精神科での摂食障碍治療

A総合病院精神科の主治医は，患者の治療への抵抗も強くないと判断し，栄養投与時に上肢拘束もミトン着用も行わず，代わりに看護師が1日3回ベッドサイドで，いろいろと話をしながら10分程度かけて注射器で栄養を胃瘻に直接注入する方針とした。患者は抵抗もなくこの治療を受け入れ，むしろ胸の内を聞いてもらえる時間として楽しみにしているようであった。この投与方法にしてからは，胃内容物の逆流は，6ヵ月間のA病院入院中に一度も認められなかった。

1,900 kcal/日の栄養投与を継続し，廃用性筋萎縮が目立ったため10月27日より院内リハビリテーションを導入し，病棟内で熱心に歩行練習を行うようになった。しかしながら11月4日より不眠，口渇，腹部不快感が増強し，11月15日にはもうろう状態で自室に倒れているところを発見された。血液検査で，Na 192 mmol/L，BUN 87.7 mg/dL，Cr 0.94 mg/dLと著明な高ナトリウム血症と脱水が認められた。内科にコンサルテーションを行ったところ，高カロリー投与による高浸透圧性の脱水および高ナトリウム血症と診断され，経管栄養の減量と経静脈的な補液を行った。同じ1,900 kcalであっても，前医とは異なった栄養剤を使用していたことも原因として考えられたため，前医と同じ経管栄養剤を取り寄せて投与することとし，経管投与する水分量も増加させた。次第に全身状態および検査値も改善し，その後は電解質異常を呈することはなかった。病棟では明るく屈託ない表情で，黙々と

3．重篤な身体合併症を呈し，長期入院を余儀なくされた神経性食欲不振症

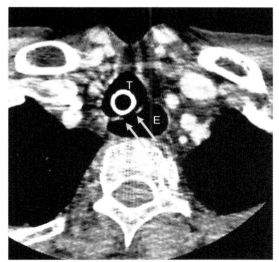

図1　術前の胸部CT画像
第3胸椎レベルで，気管膜様部に食道気管瘻（2本の矢印の間）を認める．T：気管，E：食道

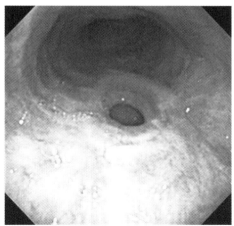

図2　術前の気管支鏡所見
気管分岐部から7cm頭側に気管食道瘻を認める．

「手術」という目標に向けて努力している様子であった．35kgまで体重増加が認められた時点で，当院耳鼻科主治医の診察を受けたが，やはり「リスクが高すぎるので，40kgまで体重増加しても，手術は勧められない」との判断であった．どんなに危険を冒しても手術を受けたいと考えていた患者は落胆した．そこで，この患者の希望を当院消化器外科主治医に伝えたところ，「40kgまで体重が回復すれば，合併症スコアも問題ない．複数科のカンファレンスの結果次第だが，おそらく手術は可能」と判断し，以後患者は消化器外科主治医の方針に従って手術の準備を進めたいと希望した．

5．当院精神科病棟への2回目の入院

A病院での6ヵ月間の治療で，体重が40kgまで増加したため，X＋3年5月12日に当院当科へ再度転院した（体重は40.8kg）．当院では，上肢拘束やミトン着用は行わなかったが，それ以外は前回入院時と同じ栄養投与方法（1日3回加圧ポンプで30分かけて注入）を行った．次第に強く嘔気と腹部膨満感を訴え，胃内容物の逆流が再び認められるようになった．

6．当院消化器外科での手術～退院

6月8日にはTEF手術目的で当院消化器外科へ転科した．6月14日には消化器外科と形成外科の合同チームでのTEF閉鎖術が施行された．術前の胸部CT所見（図1）と気管支鏡所見（図2）では，気管分岐部から7cm頭側の気管膜様部に10×11mmのTEFが認められたが，術中気管と食道を剝離する際，瘻孔周囲の炎症が強く，気管膜様部の瘻孔径は25mm程度となった．食道側の瘻孔は容易に閉鎖できたが，気管側の瘻孔は結紮で完全に閉鎖できなかったため，右前腕皮弁を用い，気管側の瘻孔を覆うように縫着した．6月17日には人工呼吸器から離脱し，嚥下リハビリを行い，6月28日より1日120kcal程度の嚥下練習食が開始された．6月30日には気管支鏡・上部内視鏡所見で瘻孔の閉鎖が確認された．7月14日に気管切開孔閉鎖術が施行され，最初の入院から3年2ヵ月経過した8月27日に自宅退院した（体重は37.7kg，BMI 14.5kg/m^2）．

退院後経過　退院後はTEFの再発も認められず，経口摂取は問題なく行えていた．「40kgはほしいけれども，食事を頑張って食べてもなかなか増えない」と体重は35kg前後で推移した．将来のことに関しての不安を語りながらも，自宅ではお菓子作りに熱中し，お菓子に関するブログを立ち上げたり，居酒屋でアルバイトを始めたりといろいろと活動を開始するようになった．X＋4年12月13日の外来を最後に精神科通院は自己中断している．

その後，当院消化器外科への通院は継続しており，外科外来主治医によると，患者は精神的にも身体的に

II. 考 察

1. 食道気管瘻

最初に本例の経過を長期化させた主要因であるTEFについて考察する。TEFは先天性と後天性に分類される。後天性TEFの原因の約50％が縦隔内（食道，気管，肺，喉頭，甲状腺，リンパ節）の悪性腫瘍によるものとされ，残りの大部分（75％以上）の原因は，本例のように気管挿管のカフによる外傷性のものである[3,7,18]。本例におけるTEF発症機序としては，長期人工呼吸管理により人工呼吸器関連肺炎を合併し，肺コンプライアンス低下とそれに伴う気道内圧上昇が生じ，エアリークを防ぐために気管チューブのカフを過膨張させるようになり，ANによる低栄養・組織の脆弱性と相まって，TEFが発生したと推測される。

2. 神経性食欲不振症の組織脆弱性

ANの身体合併症治療において，この「組織脆弱性」はぜひ念頭においておくべき特性だと考えられる。精神科領域ではあまり注目されてはいないが，ANにおける縦隔気腫，後腹膜気腫，皮下気腫，胃気腫などの各種軟部気腫，気胸，胃穿孔，食道裂孔といった身体合併症が心療内科，消化器内科・外科，呼吸器外科領域で症例報告がなされており[1,6,16,20,22,25]，その病態の基盤として「ANにおける胸・腹腔内の軟部組織の脆弱性」が指摘されている。精神科領域では，この種の合併症については，過食や嘔吐による消化管内圧や胸腔内圧の上昇と関連して述べられる限りであり，組織の脆弱性の側面からはほとんど言及されてはいない[4,13,14]。

本例ではTEFのみならず，十二指腸球部穿孔，緊張性気胸の発症にも，この組織脆弱性が関与していた可能性が考えられる。

この病態の原因因子を，細胞・組織傷害の観点[11]から考察する。主要因として，第1に，ANに伴う低栄養が挙げられる。一般的に低栄養状態では，タンパク質・エネルギー低栄養状態（protein-energy malnutrition）を呈するとされ，低タンパク状態による組織の異化亢進，組織の浮腫による易損傷性の亢進，物理的ダメージのクッションとなりうる脂肪組織の減少が，組織脆弱性形成に関与すると考えられる。また低栄養に伴うアルブミン，ビタミンC，銅，亜鉛といった創傷治癒に必要な栄養素の不足，さらには低栄養・脱水による局所血流量の減少も関与すると考えられる。第2の要因として，ANでは血中コルチゾール高値を示すことが報告されているが[24]，ステロイドホルモンはタンパク異化亢進，線維芽細胞増殖抑制から創傷治癒遅延因子であることが示されていることから，この点もANの組織脆弱性に関与していると考えられる。第3の要因として，後述するようにANは体液の貯留をきたしやすく，浮腫が臨床的にもよく認められるが，浮腫は局所性の創傷治癒遅延因子となりうる。これらの要因の複合的作用によりANの「組織脆弱性」が形成されると推測される。

本例の治療初期においては，身体合併症の治療のための介入が，医原的に新たな合併症を生むという悪循環が生じてしまったが，その重要な要因の1つとして，この「組織脆弱性」が関与していたと考えられる。主治医として患者を管理するにあたり，侵襲的な手術や検査・治療（気管挿管，内視鏡検査，胸腔ドレーンなど）の際の，術中・術後の合併症に十分配慮し，異常が発生した際，速やかに他科専門医と連携がとれるようにする必要があるであろう。

3. 神経性食欲不振症の水調節異常

次に本例における身体合併症の理解を深めるため，水調節異常という病態に触れる。それぞれ背景にある病態の構成要素は異なるが，現象的にはANは体液量の調節異常，すなわち身体に水が貯留すると抜けにくく，一度抜け出すと止まりにくいという現象が認められる。本例においては，浮腫，肺水腫，胸水貯留は水が過剰に貯留した状態で，逆に入院の契機となった利尿薬への過剰な反応，脱水，高ナトリウム血症は，水が過度に流出

してしまった状態と把握することが可能である。

　AN患者において体液量の調整がときとして機能不全に陥ることについては，40年以上前から以下のような報告がいくつかなされている。Russellら[19]は，健常者との比較対照試験で，AN患者は，負荷された水を，適切な量だけ尿として排出する機能が低下していることを示した。その後，Aperiaら[2]は，AN患者では水制限試験後の（本来ならば代償機能として亢進するはずの）尿濃縮能が低下しており，外部から抗利尿ホルモン（antidiuretic hormone：ADH）を投与しても反応が悪いことを報告した。最近では，Evrardら[8]が，AN患者では，健常者と比較して，ADHの基礎分泌量が多く，そのことが水を貯め込みやすく，血清Na値や血漿浸透圧が低値となる原因の1つと考え，Aperiaと同様にANにおける水制限試験後の尿濃縮能の低下とADHの反応性の悪さを報告している。また治療で用いられる抗うつ薬（SSRI，SNRI）が，こうした水調節異常を増悪させる可能性があるとも併せて報告している。体液量調整障碍を含めた腎機能障碍は，ANの罹患年数が長いほど顕著になり，体重の回復とともに正常化すると考えられている[5,8,13]。すなわち，ANでは，体液量のホメオスターシスが破綻しやすい状態にあると考えられる。

　この水調節異常の病態は，入院治療を開始し点滴治療や経管栄養を開始した際や，本例のように経口摂取が制限され，口渇に対し適切な飲水行動が行えない状況において前景化しやすいと考えられる。極度の低体重の状況にある患者は，ぎりぎりの身体能力で恒常性を保っているため，輸液は溢水状態から胸腹水や心不全をまねきうる。そのため輸液は500〜1,000 mLに抑えることが必要と考えられている[23]。逆に脱水傾向となり，それが適切に代償されない場合，本例のように重篤な脱水状態や高ナトリウム血症をきたしうる危険性がある。したがって，補液や経管栄養の際は，投与量，尿量などからin-out balanceを把握し，呼吸・循環動態の異常に注意を払うこと，また脱水に対し適切な代償行動を行うことができない患者においては，口渇，不快感，意識障害，不眠などの非特異的症状から脱水の存在を疑うことが必要

となると考えられる。

4．身体合併症を伴うANの治療環境の選択

　ANの治療にあたっては，その精神症状に加えて身体状況を考慮に入れなければならない特殊性がある。身体的な衰弱や重篤な身体合併症を有する場合，身体科の病棟での治療が望ましいが，身体科では患者が治療を拒否する場合や，精神・行動上の問題が著しい場合は対応が困難となり，精神科病棟では身体管理が不十分であるというジレンマが生じることが稀ではない[17]。

　コンサルテーション・リエゾン精神医学や総合病院精神医学の領域では，精神科身体合併症は，身体合併症と精神症状の重みを秤にかけ，治療環境を設定することが一般的とされている。精神科からの視点では，精神症状が重篤である場合は，精神科病棟で身体合併症を扱うこととなるが，このときにはいくつかのリスクを伴うこととなる。

　1つ目は，精神科医・精神科スタッフが身体合併症を扱うことに不慣れであること，つまり習熟度や関心の程度の問題が挙げられる。2つ目は，マンパワーの問題で，例えば当院においては，1日当たりの看護師配置数が，一般病床においては7：1（患者7人に対し看護師1人）であるのに対し，精神科では15：1（患者15人に対し看護師1人）と半分以下の看護師数で対応しなければならないことが挙げられる。3つ目は，病棟構造上の問題で，心電図モニター，人工呼吸器，除細動器，酸素の配管など，急変時に必要な医療機器が必ずしも十分に配置されているわけではないことが挙げられる。そのため，身体合併症が重篤である場合は，通常は当該身体科での加療が望ましいと考えられる。

　しかしながら本例のように，身体合併症治療が低栄養の改善にかかっている，例えば体重を増やさないと手術ができない状況で，患者が低栄養の改善に抵抗を示す場合は，こちらが望んだようには治療が進まないことが予想される。このような場合，重篤な身体合併症を呈していても，内科病棟での治療が望ましくないというのは，本例の内科病棟での治療経過からも明らかであると思われ

患者の同意が得られない入院治療は，わが国では代諾制度が整備されておらず，法的にも倫理的にも一般病棟で行うことが困難であることから，AN患者の治療への抵抗は精神症状の一部とみなして，精神科病棟において医療保護入院を適用せざるを得ないのが現状である[17]。そして，ANの精神・行動上の問題に対する対応が，一般科病棟では不慣れであり，許容度が低いこと，他の入院患者やその家族の許容度は当然ながらさらに低いこと，精神運動興奮，自傷他害行為，その他の逸脱行為が認められた際に，対応するための病棟構造上の問題があることも精神科的治療構造を用いなければならない理由となると考えられる。これらは，精神科医が精神科病棟でしか扱うことができない領域であることから，たとえ重篤な身体合併症を伴い精神科病棟で扱うにはリスクが高い状況であっても，精神科病棟で扱わざるを得ない状況があることを，本例は示唆していると考えられる。

5. 精神科病棟での神経性食欲不振症の身体合併症管理

最後に，精神科病棟でのANの身体合併症管理について考察する。治療の形態としては，精神科病棟で精神科医が心身ともに管理を行い，身体的治療に関しては一般科医師にコンサルテーションの形で応援を求めるという体制となり，モデルとしては，メディカル精神医学(medical psychiatry)が参考になると考えられる。

メディカル精神医学は，リエゾン精神医学の様々な問題，例えば受け入れられる患者が限られていること，看護スタッフの許容度の問題，精神科医の活動が全く評価されないという医療経済的な問題に対するアンチテーゼとして1980年代に米国で生まれたものであり，精神科医が，自らが管理するmedical psychiatry unit（MPU）という病棟で，主体的に心身両面の治療にかかわろうとする実践的理念である[9,10,12,15,21]。わが国で初めてのMPUを立ち上げた野村は，メディカル精神医学にとって重要なのは「精神科医が背伸びをして身体的なものに手を広げる」ということではなく，精神科医が1人の主治医として心身両面の問題に関して一貫して主体的に関与する姿勢であると指摘している[15]。この理念のもとに治療を行うと，精神科病棟での身体合併症管理は，先ほど説明した様々なリスクといったマイナス面だけではなく，治療的に有用な面を引き出すことが可能だと考えられる。

本例のように，複数科の専門医に協力を仰ぐ場合は，「TEFはA先生，肺炎はB先生，胃瘻はC先生…」と治療が細切れとなり，方針が食い違うような場合は，患者の混乱や不信感，また円滑な治療の妨げになる危険性があるため，精神科医が主治医としてすべての問題に対して主体的に関与し，それらを調整することは，治療に一貫性を持たせ，患者に安心感をもたらす。

また，ANは低栄養に起因して様々な身体的問題が発生するが，栄養状態の改善に伴い回復するものも多い(例えば，肝機能障害，浮腫，白血球減少，low T_3 syndrome，高脂血症など)。しかしながら，ANの病態に対し理解が乏しい他科専門医に診察を依頼した場合，不必要な治療，ともすれば有害な治療が開始される危険性があると考えられる。精神科主治医の「異常があるからとりあえずコンサルト」という姿勢は，他科医師の「異常があるからとりあえず治療」による医原性身体合併症をもたらす危険性がある。したがって，どこまで経過観察を行い，どこからコンサルトを行うかという点に関する，精神科主治医の主体的関与は，医原性身体合併症を最小限にとどめうるであろう。

まとめ

入院治療中に難治性のTEFを主とした多様で重篤な身体合併症を呈し，なおかつ治療への強い抵抗を示したため，心身両面で治療に難渋したAN女性の治療経過を報告した。本例の治療経過より，特に胸・腹腔内の軟部組織を主とした「組織脆弱性」と体液量のhomeostasisが障碍されているという「水調節異常」は，ANの身体合併症管理において注意を払うべき病態であることを指

摘した．次いで，ANの低栄養は，ときに精神科医が精神科病棟でしか扱えない"身体合併症"となりうることを指摘し，身体合併症を扱うリスクを抱えつつ精神科病棟で加療を行う状況があることを指摘した．最後に，ANの精神科病棟での身体合併症管理のモデルとして，メディカル精神医学を挙げ，精神科医が身体合併症に関し主体的にかかわることの重要性，およびその治療的有用性について指摘した．

　ANの身体合併症の治療において重要なのは，精神科医が身体科医に匹敵するほどの身体管理能力を身に付けることではなく，専門性の異なる様々なスタッフが快く連携できるよう心を砕くこと，ANの精神病理・身体的特性の理解を身体的治療に還元させることであり，精神科医本来の資質に決して矛盾するものではない．そして，これらの能力は，ANの身体合併症に主体的に関与することによって涵養されるものだと考えられる．

　　　　　　　（齋藤慎之介，佐藤　守，小林聡幸，加藤　敏）

文　献

1) 秋山ひろみ，川原健資，北原佳代ほか：Pre DIC状態に陥り，皮下気腫，縦隔気腫および後腹膜気腫を伴った神経性食欲不振症の1例．心身医，39；361-367, 1999
2) Aperia A, Broberger O, Fohlin L：Renal function in anorexia nervosa. Acta Paediatr Scand, 67；219-224, 1978
3) Bartels HE, Stein HJ, Siewert JR：Tracheobronchial lesions following oesophagectomy；prevalence, predisposing factors and outcome. Br J Surg, 85；403-406, 1998
4) Birmingham CL, Treasure J：Medical Management of Eating Disorders, 2nd ed, Cambridge University Press, Cambridge, 2010
5) Boag F, Weerakoon J, Ginsburg J et al：Diminished creatinine clearance in anorexia nervosa；reversal with weight gain. J Clin Pathol, 38；60-70, 1985
6) 長　博之，長谷川誠紀，大政　貢ほか：神経性食思不振症に合併した特発性縦隔心嚢後腹膜気腫の1例．気管支学，24；332-335, 2002
7) Couraud L, Ballester ML, Delaisement C：Acquired tracheoesophageal fistula and its management. Semin Thorac Cardiovasc Surg, 8；392-399, 1998
8) Evrard F, da Cunha MP, Lambert M et al：Impaired osmoregulation in anorexia nervosa；A case-control study. Nephrol Dial Transplant, 19；3034-3039, 2004
9) Fogel BS：A psychiatric unit becomes a psychiatric-medical unit；Administrative and clinical implications. Gen Hosp Psychiatry, 7；26-35, 1985
10) Goodman B：Combined psychiatric-medical inpatient units；The Mount Sinai model. Psychosomatics, 26；179-189, 1985
11) 秦　順一：細胞傷害の機序とその修復．秦　順一，坂本穆彦編：標準病理学，第2版，医学書院，東京，p 9-34, 2002
12) Hoffmann RS：Operation of medical-psychiatric unit in a general hospital setting. Gen Hosp Psychiatry, 6；93-99, 1984
13) 堀田真理：摂食障害の身体的合併症とその治療．精神科治療学，20；711-717, 2005
14) 切池信夫：摂食障害―食べない，食べられない，食べたら止まらない．医学書院，東京，2009
15) 野村総一郎：medical psychiatry unit. 浅井昌弘，倉知正佳，中根允文ほか編；臨床精神医学講座，リエゾン精神医学・精神科救急医療，中山書店，東京，p 187-193, 1998
16) 小川志郎，鈴木裕也：多臓器不全，DIC，縦隔気腫を合併した神経性食思不振症の1例．心身医，36；704-707, 1996
17) 岡島美朗：摂食障害の精神科入院治療の適応と有効性．精神科治療学，20；697-701, 2005
18) Reed MF, Mathisen DJ：Tracheoesophageal fistula. Chest Surg Clin N Am, 13；271-289, 2003
19) Russell GFM, Bruce JT：Impaired water diuresis in patients with anorexia nervosa. Am J Med, 40；38-48, 1966
20) 佐藤　功，川瀬良郎，小林琢哉ほか：各種軟部気腫を合併した神経性食思不振症．日胸疾誌，32；685-687, 1994
21) Stoudemire A, Fogel BS：Principles of Medical Psychiatry. Grune & Stratton, Orlando, 1987
22) 忠井俊明，井家上譲，有馬成紀ほか：経過中に縦隔気腫を併発した摂食障害の1例．心身医，30；650-653, 1990
23) 高橋恵理：摂食障害の救急医療と対応――一般救急における精神科医の役割．精神科治療学，26；1227-1232, 2011
24) Winston AP：The clinical biochemistry of anorexia nervosa. Ann Clin Biochem, 49；132-143, 2012
25) 横井佳博，平山一久：摂食障害に合併した壊死性胃気腫症の1例．日消誌，107；1635-1640, 2010

第2部 神経症圏

4. 糖尿病治療中に発症する摂食障碍

キーワード 摂食障碍，糖尿病，むちゃ食い，インスリン注射の省略，精神療法

　糖尿病患者では食事療法や運動療法，インスリンの自己注射や血糖自己測定など，日常生活にさまざまな負担がのしかかる。このため，糖尿病に罹患したことによる心理社会的影響や，糖尿病と精神科的疾患が合併した際の対応を考えることは，治療上重要となる。米国ではすでに1996年に米国糖尿病学会が「糖尿病診療のための臨床心理ガイド」という指針を出版し，この問題に言及している[1]。

　糖尿病に明らかな摂食障碍が合併する症例については，特に若年女性の1型糖尿病を中心に，欧米では1980年代前半から報告[5,17]がなされ，わが国でも1990年ごろより報告[8,10]が始まり，近年さらに多くの報告[2,6,9]あるいは総説[18]があり，関心を集めている。本稿では1型糖尿病に合併する摂食障碍に焦点を当ててまとめてみたい。

I. 疫学・臨床的特徴

　改めて述べるまでもなく，糖尿病はインスリンの分泌不足あるいは作用不足によって惹起される慢性の高血糖を主徴とした，代謝異常をきたす疾患群で，1型と2型がある。1型糖尿病（以前はインスリン依存型糖尿病あるいは若年型糖尿病と呼ばれていた）は，インスリンを合成・分泌する膵ランゲルハンス島β細胞の破壊によって起こる恒久的なインスリン不足が原因であり，自己免疫的な機序が関与しているとされ，若年での発症が多い。わが国では1型糖尿病は糖尿病患者の約5％といわれる。2型糖尿病（以前はインスリン非依存型糖尿病あるいは成人型糖尿病と呼ばれていた）は，通常は30歳以上での発症が多く，年齢が高くなるにつれて多くなり，運動不足，食べ過ぎ，肥満，ストレスなどの生活習慣や遺伝的要因などが原因となり，インスリン抵抗性が高まるなどして，血糖値上昇に見合うインスリンの作用が期待できなくなっている状態で，わが国の糖尿病患者の約95パーセントを占める。

　糖尿病患者での摂食障碍有病率は，5.9～8.0％（生涯有病率10.3～14.0％）とされる。糖尿病の型による有病率の差はないが，摂食障碍の質は大きく異なる。2型糖尿病患者では，合併する摂食障碍にむちゃ喰い障碍が多く，むちゃ喰い障碍の発症とそれに伴う肥満に続発する形で糖尿病が生じる。逆に，1型糖尿病患者では糖尿病発症に続発する形で摂食障碍が生じる[3,4]。

　1型糖尿病患者に合併する摂食障碍患者の性差については，その95％程度が女性であるとされる[18]。それでは果たして，若年女性1型糖尿病患者は摂食障碍を合併する危険性が高いのかそれとも変わりないのかという点は大きな関心をもって長らく議論されてきた。最近になり1型糖尿病患者はコントロール群に比較して，約2倍摂食障碍を合併する可能性が高い[7,15]ということで，議論が収束する方向にある。そもそも，若年女性の1型糖尿病患者の3割以上に，何らかの食行動異常や体重に関する問題を認めるというのである[1,11,16]。こうした1型糖尿病患者に合併する摂食障碍患者の臨床的特徴について簡単にまとめてみる。

　1）1型糖尿病の発症が先行しており，若年発症の女性に多く認められる。

　2）定型的な摂食障碍（神経性無食欲症，神経性大食症）と同様の症状，例えばむちゃ喰い，極端な食事制限，あるいは自己誘発嘔吐，下剤の乱用，過活動などを認める。

　3）体重が増加することを恐れて，あるいは体重を

減少させるためにインスリンを意図的に欠かしたり，少なめに打つ行為が認められ，これはインスリン注射の省略（insulin omission）と呼ばれる。

4）摂食障碍を合併しない患者に比べ，明らかに血糖コントロールが悪い[14]。

5）糖尿病性ケトアシドーシス（diabetic ketoacidosis, DKA）や低血糖発作などを起こしやすい。

6）摂食障碍の重症度と糖尿病性合併症の重症度は正の相関をもつ[16]。

7）1型糖尿病と摂食障碍が合併した場合には，それぞれ片方のみの疾患をもつ患者よりも明らかに死亡率が高くなる[12]。

これらの中で摂食障碍を合併した1型糖尿病患者で，治療的に最も大きな問題となるのは，インスリン注射の省略といった問題行動である。そして若い1型糖尿病女性患者は，インスリン注射の省略が，体重減少をもたらすことを非常に速やかに学習するという[18]。インスリン量が不足すると糖質の身体への同化が阻害されるわけである。また逆にインスリンを用いた厳格すぎる血糖コントロールの指導も，意外なことのようであるが，体重増加を招くことが多く，かえってダイエットとむちゃ喰いの悪循環やインスリン注射の省略を招きやすいといわれている[18]。定型的な摂食障碍と同様の極端な食事制限，自己誘発嘔吐，下剤の乱用，過活動などの症状に加えて，確実にやせることのできるインスリン注射の省略という行為の出現のために，治療はますます難渋することになる。結果として，糖尿病の血糖コントロールはもちろん，さまざまな合併症も増悪しやすくなり，ひいては死亡率も上昇する。

II．症　例

ここで1型糖尿病発症に引き続いて摂食障碍（むちゃ喰い障碍）を発症した40歳代の男性症例を呈示してみたい。1型糖尿病でありながら，中年期の男性であるということから，従来報告されてきた臨床像とは異なり，幾多の示唆的な側面があるからである。なにより患者の関心の中心にあったのは糖尿病のコントロールであり，容姿や体重への過度の関心はなかったという特徴がある。その点では，非定型の摂食障碍といえる。DSM-IV-TRにてらせば，「特定不能の摂食障碍」と診断される食行動異常である。

症　例　40歳代　男性
精神科的遺伝負因はない。

既往歴　身体的疾患については，特記すべきものはない。精神科的既往歴としては，父の死亡を機にパニック障碍を発症したが，投薬により速やかに改善した。

現病歴　X－1年12月頃より，仕事のストレスが大きくなる。X年3月，風邪をひいたのを契機に1型糖尿病を発症した。患者は，「糖尿病が発症した頃は，とにかく仕事がきつくて大変だった。だから，糖尿病になったのではないか」という。糖尿病性ケトアシドーシスのため自宅近くのA総合病院にて入院加療を行い，その後も通院加療を続けていた。患者は非常に熱心に食事療法や運動療法を行い，インスリン投与も医師の指示を遵守し，良好な血糖コントロールを保っていた。この頃は，指示されたよりも頻回に血糖自己測定を行い，血糖が200以上になっているとどうしても許容できず，そのままジョギングをして血糖を下げようとする行為がみられた。「血糖が200以上だと，とにかく不安でたまらないんです」といい，「パニック発作」が起こるような気がしたという。

ところが，X年12月，我慢できず菓子パンを食べたのが契機となり，患者の言葉によると，「張り詰めていた糸が切れてしまったように」過食行動が始まった。過食が起こるのは，週に2，3回であったが，過食が始まるとどうにもならずに，ひたすら食べ続けてしまい，過食の程度も次第に増悪した。過食の対象は，主に菓子パンで，連日数十個食べるといった激しい過食が出現し，購入費用が月に10万円以上になった。自己誘発嘔吐も出現した一方，「どうせ，血糖コントロールが悪いのだから」とインスリンも勝手に減量や省略するようになった。このため，血糖コントロールが悪くなり，X＋1年2月下旬，A総合病院に再び入院となった。

ところが，入院しても過食・自己誘発嘔吐が抑えられず，他患の食べ残しを盗食するといった行為も出現した。血糖コントロールは非常に悪かったが，体重に関しては通常の糖尿病患者以上の関心はないようであった。A総合病院では治療が難しいとされ，3月下旬にB大学付属病院精神科に紹介・入院となった。

入院後，過食行動は消失し，再び糖尿病発病直後の時のように血糖値の変動を強く気にするようになった。患者は自ら運動療法の予定を計画し，このため血糖コントロールも比較的良好であり，インスリンも指示通りに使用するようになった。患者は過食しなくなった理由について「（精神科病棟であり）食物などの管理体制がしっかりしているから」と話した。入院した病棟は開放病棟であったが，同時期に若年女性の摂食障碍患者が数名入院していたこともあり，食物などの管理に配慮していたことが影響しているようだった。入院後ほぼ3週間，このように良好な状態であったため，自宅への外泊を試みたところ，入院前に逆戻りしたように激しい過食および自己誘発嘔吐が出現した。本人は何も話さないものの，病棟に持ち帰ったインスリンの残量から，外泊中はインスリンの使用を怠っていたことが窺われた。本人に外泊中の様子を聴いてみると，「気づいたときには過食した後だった」という。帰院後しばらくは，医療者の目を盗んで，過食を続けているようだった。患者はこの時期，外泊前の様子からはかけ離れた尊大な態度で，声も大きく，それまで控えめだった病棟の行事にも積極的に参加していた。

数週間の経過で過食行為がなくなると，再び血糖変動に対するこだわりが強くなった。あわせて，抑うつ気分や睡眠障碍が出現し，心気的な訴えが増加した。抗うつ剤と抗不安薬を投与したところ，心気的な訴えは多少残るものの徐々に症状が改善し，以後1ヵ月ほどの経過で，徐々に些細な血糖変動を受容できるようになってきた。「（1型糖尿病では）分泌されなくなったインスリンを補充するのが治療の原則」，「生活習慣が発症に関与する2型糖尿病と異なって，自分が悪くて糖尿病になったわけではない」，「それゆえ食事や運動のことを気にしすぎなくてもいい」といった治療者の言葉を多少なりとも実感を持って受け入れたようであった。

6月中旬には，「ほぼ発症前に戻った感じ」と話していたが，その一方で，「なぜこんなことになったのかは，今でもわからない」という。約3ヵ月の入院加療で，過食行為は少なくなり，糖尿病のコントロールもまずまずとなった。

Ⅲ．考　察

患者は中年発症の男性患者であり，既往にパニック障碍はあるものの，1型糖尿病発症まで特に破綻なく社会生活を送っていることから，一見して成熟した人格のように思われた。しかし1型糖尿病が発症した後，1年弱の経過で，激しい過食，自己誘発嘔吐，盗食，insulin omissionなど若年女性患者に多くみられるような症状を呈し，精神科的治療が必要となった。容姿や体重への過度の関心はなかったが，糖尿病のコントロールには強い関心があり，血糖が200以上になると不安でいたたまれなくなった。精神科的な治療が行われるようになってからは，激しい過食は少なくなったが，抑うつが前面にでるようになり，また過食などの食行動異常があるときには，かえって抑うつは目立たないという特徴があった。つまり患者は，激しい過食の出現という問題はあるものの，糖尿病発症に引き続いて気分障碍を発症したとも考えられる。

過食の要因としていくつかの側面を考えたい。まず，厳格な食事療法や運動療法への反動，つまり一種の飢餓状態が摂食障碍発症の契機となることを指摘したい。こうした飢餓状態は，1型糖尿病と2型糖尿病のどちらにも起こりえることであるが，1型糖尿病患者に特徴的な背景もある。1型糖尿病の病態は，膵ランゲルハンス島β細胞の破壊によって起こる恒久的なインスリン不足であり，必要とされるインスリンの補充が内科的治療の原則といえる。ところが，糖尿病で一般的に想起されるのは，発症に生活習慣がより寄与する2型糖尿病である。2型糖尿病でときにみられる「インスリン導入がなされるのは体重管理あるいは食事療法・運動療法などが自分でしっかりできない患者である」という印象でもって，1型糖尿病患者がみられてしまうことが多く，時には医療者までも不適切な理解をしていることがある。

こうした1型糖尿病患者に対する周囲の不適切な認知は，患者のさまざまな面で負担を大きくするとともに，必要以上に患者を厳格な食事療法や運動療法に志向させる結果ともなる。実際に摂食障碍を発症する以前には，強迫的に自己管理をしていた患者も多いという指摘[19]はこの患者にも当てはまる。糖尿病患者でしばしば生ずる食事への渇望→大食→罪悪感といった心性は，摂食障碍患

者と共通する点があり，厳格すぎる食事療法・運動療法の指導の反動がむちゃ喰いを誘発する可能性をはらむ。

　次には喪失状況から生じた神経症的かつ抑うつ的な側面が考えられる。1型糖尿病は実際に膵ランゲルハンス島β細胞の「喪失」によって生ずるわけであるが，ウイルス感染などを契機に突然発症するところが特徴で，それまで当たり前だった健康な血糖コントロールが失われ，突如として糖尿病を持った病人になってしまう。これがひとつの喪失状況になることが考えられる。毎日欠かすことができない血糖測定やインスリン注射などの糖尿病ケアに手間暇がかかることも負担で，これを受容できずに抑うつ的になってしまう患者も多い。

　われわれの患者の場合も，突然発症した1型糖尿病は患者の自己イメージを打ち壊し，そこに喪失状況が生じた。ただし，1型糖尿病に罹患してまもなくはその状況に慣れるのに精一杯であり，以後一年弱が経過し，糖尿病に罹患したという事態をあらためて受容しなければならなくなり，この喪失状況が患者にとって問題化し始めた。本例の激しい過食は神経症的な不安や強迫の反映といった意味をもち，この喪失状況における不安の防衛や対処行動としても理解できる。

　最後に，本例の過食には内因性の情動の揺らぎが関係している可能性もあるという点も指摘しておきたい。経過を通してみると，激しい過食行動が出現するのは，ある程度患者の意欲が亢進しているときであり，抑うつが増悪すると過食行動はむしろ少なかった。この場合，過食行為は，躁状態における逸脱としての意味に近いとも考えられ，つまり，広義の躁うつが患者の過食に反映されたといえる。

　従来の報告の中心である若年女性の1型糖尿病患者に摂食障碍が合併した場合には，容姿や体重への過度の関心・歪んだボディイメージを持つといった心理的傾向に，確実にやせることのできるinsulin omissionという行為が結びつくことが，治療上の最大の問題となる。

　しかしこの症例は，容姿や体重への過度の関心がない成人男性の1型糖尿病患者でも，摂食障碍を合併し，激しい過食やinsulin omissionが生じる可能性のあることと，1型糖尿病に合併する摂食障碍の発症機転として，厳格な食事療法や運動療法への反動や喪失状況から生じる不安や強迫，あるいは気分変動にも目を向ける必要があることを示唆してくれる。実際に若年女性患者の場合にも，不安・強迫や気分変動が摂食障碍の経過に影響を与えていることも多いと思われる。

Ⅳ．摂食障碍発症の予防

　摂食障碍を合併した糖尿病患者は，そのことを隠そうとする傾向が強く，摂食障碍が顕在化した時には，すでにさまざまな問題や合併症が進行し，解決も困難になっていることが多い。それ以前に何らかの介入を行うためには，できるだけ早期に摂食障碍を合併したり，その傾向をもつ糖尿病患者を見出さねばならない。前述した指針では，以下のように，患者に摂食に関する問題が生じていることを早期に知らせる兆候を重視している[1]（一部改変）。

①DKAを繰り返す。
　DKAを繰り返す場合，患者はインスリンの使用を中止したり，減量している可能性がある。
②ヘモグロビンA1c（HbA1c）の上昇
　インスリンの使用を中止・減量している場合，HbA1cは上昇することが多い。
③体重が増えることを過度に心配したり，体重増加防止に努めている。
④重度の低血糖をしばしば起こす。
　この場合には絶食など食事を制限している可能性があるが，そのためHbA1cが正常のこともあり，周囲に気づかれにくいときもある。
⑤ノンアドヒアランス
⑥Brittle型糖尿病
　brittleとは英語で「移ろいやすい，もろい，こわれやすい」を意味し，医療では不規則な変動によりコントロールが相対的に困難な疾病の総称として使用されることが多い。つまり，Brittle型糖尿病とは不安定型糖尿病のことで，広義には原因が何であれ，頻回に高血糖と低血糖を繰り返すため，日常生活が全うできない糖尿病のことを示

す。
　⑦思春期または性的成熟の遅れや成長の障碍
　⑧むちゃ喰いやアルコールにおぼれる。
　⑨家庭内の深刻なストレス

　こうした症状からの早期発見に加えて，摂食障碍インベントリー（Eating Disorder Inventory; EDI）などの摂食障碍のスクリーニング・テストを有病率の高い若年女性1型糖尿病患者に実施することは，早期発見・早期治療に役立つ[18]。

V. 治　療

1．心理療法

　瀧井らは，摂食障碍を合併した特に若年女性1型糖尿病患者への外来初診時の心理療法の要点を具体的に以下のようにまとめている[18]。患者がより高年齢の場合や男性の場合，あるいは生命的予後がただちに危惧される場合など，そのままですべて合致するとは限らないが，一つの示唆になる。

　1）糖尿病への思い・恨みを十分にひき出し，感情を伴って語らせ，時間をかけて聞く
　2）傷ついた自己評価の回復を援助する
　3）悲観的過ぎる糖尿病像ではなく，希望が持て受け入れやすい糖尿病像を示す
　4）糖尿病と楽につき合うことの大切さを教える
　5）家族，特に母親とのコミュニケーションの回復・改善を図る
　6）外来通院も入院も強要しない

　また，最近では広く糖尿病のセルフケアについて，エンパワーメント・アプローチが重視されている[1]。エンパワーメントとは，患者に自分自身のケアに関する決定権を譲ることである。糖尿病ケアはそのほとんどを患者が自ら行っており，したがって患者こそが日々の治療における中心的役割を担うということは当然のことであり，実際に患者の自覚と治療努力なくしては，状況の改善はありえない。治療者は患者がケアを行いやすいように専門的な援助を行うだけなのである。超速効型や超遅効型などの新たなインスリン製剤の販売に伴い，より患者の生活に根ざしたインスリンの使用が可能になり，良好な糖尿病コントロールの得られる可能性が増大してきているという背景もこうしたアプローチを後押しすることになる。

　摂食障碍を合併した1型糖尿病患者の病状が重篤となり，入院治療が必要な場合，インスリン治療が必須であることから，こうした患者は心療内科病棟や総合病院の精神科病棟で治療されることが多い。精神科病棟で治療される場合には，精神科の主治医とは別に内科医の担当医がつくことが普通であり，医療者間の円滑な連携が必要とされる場面といえる。

2．薬物療法

　薬物療法については，残念ながら具体的な薬剤の使用方法についての定まった見解がないどころか報告例も極めて少ない。重度かつ慢性の摂食障碍を合併した1型糖尿病の女性患者にnaltrexone（opioid拮抗薬，日本では未発売）の有効性を示したもの[13]がある程度である。実際的には，一般的な摂食障碍患者に準じた薬物療法，つまり一般的な抗うつ薬，抗不安薬の使用が行われていると推察される。

おわりに

　摂食障碍の合併は1型糖尿病患者にとって致命的な影響をもたらす。糖尿病患者に精神科疾患が合併した場合には，摂食障碍に限らず心身両面からのアプローチが重要になる。とりわけ糖尿病治療中に発症する摂食障碍においては，明らかに摂食障碍の重症度が身体的合併症や生命的予後に相関する以上，摂食障碍の改善なくして病状の改善はありえない。患者一人一人の病状に合わせた個別的で柔軟な対応と，心身両面を見据えた包括的な治療戦略が必要になる。

（山下晃弘，加藤　敏）

文　献

1）Anderson BJ, Rubin RR, Eds：Practical Psychology

1) for Diabetes Clinicians. American Diabetes Association. Alexandria, 1996（中尾一和，石井 均監訳：糖尿病診療のための臨床心理ガイド，メジカルビュー社，東京，1997）
2) 早川みち子, 梶本和義, 穂積俊樹ほか：食事療法を契機に摂食障害を発症した緩徐進行型1型糖尿病の1例. 糖尿病, 43；461-466, 2000
3) Herpertz S, Albus C, Kielmann R et al：Comorbidity of diabetes mellitus and eating disorders；A follow-up study. J Psychosom Res, 51；673-678, 2001
4) Herpertz S, Albus C, Wagener R et al：Comorbidity of diabetes and eating disorders；Does diabetes control reflect disturbed eating behavior? Diabetes Care, 21；1110-1116, 1998
5) Hillard JR, Lobo MC, Keeling RP：Bulimia and diabetes；A potentially life-threatening combination. Psychosomatics, 24；292-295, 1983
6) 藤田光恵, 山下達久, 中井吉英：嘔吐発作で頻回の入退院を繰り返した摂食障害とIDDMの合併例—心療内科と精神科の連携治療—. 心療内科, 3；454-459, 1999
7) Jones, JM, Lawson ML, Daneman D et al：Eating disorders in adolescent females with and without type 1 diabetes；Cross sectional study. BMJ, 320；1563-1566, 2000
8) 北川信樹, 伝田健三, 藤井明人ほか：インスリン依存型糖尿（IDDM）の治療経過中に過食症を合併した2症例—糖尿病と摂食障害の関連性について. 臨床精神医学, 23；337-346, 1994
9) 三島修一：I型糖尿病に摂食障害状態が重なった2症例の家族へのアプローチに関する検討. 心療内科, 5；363-368, 2001
10) 楢原梨佐, 中野幸治, 近藤元治ほか：IDDM（インスリン依存型糖尿病）にBulimia nervosaを伴った1例. 糖尿病, 34；531-536, 1991
11) Neumark-Sztainer D, Patterson J, Mellin A et al：Weight control practices and disordered eating behaviors among adolescent females and males with type 1 diabetes；Associations with sociodemographics, weight concerns, familial factors, and metabolic outcomes. Diabetes Care, 25；1289-1296, 2002
12) Nielsen S, Emborg C, Molbak AG：Mortality in concurrent type 1 diabetes and anorexia nervosa. Diabetes Care, 25；309-312, 2002
13) Raingeard I, Courtet P, Renard E et al：Naltrexone improves blood glucose control in type 1 diabetic women with severe and chronic eating disorders. Diabetes Care, 27；847-848, 2004
14) Rodin G, Craven J, Littlefield C et al：Eating disorders and intentional insulin undertreatment in adolescent females with diabetes. Psychosomatics, 32；171-176, 1991
15) Rodin G, Olmsted, MP, Rydall AC et al：Eating disorders in young women with type 1 diabetes mellitus. J Psychosom Res, 53；943-949, 2002
16) Rydall AC, Rodin GM, Olmsted MP et al：Disordered eating behavior and microvascular complications in young women with insulin-dependent diabetes mellitus. N Engl J Med, 336；1849-1854, 1997
17) Szmukler GI, Russell GF：Diabetes mellitus, anorexia nervosa and bulimia. Br J Psychiatry, 142；305-308, 1983
18) 瀧井正人：食欲調節障害の臨床 1型糖尿病への摂食障害の合併—病態と対策—. 日本臨床, 59；497-502, 2001
19) 瀧井正人：摂食障害の専門医はSMBGをどのように上手に活用しているか 摂食障害を合併した患者におけるSMBG施行の困難さとその有用性. 糖尿病診療マスター, 2；173-178, 2004

第2部　神経症圏

5．外国訛症候群を呈した解離性障碍

キーワード　韻律障碍，外国訛症候群，解離性障碍，転換性障碍，失声

　精神科臨床において，言語表出の形式面の障碍として，遭遇の頻度は少ないながら，言葉や文のアクセント，抑揚が変化し，母国語以外の外国語様に聞こえる韻律障碍(dysprosody)が観察されることがある。韻律障碍を呈する症例の報告は少なく，通常は脳器質性障碍にみられる神経心理学的な症状として論じられている。

　市川・山鳥[9]は，言語表現を，ことばの形式(linguistic form of speech)と，ことばの韻律的性質(prosodic quality of speech)より構成されているものと分析しており，韻律障碍は後者の障碍に属する。濱田[8]によると，韻律障碍とは，「音声の非言語的側面，つまり言葉の抑揚，リズム，メロディーが障碍され，外国訛のようになる言語表出活動の異常である」。Monrad-Krohn[11,12]は，韻律を，方言や語尾の変化に内在する固有プロソディー，意味を添えるための態度の変化である知的プロソディー，感情表現をふくませる感情プロソディー，言葉にならないプロソディーに分類した。また彼は，韻律とは，単語や文法的構成に無関係で，強勢，強弱の変化によって，微妙な意味の相違を伝える言葉の機能であると定義し，強勢，高低，リズム，速度，および休止が障碍されると，言葉の自然なメロディーが失われ，外国訛のようになると述べている。

　今回われわれは，種々の検査で明らかな器質性疾患がなく，心因による韻律障碍と考えられる症例を経験した。この症例の場合，外国語のような抑揚とともに，助詞の省略や濁音の清音化という症状形態が重要な意味を担っていると考えられ，その意味で，心因性の外国訛症候群(foreign accent syndrome)と理解するのが適切と考えられた。文献的考察を加え報告したい。

Ⅰ．症　例

　症　例　40歳代前半，女性
　主　訴　食欲低下，「中国人のような喋り方になってしまう」。
　既往歴　特に記すべきものはない。
　家族歴　精神科的家族負荷はない。
　病前性格　本人がいうには，神経質，几帳面，責任感が強い。
　生活史　北関東の小都市に出生。地元の高校を卒業し，2年間事務員をしたのち，20歳代に高校時代知り合った男性と恋愛結婚する。2児を出産。夫は定職につかず，しばしば転居を繰り返していたが，30歳代になり離婚をしている。兄の勧めで，現在の夫と見合いで再婚し，子どもを出産。以後夫婦と子ども3人の5人暮らしである。
　現病歴　X－8年12月(30歳代半ば)，父親が手術中に亡くなった。父親は本人を溺愛していたため，受けたショックは大きなものであったが，育児(当時第3子は1歳)，家事に追われ，父の死の実感がわかなかった。
　X－6年1月，買い物へ行く途中，車の中で気分が悪くなり，帰宅後より嘔吐，下痢を繰り返すようになった。外出するのが怖くなり，次第に耳鳴り，目の疲れ，いらいら感が出現し，数カ月ごとに軽快・増悪を繰り返した。原因検索，症状緩和をもとめ数カ所の病院を受診したが，明らかな器質的疾患や異常は見出せず，自律神経失調症と診断された。耳鳴りなどの症状は一時的に消失したこともあったが，嘔吐，下痢は続いていた。
　X－1年3月末，実家へと向かう車中で過換気発作を起こし，実家に近いA病院を受診した。以降，同様の発作を繰り返すようになり，さらに食欲不振のため

4月，8月の2回，A病院で入院加療されている。退院後も過換気発作が頻回に出現したため，自宅に近いB病院へ通院していた。Paroxetine 5 mg, alprazolam 0.4 mgが処方された。この頃，突然，数時間の失声が生じ，翌日になると声が出るようになるというエピソードが数回あった。

9月下旬，子ども（第3子）が，「学校へ行きたくない」と訴え，これに対し夫が怒り，むりやり通わせるという出来事があった。翌日から失声が出現した。2日間この症状が続いた後，次第に声が出るようになったが，外国人が喋るような舌足らずな訛りのある口調になった。

11月ころより症状が悪化し，起き上がると嘔気・下痢が出現するため，起床することが怖くなり，ほぼ寝たきりの生活となる。家事は夫と，実家から通ってくる母が行っていた。夜寝付けないため，就眠前に飲酒するようになった。年末より食事がほとんど摂取できない状態になり，兄の勧めでX年1月，当科を初診した。外来での輸液により座位が可能となり，のちに本人や母はこの時のことを「点滴をしたとたんに首がしっかりして生き返ったようだった」と述べている。

初診から約1週間後に，全身状態の改善および会話困難，過換気発作，食欲不振の心理的背景の精査を目的として当科に入院した。

入院時検査所見 血算・生化学検査では，軽度の肝機能異常・甲状腺機能異常のほか大きな異常を認めなかった。頭部MRI，脳波，およびSPECTでは，明らかな異常を認めなかった。WAIS-Rは，VIQ 96, PIQ 107, FIQ 101と正常範囲だった。

入院後経過 内服薬は抑うつおよび不眠に対して補助的に使用した外来薬（paroxetine 5 mg, alprazolam 0.4 mg）を継続し，症状の心理的背景を捉えるため週2回約20分程度の支持的面接を行った。入院当初の面接では，現在の生活に対しては「前の夫と正反対で，とてもよい人と結婚した。心の支えとなっているし，子どもも心からかわいがってくれる。この病気さえなければ幸せだ」と語る。夫や高齢の義父母に対する不安感（夫の過労，高齢の義父母の体調不良）を表明していた。

入院直後より食事は可能で，数日内に全量摂取するようになった。不眠もすぐに改善された。下痢は整腸剤を処方し軽快した。パニック発作も認めていない。

外来ではほとんど喋ることができず，言葉の異常性には気付かれなかったが，入院してみると，初回面接時より，いかにも中国人が片言の日本語を喋るような舌足らずな口調が認められた。助詞が抜け，ガ行バ行などが発音しづらく清音化し，長音の短音化が認められる。幼児が話すような甘えた口調や退行した態度はとらず，一貫してあくまで成人女性が，あたかも中国人が日本語を困難ながらもしゃべっているという態度であり，会話の内容にも奇異な点はなかった。面接時，中国人の友人はいないか，中国を旅行したことはないか，中国語を勉強したことはないかと尋ねたところ，母方の叔父の妻が中国語圏の人であるという。家族のみるところ，患者の喋り方は，この女性と声のトーンも抑揚もそっくりであるという。この人物と本人は15年ほど前からの知り合いであるが，患者の離婚後，母子家庭となってからよく訪ねてきてくれるようになった。美人で人柄もよく，事業のレストラン経営も成功しており，本人から見てあこがれの存在であった。仕事で本国に戻ってしまい，本人再婚後はほとんど会っていないという。

患者は，自分の言葉の抑揚の異常に気付いている。また話すのにいちいち頭の中で単語を想起しなければならないと述べ，それが辛いという。歌を歌うこともできるが，話すよりさらに辛く，音程もとりにくいと患者はいう。しかし，実際に歌を歌ってもらうと，確かに中国人が日本語で歌うように歌うが，決して音程は外れていない。家族の前では，中国人様の話し方は強まる傾向にある。しかし，家族からそのことを指摘されても「そうね，おかしいわよね，あはははは。」と，家族で笑いあっているという。

面接中，夫婦関係には問題はないというが，長女の恋愛について心配しているという発言があった。

入院後2週ほどして，症状の背景にある心理的葛藤を明らかにすべく，本人の同意のもとsecobarbital面接を施行してみた。施行中は中国人様の話し方は変わらなかった。前の夫の暴力行為や，現在の夫の家族との関係，中国語圏の人である叔父の妻のこと，長女と前の夫（長女からみて実父）との性的関係や現在の恋愛について語られる。「前の夫にはちょっとしたことで，暴力を振るわれた。浮気をしたので別れた。浮気の相手にさりげなくわざと会わせるようないじわるをされた。」「姑は息子を私に盗られたと思っている。舅はこの年になっても週末は他の女性のところに通っていて，なおさら姑は寂しがっている。」「叔父の妻

は，チャーミングでかしこい。お店を経営していて，パワーがある。私のお姉さんみたい。あの人といると楽しい。」「前の夫は長女と一緒の布団に寝たり，体を触ったり，キスしてきたりした。長女はそのことがトラウマだったといっている。でも年頃になり，彼氏ができた。そして娘の外泊が増えた。彼氏の家族は娘によくしてくれる。私は娘にやきもちを焼いた。」入院後，1カ月ほどすると，話し始めは中国人様だが，途中段々と標準語調になることが認められた。しかし長続きはせず，思いついたように長音の短音化，助詞の欠如，濁音の清音化，イントネーションの変化など，中国人様の韻律になることがあった。この頃より，家での子どもたちの様子が心配になってきたので外泊したいという希望があり，試験外泊を開始した。外泊時に自宅で過換気発作があったが，家庭で対応できるレベルだった。また，外泊中には中国人様の韻律が強まり，帰院すると回復するという現象もみられた。試験外泊を繰り返して家庭でも過換気発作が起きないことを確認し，入院後約2カ月で退院した。入院後約1カ月の時点で肝機能障碍がみられたためparoxetineとalprazolam は一旦中止したが，症状は軽快傾向だったため，無投薬での退院となった。

II．考　察

食欲低下を主訴に，精査および栄養状態改善を目的に入院した40歳代前半の女性の症例であるが，入院後，速やかに食欲は改善し，むしろ外国訛のような喋り方が症状の前景を占めた。経過を振り返ると患者を溺愛した父親の死から1年後より嘔吐，下痢が持続している。6年間の経過の中で過換気発作，動悸を中心とするパニック発作が出現し，子どもの登校拒否に端を発する家庭内のトラブルから短期間の失声の後，発声が回復するとともに外国訛がみられるようになった。このような経過から，本例の外国語訛は心因性の症状と考えられた。文献的には，こうした発語の異常を記述するのに，韻律障碍（dysprosody）という用語があり，さらにほぼ同義に用いられている用語として，外国訛症候群（foreign accent syndrome）がある。いずれの術語も，器質的要因に基づいた障碍を念頭においており，発生の機制において，本例の症状とは本質的に異なるものと考えられる

が，まずはこれらの術語についてみていきたい。

1．器質性の外国訛症候群

外国訛の症例の最初の報告は，1919年，Pickによってなされた[3,7,11,12]。彼はチェコ語話者が突然右片麻痺を呈しポーランド訛となった29歳の若者の症例を報告した[16]。韻律とは言語表現に微妙なニュアンスを添える言語の一要素であり，韻律障碍は発声の制御にまつわる脳の機能障碍によって出現し，それが一定の形態にまとまると外国訛のようだと記述される。歴史的には，まず最初，神経心理学の領域から外国訛のような喋り方をする一連の病態を外国訛症候群として，いくつかの症例報告がなされている[3,7,14]。次いで，精神科の側から福井ら[6]，中村ら[13]は，心因性と思われる外国訛を呈した症例を「外国訛症候群」として報告している。神経学用語集[15]では，dysprosodyを韻律障碍，また，aprosody（-dia）を失韻律，韻律障碍として収載しているが，foreign accent syndromeは用語として収載していないので，本稿では「外国訛症候群」の訳語を当てておくこととする。この術語は元来，脳器質性障碍にみられる韻律障碍で外国訛のようになったものに対して使われている。例えば，Takayamaら[21]は，左中心前回の障碍による失語を伴わない純粋な外国訛症候群を報告し，中野ら[14]は，左中心前回の障碍による同様の外国訛症候群を2例報告している。中野ら[14]は，症状の発現機序として発声，顔，口唇の随意運動にかかわる領域の微小な障碍を推定している。

Poulinら[17]は，長期間の薬物療法が行われていた双極性障碍の男性が外国訛症候群を呈した症例を報告している。Poulinら[17]は，当初は外国訛症候群を双極性障碍の精神症状の一部と考えていたが，最終的には左島部と左前側頭葉の障碍によるものであると結論付けている。Ross[19]は，右半球の病変で発症した外国訛症候群を10例報告しており，このような症候がどこに局在するかの完全な解決はなされていない。さらにReevesら[18]は，統合失調症の男性が病状悪化の際に外国訛症候群を呈した症例を挙げている。この症例では画

像上の明らかな器質性病変は見出せないとしているが，Reevesら[18]は統合失調症の再燃期において，神経間の回路にある種の抑制がかかり，このような症状を引き起こしているのではないか，という見解を示している。

Blumsteinら[3]やGurdら[7]は，Broca失語の症状にみられる，構音失行，韻律障碍と，純粋な外国訛症候群は，それぞれ区別できる独立症状であるとする。他方Benson[2]は，失語(aphemia)の回復過程で外国訛症候群を呈しうると述べている。彼は，「言葉，文章の抑揚，リズム，メロディーが，病前と明らかに異なり，あたかも外国訛のような話し方をする」症状を韻律障碍とし，その症状が脳器質性障碍に由来する疾患を外国訛症候群と定義している。この用語法だと，本例のように心因性と思われる外国訛は，定義から排除されてしまう。

2．心因性の外国訛症候群

症状を表面的に眺めたとき，「あたかも外国訛のような話し方」をしているという点では，われわれの症例も既報告の韻律障碍の症例もかわるところがない。しかし，脳器質性障碍に由来する韻律障碍の機序は，発声や構音の機構に求められるのに対して，われわれの症例では特定の外国訛を模倣する症状と考えるのが適切であり，病態としては本質的に異なる。そのような症状を記述するには，単なる韻律障碍よりも，外国訛症候群という術語が適当であると思われる。そこで本稿では，福井ら，中村らに倣い，心因性に生じる特定の外国語を模倣する一連の症候に対しても，外国訛症候群を用いることとする。

実際，本症例では，外国訛症候群以外の明らかな神経学的徴候は認めず，脳波，頭部MRI，SPECT上，明らかな器質的病変はみいだせなかった。器質的な原因が否定されるという限りにおいて，本例の外国訛症候群は心因性の病態であることが考えられる。ICD-10[23]に準拠すれば，F44解離性(転換性)障碍に分類・診断されよう。全般的基準である「障碍を特徴づける症状を説明しうるような身体的障碍は証明できないこと」「この障碍の症状発生と，ストレスの強い出来事や問題あるいは要求ごととの間に，明らかに時期的な関連性を認めること」は満たされる。会話が外国訛になることを「随意的運動能力の部分的欠損」と捉えるならば，本症例はF44.4解離性運動障碍と診断される。またDSM-IV-TR[1]においては300.11転換性障碍と診断されよう。しかし会話が外国訛になることを随意的運動能力の欠損であると認めないとすると，本例の外国訛症候群は，ヒステリー症状として従来の意味での解離性障碍とも，あるいは転換性障碍とも診断できなくなる。そもそも，理念的には解離の病態と転換の病態は区別されるにせよ，実際の症例においては，解離か転換か判然としない症例も少なくなく，本例はまさにその部類に属する。その点で，解離性障碍と転換性障碍を別にコーディングするDSM-IVよりも「解離性(転換性)障碍」としてひとつのカテゴリーに包摂するICD-10のほうが，臨床的に穏当であるといえる。本例に則していえば，一見，発声・発話という随意的運動の能力の部分的な障碍のようでありながら，以下にみていくように，外国語のような喋り方をするというのが，他者を模倣したり他者を一部取り込んだりという，解離性同一性障碍や憑依に連なる症状系譜ともとれる点において，解離性障碍と転換性障碍を一括りとするICD-10の名称を用いておく。

3．失声に引き続いて出現する外国訛症候群

一過性の心因性の失声のあとに外国訛症候群が出現したことは，注目に値する。すなわち本例の外国訛症候群は失声に引き続いて，これを代償するような形で出現していると考えることができる。失声と，外国語を話すこと，あるいは外国語のように話すことについては，文献的にいくつかの重要な記述を見出すことができる。

まずBreuerとFreud[4]の有名な症例アンナ・Oを挙げることができよう。父の看病のさなかアンナは多彩な転換症状を示すが，言語の障碍も呈する。次第に単語が出てこなくなり，文法が失われ，2週間にわたる完全な無言症に陥った。左上下肢の運動障碍の回復とともに，発話が可能と

なったものの，それは英語だった。解離症状のさなか次第にフランス語，イタリア語を話すようになり，最後にドイツ語に戻って全てのヒステリー症状は消失する。同時代にKraepelin[10]は，ヒステリーの一項目として言語障碍・失声症を挙げ，6〜7週間の失声ののち裏声で話すようになった症例について述べている。いずれも失声状態からの回復期に，片や外国語でしか話せない，片や裏声でしか話せないという違いはあれ，発話の困難が差し挟まれているのが興味深い。

われわれの症例では，上述のように失声に引き続いて中国人のような喋り方になった。しかもその喋り方について，なかなか言葉が出ずに話しづらいので外国訛のようになってしまうと説明した。山縣[24]は，ヒステリー性の失声症の場合，声の出ないことを周りの人に認識させるために，シャガレ声ながら，ことさら喋ってみせ，それで十分に意図を伝えることができると述べ，ヒステリーにおいては声が出ないということと同時に，ことさら声が出ないことを強調することが重要であることを指摘している。

この見方からすると，われわれの患者の外国訛症候群は，うまく声が出ない状態であることを広く周囲に知らしめつつ，自分の意図は表出するという，二重の目的を同時に達成するという意味で非常に特徴的である。文献的に本例と類似の症例を拾ってみると，Feinsteinら[5]は，ウェールズ生まれの23歳女性が突然的外れ応答，健忘，人物誤認を中心とするガンザー症状を呈し，さらにスカンジナビア訛の英語を話すようになった例を挙げている。話し方は中断がちで努力様であり，電文体で，不定冠詞や前置詞がしばしば抜け落ちていた。この患者にはスカンジナビアとの接点はないという。Verhoevenら[22]の51歳のオランダ人女性の症例では，交通事故に遭遇した後，フランス語訛が生じた。この症例はフランスの会社でオランダ語の教師を勤めていた。いずれも経過中，失声はないにしても努力様の発声として外国訛が生じている点で，われわれの症例に類似する。日本の症例も2例挙げることができる。福井[6]は，40歳女性で交通事故直後に筋力低下があり，その5年半後に中国人と接する機会があった後に中国人が日本語を話すような喋り方になった症例を報告している。器質的異常は見出せず，心理社会的負荷に伴い1日で発症し，入院中の外泊を機会に急速に改善した。彼らは，これを外国訛症候群とし，脳の局所症状では説明できないとしている。

中村ら[13]は，急性播種性脳脊髄炎に罹患した36歳女性が，意識障碍の回復後に，脳幹部の損傷による一過性の構音障碍を呈した後，東北弁のような話し方になり，その後，あたかも外国人が日本語を話すような話し方になった例を報告している。構音障碍をきっかけに「疾病への逃避」という心理的防衛機構が働いて生じた外国訛症候群と彼らは解釈している。

4．本例の外国訛症候群における心理的背景

さてわれわれの症例に立ち返って，外国訛症候群を呈するに至った心理力動について考察したい。まず，発症に先立って患者を溺愛していた父の死があったことが注目される。しかも当時，患者は育児に追われ，「父の死に対し実感が沸かなかった」と述べており，父の死に対して十分な喪の仕事がなされなかったことが推測される。それから1年ほどしてから，下痢や嘔吐，突発する動悸を呈する。父の死は，再婚して相手の両親と同居し始めてまだあまり時間のたっていない患者にとっては，後ろ盾を失うことであっただろう。夫との関係は悪くないにしても，姑とは夫を巡って緊張関係を感じていた。

そのような心理的背景のもと，数年間，不定愁訴を呈していたのが，最近になってパニック発作を頻発するようになった要因についてははっきりしない。しかしながら，今回の入院に至る状態悪化の直接のきっかけは，学校に行き渋る子どもを夫が叱るという出来事であった。翌日に患者は失声を呈し，その後，外国訛となり，著しい食欲不振を呈する。外国訛症候群や食欲不振が生じてからはパニック発作の頻度が減少したことも特徴的である。さらに入院直前には，不眠，食欲低下や意欲の低下と考えられる症状があり，明らかに抑うつが存在している。

この患者は，病前性格としてはSchneider[20]の

論ずるところの顕示精神病質者といった面はあまり感じられなかった。Kraepelin[10]はある一部のヒステリー患者について，「常におとなしくはにかみがちで内気で不安げで，重圧感や，著しい臆病さや，予期せぬ刺戟に対しひどく縮み上がることが非常に多い」と記述している。元来自身の性格を神経質で几帳面だといっている患者は，このKraepelinの記述するようなタイプに属するのではないか。夫が子どもに対し突然声を荒げたことは，それだけでも「ひどく縮み上がる」に十分な出来事であったものと推測されるが，それだけに留まらず，現夫の暴力的な側面が，前夫の暴力的行為を連想させ，激しい情緒の動揺を起こしたことが考えられる。「情緒動揺が身体の状態に多面的に並々ならず強い影響を及ぼ」し，「話しにくさは失声や舌足らずな話し方や唖のような状態に」[10]なったことは想像に難くない。加えて，前夫との悲惨な生活から脱却して現在の幸福を得ていたはずの患者は現夫に前夫の姿を重ねてしまい，いわば逃げ場を失って急激に抑うつ状態に落ち込み，ほとんど寝たきりの状態になったのではないだろうか。それを裏付けるように，寝たきりの状態は入院という逃げ場が提供されると速やかに改善した。

心理的負荷を誘因として，葛藤の表現がパニック発作から外国訛や食欲不振に変化している部分は興味深い。また，長女と前夫とのかつての性的接近について語る一方で，現在，長女の恋人とその家族との関係は良好だとしつつも，「過去の自分を見ているようで不安だ」とも，「外泊を繰り返す長女にやきもちを焼いた」とも述べている。長女に自分の姿を重ねつつ，親としての不安と同性としての羨望を語っていると考えることができるかもしれない。入院後，外国訛がある程度改善してからも，外泊中には外国訛が強くなるのは家族葛藤の存在を示唆する所見である。嘔気，下痢をある種の身体言語と捉えるならば，感情の変化がそのような身体言語を介して身体に影響を及ぼし，その結果，入院前には寝たきりになるほどの悪化を呈したのであろう。

その家族葛藤は単純な構図ではないが，暴力的で不誠実な前夫との生活と離婚後の心許なさが核にあり，その自分と前夫の姿に，現夫，舅，姑，長女などが重ねられていると解釈できるのではないか。前夫との離婚後，母子家庭となって心細い患者のところにしばしばやってきて，中国人口調で安心感や希望を与えてくれたのは，件の中国語話者である叔父の妻である。患者の中国語訛りは，叔父の妻の口調を取り入れ，叔父の妻と自身を同一化すること，つまり理想の人間を無意識に模倣することによって，当時の安心感を再び得ようとしたものだったのではないだろうか。その意味で，本例の外国訛は神経学的な韻律の障碍ではなく，患者にとっての理想の人物である叔父の妻に無意識に同一化するという，精神力動的な機制によって生じたヒステリー症状と理解できる。

まとめ

数回繰り返された一過性の失声のエピソードに引き続いて，中国人のような発音をするようになった外国訛症候群を呈した中年女性例を報告した。本例の外国訛は神経学的な基礎を持つ韻律障碍とは一線を画し，理想の人物への無意識の模倣というヒステリー的な機制による症候と考えられた。入院による休息と支持的な精神療法で軽快した。

（敦賀光嗣，小林聡幸，平井伸英，加藤敏）

文　献

1) American Psychiatric Association：Diagnostic and Statistical Manual of Mental Disorders, 4th ed. text revision. American Psychiatric Association, Washington DC, 2000（高橋三郎，大野　裕，染矢俊幸訳：DSM-IV-TR精神疾患の診断・統計マニュアル. 医学書院，東京，2002）

2) Benson DF：Aphasia Clinical Neuropsychology（ed. Heilman KM, Valenstein E）OxfordUniversity Press, New York, p 18-32, 1993

3) Blumstein SE, Alexander MP, Ryalls JH et al：On the nature of the foreign accent syndrome；A case study. Brain Lang, 31；215-244, 1987

4) Breuer J, Freud S：Studien über Hysterie. Franz

Deuticke, Leipzig und Wien, 1895（金関 猛訳：ヒステリー研究．筑摩書房，東京，p 35-75, 2004）
5) Feinstein A, Hattersley A：Ganser symptoms, dissociation, and dysprosody. J Nerv Ment Dis, 176；692-693, 1988
6) 福井俊哉，佐藤 温，野沢胤美ほか："Foreign accent syndrome"を呈した一例．失語症研，10；40，1990
7) Gurd JM：A case of foreign accent syndrome, with follow-up clinical, neurophychological and phonetic descriptions. Neuropsychologia, 26；237-259, 1988
8) 濱田秀伯：精神症候学．弘文堂，東京，p 98, 1994
9) 市川桂二，山鳥 重：dysprosodyを主徴とした言語障害の1例．臨床神経，16；144-148, 1976
10) Kraepelin E：Psychiatrie；Ein Lehrbuch für Studiende und Ärzte. Verlag von Johann Ambrosius Barth, Leipzig, 1915（遠藤みどり訳：心因性疾患とヒステリー．みすず書房，東京，p 140-142, 173, 1987）
11) Monrad-Krohn GH：Dysprosody or altered "melody of language". Brain, 70；405-415, 1947
12) Monrad-Krohn GH：The prosodic quality of speech and its disorders. Acta Neurol Scand, 22；255-269, 1947
13) 中村 敦，隅田俊子，吉田敏一ほか：Foreign accent syndromeの1例．失語症研，12；46-47, 1992
14) 中野明子，塚原ユキ，横山絵里子ほか：失語を伴わないforeign accent syndrome 2例の検討．神経心理，12；244-250, 1996
15) 日本神経学会用語委員会：神経学用語集改訂 第2版．文光堂，東京，1993
16) Pick A：Über Änderungen des Sprach-characters als Begleiterscheinung aphasischer Störungen. Z Gesamte Neurol Psychiatr, 54；230-241, 1919
17) Poulin S, Macoir J, Paquet N et al：Psychogenic or neurogenic origin of agrammatism and foreign accent syndrome in a bipolar patient；A case report. Ann Gen Psychiatry, 6：1, 2007
18) Reeves RR, Norton JW：Foreign accent like syndrome during psychotic exacerbations. Neuropsychiatry Neuropsychol Behav Neurol, 142；135-138, 2001
19) Ross ED：The aprosodias；Functional-anatomic organization of affective components of language in the right hemisphere. Arch Neurol, 38；561-569, 1981
20) Schneider K：Klinische Psychopathologie. Georg Thieme Verlag, Stuttgart, 1950（平井静也，鹿子木敏範訳：臨床精神病理学．文光堂，東京，p 28-29, 1957）
21) Takayama Y, Sugishita M, Kido T et al：A case of foreign accent syndrome without aphasia caused by a lesion of the left precentral gyrus. Neurology, 43；1361-1363, 1993
22) Verhoeven J, Mariën P, Engelborghs S et al：A foreign speech accent in a case of conversion disorder. Behav Neurol, 16；225-232, 2005
23) World Health Organization：The ICD-10 Classification of Mental and Behavioural Disorders：Clinical descriptions and diagnostic guidelines. WHO, Geneva, 1992（融 道男，中根允文，小見山 実監訳：ICD-10精神および行動の障害—臨床記述と診断のガイドライン．医学書院，東京，1993）
24) 山縣 博：神経症の臨床．金剛出版，東京，p 95-96, 1984

第 2 部　神経症圏

6．修正型電気けいれん療法が著効した重症強迫性障碍妊婦

キーワード　強迫性障碍，妊娠，修正型電気けいれん療法

　従来の報告では広義の神経症が妊娠中に最も多い精神障碍であり，妊娠・分娩に対する不安，子どもに対する心配，感染症・服薬に対する心配，夫・姑との人間関係が原因となると考えられる。

　また，筋弛緩薬の併用による，修正型電気けいれん療法（modified electroconvulsive therapy；以下 mECT）の普及により，妊婦のうつ病，あるいは統合失調症症状の増悪に対しても比較的容易にECTを施行できるようになってきた。今回我々は，妊娠を契機に発症した重症の強迫性障碍に対してmECTを施行し，著明な効果を得た症例を経験したので報告する。

I．症　例

　症　例　36歳，女性
　主症状　他者巻き込み型の洗浄強迫，不潔恐怖
　既往歴　特記事項なし。
　生活史　A市にて出生生育。一人っ子であった。高校卒業後専門学校を卒業し，20～23歳まで美容関連の勤務をしていた。その後はアルバイトをいくつか行った。26歳で現夫と結婚，地方公務員の夫および実母と三人暮らし。結婚後約10年にわたり妊娠できなかった。現在専業主婦。
　病前性格　おおらかであり，交際好きであるが，意志が弱く，熱し易い。家族や親しい人に対しては甘えん坊，我儘になりやすい。
　現病歴　X－5年（30歳）ナメクジのいた庭に洗濯物を落としたことを契機に不潔恐怖，洗浄強迫が出現し，B大学心療内科を受診した。神経症（詳細不明）との診断で処方を受けたが，本人が妊娠を希望していたために定期服用はしていなかった。本人によれば1年ほどの経過で強迫症状が消失した。その後，近医産婦人科にて不妊治療として，ホルモン剤内服を行っていたという。

　X年2月に全身倦怠感・微熱が出現し，市販の総合感冒薬を内服した。X年3月に妊娠が判明したが，自らが風邪薬・ホルモン剤内服中であったことが気になり「胎児に奇形が出現するのではないか」という不安が増強し，3月中旬「自分や自分の触ったもの，自分が汚いと思ったものに他人が触れると不潔になってしまう」という強迫観念，不潔恐怖，および手を長時間洗い続けるという洗浄強迫が出現し，家事を含め身の回りの生活も管理が困難になった。

　5月中旬頃から特に症状が増悪し，「家の中の汚い場所がどんどん増えていく」「ものを置く場所がなくなってしまう」と訴え，不潔恐怖のため日常生活が困難な状態に陥った。近医精神科を受診し，fluvoxamine 50 mg，更に他院にてchlordiazepoxide 20 mg処方されたが，5月末深夜，不潔恐怖のため不穏状態となり，早朝当院産科病棟分娩棟に緊急入院となった。

　入院後も，30分から2時間程度の流水と石鹸を用いる手洗い行為が断続的に持続していた。また患者の決めた「不潔」の領域についても，それを家族や看護婦に厳格に従わせたりするなど巻き込み行動が著明で，かつ易刺激的な状態であり，入院数時間後に精神科へ紹介受診とされた。

　精神科外来初診時，長時間手指洗浄を繰り返しており，話し掛けても硬い表情で顔を向けることが全くできない状態であったが，現病歴，強迫観念および強迫行為に関しては自ら詳細に説明できた。「手を百回洗わないと気が済まない」，また「自分の手が汚い」「自分の触った所が汚い」「衣服などが床に接触するとこれが汚くなったと感じる」，そのため「自分は動けない」と語る。幻覚や妄想は認められず，こうした洗浄強迫に対し不合理性は了解しているものの，自分ではコントロールできないと訴えた。両上肢は石鹸および消毒剤による手指洗浄のため，手指から肘部まで重度

のびらんであり，一部上皮欠損していた。

夫は付きっきりの状態で，長時間の手洗いや衣服の洗濯など患者の言いなりにならざるを得ない状態であった。更に，強迫行動をやめさせようと，夫も非合理性の批判を行って患者に働き続けていたために，よけいに本人が興奮し巻き込みを強めるといった悪循環が形成されていた。また看護婦等病棟スタッフにも同様の行動を要求し，対応に苦慮した。妊娠は24週であった。

治療経過 強迫性障碍(DSM-IV：obsessive compulsive disorder 300.3，以下OCD)の診断でfluvoxamine 75 mg, quetiapine 50 mgの投与を開始した。産科的には特に積極的な加療を要する状態ではなかった。外来担当医は精神科的に入院の必要があると判断した。しかし本人には病識が薄く，転科に拒否的であったため，家族の了承を得た上で当科に医療保護入院とした。

精神科病棟において他人との共同使用は困難だったため，浴室・洗面所つきの個室に入院してもらわざるをえなかった。病状は動揺性であり，平常は比較的安定していたが，部屋・浴室の掃除，スタッフ・家族等他者が部屋へ接触することにより，不潔恐怖および洗浄強迫が増悪することを繰り返した。日中は長時間同じ場所に立つたままであることが多く，夜間は「不潔」となったベッドでは就寝できず，やむなくソファーで座りながら睡眠を摂っている状態であり，非常に体力を消耗していた。この制縛状態に対し，fluvoxamine・quetiapine を各150 mgに増量したが，4〜5日間全く臥床できなくなるまでに至った。

このような状態が続くことは母児ともに，特に児の生命の危機であったと判断されたため，精神科のカンファランスおよび産婦人科カンファランスにて，それぞれ治療方針について検討し，治療効果を挙げられる療法として考えられるmECTを施行する方針とした。麻酔科医と安全性についても検討した。施行に際し，胎児心拍モニタリングを施行中および前後にも十分な時間をかけて行う，また胎児に仮死兆候がみられた際には緊急帝王切開を行うとの方針にした。制縛状態のため児へのしかるべき配慮のできない状態であるため，本人に対するmECTの同意を得ることは不可能と判断し，同内容を家族に対して説明し，書面にて同意を得た。その際，不安を惹起して精神症状の悪化を招くのを避けるため，本人に対しては「催眠療法」と説明することに同意してもらった。

全6回の予定で6月中旬よりmECTを開始した。入院後24日，妊娠第27週にあたる。初回thiopental 150 mgで静脈麻酔した後，suxamethonium 30 mgで筋弛緩させ，bifrontalに100 V 6秒の通電を施行した。66秒の良好なけいれんが得られ，母児ともに著変なく初回を終了した。施行当日より，劇的な改善が得られ，全く手洗いをせずにトイレを済ますことが出来るようになった。また夫に対する巻き込み行動もほぼ消失した。翌日も同様の状態が持続していた。

2日後に2回目のmECTを施行した。初回は長時間のけいれんによる胎盤血流の低下の可能性があったため，通電時間を4秒に短縮して，また麻酔薬・筋弛緩薬は同容量で施行し，42秒の良好なけいれんが得られた。母体には異常はなかったが，子宮収縮に遅れて児心拍の低下する遅発一過性徐脈(late deceleration)が発症した。直ちにβ遮断薬のritodrineの点滴静注(60 ml/hr)を行い，胎児胎盤の状態は速やかに改善し，帝王切開の必要性はなくなった。しかし産婦人科医よりmECTがリスク因子である可能性があるため，可能ならば同療法を中止してほしいとの要求があり，精神科としても症状が軽快していたため，中止とした。fluvoxamine 150 mgとquetiapine 150 mgは継続した。

その後は本人の評価で「症状の程度は一番悪いときの30〜40％」で，ほとんど分娩直前まで変化は見られなかった。しかし毎週1日室内清掃があり，その際に清掃担当職員が室内に入ることに強い拒否感を示し，「部屋が汚れてしまった」と興奮して室内にアルコールを大量に噴霧することを繰り返した。医療者による精神療法的介入の効果は薄かったが，症状は一過性であり，室内へのアルコール噴霧のみで軽快した。

妊娠週数38週経過し，分娩兆候がなかったので分娩誘発を開始した。また同時にsleeping babyの危険性を回避するために，fluvoxamineとquetiapineを各75mgと半量に減量したが，そのことにより症状の増悪はみられなかった。妊娠39週頃より，症状がさらに軽快して他人との浴室・洗面所の共用へのこだわりがなくなったため産科病棟に再転科とした。この折，これまでの治療経過を本人に説明するなかで，mECTを両親の同意のもとに行ったことについて，そのやむにやまれぬ必要性があったことを述べ，催眠療法と説明したことを陳謝した。本人は医師のとった処置を冷静に受け止め，理解を示してくれた。

9月下旬妊娠41週0日で分娩，胎児は2909gで週

数に対してはやや小さめではあったが，AFD（新生児の体重が10パーセンタイル以上90パーセンタイル未満）であり，両親が心配していた奇形も認められなかった。またAPGARスコア（新生児vital sign評価のスコア）では胎児仮死兆候をみとめず，sleeping babyの所見もなかった。産褥期も問題は生じず，以前「不潔」であった自分の手で児に触れても，精神症状は惹起されなかった。

しかし，「床に落ちたものは拾えるが，手洗いを要する」という強迫症状が分娩後も残存していたために，症状の増悪を防ぐため，患者および家族への説明と同意の上で分娩約1週間後に2回の追加のmECTを施行した。強迫症状の軽快は確認できなかったものの，安定した状態が続いた。児と一緒に帰宅したいという希望が強く，家族および本人と検討した結果，10月初句（入院後126日）で退院とした。強迫症状の誘因となっていた家の庭に関しては，家族の配慮で埋め立てられていたため症状は確認できなかったが，不潔恐怖のため不可能であった私有品の整頓に関しては，特に問題を生じなかった。

現在（退院後10ヵ月間）外来経過観察中であり，fluvoxamineとquetiapineは漸減中であるが，強迫症状の増悪は認めず，良好な経過を取っている。また，児についても明らかな成長発達障碍は認められていない。

II. 考 察

妊娠と強迫性障碍の関連については，女性のlife eventにおいて強迫性障碍は妊娠を契機に発症する，あるいは分娩後に増悪するという報告が多くみられる[6,9,10,13]。その際には「こどもを傷つけてしまうのではないか」という強迫観念が多く認められる。また妊娠期間のみ発症し，分娩とともに速やかに軽快した報告も存在した[8]。今回の症例では，胎児の奇形に対する不安が生じ，それが増強した後に強迫症状が出現しており，まれなケースと考えられる。この症例は以前に強迫性障碍に罹患している。今回のエピソードは妊娠および薬剤の内服を機に重症強迫性障碍が出現した。このことは強迫性障碍の既往歴のある患者にとって，妊娠が強迫性障碍の再発，あるいは更に重症強迫性障碍の出現のリスクファクターとなる可能性を示している。

Medlineおよび医学中央雑誌にてOCD・妊娠・ECTで検索を行うと，1件も検索されなかった。OCDおよびECTで検索された37の論文では妊婦に行った報告はみられなかった。OCDに対するECTの治療効果に関して検討した論文は少ない。Bealeらのように，薬物や認知行動療法に対する反応が不良な患者で一部有効であるとの報告[2]も散見されるが，Dominguezらの報告[5]によるとおり，周辺症状である抑うつ状態には有効であるものの，中核症状である強迫症状には適応が制限されるという結果が多数を占める。

われわれの症例の強迫症状は，妊娠初期に風邪薬とホルモン剤を内服していたことを契機に急性に生じたものであり，その根底に強い不安・焦燥があることが考えられる。慢性化していない急性の強迫症状であったことが，本例でのECTが著効したひとつの理由と考えられる。

アメリカ精神医学会では，重篤なうつ病性障碍の妊婦に対する治療として，mECTを代替的治療と位置づけている[1]。妊娠5から8週は絶対過敏期，また9から12週は相対過敏期として，胎児に対する安全性が確認できていない薬剤は他の薬剤，他の治療法に変更すべきであるという勧告が出されている。抗精神病薬は胎児に対する危険率を増加させないと確認されたのに対して，抗うつ薬の多くは評価が確立されていないことと無関係ではないと考えられる。

Millerは，1942年から1991年までの論文より，妊婦300人のECTのケースでの合併症を，母体と胎児とを合計し28例と報告している[11]。その内5例すなわち全体の1.7%に胎児不整脈が生じたとされている。けいれん中あるいはけいれん後の徐脈，胎児心拍の変動性の減弱などであるが，いずれも胎児は健康に出生していた。今回の症例でも遅発一過性徐脈は速やかに消失し，母体胎児ともに大きな影響はなかった。また胎盤早期剥離，切迫早産の症例報告が散見される[3,4]。第一三半期でのECTの施行と自然流産の関連性が否定できないとする文献もみられた[12]。今回の症例では当院のルーティンの方式でthiopentalを用いて静脈麻酔し，suxamethoniumで筋弛緩を行った遅発一過性徐脈は，一般的には子宮胎盤循環不全の

兆候と考えられている。その生じた機序は不明ではある。不十分な調節呼吸，あるいはけいれんそのものにより子宮収縮を惹起する可能性は，文献的にも否定はできない[14]。石川らは，mECTの治療経過中に子宮収縮を発症したため，静脈麻酔薬のthiamylalから吸入麻酔薬のsevofluraneに変更し，母親の子宮収縮の抑制が得られ，また胎児に対する悪影響もなく，より容易に治療を行えたと報告している[7]。今回の症例でも吸入麻酔薬を用いて3回目以降のmECTを施行することで，更に治療を継続できた可能性は残る。しかし症状が著明に改善していたため，敢えて合併症のリスクをおかしてでも追加のmECTの施行が必要だったとは考えられず，必要十分な施行回数であったと思われる。

最後に，これまであまり報告のない強迫性障碍の妊婦に対するmECTを我々がなぜ行ったか，改めて一言しておく。制縛状態のなか，一日中患者は部屋に立っていることが多く，この状態が続くことは妊娠の継続において，また児の生命にとり危機的なことは目に見えていた。この状態を打開するための最後の望みの綱としてmECTが試みられた次第である。その意味で，この報告は強迫性障碍の妊婦に対するmECTにおいての臨床記述的エビデンスを提供するものと言える。

まとめ

強迫性障碍の既往があり，妊娠を契機に重症強迫性障碍が出現した妊婦に対してmECTを施行し，著明な軽快を得た症例を報告した。施行に際し，一時的に遅発一過性徐脈がおこったが，ritodrineを使用し母児の状態は改善した。麻酔科・産婦人科との連携を行えば，妊娠中の重症強迫性障碍に対して，mECTは重要な治療選択肢の一つとなると考えられる。

（福地貴彦，岡田吉史，片山仁，
西嶋康一，加藤敏）

文献

1) American Psychiatric Association. Practice Guideline for Major Depressive Disorder in Adults. Am J Psychiatry, 150 ; 44, 1993
2) Beale MD, Kellner CH, Printchett JT et al : ECT for OCD. J Clin Psychiatry, 56 ; 81-82, 1995
3) Daniel S et al : ECT-Induced Premature Labor ; A Case Report. J Clin Psychiatry, 60 ; 53-54, 1999
4) Sherer DM, D'amico ML, Warshal DP et al : Recurrent mild abruptio placentae occurring immediately after repeated electroconvulsive therapy in pregnancy. Am J Obete Gynecol, 165 ; 652-653, 1991
5) Dominguez RA, Mestre SM : Management of treatment-refractory obsessive compulsive disorder patients. J Clin Psychiatry, 55 (Suppl) ; 86-92, 1994
6) Maina G, Albert U, Bogetto F et al : Recent life events and obsessive-compulsive disorder (OCD) : the role of pregnancy/delivery. Psychiatry Res, 89 ; 49-58, 1998
7) 石川岳彦ほか：妊娠後期の無痙攣電撃療法に対する麻酔経験．麻酔，54 ; 991-997, 2001
8) Iancu I, Lepkifker E, Dannon P et al : Obsessive-compulsive disorder limited to pregnancy. Psychother Psychosom, 64 ; 109-112, 1995
9) Cornee J, Measson A, Munoz F et al : Obsessional symptoms in expectant women and outcome of their pregnancy. J Psychosom Obstet Gynecol, 15 ; 197-204, 1994
10) Williams KE, Koran LM : Obsessive-compulsive disorder in pregnancy, the puerperium, and the premenstruum. J Clin Psychiatry, 58 ; 330-333, 1997
11) Miller LJ : Use of electroconvulsive therapy during pregnancy. Hosp Community Psychiatry, 45 ; 444-450, 1994
12) Echevarria Moreno M, Martin Muños J, Sanches Valderrabanos J et al : Electroconvulsive therapy in the first trimester of pregnancy. J ECT, 14 ; 251-254, 1998
13) 成田善弘：強迫性障害．精神科治療学，10 ; 152-155, 1995
14) Walker R, Swartz CM : Electroconvulsive therapy during high-risk pregnancy. Gen Hosp Psychiatry, 16 ; 348-353, 1994

第2部 神経症圏

7．身体表現性障碍と虚偽性障碍の混在例の精神療法

  身体表現性障碍，詐病，虚偽性障碍，母子関係，行動療法

　虚偽性障碍は，病気の症状を意図的に捏造することは詐病と同じであるが，その根底は病人として周囲の人間に大切にされたいという疾病利得を特徴とした疾患の一群であり，患者は自ら作り出した症状のために行われる医療行為のリスクを全く省みていないようにみられる場合もある[8]。

　今回，身体表現性障碍と思われる症状で事例化した後に虚偽性障碍が顕在化した10代の症例を経験した。虚偽性障碍の治療過程にはいくつかの症例報告はあるが[6,9,11,18]，詳細な報告は多くはない。我々の症例では，患者が受けた医療行為と母親―患者の関係性が，虚偽性障碍の形成に大きな役割を果たしている可能性があった。

　虚偽性障碍では，病気の症状を「意図的」に作り出すが，「無意識」に症状を作り出してしまう身体表現性障碍との鑑別は以前より問題となっており[4]，その病態変遷の問題にも考察を加えた。

I．症　例

　症　例　14歳，女性
　家族歴　近畿地方に生まれる。2人兄弟の第一子。精神科的遺伝負因はなし。
　生活歴・現病歴　父親は患者が4歳時に離婚。その後，母親と弟の3人で親戚を頼ってA市に移住し母子生活支援施設で生活していた。幼少時は母親は忙しくてかまってもらえず，弟の母親代わりをしてきた。10歳頃にいじめを機に不登校や過換気が出現，11歳時にリストカットをして近医に入院。
　中学校入学後，頻回の下痢や体重減少，尿閉などを訴え大学病院の小児科に身体表現性障碍の疑いで3度入院。3度目の入院頃より気分変調，抑うつ気分，急に床に倒れこむ，「目が見えない」「（手足が）動かない」「頭の中で誰かがささやく」などの訴え，筆記用具・爪で手首を傷つける自傷行為が頻発するようになった。精神科コンサルトとなり，fluvoxamine 75mg/日で抑うつ気分は軽快したが，身体症状の訴えは変わらず，その治療として点滴や薬物の要求，尿道カテーテル抜去の拒否，「〜（治療）しないと死ぬから！」などの発言も認められるようになった。

　小児科に入院中のX年9月頃より，再び抑うつ気分が悪化，10月に病室で絞首を行い心肺停止となった。蘇生後，小児科病棟では管理が困難なため精神科病棟に第1回目の入院となった。

　入院後の面接では「死ね・親を殺せという声が聞こえる」などの幻聴を思わせる訴えがあった。要求が通らなかったり，些細と思える理由で離棟や自傷行為を行ったり，身体症状を訴え医学的処置を要求した。逸脱行動や衝動性を抑える目的で薬物療法をfluvoxamineからlevomepromazine 75mg/日に変更し，「なぜ自傷行為や医療行為を要求するのか？」と理由を明確にするよう促した。しかし，黙り込んでしまい理由を述べることはほとんどなく，病棟規則の再確認を行うのみであったが，自然に症状改善しX+1年3月に退院となった。

　退院後すぐに，以前と同様な症状を訴えX+1年4月に第2回目入院。逸脱行動が頻発し1ヵ月後には退院したが，自宅でも車椅子で意識消失様の症状が頻発するためX+1年5月に第3回目入院となった。

入院後経過（精神科病棟第3回目入院）
（1）入院前期
　前回入院時と同様に，抑うつ優位の情動不安定やイライラ感が認められた。車椅子に乗り，食事も薬も内服できず尿もでないと言うが，体重減少は認められず，血液検査・心電図では異常は認めなかった。
　今回の入院初期に筆者（筆頭）が担当医となり，身体表現性障碍と考えて，入院時の治療目標を症状の

軽減とした。

　患者は「全く食べられない。点滴をして欲しい」「落ち着かないので注射をしてほしい」「歩けないのでトイレも行けない。尿も出ない。尿道カテーテルを挿入してほしい」と，点滴や筋肉注射，尿道カテーテル挿入など医学的処置を要求した。身体的な訴えに対しては診察を行い医学的に問題ないことを説明，自覚的な苦痛に対しては「それはとても辛いと思う。よく頑張っている」と共感を示した。病棟生活や症状出現時の状況・悩みなどに対して面接を行ったが，あまり詳しいことは述べなかった。次第に症状の訴えが多くなり，1日中ナースステーションの出入り口で診察や頓服の要求を行うようになった。頻回の診察は必要がないこと，決まった診察時間になるまで待つように繰り返し伝えたが，患者は「診察してくれない。見捨てられた」と訴え，さらに情動不安定になった。

　患者はときどき原因不明の「発熱」を繰り返すことがあった。ある時，検温時に体温計をこすっていることが発覚し，「発熱」は患者が意図的に引き起こしていることが明らかになった。またある時は，点滴を行うと留置針が異常な形態に折れ曲がり，何度も再挿入を求めてきたこともあり，症状の悪化を自ら望んでいるように感じられた。担当医はこれを逸脱行為と考え，患者の行為の危険性を説明した。また，患者からの何らかのメッセージであるとも考え「どうしてそのようなことを行うのか？」と理由を問いただした。しかし，患者は全く答えようとしなかったり，「〜にやられた」など明らかな虚偽や他の症状の悪化や問題行動が頻発する状態が続いた。

　患者は病棟スタッフごとに対応を変えたり，質問に虚偽を言ったりするためスタッフ間で患者の病態や治療方針に混乱が生じていた。そのため病棟の症例検討会で病態について検討し，現在の病態は身体表現性障碍に虚偽性障碍が加わり，次第に虚偽性障碍が前景化していると考えた。これをもとに治療の枠として診察時間や頓服薬の使用方法・病状説明やその治療方針等を話し合い，この決定を繰り返し説明した。

　本例に対して行った精神療法的なアプローチの概要といくつかの具体例を挙げる。担当医は週に4回ほど，10〜15分程度の面接を定期的に行った。この中で，患者の問題行動や虚偽について指摘していった。これらに患者は答えようとしないこともあったが，病棟の規則や治療方針を繰り返し伝えた。また面接中の治療者の言葉が単なる虚偽への追求・直面化とならないよう，ほかの雑談や患者の疑問に答えるなど，一定の距離感を保つよう心がけた。

　病棟ではその他，週一回の科長による病棟回診において，短時間ながら科長と患者の言語的交流がなされ，必要に応じて科長より指示を受け治療方針の参考とした。週1回行われる病棟の症例検討会では，患者に問題行動が生じるたびに，その経過が報告され，どのように患者に接すればよいかを議論し，その指針に従って随時精神療法的アプローチの微調節を行った。

　看護師とは毎週40分程度，病状について話し合う時間を持ち，治療方針や病態に関して医療チームの意思統一を図った。突発的な問題行動に対しては，随時話し合いを持った。

　一方で，失立を訴える患者は病棟内に行動が制限されていた。そこで担当医とともに週に1回1時間程度，車椅子で病院の周りを散歩しながら，日常や病棟の人間関係など話しあうこととした。

　入院後4ヵ月頃，病態は膠着状態であり，新たな治療目標が必要と考えられた。そこで担当医がなるべく車椅子から降りて歩行するように患者に促したところ「歩けないので松葉杖が必要」と訴えた。これに対し担当医が毅然とした態度で「それらは必要ない」と伝えた。その後，拒食や廊下に倒れこむなど問題行動が悪化した。そこで「松葉杖を使うなら，一日一定時間の歩行練習をすること」という妥協案を述べ，患者はこれを了承・実践した。

　その後，次第に車椅子の使用が減り，松葉杖を使っての歩行ができるようになった。次に，病棟内に行動を制限されていた患者は「1人で外出したい。買い物に行きたい」と要求が出てきた。これに対し担当医は「松葉杖が必要では外出は許可できない。1人で歩けるようになれば外出してよい」と伝えると，次第に自立歩行を認められるようになった(図1)。

(2) 入院後期

　母親は患者の入院後，頻繁に面会に来ていた。同時期，母親による児童手当の不正使用が発覚した。市職員から児童手当の適正使用を求められると母親は被害的になり，抑うつ状態から自殺企図を図り，精神科病院へ措置入院となった。福祉施設の職員が，母親の実家に過去の経歴を問い合わせたとこ

ろ，母親が述べていた生活歴は虚偽であり，金銭管理が不得意でその場しのぎの虚偽を言い，それが露呈すると体調不良を訴えていたことなどが判明した。この経過に患者は驚き，母親の自殺企図に対して「私のせいで自殺したのかな」と自責的になり，一時的に症状が悪化した。

精神科病院へ入院した母親はX+2年2月（患者の入院15ヵ月目）にアパートへ退院した。その後は近所の精神科病院へ通院し，定期的なケースワーカーの面接や家庭訪問を受け金銭管理など現実に即した生活ができるよう援助がなされた。

入院後12ヵ月ほどすると，自ら病棟での出来事や悩みを話したり，虚言というよりは冗談を楽しんだりするようになった。入院後17ヵ月に外泊をしたが，帰院後に不穏になりやすく「お母さんから殴られる」「お金を取られる」と言い，一方で「母が手首を切って，自殺しようとする。私が傍にいないと…」と言うこともあった。本人，母親，主治医の3人での定期面接で事実を確認したが，母親はそのようなことはないと否定し，患者は面接後に「（母親が）嘘をついている」と不穏になることも多かった。「今後も外泊中の生活について3者面談を続ける」と伝え，母子で暮らす際の日中の過ごし方や金銭管理，生活上の不安について話し合った。さらに，母親の担当であるケースワーカーによる外泊中の家庭訪問やデイケアの見学など，実生活の確認・介入を受け入れるようになった結果，次第にそのような不穏はなくなり，入院25ヵ月で自宅に退院した。

その後，数年の経過にあるが，患者は症状・問題行動ともになく，自宅で勉強して退院4年後に高等学校卒業程度認定試験に合格している。このことは，患者が治療者の予測を超えたパフォーマンスで精神的な問題から脱し，著しいパーソナリティーの成熟を見たことを示す。

［心理検査結果］（入院23ヵ月目に施行）
WISC-Rでは，言語性IQ 54，動作性IQ 59，全IQ 52であった。

検査態度は一生懸命取り組んでいる様子であった。知能水準は知的障碍にあり，言語性IQと動作性IQの差は小さく，各下位検査評価点のばらつきは最大6点で，いずれも平均以下であった。言語性検査では学校教育で取得するべき知識の欠落が影響していると考えられた。一方で，生活に根ざした物事への理解は可能であった。また模倣は試行錯誤のうえ完成させることができていた。

II．考　察

1．診断について

精神科転科の初期には，繰り返す原因不明の意識消失や歩行困難，食欲低下，抑うつ気分など多彩な症状の訴えがあり，身体表現性障碍の転換性障碍と考えられた。しかし，患者の言うように，全く歩行しないことや食事を摂らないとは考えられず，事実を患者に説明するも患者は認めず，さらに医療の要求をしてきた。このような状況下で体温計をこすっていることが発覚し，病棟や治療方針を混乱させたことから，虚偽性障碍と考えた。

DSM-IV-TR[1]では虚偽性障碍は，
① 身体的または心理的な徴候または症状の意図的産出，または捏造，
② その行動の動機は，患者の役割を演じることにある，
③ 行動の外的動機（詐病のように経済的利得，法的責任の回避，または身体的健康の改善）が欠如している，

と定義され，動機がある詐病とは異なり，その目的は患者の役割を演じることである[17]。

症例は，多彩な身体・精神症状を訴え，留置針や尿道カテーテルの挿入など視覚的に明らかで侵襲的な治療を要求しているようだった。これらの医療処置を拒否すると，抑うつやスタッフに対する暴力が生じ，患者は病者の役割を演じたがっていたが，その外的動機を見つけ出すことは困難であった。

虚偽性障碍の下位分類として，身体的徴候と症状の優位なもの（いわゆるMunchausen症候群[3]）と心理的徴候と症状の優位なもの，心理的および身体的徴候と症状を併せもつものに分かれる[1,17]。最初は身体的な症状の訴えが主であったが，後に心理的な兆候が多い病型となり，抑うつや意欲低下を訴えることが多かった。また，明らかにうそと思われる訴えをして，それについて追

及すると不穏になることがあったが，治療後半では，これらの発言を楽しんでいる様子があった。このように，治療初期には身体症状に対する治療や問題行動を通して治療者をコントロールしようとする試みが行われたが，治療後半では虚偽などを交えつつも言語を介して葛藤や不安を医療者と話し合うコミュニケーションになったと考えられる。

一般に医療の現場は，医療行為そのものがコミュニケーションの役割を果たすことがあり，患者に受容的な医療の場は退行促進的に働くことが多い[7]。加藤は，元来人間は「他人に認められたい」という「承認の欲望」があり[5]，Munchausen症候群や境界性パーソナリティー障碍では，「承認の欲望」が医療者に向けられることが重大な病態を形成することを指摘している[7]。本例についても同様に，幼少期に周囲から肯定的な評価をえられなかった患者は，医療者に出会い，病人という形で承認されることを追求しだした。このことは，医療の場が退行促進的に働き虚偽性障碍を誘発したと考えられる。一方，精神科における治療で患者を病人として承認しつつも，会話を通して自立への再教育がなされていったと考えられる。

以前より虚偽性障碍は，身体表現性障碍との鑑別が問題にされてきたが，その区別は難しく長期の観察が必要とされている[4]。Nadelsonは，虚偽性障碍患者と一般の身体的疾患を持つ患者は基本的には同一スペクトラム上にあり，疾病行動の異常の程度の差であるとの考え方を提出している[13]。たとえば，子どもは負荷的な状況下で腹痛などの仮病を使うこともあるし，一般疾患に罹っている患者も，看護してほしいという願望から症状を誇張することがある。こうした疾病行動は正常心理の圏内に属し，こうした行動が著しくなり，正常範囲から逸脱したものが身体表現性障碍や，心気症，虚偽性障碍，境界性パーソナリティー障碍と考えられる[7,13]。

我々の症例は，過換気や下痢・体重減少・尿閉などの問題を小学校から呈しており，小児科入院中には身体表現性障碍の診察のもとに治療していたが，精神科への転科後に意図的としか思えない症状の捏造が発覚した。小児科入院中の身体症状も虚偽であった可能性もあり，身体表現性障碍と虚偽性障碍が混在した病態に，退行促進的な環境が虚偽性障碍を前景化させるという病状の推移があった可能性が考えられる。

ところで，身体表現性障碍と知的障碍の合併は以前より知られており[10]，これが病状を修飾して，より複雑な病態を示すことがある。入院中の検査から，今回の症例は知的に低い可能性が考えられ，これが状況の認知や言語的コミュニケーションを難しくし，症状の形成に関与したとも考えられる。しかし，下位項目の点数に差があり，就学で身につけるべき知識が抜け落ちていること，退院後は高等学校卒業程度認定試験に合格していることから，長期の入院により就学の機会が少なかったことが検査結果に大きく影響していた可能性もある。今回の症例では院内学級へ通学していたが，若年の症例では就学の困難などから，二次的な社会的不適応を起こさせることもあると考えられる。

2．治療について

当初の治療方針として，身体的・精神的な訴えに対し診察や説明を十分行い，日常生活の問題や悩みなどに対しても時間をかけて面接を行った。しかし，虚偽性障碍が前景化すると陰性感情やスタッフ間での認識の違いが生じ，一時的に症状が悪化した。そのため医師─看護師の間で連絡を密にし，スタッフ間で合意が得られた対応を継続したところ，次第に落ち着き虚偽の訴えはなくなっていった。

虚偽性障碍の治療方法については，いくつかの症例報告はあるが[6,9,18]，基本として本当に存在する身体疾患を見逃さないこと，虚偽性障碍を疑うことといわれている[2]。

治療の注意点として，医療者側の逆転移の問題がある[8]。治療者─患者関係の安定化が重要と考えられるが，患者はしばしば病棟を混乱させ，周囲の患者にも悪影響を与えるため，病院のスタッフが陰性感情を持つことが多い。そのため精神科医は，周囲のスタッフと患者の病態を話し合い，患者の状態を周知させることで，継続的な安定し

た治療環境を提供する必要がある。

　基本的な構えとしては，嘘をつかないように注意指導することよりも治療関係の維持が重要である[12]とされ，そのうえで患者の存在の根源にあるとされる見捨てられる不安や苦悩に配慮しながら，患者の健全な主体性を引き出していく精神療法的な接近が必要と考えられる。虚偽性障碍は，精神病に対する防波堤的役割を持っており，その破たんによって病態が悪化するケースの報告もある[14,15]。そのため，虚偽に対してあまりに急性で直接的な直面化は，治療者の陰性感情の表れであることも多く，慎重に検討すべきといわれている[8]。

　提示症例では，小児科入院中の詳細は不明であるが，身体的な訴えに対して，検査や対処療法的なものが行われていた可能性が高い。我々は身体表現性障碍の見立てのもとに，治療構造の明確化と限界設定を決定する目的で，面接時間の制限や不必要な医学的処置の希望には応じない態度を表明し，逸脱行動がなされた場合には，その理由を患者が言語化するよう促した。また，当初は虚偽に対しては倫理的に許されない行為と指摘しつつ，何らかの患者からのメッセージであると考え，その理由を聞くようにし，内面の言語化と行動の改善を企てた。この精神療法的取り組みは，恵まれない家庭環境で育ち善悪の区別のはっきりしない子どもに対して，親に代わって治療者が再教育を施すという側面を持っていたといえる。

　当初，このような治療者の介入は患者の「見捨てられ感」や役割喪失を強め，虚言や虚偽の症状が増長された可能性がある。実際，虚偽の事実や理由の追求などの直面化を迫っても，ほとんど答えようとしない態度がしばらく続いた。

　症例のように医療を長年にわたり受けており，しかも言語的な表出が得意でない若年の患者では，病院に依存的になっていることが少なくない。本例にもその側面があったと考えられる。このような考えのもとに，我々は精神療法的取り組みにおいて，患者の病院への依存から自立への方向性を目指した。

　さらに問題行動が生じるたびに症例検討を行い，医療チームの意思統一や医師―看護師の間で合意が得られた一貫した治療の枠決めのもとでの対応が効を奏した。一方で，担当医以外の多数の医療者が患者と言語的交流を持ち，支持的な対応も行われたことも効果的であったと考えられる。

　患者の症状に対しては軽視することなく一定の診察を行い，不必要な治療の要求に対しては毅然と断った。また，虚偽と思われることに対しては，患者が答えなくても定期的な面接において話題としていった。

　同時に条件付きながら患者の虚偽に付き合い，失立を訴える患者と車椅子で散歩をし，日常生活を話しあった。松葉杖の使用に関して妥協案を提示したり，行動制限の緩和の目安等を具体的に提示するなどを繰り返していった。身体症状に対して一定の距離を保ちながらも受容的な態度で接し，症状の代わりに健康的な行動をとることを促していくなどの我々のかかわりは，広義の行動療法に属するものである。この行動療法的かかわりは，患者の自我を保護し入院生活の維持や治療スタッフとの関係構築に役立った。こうして，患者の健康的部分が成長し，健常な日常生活の拡大につながったと考えられる。

　定期的な10～15分の面接，週1回1時間程度の担当医と患者の散歩，そこで行われる言語的交流や行動療法的なアプローチを通して，治療後半（入院12ヵ月後）では医療者に対する虚言は減り，冗談を言うなど自由な会話がみられるようになり，ここに人間関係の成熟をみることができる。

　支持的な関与の下での直面化により問題を明らかにし，それらへの介入が症状改善につながったケースの報告もあり[4,16]，保護的な入院環境下でタイミングを図りつつ介入を行うことが，治療の枠決めとのバランスと共に重要であると考えられる。本例は退院してから自宅にて1人で勉強し，4年後に高等学校卒業程度認定試験に合格した。このパーソナリティーの成長は，入院中の精神療法的なかかわりが大きな役割を果たしたと考えられる。

　治療中，比較的高用量の抗精神病薬や睡眠導入剤が使用された。抑うつや衝動性が増加し治療継続が困難になる可能性があり，これらに対し薬物療法が必要と考えられる。本症例は，自殺企図後

第2部　神経症圏

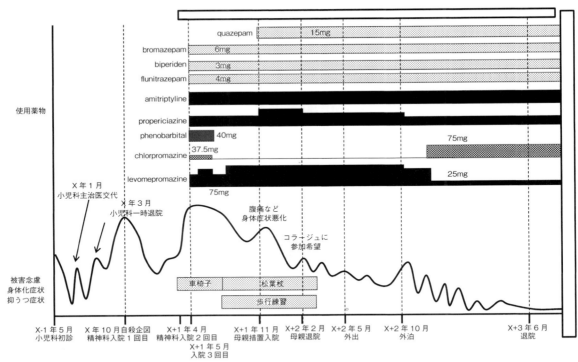

図1　症状と使用薬物の経過

に転棟してきており，当初より逸脱・衝動行為が頻発していたため高用量のlevomepromazineを使用した。その後，次第に症状が落ち着いてからはchlorpromazineに変更した（図1）。

3．疾病とその経過に対する母親の影響

　症例では，本人と母親の双方が虚偽と現実の混じった発言がなされており，治療者・患者双方が悩まされ混乱した。さらに，面会や外出後に，「母親が殴る」など被害的な言動が認められ，不穏・逸脱行動が多かったが，これらの真偽の確認が難しく，医療者が介入できない部分が大きかった。改善のきっかけとして，母親の措置入院後に母子を分離して医療者側が積極的な介入をしたことがある。医療者側が虚言に惑わされることなく治療方針でイニシアチブを取り，その後の生活に対する多職種をも含めた積極的な介入をした。母親の退院後，再び患者の症状は不安定化したが，具体的な生活への助言や金銭管理，デイケアへの参加や地域のスタッフによる定期的な訪問などで次第に生活の安定が図れるようになったことが，母親・患者関係の安定にも有効であったと考えられる。

　症例の母親は虚言癖があるといわれ，生活史や金銭トラブルにおいて虚言を繰り返し，虚偽が露呈すると体調不良を訴えていた。これは，患者自身が症状を捏造していた背景に多分に影響あると考えられる。

　さらに本症例のような社会的自立が不完全な年齢において，母親は絶対的な立場にあると考えられる。患者は幼少時より愛情の不足を訴えており，見捨てられるのではと不安を訴えていた。母親を気遣う発言も多く認められており，患者は母親の役割不在を敏感に察知し，母親の役割確保のために進んで病気を引き受けていた可能性もある。母子分離と母親の虚言の露呈により，これらの病理が明白になったことが，その後の長期的な予後の改善に大きな役割を果たしていると考えられる。

まとめ

我々は,当初は転換症状と思われる症状を呈して入院となった症例が,後に虚偽性障碍を顕在化させた症例を報告した。もともと身体表現性障碍と虚偽性障碍が混在し,退行促進的な環境や母親の虚言癖・虐待が虚偽性障碍を助長させた可能性が考えられた。

治療においては,医療スタッフ間で合意した治療の枠の元での対応や行動療法的な関わりが効果を奏した。患者の虚偽の行為や言葉に対しては,最初は受容的に接し,次いで支持的な関与のもとでの直面化により問題を明らかにしたことが効果的であった。

(倉持素樹,岡島美朗,山家邦章,加藤 敏)

文 献

1) American Psychiatric Association : Diagnostic and Statistical Manual of Mental Disorder. 4th ed. Text revision (DSM-IV-TR). American Psychiatric Association, Washington DC, 2000
2) 浅井昌弘:Münchausen症候群.臨床精神医学,23;181-184, 1994
3) Asher R : Munchausen's syndrome. Lancet, 1 ; 339-341, 1951
4) 林 直樹:病的虚言.臨床精神医学.25;825-828, 1996
5) Hegel GWF(金子武蔵訳):精神の現象学,上巻.岩波書店,東京,p 183-197, 1971
6) 保崎秀夫,浅井昌弘,白倉克之ほか:Munchausen症候群について―その2症例"special patient"との関連について.精神医学,17;583-588, 1975
7) 加藤 敏:医療機関への人格障害の登場.新世紀の精神科治療,第5巻,現代医療文化のなかの人格障害(新宮一成編)中山書店,東京,p 3-21, 2008
8) 木崎英介:虚偽性障碍と詐病.臨床精神医学,38;1565-1571, 2009
9) Kinuya S, Michigishi T, Nakajima K et al : Failure of radioiodine treatment in Graves' disease intentionally caused by a patient ; Suspected Munchausen syndrome, Ann Nucl Med, 18 ; 631-632, 2004
10) Kuwabara H, Otsuka M, Shindo M et al : Diagnostic classification and demographic features in 283 patients with somatoform disorder. Psychiat Clin Neurosci, 61 ; 283-289, 2007
11) 西松能子,斉藤卓弥,黄 眠淑ほか:本邦における身体症状を伴う慢性虚偽性障碍(いわゆるMunchausen syndrome)の検討 自験3例の検討を含む.臨床精神医学,24;1631-1639, 1995
12) 西松能子:ミュンヒハウゼン症候群―背景に存在する人格障害,診断と対処.精神科治療学,14;867-874, 1999
13) Nadelson T : False patients/real patients ; a spectrum of disease presentation. Psychother Psychosom, 44 ; 175-184, 1985
14) Pope HG Jr, Jonas JM, Jones B : Factitious psychosis phenomenology, family history, and long-term outcome of nine patients. Am J Psychiatry, 139 ; 1480-1483, 1982
15) Rogers R, Bagby RM, Rector N : Diagnostic legitimacy of factitious disorder with psychological symptoms. Am J Psychiatry, 146 ; 1312-1314, 1989
16) 佐々木恵美,水上勝義,鈴木利人ほか:自己瀉血による高度な貧血を示したMünchhausen症候群の1例.精神医学,36;395-401, 1994
17) Spitzer RL, Skodol AE, First MB et al : DSM-IV-TR Case Book, American Psychiatric Association, Washington DC, 2002(高橋三郎,染矢俊幸訳:DSM-IV-TRケースブック.医学書院,東京,2003)
18) Wang D, Nadiga DN, Jenson JJ : Factitious Disorders. Comprehensive Textbook of Psychiatry. 8th ed. (Ed Sadock BJ, Sadock WA) Lippincott, Williams & Wilkins, Philadelphia, p 1829-1842, 2005

第2部　神経症圏

8．知的障碍を持つ思春期症例に認めた偽発作

キーワード　偽発作，心因発作，てんかん重積，転換性障碍，ヒステリー

　真性のてんかん発作に類似し，脳波異常を持たない偽発作の診断と鑑別をめぐる問題は，繰り返し指摘されてきた。最近では，心因性非てんかん発作(PNES；psychological nonepileptic seizures)との呼称が使われ，早期の正確な診断が困難である点や，診断までに依然として平均7年近くがかかっており，投薬と検査が繰り返される問題が指摘されている。さらに，専門分化の著しい総合病院においては，全般に偽発作の認識が低くなっているため，もしくは鑑別疾患の優先順位の最後に位置づけられるため，ややもすると偽発作の診断がないがしろにされる傾向があるように思われる。また精神科医も，てんかん患者を診る機会が少なくなり，偽発作の診断能力が下がっている印象がある。一般に脳波以外で重視される鑑別点は，発作時間，発作のパターン，状況因性である。最近，偽発作と真性てんかん発作の鑑別点に関して，発作中の目の開閉状態が鑑別診断を容易にするという報告[4]がある。すなわち，痙攣発作時の身体的な特徴を捉えるように心がけることは，依然として有用である。

　通常の判断の基準とする脳波所見は偽陰性，偽陽性の問題[8,17]があり，さらに教科書的には類似の発作を起しうる前頭葉てんかんや抗てんかん薬の投与そのものが偽発作を誘発する問題[25]が指摘されている。また，てんかんと偽発作の合併[18]も古くから指摘されている。臨床的には，偽発作の診断は，ビデオ・EEG監視法と共に，詳細な問診により心因や発作状況を確認することが最も有効な診断手段であると言われている。

　比較的最近，兼本・宮本[8]は，知的障碍のある女性で当初，てんかん発作重積として2週間あまり大量のジアゼパムが投与されたヒステリー発作重積状態の症例を報告している。偽発作の診断がすぐになされなかったことに加え，知的障碍者に偽発作が生じていることが，我々の2例と共通している。

　本論では，偽発作の症例を報告し，「原始意志機制におけるヒステリー」というKretschmer[13]の視点が再評価に値することを指摘したい。今日，「ヒステリーてんかん」(hysteroepilepsy)という用語は誤用である[7]との指摘さえあるが，偽発作の定義の歴史と詳細な問診を通して浮かびあがる臨床像を考えると，従来の「ヒステリー」の概念，特に「原始意志機制」を通してアプローチすることで，病態理解を深めることができると思われた。

I．症　例

〔症例1〕　16歳，男性
主症状　痙攣様症状
家族歴　4人同胞の第3子，父，母，同胞に知的障碍を認める。他の精神疾患の家族歴は明らかでない。「他の兄弟は異父兄弟である」と本人は話すが，実際，確認した所，実兄弟であった。
既往歴　X-2年，胸痛，失神発作にてJ病院小児科に2週間検査入院となった。心エコー，心電図，頭部CT，脳波検査にて異常を認めなかった。入院中，「幽霊が来て足を折ってやる，死ねという」「幽霊が見える，怖くて気を失ってしまう」と述べることがあり，小児科より，精神科に診察依頼された。学校では，以前から体育で不得意種目をする際に胸痛を訴えることがあった。
　学校や家庭のストレスを身体化している状態で，胸痛・失神発作は身体表現性障碍と診断した。Diazepam 2 mg, alprazolam 0.8 mgの内服を開始

し，症状が改善したためX－2年3月診察終了となった．X年2月胸痛で再度，小児科を受診しているが，心電図，心エコー上は異常所見を認めなかった．

生活歴 小・中学校は特殊学級に在籍し，X年，養護学校高等部第一学年に在籍中である．家庭内では，数ヵ月前に相次いで，姉2人の結婚，妊娠などがあり，甘えることが難しい状況であった．

知能検査 16歳時精神年齢6歳4ヵ月，知能指数42（田中・ビネー式）．

病前性格 頑固で，好き嫌いのはっきりとした性格（担任教師・父親の評価）．

現病歴 X－2年小児科入院以降，冬になると1～2回体を上下に動かす痙攣様症状（5～10分間）を示すことがあったというが，両親は特に気にかけず，医療機関を受診しなかった．X年6月登校し，部活動の朝練習後，頭痛を訴えて保健室へ行き，閉眼した状態で上肢から始まり，体幹部を上下にリズミカルに動かす全身性の痙攣様症状を示した．同日は1時限目より体育で水泳があり，本人は前日から嫌がっている様子であったという．担任に付き添われて，A大学救急外来に搬送された．到着時，腰部を中心に体幹部を上下に打ち付ける動きが見られており，当初diazepam 50 mgまで静注を行うも，全く収まらないため，phenytoin 250 mgを緩徐に静注し，さらにmidazolam 10 mgを投与した．しかし激しい痙攣様症状が持続したため救急対応医は痙攣重積状態と判断し，やむを得ず，挿管した．挿管後，鎮静のためにthiopental 250 mgを追加投与した．症状は約85分間持続した後に消失し，血液検査，レントゲン，頭部CT撮影後，ICU入室となった．

入院後経過 入院時，意識レベルはJCS Ⅲ-100，体温39℃あり，他のバイタルサインは異常なかった．小児科医は，感染症の検索を行ったが，明らかな感染源は認められなかった．ICU入室後は37℃台に低下した．また，軽い擦過傷を仙骨部に認めたが，舌咬傷，尿失禁は認めなかった．血液所見ではCPKの上昇を認めたが，第4病日の4206 U/Lをピークに速やかに低下した．画像所見（頭部CT・MRI）では異常所見は認めなかった．

第1病日の発作間欠期の脳波所見では，propofolにて鎮静した状態にもかかわらず，10～12 Hzのα波を認めており，てんかんを疑わせるspikeは認めなかった．

入院時より開始したphenytoinに加えて，第2病日よりphenobarbitalを追加投与し，血中濃度を測定しながら増減した（図1参照）．痙攣は一時的に収束したものの，第5病日前後より体動ともとれる体の動きの増加が認められた．四肢を中心とした体の動きは不規則・多彩であり，特に下肢の動きは，幼児が駄々をこねるような特徴的な動きであった．propofolの追加に対しても反応は悪かった．

第8病日，不規則な下肢の動きを続けている状況で脳波を，さらに鎮静を強くして，頭部MRIを再検したが，異常は認めなかった．症例検討会で脳波，ビデオ画像を検討し，病歴と症状により，てんかんによる痙攣重積状態は否定され，偽発作と診断された．集中治療部・小児科と相談し，第9病日抜管となった．抜管後，意識レベルは急速に改善し，体の動きは減少，消失した．

第10病日より精神科病棟に移動し，valproate 400 mgのみ投与した．第11病日より，右下肢痛を訴え始め，次第に訴えは強くなり，足を引きずるように歩行したが，身体所見上は所見なく，筋力も保たれていた．下肢痛に関しては，転換性障碍（DSM-Ⅳ-TR）と診断し，支持的受容的に対応した．面接では，甘えるような口ぶりで「退屈でTVを見ても，つまらない」と入院生活の様子を話した．他の患者と交流することもなく，自室で静かに過ごしていた．やがて，「お父さん，お母さんはすぐ怒るから怖い」「お父さんが他にいるけど，知らない」といった家族に対する否定的な感情が語られるようになった．家族内では父母が姉2人の出産，結婚に気を取られて，自分に対して注意を向けてくれず，弟の世話を任されている状況が明らかになった．「小学生の頃から足が痛いのに，そのことを父母は知らない」と切実に訴えた．治療者は受容的に聞いて，「大変だったね」と短い応答を繰り返した．学校での出来事について話を向けると，「学校はつまらない，家にいたい」と話したがらなかった．こうした言動から，高等部に入学した頃より，患者は家族，学校で居心地の悪さを感じ，適応に困難をきたしていることが窺われた．

第19病日，本人，両親，看護師，精神保健福祉士，学校の担任，主治医を交えて環境調整のために面接を行った．その席で父親が下肢の疼痛について，「そんなのないだろう」と否定的な発言を行ったところ，その場に倒れこむような発作が起こり，約10分程度の意識消失と右上肢から体幹に広がる痙攣様症状を認めた．37℃台の一時的な発熱以外は脳波所見も含めて

異常を認めなかった。閉眼したまま体の動きは続いたが，30分後より会話も可能となり，「夕ご飯だから止めて」と呼びかけると止めることも可能であり，子どもじみた振る舞いや詐病を疑わせるぎこちない動作を認めた。話しながらも腰部から両下肢をリズミカルに上下に動かしていることもあった。

開眼させようとすると硬く目を閉じて抵抗した。また開眼すると眼球はすばやく動き上転した。両親の許可の下，ビデオカメラで診断確定のための撮影を行った。この体の動きは約90分持続し，次第に消失した。その後，何事もなかったように夕食を摂取した。この画像を初診担当医・担任などに供覧し，初診時の発作と同様の動きが含まれていることを確認したが，全体として初診時の方が痙攣様の運動が粗大であったという指摘があった。その発作以降，下肢の痛みもスタッフが注意を向けなければ語らなくなった。病棟にて面接を繰り返したが，発作については「覚えていない」と話していた。担任の先生から「体育に参加しなくてよい」と言い聞かせられたこともあり，緊張感が取れて，学校生活について詳細に話すようになった。第23病日，全身状態良好にて病棟より独歩で退院となった。

〔症例2〕 16歳，女性
主症状 痙攣様症状
家族歴 4人同胞の第3子。母親・同胞に知的障碍を認める。次男が15歳時に，痙攣様の発作を起こしたことがあるという（詳細は不明）。
既往歴 X−1年，めまいにて近医を受診し，採血・画像検査受けたが，異常なかった。
生活歴 小学校2〜3年の頃より国語・算数がついていけなくなり，補習を受けていた。中学より特殊学級に通学し，養護学校の高等部に進学した。X年2月に生徒会の役員となり，卒業式では挨拶をする予定であった。
知能検査 16歳時，WAIS-R，言語性IQ 70，動作性IQ 56，全IQ 60
病前性格 面倒見が良い，頑張り屋（両親による評価）
現病歴 X年3月卒業式の当日，通常通り登校するも「立っているのがつらくなった」と言って，自転車で自宅へ早退した。「調子が悪いので病院に行く」と母親に話し，近医受診した所，両下肢から肩を震わせるような動作を認め，救急車でA大学救急外来に搬送

された。近医からの紹介状には「（四肢から体幹部の）不随意運動」と記載されていた。外来到着時，意識レベルは保たれており，筋力低下，右肩を前方にリズミカルに出す動作，頻呼吸を認め，過換気発作としてペーパーバッグにて是正を図るも，症状は持続したため，diazepam 10mgを点滴投与した。一時的に呼吸は穏やかになり入眠し，約2時間後覚醒した。閉眼したまま，過換気と同時に肩を前後に動かし，下肢をばたつかせるような動きが再度出現した。その後も断続的に両下肢から体幹部の痙攣様の動きを繰り返すものの意識レベル（名前・場所を言える程度）は保たれており，救急対応医は診断に苦慮した。真性てんかんを含めた痙攣発作を疑い，精査・加療目的で救急部病棟に入院した。

入院後経過 入院時，頻呼吸は改善し，意識レベルは清明で受け答えも可能であった。検査所見では，バイタルサイン，髄液所見，頭部MRIに異常所見は認めなかった。血液所見では呼吸性アルカローシスを認めた。入院後の脳波では8〜9 Hzのα波を後頭部中心に認め，棘波などの異常波は認められなかった。入院後，alprazolam 1.2 mg内服開始したが，過換気発作と痙攣様運動は，同時に両方を認める場合と痙攣様運動だけを認める場合があった（図1参照）。モニターで観察すると，部屋に誰もいない状態においても運動を認めた。発作中は閉眼していたが，対光反射を確認するために，強制的に開眼すると抵抗し，眼球はすばやく上転した。「手を握る」等の指示による動作は可能であった。1回の発作は数分〜数時間に及んだ。下肢を曲げ伸ばしする動作や肩を前後に揺する動作といったリズミカルな動きと左右非対称で散発的に挿入される下肢や腰部を上下に動かす不規則な動きが観察された。低い唸り声のような発声を随伴することもあった。phenytoinを一時的に投与したが，脳波所見上問題なく，てんかんは極めて否定的であることから中止した。第4病日，精神科に診察を依頼された時も，面接中に学校の様子を聞いたところ，唐突に過換気発作が始まり，体を前後にゆする動きを同時に認めた。約20分程度続いて次第に動きが少なくなった。発作の間，それまでの問診を続けられる状況ではなく，本人は呼びかけに答えなかった。夜間，発作が続くときは，haloperidol 2.5 mgを点滴投与すると就眠し，一時的に発作は停止していた。その後，家族の許可を得たビデオ撮影においても，同様の発作を認めた。第8

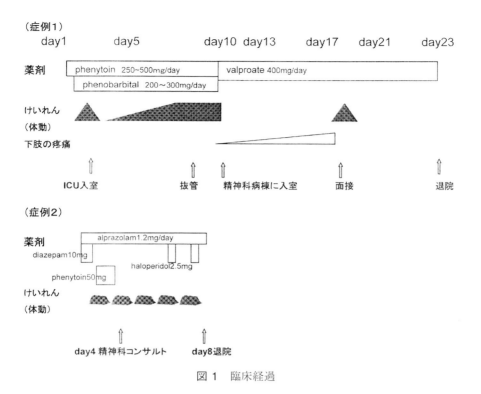

図1 臨床経過

病日，器質的疾患が否定的であり，自宅療養が最適と考えられ退院となった。退院前の面接では「しばらく学校に行かずに通院して，様子を見ていきましょう」という説明を穏やかに聞いていた。最初の外来面接では「夜中に父親に背中を舐められた」という発言が聞かれ，本人や母親に確認したが，詳細は語られなかった。母親は戸惑うような表情で否定した。その後，父親との関係を確認するが，自室が確保されており，物理的な距離は取れている様子であった。以後の面接では，性的な内容の発言も聞かれなくなった。今までの学校生活の様子や家族の出来事を尋ねて，傾聴し続けた。時に過換気で外来に来ることもあったが，症状について事細かに尋ねることはせず，次第に消えることを見守る態度をとり続けた。2週間に一回の外来を約3ヵ月続けるうちに，肩を震わせることも少なくなり通学も再開したため，通院終了とした。

II. 考　察

症例1は，真性てんかんの診断で治療されており，診断確定までに1週間程度要した。症例2は真性てんかんの疑いで治療を受け，4日目の精神科へのコンサルテーションで偽発作が疑われた。今日のように細分化された医学では，偽発作の鑑別診断的意義の重要性が再認識される。

1. 背　景

2症例とも，知的障碍を伴う思春期の症例であり，家族性に中等症から軽度の知的障碍を有していた。兼本[8]の報告した症例も中学までは普通学級で高校から養護学校に通学しており，類似している。福智[6]は偽発作の臨床的特徴と患者特性において，軽度の知的障碍が認められる症例が多いと指摘している。Pakalnisら[19]は，真性てんかんの重積発作に相当する診断を受けた偽発作20例中4例に軽症から中等症の知的障碍の合併を報告している。通常のてんかんでは，罹患している子供の31〜41%が知的障碍を合併し，知的障碍が重度になるほどてんかんの発症率も高くなること[23]が知られている。一方で偽発作という症状形成がなされるためには，心因を認知し，それを運

動性に表現する能力を要求されることから，知的障碍の程度は中等度から軽度であることが多いと考えられる。両症例とも養護学校においては，在籍している生徒の平均的な学校生活よりは活発に活動できると評価されており，症例1では，田中・ビネー式42，症例2ではWAIS-R 60で臨床的には知的障碍は中等度と判断される。Chungら[4]の偽発作の報告では知的障碍については言及していないが，彼らの症例の中には知的障碍の症例が少なからず含まれていると考えられる。

プライマリーケアを含めた医療現場においては知的障碍者に「原始意志機制によるヒステリー」が多いということに関しては忘れられている傾向があり，筆者らは改めて注意を喚起したい。

家族構成の点からは，共に第3子であり，両親に甘えることが難しく，分離が上手くいかない環境にあった。両親も知的障碍を有しており，思春期になった症例の葛藤を受け止めることに困惑していた。症例1では，病棟で下肢痛を訴えたときに父親が頭ごなしに否定したことを契機に，偽発作を起こした。

Kretschmer[13]はヒステリー性性格について，「過度な被暗示性と頑固との顕著な対比がその特徴」としており，頑固な点は，両症例の家族や学校での評価で一致していた。症例1の発作は，発作の後半になると呼びかけで止まる点で，明確な被暗示性の存在を示していると思われた。同様に症例2では学校の話題で発作を起こしており，被暗示性の存在を示していた。

2症例とも表面上は学校の行事に対するストレスを心因としていたが，治療関係が深まるにつれて，病棟や外来の面接において，両親に対する依存や同胞との葛藤など家族関係が主な心因であることが明らかになった。症例1において，同時期に姉1人が結婚，もう1人が出産といったライフイベントがあり，家族関係の変化が心因として関与していることが推測された。さらに症例2は，治療関係が確立された退院後の面接において「夜中に父親に背中を舐められた」と性的虐待を疑わせる言動を認めた。Shenら[22]は，偽発作の告知時に性的虐待の有無を尋ねることを勧めており，Alperら[1]も偽発作患者の24％に性的虐待があったと報告している。症例2の性的虐待を疑わせる言動は，母親が否定しており，はっきりとした確証は得られなかった。しかし症例1において，姉2人の結婚・出産に両親の関心が向けられることに対する嫉妬と同様に，性的な要素は関与している印象であった。

2. 診　断

症例1は発作時の脳波でてんかん波が検出されなかったことが，診断確定となったが，症例2では発作時に脳波検査を行うことができなかった。

それでも，面接状況や発作の様子のビデオ撮影によって比較的早い段階で診断を確定した。

Lesser[15]は，偽発作とてんかん発作の症候の詳細を総論的に呈示している。そこで，偽発作の発作開始の初期症状として，動悸や頭痛とともに過換気をあげている。症例2の過換気症状は，当初の呼吸運動が，時間の経過と共に肩から体幹部の痙攣様運動に連続するような印象があり，特徴的であった。

偽発作の運動症状は「非定型運動現象」「非同期的」と形容される。症例1では，特に腰部を上下に動かす動きと手足をばたつかせる動き，症例2では肩を前後に震わせる動きと下肢を曲げ伸ばしする動きが目立った。いずれもリズミカルな動きと非同期的な動きを混在していた。症例1は体幹部のリズミカルな動きを中心にKretschmer[13]の「交接行為の完全な運動性体験」とも解釈できる動きを多く認めた。Leis[14]は発作型が連続しており，特定のパターンに分類することが難しいと述べており，最も多いのは無反応としている。

一方で，ビデオによる監視技法により，Lutherら[16]は二次性全般化発作に移行する単純部分発作と全般てんかんの強直間代発作に類似する症例が最も多いとし，80％は単一の発作型を示すとしている。このことは，観察方法の相違によると思われる。しかし，脳波同時記録が難しい状況においても，ビデオ撮影を繰り返すことにより発作の特徴を捉えることは，診断や家族への病状の説明に有効であった。最近Chungら[4]の報告において，偽発作（論文中，心因性非てんかん発作，PNES；

psychological nonepileptic seizureの呼称)においては52例中50例が発作中に閉眼し，てんかん患者においては156例中152例が開眼しているという結果から，発作中に閉眼している場合は偽発作(心因性非てんかん発作，PNES)である可能性が高いという所見が，提出されている。また，加藤・日野原[11]は，ヒステリー性の昏迷の特徴的な目の動きとして，自然な状態では目を閉じているが，治療者が検査で目を開けようとすると，目まぐるしく眼球を動かす現象を「強制開眼時の急速眼球運動」と呼んだ。この現象は，この2例にも認められた。「強制開眼時の眼球運動」とChungら[4]の指摘する偽発作時の閉眼は，ヒステリー性発作鑑別のための類似の観察所見と言える。両症例とも発作中は目を固く閉じており，症例1は開眼させようとすると抵抗した。発作中の近距離での顔面の撮影に加えて，呼びかけに対する反応や眼球運動の診察をビデオカメラで撮影したことは特に有用であった。さらにChungらは，開眼の有無は，発作を周囲で目撃した人に問診しやすい項目であると述べており，真性てんかんとの鑑別診断にとって重要な所見と思われる。発作時間については，両症例とも数時間に及ぶことがあった。この点は，Lesser[15]がてんかん発作との鑑別で指摘する「偽発作が2分以上」という基準や前頭葉てんかんの発作時間と比較したSaygiら[21]の51秒±30秒に対して，偽発作は176±166秒と比較的長い点は鑑別の一助になると思われる。なお，症例1において，ICU入室時に39℃の体温上昇が認められた。この一過性の発熱は，その後のCPKの上昇と共に，約85分にわたる激しい全身運動が継続したことによると考える。

ヒステリー発作後の状態として「満ち足りた無関心 la belle indifférence」はしばしば言及される。症例1においても，病棟での発作後，何事もなかったかのように夕食を摂取していたことは特徴的であった。

3．偽発作の診断名・精神療法・精神病理

Bowmanら[3]は，偽発作を呈した症例の基礎にある精神障碍の診断名として，転換性障碍だけでなく，身体表現性障碍・解離性障碍・感情障碍・心的外傷後ストレス障碍をあげている。DSM-Ⅳ-TRでは，偽発作は身体表現性障碍の中の転換性障碍，発作または痙攣を伴うものに含まれる。実際の臨床においては，「偽発作・疑似発作・心因発作」等の呼称により，てんかんに似て非なるという点に焦点が当てられる傾向にある。DSM-Ⅳ-TRの転換性障碍のカテゴリーは，神経学的症状に限定しており，多彩な症状を呈する時間的，状況的文脈が考慮されていない。精神療法を考える上では，一面的になる危険性がある。両症例の精神療法において，支持的受容的態度で接する中で，学校の出来事という心因が明確になった後も，面接においては，追い詰めないような態度を保つようにした。その結果，家族内の葛藤を含めた複合的な背景が語られるようになり，治癒的に働いたと考えられる。カナーは児童精神医学第4版[9]で「家族に対しても圧迫をゆるめたり，望むべくもない期待をかけることを減少したり，全般的に態度を切りかえて行くように指導することが必要である。学年を変えたり，あるいは転校させることが問題解決の助けになることもある。ヒステリーの子どもはヒステリーの成人や強迫的な子どもより遥かに容易に状況に再適応できるものである」と述べ，治療者に積極的な関わりを促している。DSM-Ⅳ-TRの横断像の診断に捉われていたら，病態の全体像は捉えにくい印象を持った。

思春期の偽発作・原始意志機制によるヒステリーの臨床的な観察が失われていった経緯を簡単に記す。1972年の辻悟編の教科書[5]（思春期精神医学）において藤本は，ヒステリーの病像変化について，社会的・文化的背景と関連させて論じることの重要性を強調した後に症例を提示しているが，FreudやKretschmerを踏まえ，症状の記載は詳細にわたっている。1989年の若林愼一郎編の教科書（児童青年精神科）[24]では，「ヒステリーについても，かつての失立失歩，感覚脱失，失声，盲，けいれんなどの原始的反応と考えられる劇的な症状がみられることが少なくなったといわれている」「原始反射がもはや容易には触発されなくなったという時代的傾向」と述べて，軽症化を強調している。最近の児童青年期の標準的な教科書

（現代児童青年精神医学，山崎晃資ら編）[2)]では，転換性障碍の項目（青木省三，原泰志）に「児童思春期の転換性障碍では，けいれん様発作を呈する患者で感情障碍の合併が多いことや，環境ストレス（両親の離婚や不仲・近い家族メンバーの死・性的虐待など）の関与などが報告され，成人に比べて環境ストレスの影響が大きいものと考えられる。特に家族の影響は強く，子どもの症状が"鎹（かすがい）"として家族や両親を結びつけている場合もある」と記載されているが，知的障碍との関連性や臨床的にみられる身体症状については言及していない。

Kretschmer[13)]の「原始意志機制におけるヒステリー」の概念は，心因の明確な偽発作とそれに伴う多彩な症状の記載を含み，包括的な概念であるという点で再評価に値する。この概念は「疾病利得」にも動機づけられた本能的な原始的自己防衛機制による反応としてヒステリーを捉えている。代表的な症状としては，運動乱発と擬死反射があげられている。偽発作の痙攣様の動きに一致する運動乱発については以下のような特徴が与えられる。1）運動乱発は障碍的な外的刺激に対する本能的な防御反応である。2）目的のない運動の過剰生産である。3）緊張した情動状態から起こるものである。4）妨害地帯から逃げ出そうとする漠然たる強い欲求が存在する。5）生物学的合目的性を有する一つの調節である。また擬死反射は昏迷・朦朧状態，催眠様の強硬現象であると定義される。Kretschmer[13)]の「原始意志」は「健康な成人においても重要な成分として，目的機能と共に全体意志に補足されている」状態であり，「重大な体験の衝撃や内因性の過程によって解離される」とされ，誰もが共通に持ちうる要素となっている。進化論の見地[10)]からは，Kretschmerが原始ヒステリーの振る舞いとして論じた運動乱発や擬死反射などは，動物が危機状況に直面して一過性の防衛反応として表出する反応の連続として理解でき，生物の行動様式として系統発生的に存在するものである。

Kretschmerは擬死反射において，特に目の開閉眼症例について言及していないが，一種のヒステリー性の昏迷である点からして原則として閉眼していると考えられる。Chungら[4)]の報告した偽発作時の閉眼の状態は，この擬死反射・ヒステリー性昏迷の状態に一致する。痙攣が消失した後に訴えた下肢の疼痛や肩を震わせるといった症状に対して，治療者が受容的で心理的に追い詰めない態度をとり続ける上で，Kretschmer[13)]の「生物学的合目性」や「健康な成人にも成分として有する」という考え方は，担当医（筆頭著者）が患者に接していく上で精神的な支えになった。しばしば，偽発作に伴う多彩で長時間にわたる症状は，治療者の側に陰性逆転移を抱かせる。Kretschmerのこの考え方は，偽発作に対する理解を深め，陰性逆転移の発生に防止的に働く意義を持つと考えられる。

久郷[12)]は偽発作の治療の困難さを述べる中で，Rabe[20)]の次のような記載を引用している。「偽発作とてんかん発作は，それらの根底にある病的な状態が示す2つの症状であり，生理学的ないし心理学的解釈では理解できず，個人—生活史的考察のみによって理解することができる。（中略）両発作とも，個人が環境に対して恒常性を維持するための合目的な防衛機制であると考えれば，治療的には薬物療法よりも精神療法的接近や社会的方策の方が重要である」。これらを踏まえて，久郷は，薬物療法のみならず，人間学的視点の必要性を訴えている。われわれは本論において，痙攣発作に対応する救急の現場から，偽発作の診断・病態把握にあたり，患者を社会的文脈の中で理解することの重要性を強調したわけだが，それは基本的には人間学的視点からなされたものである。

まとめ

1．われわれは当初真性発作と診断され，救急部で治療を受けた偽発作の2例を報告し，改めて偽発作の診断の重要性を指摘した。

2．偽発作の診断指標として，われわれの2症例においてもChungら[4)]の偽発作時の眼球閉眼及び加藤・日野原[11)]の「強制開眼時の急速眼球運動」が有用であることを認めた。

3．従来言われていた知的障碍の人に原始ヒステリーが多いという知見が，現代においても当て

はまり，Kretschmer[13]の「原始意志機制におけるヒステリー」という概念は再評価に値することを指摘した。

（岡元宗平，岩田和彦，大西康則，加藤　敏）

文　献

1) Alper K, Devinsky O, Perrine K et al：Nonepileptic seizures and childhood sexual and physical abuse. Neurology, 43；1950-1953, 1993
2) 青木省三，原　泰志：身体表現性障害．現代児童青年精神医学（山崎晃資ほか編）．永井書店，大阪，2002
3) Bowman ES, Markand ON：Psychodynamics and psychiatric diagnoses of pseudoseizure subjects. Am J Psychiatry, 153；57-63, 1996
4) Chung SS, Gerber P, Kirlin AK：Ictal eye closure is a reliable indicator for psychogenic nonepileptic seizures. Neurology, 66；1730-1731, 2006
5) 藤本淳三：ヒステリー．思春期精神医学（辻　悟編）．金原出版，東京，p 98-108, 1972
6) 福智寿彦：偽発作．「てんかんの精神症状と行動」研究会編，てんかん―その精神症状と行動，新興医学出版社，東京，2004
7) 原　純夫：ヒステリーてんかん．精神医学事典（加藤正明，保崎秀夫，笠原　嘉ほか編）．弘文堂，東京，p 671, 2001
8) 兼本浩祐，宮本敏雄：てんかん発作重積として治療されたヒステリー発作重積状態の1例．精神医学，42；307-309, 2000
9) Kanner L：Child Psychiatry, 4th ed. Charles C Thomas, Springfield, 1972（黒丸正四朗，牧田清志共訳：カナー児童精神医学．医学書院，東京，1974）
10) 加藤　敏：身体表現性障害，病態発生，進化精神医学の見地．Advanced Psychiatry 脳と心の精神医学．金芳堂，京都，p 91-92, 2007
11) 加藤　敏，日野原　圭：昏迷における身体表出の諸相．精神科治療学，17；1251-1258, 2002
12) 久郷敏明：てんかん学の臨床．星和書店，東京，p 110-113, 1996
13) Kretschmer E：Histerie, Reflex und Instinkt. 5. Aufl. Georg Thieme, Stuttgart, 1948（吉益脩夫訳：ヒステリーの心理．みすず書房，東京，1961）
14) Leis AA, Ross MA, Summers AK：Psychogenic seizures；Ictal characteristics and diagnositic pitfalls. Neurology, 42；95-99, 1992
15) Lesser RP：Psychogenic seizures. Neurology, 46；1499-1507, 1996
16) Luther JS, McNamara JO, Carwile S et al：Pseudoepileptic seizures；methods and video analysis to aid diagnosis, Ann Neurol, 12；458-462, 1982
17) 松浦雅人：てんかんの診断プロトコル．Medical Technology, 30；146-152, 2002
18) 大原　貢，工藤　勉：てんかん発作とヒステリー発作のKombinationについて―その治療抵抗の問題を中心に―．精神医学，14；229-236, 1972
19) Pakalnis A, Drake ME Jr, Phillips B：Neuropsychiatric aspects of psychogenic status epilepticus. Neurology, 41；1104-1106, 1991
20) Rabe F：Hysterische Anfälle bei Epilepsie. Nervenarzt, 37；141-147, 1966
21) Saygi S, Katz A, Marks AD et al：Frontal lobe partial seizures and psychogenic seizures；Comparison of clinical and ictal characteristics, Neurology, 42；1274-1277, 1992
22) Shen W, Bowman ES, Markand ON：Presenting the diagnosis of pseudoseizure. Neurology, 40；756-759, 1990
23) Steffenburg U, Hagberg G, Viggedal G et al：Active epilepsy in mentally retarded child；Prevalence and additional neuroimpairment. Acta Paediatr, 84；1147-1152, 1995
24) 若林慎一郎：身体化症状．児童青年精神科（若林慎一郎編）．金剛出版，東京，1987
25) 山口成良：鈴木二郎，山内俊雄編：偽発作，臨床精神医学講座，第9巻，てんかん．中山書店，東京，p 72-81, 1998

第 2 部　神経症圏

9．心因性非てんかん発作とてんかん発作の鑑別に役立つ臨床症状

 心因性てんかん発作，てんかん発作，臨床症状，鑑別診断

　心因性非てんかん発作（psychogenic non-epileptic seizure, PNES）は，一見てんかん発作のようにみえる発作であるが，脳内の異常な電気活動によるものではなく，情動的な要因，心因が関与していると考えられており，非てんかん性疾患である。

　従来繁用されてきた偽発作ないしは擬似発作という記述名は，「偽」，「擬似」という否定的な価値判断を記述名そのものに含んでいる点で，治療に対する医療サイドの姿勢に否定的な影響を与える可能性があることから，日本てんかん学会のガイドライン[15]では，推奨されない呼称とされている。

　PNESは，てんかん発作（epileptic seizures, ES）と鑑別を要するてんかん様症状の中で，占める割合が大きく，てんかん専門施設の初診患者のうち，1〜2割をしめるという報告[11,12]がある。比較的頻度が高い疾患ではあるが，てんかんと誤診されやすく，診断確定が困難で，確定に至るまで長期間を要する。

　PNESは，診断が確定するや否や，場合によっては詐病に似た取り扱いをされることが現在でもある。また，鑑別には専門知識を要するために，敬遠される傾向も否定できない。さらに，PNESの約1割がてんかんを合併しており，診断確定までの期間が長く，約80％のPNESが，正しい診断がなされるまで，抗てんかん薬で数年間治療されているという[4]。

　機序については，様々な考察がなされている。Kretschmerは，疾病利得に動機づけられた，本能的な原始的自己防衛機制による反応としてヒステリーをとらえている[14]。代表的な症状として，運動乱発，擬死反射をあげており，これらの症状はPNESにみられがちな症状と類似している。現在では，原始反射が容易には触発されにくくなり，軽症化の傾向が認められるが，岡元ら[16]は，多彩なPNESの重積状態を呈した知的障碍をもつ2例を報告し，このKretschmerの原始意志機制が，現在でも再評価に値する概念であることを指摘している。

　また，Baslet[3]は，過去の脳機能イメージング研究を踏まえ，PNESの認知機能低下と運動上昇は，運動知覚皮質，島，外側前頭前野，前頭葉眼窩皮質の活動低下とそれによる帯状回，扁桃体の賦活により説明できるのではないかという仮説を提示している。

　確定診断のためには，日本てんかん学会のガイドライン[15]によると，(1)発作症状の観察と病歴聴取からPNESの可能性が高いこと，(2)複数回のビデオ脳波同時記録による発作を確認すること，(3)カウンセリングや抗てんかん薬の減量を含めた一定期間の治療的介入による経過観察を，順を追って確認することが必要とされ，上記の条件の一部のみを満たす場合には，probable PNESとして，条件を全て満たしたdefinite PNESと区別しておく必要があるという。

　前述のごとく，PNESでは，診断確定には症状の詳細な観察と，複数回のビデオ脳波同時記録と，心因および環境因の推定と，それに基づく治療的操作による経過観察が望ましいとされている。しかしながら，病院の設備の問題や患者の同意などから，必ずしも全例にビデオ脳波同時期録が施行できるとは限らない。また，救急の現場で，素早い診立ておおまかな治療方針の確立が必要な場合もあるだろう。

　PNESを診断できる単独の症状は存在しないも

のの，PNESにみられがちな臨床症状の傾向は存在する。

そこで本稿では，probable PNESの診断に役立つような，PNESにみられがちな症状について解説する。

I．PNESとESの鑑別に役立つ臨床症状

PNESにみられがちな症状をまとめた総説[1]によると，PNESとESの臨床症状の違いに関して，

① PNESはESよりも発作の持続時間が長い。
② ESは睡眠時に発生することがあるが，PNESには起こらない。
③ PNESでは発作中の経過が変動する傾向にある。
④ PNESでは運動が非同期性で，腰のピストン運動，頭や体の左右への動きが多い。
⑤ PNESでは閉眼がみられる。
⑥ PNESでは発作中に泣く場合がある。
⑦ PNESでは意識がないと思われていた時期の追想ができる。
⑧ PNESでは発作後から反応が回復する時間が短い。
⑨ ES由来の強直間代発作では発作後いびきがある。

があげられる。

また，従来指摘されていた以下の鑑別点，すなわち，

1) PNESは発作が急に始まらず，段階的に始まる。
2) ESでは発作のパターンが典型的である。
3) PNESでは激しく揺れて手足をばたばたさせる動きや後弓反張が多い。
4) ESでは舌の咬傷がみられる。
5) ESでは尿失禁がみられる，

に関しては，両者に差はみられなかったという。

以下，PNESとESの間に違いがみられやすい臨床症状について解説する。

①PNESはESよりも発作の持続時間が長い。：PNESはてんかん発作よりも発作の持続時間は長い。また，PNESの持続時間は1分から150分程度と，ばらつきが大きい傾向がある。持続が2分以上であれば，PNESのエビデンスが高まる[10]が，PNESでも1分未満の例もあり，部分てんかんでは2分を超える長い例もあるので，注意が必要である。

②ESは睡眠時に発生することがあるが，PNESには起こらない。：PNESは睡眠中には起こらない。睡眠中に起こればESが強く示唆される。ただし，一見睡眠と思われるが脳波上では覚醒している状態(Pre Ictal PseudoSleep, PIPS)で起こるPNESもある[5]ため，最終確認は脳波を必要とする。

③PNESでは発作中の経過が変動する傾向にある。：PNESは発作中の経過が変化する傾向がある。Vintonら[21]によれば，PNESでは47％で律動的な運動の中断があったものの，てんかんではそれが認められなかったことを，またChenら[7]は，テンポの漸増漸減がPNESでは69％に認められたが，ESではわずか3.7％にしか認められなかったと報告している。

④PNESでは運動が非同期性で，腰のピストン運動，頭や体の左右への動きが多い。：非同期性，腰のピストン運動，頭や体の左右への運動はPNESで多くみられる運動である。しかし，前頭葉てんかん等でも認められることがあるので，注意が必要である。

⑤PNESでは閉眼がみられる。：閉眼に関しては，有意にPNESに認められる傾向がある。文献により差はあるが，Chungらの報告[8]では，PNESの96％に発作中の閉眼が認められたが，ESではわずか2.6％であった。また，加藤と日野原[13]は，閉眼しているヒステリー性の昏迷患者に開眼を試みると，めまぐるしく眼球を動かす現象を指摘しているが，岡元ら[16]はPNESの自験例2例で，この現象を認めたと報告している。

⑥PNESでは発作中に泣く場合がある。：発作中に泣くことに関しては，Slaterら[20]は，PNESでは13％に認められたが，ESには認められなかったと報告している。また，Otoら[17]は，ビデオ脳波同時記録を丹念に解析した結果を報

告しているが，男性にくらべ，女性のPNESの患者が有意に泣くことが多いことを報告している。感度が低いが，特異度が高い症状の1つである。

⑦PNESでは意識がないと思われていた時期の追想ができる。：発作中の出来事を覚えているかに関しては，Devinskiら[9]が，PNESとESを合併している16例について調査をしたところ，PNESのエピソードは88％が追想可能だったが，ESのエピソードではたった6.3％しか追想ができておらず，有意に差があることを報告している。

⑧PNESでは発作後から反応が回復するまでの時間が短い。：Azarら[2]によると，発作後の混乱は，けいれん様症状を伴うPNESのあとには13％にみられるに過ぎないが，ES後には，強直間代けいれんでは100％に，前頭葉てんかん発作後には61％と高率に認められるという。

⑨ES由来の強直間代発作では発作後いびきがある。：Senら[18]は，強直間代発作の後には高率に認められるが，PNESには認められないことを報告している。しかしながら，PNESと複雑部分発作，PNESと前頭葉てんかんとの間には有意な差を認めなかった報告[7]もある。したがって，発作後のいびきはPNESと強直間代けいれんの区別に役立つ1つの症状であるということになる。

II．その他の興味深い所見

1．Teddy Bear Sign

Burneoら[6]は，Teddy Bear Signと呼ばれる所見を報告している。これは診断確定のため，ビデオ脳波同時記録室に入室した患者のうち，年齢不相応にテディベアなどのぬいぐるみを持ち込んだ症例が，PNESは381例中20例だったのに対し，ESは451例中わずか3例だったという。つまり，テディベアを持ち込んだ症例23例中20例がPNESであったことになる。感度は低いが，特異度が高い所見である。

2．血中プロラクチンの変動

ESの強直間代発作では発作終了後に血中プロラクチンの上昇が認められる場合があり，PNESではない可能性が高いといわれているが，ESの複雑部分発作では上昇しない場合があること，また，Shuklaら[19]は，PNESでも26.3％に発作後上昇が認められたことを報告しており，必ずしも確定には至らない所見であると考えられる。

おわりに

PNESによくみられる症状の傾向について文献を参考に説明した。PNESと確定診断できる臨床症状は存在しないが，特徴的な臨床症状は存在するため，診断の一助になりえると思われる。

（菊地千一郎）

文　献

1) Avbersek A, Sisodiya S : Does the primary literature provide support for clinical signs used to distinguish psychogenic nonepileptic seizures from epileptic seizures? J Neurol Neurosurg Psychiatry, 81 ; 719 - 725, 2010
2) Azar NJ, Tayah TF, Wang L et al : Postictal breathing pattern distinguishes epileptic from nonepileptic convulsive seizures. Epilepsia, 49 ; 132 - 137, 2008
3) Baslet G : Psychogenic non-epileptic seizures ; A model of their pathogenic mechanism. Seizure, 20 ; 1 - 13, 2011
4) Benbadis S, Heriaud H : Psychogenic（Non-Epileptic）Seizures ; A Guide for Patients & Families, University of South Florida Comprehensive Epilepsy Program. http://hsc.usf.edu/com/epilepsy/pnesbrochure.pdf.
5) Benbadis SR, Lancman ME, King LM et al : Preictal pseudosleep ; A new finding in psychogenic seizures. Neurology 47 ; 63 - 67, 1996
6) Burneo JG, Martin R, Powell T et al : Teddy bears ; An observational finding in patients with non-epileptic events. Neurology, 61 ; 714 - 715, 2003
7) Chen DK, Graber KD, Anderson CT et al : Sensitivity and specificity of video alone versus electroencephalography alone for the diagnosis of partial seizures. Epilepsy Behav, 13 ; 115 - 118, 2008

8) Chung SS, Gerber P, Kirlin KA : Ictal eye closure is a reliable indicator for psychogenic nonepileptic seizures. Neurology, 66 ; 1730-1731, 2006
9) Devinsky O, Sanches-Vilaseñor F, Vazquez B et al : Clinical profile of patients with epileptic and nonepileptic seizures. Neurology, 46 ; 1530-1533, 1996
10) Gates JR, Ramani V, Whalen S et al : Ictal characteristics of pseudoseizures. Arch Neurol, 42 ; 1183-1187, 1985
11) 伊藤ますみ, 加藤昌明, 足立直人ほか：成人てんかん治療におけるpseudoseizureの特徴と診断. 厚生労働省精神・神経疾患研究委託費(13 指-1), てんかんの診断・治療ガイドライン作成とその実証的研究. 平成15年度研究報告書, p 61-66, 2004
12) 兼本浩祐, 川崎淳, 河合逸雄：てんかん各症候群の寛解率—国際分類による症候群分けに基づいて. 精神医学. 37 ; 615-620, 1995
13) 加藤敏, 日野原圭：昏迷における身体表出の諸相. 精神科治療学, 17 ; 1251-1258, 2002
14) Kretschmer E : Histerie, Reflex und Instinkt, 5 Aufl. Georg Thieme, Stuttgart, 1948（吉益脩夫訳：ヒステリーの心理, みすず書房, 東京, 1961）
15) 日本てんかん学会：心因性非てんかん性発作（いわゆる偽発作）に関する診断・治療ガイドライン. てんかん診療・治療ガイドライン. http://square.umin.ac.jp/jes/pdf/pgszgl.pdf
16) 岡元宗平, 岩田和彦, 大西康則ほか：知的障害を持つ思春期症例に認めた偽発作の2例. 精神経誌, 111 ; 137-146, 2009
17) Oto M, Conway P, Mcgonigal A et al : Gender differences in psychogenic nonepileptic seizures. Seizure, 14 ; 33-39, 2005
18) Sen A, Scott C, Sisodiya SM : Stertnous breathing is a reliably identified sign that helps in the differentiation of epileptic from psychogenic non-epileptic convulsions ; An audit. Epilepsy Res, 77 ; 62-64, 2007
19) Shukla G, Bhatia M, Vivekanandhan S et al : Serum prolactin levels for differentiation of nonepileptic versus true seizures: limited utility. Epilepsy Behav, 5 ; 517-521, 2004
20) Slater JD, Brown, MC, Jacobs W et al : Induction of pseudoseizures with intravenous saline placebo. Epilepsia, 36 ; 580-585, 1995
21) Vinton A, Carino J, Vogrin S et al : 'Convulsive' nonepileptic seizures have a characteristic pattern of rhythmic artifact distinguishing them from convulsive epileptic seizures. Epilepsia, 45 ; 1344-1350, 2004

第 3 部

気分障碍とその周辺

第3部　気分障碍とその周辺

1．軽微双極性障碍(soft bipolar disorder)の鑑別と生活歴

　気分障碍，双極性障碍，双極Ⅱ型，双極Ⅲ型，気分変調症

　DSMの普及に従って，うつ病エピソードという症状の束が重視され，均一でない状態像に対して治療アルゴリズムが組まれている。たしかに，薬物療法は横断面の抑うつ症状に一定の効果を示すが，長期経過をみると必ずしもプラスに働いていない症例も少なくない。感情障碍は再発性が高いのに，現在はエピソードの治療が主で，生涯治療があまり考慮されていないのである。それゆえ，横断面のうつ状態を的確に診分け，長期経過も踏まえた対応が望まれるが，最近では特に治療的観点から，「純粋な」単極うつ病と双極性障碍圏のうつ病相を早期に鑑別することが重要視されている。その際，病前性格や生活歴，家族歴，病像の検討は必要不可欠である。以下では，うつ病の病像を整理した上で，軽微双極性障碍(soft bipolar disorder)[8]を俎上に載せて，その具体的な臨床像に立ち入って診断や治療に関して考察する。

Ⅰ．横断的な抑うつ状態の分類と双極性障碍

　抑うつそのものは，身体疾患の部分症状や薬物の有害事象としても出現するし，統合失調症など気分障碍以外の精神障碍でも生じる。こうした2次的な症状はさておき，横断面からみた抑うつ状態は，DSM-IV[12]やICD-10[16]を参照すれば，症状の数や持続期間によって分類されている。しかしながら，この診断は必ずしも経過の予測にはつながらない。筆者はむしろ付随的に扱われている病像の特徴(メランコリー型，非定型)にこそ，着目すべきであると考える。この観点から，主なうつ病像を分類し直すと以下のようになる。

表1　メランコリー型の特徴(DSM-IV)

A　以下のどちらか
　(1) すべての，またはほとんどすべての活動における喜びの消失
　(2) 普段快適である刺激に対する反応性の消失
B　以下の3つ以上
　(1) はっきりと他と区別できる性質の抑うつ気分
　(2) 抑うつは決まって朝に悪化する。
　(3) 早朝覚醒(通常の起床時間より少なくとも2時間早い)
　(4) 著しい精神運動制止または焦燥
　(5) 明らかな食欲不振または体重減少
　(6) 過度または不適切な罪責感

表2　非定型の特徴(DSM-IV)

A　気分の反応性
B　次の特徴のうち2つ(またはそれ以上)
　(1) 著明な体重増加または食欲の増加
　(2) 過眠
　(3) 鉛様の麻痺
　(4) 長期間にわたる，対人関係の拒絶に敏感であるという様式(気分障碍のエピソードの間だけに限定されるものではない)で，著しい社会的または職業的障碍を引き起こしている。

①メランコリー型の大うつ病(DSM-IVのメランコリー型の特徴(+))

　表1に示すように，従来の内因性うつ病に相当し，うつ病の中核群と考えられる。最近では，精神運動制止や焦燥の存在が特に重視されている[14]。

②非定型の大うつ病(DSM-IVの非定型の特徴(+))

表2に示すように,過眠,過食,気分の反応性などを特徴とし,ある意味でメランコリー型と対極にある病態であるが,双極性障碍との関連も指摘される。

③その他の大うつ病(メランコリー型の特徴(-),非定型の特徴(-))

上記の①,②には当てはまらないものの,ある程度の抑うつ症状は揃っていて2週間以上持続するものであるが,従来の神経症性うつ病も多数含まれ,非特異的なうつ病群である。

④気分変調性障碍(非定型の特徴(±))

症状数は少なく程度も軽い抑うつ状態が2年以上持続するもの。後述するように,この中には①,②と共通の基盤を有し,後に明らかなうつ病エピソードや双極性障碍を呈するケースと,性格因性の抑うつ状態とが含まれ,内実は不均一なグループである。

抑うつ症状のみを繰り返しているうちは,うつ病性障碍にとどまるが,後に(軽)躁症状が出現すれば,あるいは過去の軽躁が確認されれば,双極性障碍と診断し直される。実際,双極性障碍の経過において,上記の①から④のいずれの病像も観察される。Akiskalら[3]は,神経症性うつ病の3分の1がメランコリー型の転帰をとると報告し,さらにはメランコリー型の特徴を伴ううつ病は,双極性障碍のうつ病相ないし躁うつ混合病相と緊密に関連すると論じている[11]。非定型の特徴も同障碍との関連が指摘されることを考え合わせると,特に①,②のうつ状態が双極性障碍圏と親和性が高いことになる。

最近では,この形態圏に属する病態を早期に把握し,早期に適切な治療に導くことを目的に,病前性格やうつ病相の経過中に観察される軽微な躁の評価が重視され,双極スペクトラム[5]という概念が提唱されている。主な病型としては,従来の躁うつ病である双極Ⅰ型に加え,双極Ⅱ型とそのバリエーションとしての双極Ⅱ1/2型(気分循環気質のうつ病),双極Ⅲ型(抗うつ薬で軽躁状態が出現するうつ病),双極Ⅳ型(発揚気質に生じたうつ病),双極Ⅴ型[10](うつ病相において混合性軽躁エピソードを示す反復性うつ病)などが挙げられるが,特に双極Ⅱ型以降の挿話性障碍と感情病気質(affective temperament)[5]は軽微双極性障碍と呼ばれる。

上記のように一口に抑うつ状態と言っても臨床像は様々であり,しかも長期経過をみると,それが変遷していくことを念頭に置く必要がある。古典的なうつ病像に関しては数多くの研究がすでに存在するので,ここでは最近話題になっている軽微双極性障碍と関連する抑うつ状態をいくつか取り上げたい。

Ⅱ.軽微双極性障碍の臨床的背景

軽微双極性障碍に関しては,Akiskalら[8,10]によって様々なタイプが定義され提案されているが,その具体的な臨床像は必ずしも伝わっていない。そこで以下では,彼らの呈示している諸症例[8]を再掲して,いくつかの類型を説明したい。

1.双極Ⅱ型

中等度から重度の大うつ病と,少なくとも4日間持続する軽躁病の存在によって定義される。軽躁状態では,患者の習慣的な気分変動からの逸脱が生じるが,顕著な障害までには至らない。すなわち,行動は高揚した気分,自信,楽観主義に彩られているが,判断能力は躁病に比して保たれている。うつ病と軽躁の循環的な経過は,明らかな機能障害や重大な自殺企図をもたらす可能性がある一方で,正常ないし正常すぎる時期をはさむ。かなりの患者は,困難な時期から回復した後で,新たな婚姻関係や職業的地位を得る。この場合は,後述する双極Ⅱ1/2型に比較して,しばしば明るい双極Ⅱ型(sunny bipolar Ⅱ)とみなされる。

〔症例1〕38歳,女性
初診時に,彼女は鮮やかな赤い帽子を被って現れた。その訴えは,結婚となるといつも失敗するとい

うものだった。双極Ⅱ型に関する雑誌記事を見た友達に受診を勧められたのだが、彼女自身も自分が教科書的なケースだと分かったという。十代半ばから過眠・制止型のうつ病が出現し、最初の頃は数週間、最近では4カ月くらい続くようになった。明らかな季節性のパターンは認めず、月経周期とのはっきりした関連もなかった。

これまでに2度の精神科入院歴があった。最初の入院では、数日間ベッドから出てこない患者を家族が心配して連れてきた。2度目の入院の診断は重度の産後うつ病だった。この時は極端な疲労感と焦燥が交代し、自殺念慮も口にしていた。彼女は作家として成功していて、かなりの富と名声を手に入れていた。年に数回、睡眠欲求が減少し、リビードが亢進し、歓喜にあふれ、自信過剰で、仕事でも私生活でも活動が亢進する時期があった。この軽躁の時期は数日から1週間続くことがあった。これはうつ病の終わりに出現することもあれば、うつ病とは関係ないこともあり、徹夜の後、特に「根をつめた仕事」の後に起こることが多かった。

彼女は、恋愛においても活発で、3回の結婚と2回の離婚を経験していた。男性たちに「あまりに情熱的」と思われるために、個人生活が破綻してしまうのだという。彼女は最初の二人の夫には貞節を守っていたが、3番目の夫とは軽躁病エピソード中の（女性との）短期間の不倫が原因となって離婚した。彼女は今になって極度に罪悪感を抱き混乱していた。なぜなら、これは彼女にとって単なる「実験」であり、偶発的、衝動的な行動であり、特に同性愛的な傾向があったわけではなかったのである。彼女は自分の最後の夫を変わらず愛していたので、なおさら傷ついていた。これまで向精神薬を服用したことはなかったが、主治医と十分話し合った上で、炭酸リチウムの投与と個人精神療法を受けることになった。その後、夫婦療法も追加され、6ヵ月で元の鞘に戻った。とはいえ、彼女はまた生活が台無しになるのではないかという恐れを持っている。

この症例は気分の変動と相俟って、生活史自体が波乱万丈に見える。しかも恵まれた才能があるため、軽躁期のエネルギーが創作への産出性につながって、職業上は成功している。うつ病相は、制止・過眠型に始まり、後に焦燥も出現してい

る。制止・過眠型うつ―焦燥性うつ―軽躁といった病像変化が特徴である。治療は気分安定薬が主剤であるが、これまでの人生を振り返って、人間関係を再建することも必要となっている。

2．双極Ⅱ1/2型

DSM-Ⅳによれば、双極Ⅱ型の診断は、4日以上持続する軽躁と大うつ病の存在が条件であるが、軽躁の持続期間は頻度的に1～3日にピークがあるとされる[6]。したがって双極性の要素を持っていても、多くはDSM-Ⅳの厳密な双極Ⅱ型の診断基準にあてはまらない。短期の軽躁を呈する患者はしばしば、それに続く軽うつとの反復パターン、すなわち気分循環性障害の基準を満たすことがある。大うつ病エピソードが、この微細な気分変動に重畳すると、双極性障害の診断はまったく無視されてしまう可能性が高い。気分循環症者の人生における不安定性は、パーソナリティのレベルにおいて、Ⅱ軸のB群の診断基準を満たすこともあり、彼らは感情病というよりはむしろ「境界性」のレッテルを貼られがちである。このタイプは暗いほうの（darker）双極Ⅱ型[9]とも呼ばれる。

〔症例2〕24歳，女性

初潮以来、気分が変わりやすいという主訴で来院した。「凧のように舞いあがる」日があれば、翌日はベッドで横になっているのだという。気分が数日おきに、時には毎日のように変化したものの、高校を卒業し様々な職場で受付係として働くことはできていた。18歳頃から、いつもより遷延するうつ病エピソードが年に2回、秋と春に始まり、それぞれ3～4週間持続した。詳細に見ると、秋のエピソードでは過眠と過食が目立ち、春の病像は身体運動の緩慢化と易刺激性、精神的な不穏、過剰な性行動との奇妙な混合だった。両タイプの「うつ病」に対して数多くの抗うつ薬が投与されたが、いずれも効果がなかった。彼女はこの抗うつ薬への反応の悪さに失望し、実際にPMSが悪くなったと主張した。SSRIを処方されて、3週間後に突然元気になった。自信に充ち溢れ、毎日数人の男性とベッドをともにした。こうした軽躁のエピソードは2週間続いた。

患者は18歳から6都市に居住していたが，単に人や場所に満足できずに転居していたのであった。過去1年の間に，一度は過食行動で入院し，二度目は煙草の吸殻やヘアカーラーによる自傷行為のために入院した。彼女は覚せい剤も数回試したが，好きになれなかった。家族歴に関しては，母親は治療を受けたことはないものの，生活の派手な人で，4度離婚し，70歳になっても複数の愛人がいた。母方の叔母は，躁うつ病と診断されていて，精神科病院で亡くなっていた。父親はアルコール中毒だった。

診察場面では，自分がやや太めであると訴えていたが，とてもおしゃれな衣装を身にまとい，ハリウッドスターのようだった。彼女は度々劇的な表現を用いて，自分の生活や気分について説明した。表情からは快活に見えたが，雷に打たれて死ねれば神に感謝するだろうと述べた。彼女によると，妹も似ていて，「あらゆる種類の薬物，特にアンフェタミンを使っているので，さらにたちが悪い」のだという。面接を終える際に，「自分は『境界性パーソナリティ』である。なぜなら，思春期後に，母親の愛人たちから『口で虐待されてきた』からである」と語った。これに関しては曖昧な記憶しかなかったのに，これまでの治療のおかげで，この結論に到達できたのだという。

この症例では，思春期より気分の上下動が目立ち，うつ病エピソードがその上に重畳している。双極Ⅱ型の兆しは必ずしも青年期に遡るわけではなく，実際には壮年期以降に気分の波が顕在化する症例も少なくないと思われるが，特に双極Ⅱ型のバリアントである双極Ⅱ1/2型では，10代に遡る生き方の不安定性が強調されている。このタイプでは，めまぐるしい恋愛関係や転職，転居のように，人間関係においても仕事や居住環境においても1カ所にとどまらない，変化を好む特徴がみられることが多い。これは，かつて筆者[2]が指摘したBPD様双極Ⅱ型に相当し，境界性パーソナリティ障碍との鑑別[1]を要する。

3．双極Ⅲ型

自生的な軽躁や躁病エピソードを呈する患者でも，しばしば抗うつ薬の投与中に同様の状態を呈するが，躁に傾きやすい体質が基底にあると考えれば何ら不思議ではない。しかしながら，抗うつ薬の治療中にのみ軽躁病を呈するうつ病患者では事情が全く異なる。彼らの多くは，むしろ抑うつ気質，あるいはDSM-IVを用いれば，早期発症の気分変調性障碍をベースに備えている。彼らを他の気分変調症者から区別するのは双極性障碍の家族歴であり，このタイプは双極Ⅱ型の推定遺伝子のより低い浸透形を示している可能性がある。

〔症例3〕47歳，女性

アスピリンの大量服薬で自殺を図ったため，事例化したケースである。彼女は思い出す限りいつも憂鬱で，人生で楽しかったことはほとんどなかったと語った。長い睡眠をとっても，起床後は爽快でないことがしばしばあった。家族や同僚からは，人生に微笑むようにすれば人生があなたに微笑むと言われたが，彼女はそれを聞いて決まって泣き出したのだという。彼女は単純に微笑むことができなかったのである。このような抑うつ的な気質にもかかわらず，彼女は教師としては有能で，生徒や親たちから愛されていた。彼女は少ないエネルギーのほとんどを，教え子たちの幸福のために捧げた。25年間教員としては成功していたにもかかわらず，自分ではきわめて不十分だったと感じていた。その不満足感は，ほぼ同期間にわたって続いた夫の態度によって強められた。すなわち，夫は彼女に対して暴言を吐き，彼女が性生活に淡白なことに不満を述べた。一人娘が22歳で家を離れた時に抑うつが深まり，絶望感，罪責感，集中力の困難，競い合う考えに苦しみ，自殺企図に至ったのである。

あらゆる種類の抗うつ薬が最大量まで次々に投与されたが，ほとんど反応はなかった。唯一，MAOIの一つが一過性に4日間のみ，いつにない幸福感と好機嫌をもたらしたが，その高揚作用にもかかわらず，うつ状態は再燃して不機嫌なエピソードに戻ってしまった。その後4年間にわたって，新薬が出るたびに次々と投与されたが，いずれも奏効しなかった。

転医の後で，詳しい家族歴が明らかになった。彼女の父親は典型的な精神病性躁うつ病で治療されており，父方叔母は自殺を図っていた。さらに父方伯父は政治家として成功していたが，ほとんど眠らないことで有名だったことがわかった。診察場面では，彼女は非常に早口で，ひどい焦燥感を訴えた。彼女はMAOIによる4日間の好機嫌状態を思い出し

ては泣いた。また，人生で多くの楽しみを経験し損ねたために泣いているとも語った。これまでの処方にバルプロ酸が追加されたところ，2週以内にこのうつ状態から完全に解放された。次の6ヵ月では，焦燥感がなく意欲とエネルギーが持てて，人生や結婚，人間の良い面と悪い面を正当に評価できることが治療の目標になった。さらに，彼女は夫と夫婦カウンセリングを受けたことで，結婚生活で失われた恋愛感情を取り戻した。

双極Ⅲ型では，軽躁的因子の目立つ双極Ⅱ型と異なり，軽うつの方向にではあるが，生活史上ある種の安定性をみている。長年にわたって先行する気分変調性障碍に大うつ病エピソードが重畳したという意味で，重複うつ病と診断されるが，抗うつ薬にほとんど反応していない。その一方で，親族には双極性障碍圏の人物が複数認められる。抗うつ薬のみの投与では，安定した軽躁状態に至ることはなく，焦燥感を煽っているだけの印象がある。こうしたケースも難治性うつ病の定義に当てはまると思われるが，気分安定薬の投与が望ましいということになる。

Akiskalらは，うつ病のエピソードが出現する以前，特に青年期からサブクリニカルな気分症状を認める諸症例を取り上げているが，軽微双極性障碍はそうした例ばかりではない。壮年期以前は明らかな気分症状を認めず，社会適応が良好なケースも少なくない。このような症例では，基底に潜在する気分変動に対する性格防衛が強固であるとも考えられる。メランコリー親和型の特徴を持ちながらも，多少の精力性を認める群では，壮年期に双極Ⅱ型を呈することも稀ではない。したがって，ライフステージを考慮した病型診断や治療選択も重要になる[2]が，これに関しては以前も論じたことがあるので，ここでは繰り返さない。

また，双極Ⅱ型やⅢ型では，本人も周囲も気分症状をパーソナリティの問題として捉えているケースがあり，洞察的な精神療法が行われていることもある。気分安定薬の投与なしでは病像の悪化を招くが，患者のこれまでの生活史や生き方を取り上げて，気分変動によって修飾された部分を確認し，望ましい生き方を再建することも治療者

表3 うつ病における双極性障碍の予測因子

(Ghaemiら[13]の双極スペクトラム障碍のC，D項目。1，2が特に重要)

1. 第一度親族に双極性障碍の家族歴
2. 抗うつ薬によって誘発された躁病ないし軽躁病
3. 発揚パーソナリティ
4. 大うつ病エピソードの反復(4回以上)
5. 短い大うつ病エピソード(平均3ヵ月未満)
6. 非定型うつ病症状(DSM-IV基準)
7. 精神病性大うつ病エピソード
8. 早期発症の大うつ病エピソード(25歳未満)
9. 産後うつ病
10. 抗うつ薬の効果減弱(最初は反応するが効果が持続しない)
11. 3種類以上の抗うつ薬への無反応

の役割であることを忘れてはならない。

ちなみに，双極性スペクトラムの中で，双極〇型と細かく鑑別することはあまり重要ではない。むしろ，Ghaemiら[13]のように双極Ⅱ型未満の諸病態を双極スペクトラム障碍(bipolar spectrum disorder)と包括するアプローチも存在する。単極うつ病から潜在的な双極性障碍を早期に鑑別することが大事なのである。そのポイントを表3にまとめておく。

Ⅲ．気分変調性障碍

気分変調性障碍は一見，双極性障碍とは無関係に見えるが，症例3に示されるように必ずしもそうではない。そもそも，この病態は内容的に不均一である。その辺の事情に関して多少補足しておきたい。かつてAkiskal[4]は気分変調症の本態について，①大うつ病性障碍の薄められた表現型，②大うつ病性障碍後の残遺症状，③他の慢性疾患に重畳した慢性不機嫌症，④性格因性うつ病に分類した。したがって，気分変調症も病因を考えれば，メランコリー型や非定型の特徴を伴う大うつ病(DSM-IV)と，生物学的基盤を共有し薬物療法の有効な群およびそれに準ずる慢性ストレス群と，それらと一線を画し主に性格に起因する群に

大きく分けられるが，それぞれの症候上ないし経過上の部分的重なりは否定しがたいことも事実である。以下では，便宜的に前者を感情病性気分変調性障碍，後者を性格因性気分変調性障碍と命名して，その病態と治療について簡単に解説する。

1. 感情病性気分変調性障碍

同じくうつ病と密接な関連を有し共通の生物学的基盤が背景をなしていると想定されるが，早期発症と後期発症ではその内実が異なる。早発群では，感情調整の脆弱性を内包した気質をベースに気分変調症が発展し，後発群では老化に伴う身体的変化や置かれた状況との関連が発症の契機となるが，ここでは早発群のみを取り上げる。

この群では，Akiskalら[7]の抑うつ気質（depressive temperament）が認められることが多い。この類型はSchneiderの抑うつ人格に加えて，過眠傾向，軽い日内変動といった生体リズムの特徴を伴う。その臨床像は躁と無関係にみえるが，双極性障碍にみられる過眠型のうつ病の症状とも重なり，抗うつ薬によって軽躁状態を呈する可能性があるため，双極スペクトラムに組み入れられる。これは気質という持続的な特性であるが，気分変調性障碍の症状とも共通する臨床特徴を併せ持ち，後者に移行しやすい。

治療に関しては，定型的なうつ病に準じ，抗うつ薬を中心とした薬物療法が有効である。ただし，抗うつ薬によって躁転し，時に境界性パーソナリティ障害と誤診されることも稀ではない。こうしたケースでは気分安定薬の投与が奏効する可能性がある。

2. 性格因性気分変調性障碍

上記の類型と一部共通した臨床特徴をもちながらも，生体リズムの変動やレム潜時の短縮など生物学的マーカーを伴わないタイプである。この場合は，薬物療法の効果はあまり期待できない。これを知らずに薬物療法のみに固執すると，いきおい多剤併用になり，ひいてはベンゾジアゼピン系薬剤の依存を作り出してしまう。患者本人は薬物療法に期待しているところがあって，新薬が出現するたびに担当医に投与を求める。それどころか，若年者においては，自ら抱えている対人面や仕事面での葛藤を棚上げして，薬剤の副作用を強調し，治らないのは治療が悪いからだと担当医を非難する例もある。こうした症例では，薬物は投与しないか，副作用の少ないSSRIなどの少量投与にとどめたい。むしろ，薬物療法だけでは抑うつ症状の改善は難しいことを自覚してもらうところから治療は始まる。欧米では，否定的な認知様式が抑うつ状態の形成に寄与していると考えられる場合は認知行動療法が，他者との関係のあり方が問題となっている場合には対人関係療法が推奨されている。ちなみに，樽味[15]のディスチミア親和型もここに含まれると思われる。

おわりに

操作的診断が普及した今日では，マニュアル的な症状把握と治療アルゴリズムの使用が安易に行われる傾向にある。とはいえ，感情障碍は統合失調症に比較して病態も多様であるため，生活史や人格，病像，置かれた状況などを総合的に評価した上で治療戦略を立てるべきである。明らかな神経症圏の病態であれば，いかにも人格に配慮した治療が必要であることは直感的にもわかるが，うつ病の場合は抗うつ薬の登場以来，薬が効くという思い込みが治療者にも患者にもある。いわゆる内因性のうつ病に限っても，軽微双極性障害を含めた病像や経過の多様性が指摘される現在，症例ごとに全体像を把握し，きめ細かな薬物療法や精神療法を行うことが求められている。

（阿部隆明）

文　献

1) 阿部隆明, 加藤　敏：双極性障害と境界性人格障害の鑑別と共存. 精神科治療学, 20 ; 1113-1120, 2005
2) 阿部隆明：うつ病の精神療法－未熟型うつ病. 精神療法, 32 ; 293-299, 2006
3) Akiskal HS, Bitar AH, Puzantian VR et al：

The nosological status of neurotic depression ; A prospective 3-4 year follow-up examination in the light of the primary-secondary and the unipolar-bipolar dichotomies Arch Gen Psychiat, 35 ; 756-766, 1978

4) Akiskal HS : Dysthymic disorder ; Psychopathology of proposed chronic depressive subtypes. Am J Psychiatry, 140 ; 11-20, 1983

5) Akiskal HS, Mullya G : Criteria for "soft" bipolar spectrum ; Treatment implications. Psychopathology Bulletin, 23 ; 68-73, 1987

6) Akiskal HS : The prevalent clinical spectrum of bipolar disorders ; Beyond DSM-IV. J Clin Psychopharmacol, 17 (Suppl 3) ; 117S-122S, 1996

7) Akiskal HS, Placidi GF, Maremmani I et al : TEMPS-I ; Delineating the most discriminant traits of the cyclothymic, depressive, hyperthymic and irritable temperaments in a nonpatient population. J Affect Disord, 51 ; 7-19, 1998

8) Akiskal HS, Pinto O : The evolving bipolar spectrum. Prototypes I, II, III, and IV. Psychiatr Clin North Am, 22 ; 517-534, 1999

9) Akiskal HS, Hantouche EG, Allilaire JF: Bipolar II with and without cyclothymic temperament: "dark" and "sunny" expressions of soft bipolarity. J Affect Disord, 73 ; 49-57, 2003

10) Akiskal HS : De la Folie circulaire (à double forme) au spectre bipolaire ; la tendance chronique à la récidive depressive. Bull. Acad Natl Med, 188 ; 285-296, 2004

11) Akiskal, HS, Akiskal KK : A mixed state core for melancholia ; An exploration in history, art and clinical science. Acta Psychiatr Scand, 115 (Suppl 433) ; 44-49, 2007

12) American Psychiatric Association : Quick Reference to the Diagnostic Criteria from DSM-IV-TR. Washington DC, 2000（高橋三郎，大野 裕，染矢俊幸 訳：DSM-IV-TR精神疾患の分類と診断の手引き 新訂版．医学書院，東京，2002）

13) Ghaemi SN, Ko JY, Goodwin FK : The bipolar spectrum and the antidepressant view of the world. J Psychiatr Pract, 7 ; 287-297, 2001

14) Parker G, Hadzi-Pavlovic D : Melancholia ; A disorder of movement and mood. Cambridge University Press, 1996

15) 樽味 伸：現代社会が生む"ディスチミア親和型"．臨床精神医学，34；687-694，2005

16) WHO : The ICD-10 Classification of Mental and Behavioral Disorders. WHO, Geneva, 1992（融 道男，中根允文，小宮山実監訳；ICD-10 精神および行動の障害：臨床記述と診断ガイドライン．医学書院，1993）

第3部　気分障碍とその周辺

2．躁うつ病化する非定型精神病

キーワード　非定型精神病，躁うつ病，症状変化，長期経過，人格構造

　非定型精神病の経過や予後を論じる際に，まず問題になるのは，非定型精神病の概念のあいまいさである。欧米圏では，近年，非定型精神病という用語が用いられなくなり，統合失調感情精神病，統合失調感情障碍という名称が頻繁に使われている。これらとわが国の非定型精神病概念は重複する部分もあるが，必ずしも完全に合致するわけではない。ちなみに，わが国での非定型精神病に相当する診断カテゴリーをDSM-Ⅳ，ICD-10などの国際的な操作的診断体系のなかに求めるならば，いずれの場合も複数のカテゴリーに分散してしまうことに注意したい（詳細は山岸[9]参照）。

　拙論では，とりあえず非定型精神病を，以下の特徴によって捉えておきたい。(1)発病はおおむね急性であり，挿間性あるいは病相性ないしは周期性の経過をとる。(2)病像は統合失調症様の症状を示すが，一般に情動・精神運動性障碍が支配的で多くは意識障碍を伴い，急性の幻覚妄想状態，夢幻様状態，錯乱せん妄状態，統合失調症似の緊張病症候群，朦朧状態などの多彩な症状が交代して現れる。(3)予後は一般に良好で，人格欠損を残すことは少ない。(4)てんかんにみられる諸現象との関係を有する。

　非定型精神病の概念は，Kraepelinによる内因性精神病を早発性痴呆と躁うつ病に二分した分類法の，いわば間隙を埋める形で発展してきた。Kraepelinの二分法が，長期経過における予後の良し悪しという観点を重視していることから考えると，当然，非定型精神病の疾病論的位置を定めるためには，その長期的予後や転帰に注意が払われるべきだが，従来，わが国においては，数十年の単位での長期的な経過のなかで，複数のエピソードの間におこる病態変遷についての研究は少ない。藤井[8]は非定型精神病と診断された入院患者群を平均20年近く観察して，病像の縦断的類型としての臨床的経過類型を4型に分けているが，そのなかで，病相が初期の急性錯乱病像といった特徴を失い，各病期における心的解体の程度は軽度となるが間歇期が短くなり，抑うつ的不機嫌状態あるいは躁病様不機嫌状態を単極性あるいは両極性に自生的に繰り返すタイプがあるとしている。

　欧米圏では，統合失調感情障碍の長期経過における病態変遷についての研究が比較的多く存在する。Marnerosら[6]は，長期的アプローチを考慮した診断クライテリアを使うと，統合失調感情障碍の88％は少なくとも2番目のエピソードまでに決定されるだろうと述べる。患者の長期予後における症候群変遷を調査したところ，統合統合失調症エピソードとうつ病エピソードは初期に出現した場合，長期的にそのまま安定する可能性が高いものの，統合失調症症状とうつ病症状が共存する統合失調・うつ病エピソードになると長期的安定性はかなり下がり，統合失調症症状と躁病症状が共存する統合失調・躁病エピソードや躁病エピソードでは，この安定性はきわめて低かったという。

　Winokurら[10]は，ICD-8による診断での統合失調症，統合失調感情障碍，双極性感情障碍，単極性感情障碍の長期予後を，エピソードごとの症状の安定性という観点から調べ，全ての診断で時間の経過とともに，精神病症状（妄想や幻覚）が減少することが明らかになったとし，この所見は，とりわけ，統合失調感情障碍者，単極性感情障碍，双極性感情障碍において顕著に認められたという。

　岩井ら[1]は，内因性精神病のうち，統合失調症

と躁うつ病のはざまに位置する中間領域に注目し，統合失調症症状と感情病症状の重畳関係に基づいて5つの類型を定義し，個々のエピソードを類型評価する方法で長期経過を検討した．その結果，初回観察の類型から長期的病像の行方を予測するならば，中間領域は，DSM-Ⅲ-Rの診断にしたがうならば，精神病像を伴う気分障碍と統合失調感情障碍によって二分法的切れ目がつけられたという．すなわち，前者は次第に感情病症状が優位のエピソードへ，後者はあくまでも統合失調症症状が残留するエピソードへと類型交代したという．

また，加藤[4]は，統合失調症のなかには治療経過において，躁うつ病様症状が前景に出てくる一群の症例があることを明らかにし，概して精神障碍は中年前後に躁うつ病性病像に収斂する傾向があることを指摘する．そして当初，幻覚や妄想が急性に出現し，非定型精神病として経過を追っていた症例のなかには，およそ40歳前後になり，単なるうつ状態や躁状態の病像が支配的となってくるものが多いと述べ，非定型精神病にもこのことが当てはまることを示す．

以上，これまでの研究をまとめると，非定型精神病ないし統合失調感情障碍が長期経過の中で次第に躁うつ病様感情障碍へと症状の重心移動をしていく現象が浮かび上がってくる．この現象をわれわれはさしあたり，「非定型精神病の躁うつ病化」と呼ぶことにしたい．もっとも非定型精神病全体に占めるこのような経過をとる症例の多寡については，統一した見解はなく，今後の実証的研究がまたれるところである．

拙論では，こうした研究の準備的作業として，治療経過のなかで躁うつ病化していく非定型精神病の典型例を1例あげて参照しつつ，非定型精神病の躁うつ病化要因について，多面的な分析を行い，さらにこれらを統合する視点を提示することにより，非定型精神病の生物—心理—社会的なグローバルな立場からの治療的示唆を引き出したい．

Ⅰ．症　例

長期にわたるため，3期にわけて症例を呈示したい．

症例　初診時　21歳，女性

素直で陽気だが，几帳面，神経質，苦労性という側面も持つ．

Ⅰ期（20代） 21歳時，兄の結婚問題のトラブル，職場での人間関係のいざこざ，自分自身の恋愛問題などで数ヵ月前から悩んでいた．2月のある晩，急に「私が死んだほうがいい」「私が悪かった」などと熱に浮かされたように喋り続けたり，家の中をうろつく精神運動興奮状態が出現，一睡もしないため，2日後にA精神病院に初診し，そのまま入院となった．多弁であるが話は支離滅裂で，強い不安，困惑，罪責感と家人や近隣の人々に対する被害感が認められた．抗精神病薬，diazepanの筋肉注射で対応したが，自分で首を絞めたりするなど緊急を要する病態であったため，入院後5日目から電気痙攣療法を3回施行したところ，急速な鎮静が得られた．入院後，3ヵ月で退院した．脳波所見では，中心・頭頂部に棘波の間欠的に出現，前頭部のθ波の出現が確認された．

その後，22歳で公務員の夫と結婚．1男1女をもうけた．外来通院は断続的ながら続け，少量のhaloperidolを投与されていた．

28歳時の5月の上旬，夫の実家に農繁期の手伝いをしにいった晩から不眠が出現した．近所の人たちが噂をしているのが聞こえたり，テレビで自分の行動を放送されているという病的体験があった．不穏な状態で育児ができなくなったので，5月中旬に2回目の入院となった．しばらく外来にきていなかったことが判明した．抗精神病薬中心の薬物療法でまもなく落ち着き，2ヵ月後に退院となった．しかし，少なくとも自覚的には，状態がすっかり元にもどってしまうこともあり，外来通院はすぐやめてしまい服薬していなかった．

29歳時の10月初め，一晩中眠らず，独語しているかと思うと，突然，外で男女が話し合っていて自分を呼んでいると家を飛び出そうとするためA病院に3回目の入院となった．前回同様の薬物療法の結果，10日もすると病的体験は消失したが，多弁，多動が前景に出てきた．この状態が2ヵ月ほど持続した後に

入院後約3ヵ月で退院となった。抗精神病薬による維持療法を外来で行って安定していた。

Ⅱ期（30代） 32歳時の冬、怠薬していたところ、不眠と悪夢が出現、それから数日で錯乱状態となり、2月下旬に4回目の入院となった。Levomepromazinの追加投与などにより、躁状態を経過して落ち着き、4ヵ月後に退院となった。その後、家事や仕事に張り切りすぎると、外来通院時に、やや思考のまとまりのない多弁で焦燥感の強い状態を呈したが、薬物の調整のみで持ちこたえた。

その後、ほぼ10年間は入院することなく過ごせ、地元や子どもの学校関係の役員をこなすなど社会適応もよかったが、姑、義姉と同居する旧い農家のため、嫁としての苦労もあった。38歳時より約3年間外来通院中断し、服薬もしていなかった。

Ⅲ期（40代） 41歳時の3月、支離滅裂な言動、人物誤認をともなう急性錯乱状態で、5回目の緊急入院となった。保護室に1週間ほど隔離されてあとは、抗精神病薬の効果もあり、錯乱状態から多弁、多動の躁状態へ移行した。Carbamazepineも追加投与され、徐々に落ち着いたため、入院して3ヵ月後に退院となった。

外来では、一時的に抑うつ状態になったが、薬物を減らすとむしろ多弁、活発な状態で婦人会の役員も引き受け、さらに工場でも働いていた。抗精神病薬、carbamazepineの少量の維持療法が行われた。

同年10月頃より、不眠、家事や仕事への意欲の減退、全身倦怠感、食欲低下などが3ヵ月近く持続し、仕事もやめてしまった。42歳時の2月中旬、姑が亡くなったら農家の仕事や近所づきあいをやっていけるだろうかと考え、絶望的となり、農薬服用による自殺企図のため、6回目の緊急入院となった。

Maprotiline中心の薬物療法が効を奏して1ヵ月で退院となった。その後、家族の反対を押し切り、働きにでてしまうが、その数日後より、不眠が出現、焦燥感が強く、2、3日で、多弁多動、言動もまとまらず、精神運動興奮が強い状態になったので、同年、4月中旬、7回目の入院となった。奇妙なしぐさをしたり、独語しており、半裸でうろつくなど錯乱状態であった。保護室収容し、抗精神病薬やlithiumなどの薬物療法が行われたところ、落ち着いて、約2ヵ月で退院した。入院時の脳波検査では前頭一頭頂部に時折θ波の出現が確認された。

その後の外来通院ではときおり、食欲低下、意欲減退、身体の倦怠感、軽い制止、将来の取り越し苦労（姑の死後、農家をどうするかが、患者の持続的葛藤となっていた）などの内因性うつ状態が出没していたが、おおむね主婦としての仕事をこなしていた。もっとも、45歳時（8月）、46歳時（11月）、47歳時（3月）に抑うつが強くなったため、2、3ヵ月の入院加療を必要とした。入院してまもなく、多弁、多動となり、他の患者に積極的に話しかけ、他の患者の世話に精を出すなど明らかな軽躁ないし、躁状態が出現してくる傾向があった。

概して、こうした躁うつ病の発現状況は、彼岸やお盆などの時の親族の接待や村の役の切り盛りや田植えなどの、伝統社会の行事や営みに関連したものが中心であった。

ここ2年は、これまでよくなるとすぐに怠薬してしまい、外来を休みがちになり、挙句の果て増悪するというパターンを避けるべく、週1回必ず外来に来るよう強く指導し、従来の抗精神病薬、lithiumに加えて、maprotiline（1日量105 mg）の維持薬物療法を徹底させることで、躁転することもなく経過している。現在、50歳を間近にひかえているが、初孫の誕生を待つ安定した生活を送っている。

Ⅱ．考　察

1．症例の要約

まず、提示した症例の27年にも及ぶ経過を長期の病態変遷の観点から要約しておきたい。（図1参照）。

Ⅰ期：循環気質に近い病前性格をもつ21歳の女性が、家庭や職場での人間関係に数ヵ月近く悩んだ後、ほとんど一晩で完成した急性の錯乱状態に陥り緊急入院となった。被害妄想が当初みられたものの、不安、困惑、精神運動興奮、多弁、徘徊など情動性―運動性の障碍が病像の中心を占めた。病像、脳波（徐波の出現など）とも従来報告されてきた非定型精神病に合致する所見であった。今からふり返ると、緊張病性の色彩をもった錯乱性躁病という見方も可能な病像である。電気痙攣療法の効果があり短期で退院でき、すぐに病前のレベルまで回復し、その後、結婚、出産と問題なく通過した。

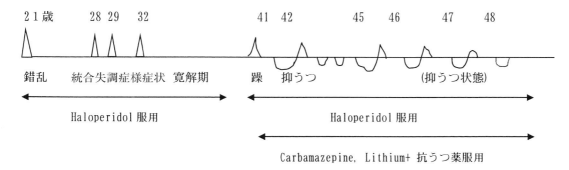

図1 症例の経過

寛解期が約6年続いた後,28歳,29歳と2回のエピソードを経験した。この時は,急性の幻覚妄想状態で始まり,話しかけと応答の形の幻聴,考想伝播の色彩をもつテレビ体験,すなわちSchneiderの一級症状を思わせる体験が存在した。以後,入院治療および外来通院において,抗精神病薬の投与がなされた。2回のエピソードのいずれも幻覚妄想状態から多弁多動の躁状態へ移行して何らの残遺状態も残さず,2,3ヵ月で終了した。20歳代の後半は,横断像だけみれば統合失調症ともみなされる病像を呈した。

Ⅱ期:30歳代は,32歳時に錯乱状態による緊急入院はあったものの,その後約10年間にわたる長い寛解期があった。2人の子どもを持つ母親として,育児をしながら,地元や学校の役員もつとめるなど積極的な社会参加もできていた。さらに,働き者の姑,義姉と同居という旧い農家の嫁の役割もつねに負担に感じながらも何とかこなしていた。

Ⅲ期:現在にまで至る症例の40歳台は,8年間で6回の入院を経験したことからわかるように,それ以前の約20年間に5回の入院をしたことと比べると,エピソードの頻発化が認められている。加えて,症状においても初期と比べると際立った変化をみせている。それは,①一定期間続く明らかな抑うつエピソードの頻発,これに引き続く軽躁状態の出現,②感情安定剤(lithium, carbamazepine),抗うつ薬の導入,③エピソードに先立つ発病状況とエピソードの中での主題のパターン化である。

もしこの時期だけで診断を下すならば,躁うつ病,とりわけ精神病症状をともなう双極性感情障碍が適切である。結局,症例の27年の長期経過を通覧すると,統合失調症極から感情病極へと各エピソードにおける病態の重心が移った「非定型精神病の躁うつ病化」がはっきり認められる。

2.躁うつ病化の要因

a.薬物療法の影響

Janzarik[3]は,内因性精神病の経過について,「かつては,『感情病性』から『統合失調症性』への経過傾向が一般に優勢なことは,当たり前の臨床的所見であった。逆方向の病理形態は,統合失調症の治療に抗精神病薬が導入されたあとに少し遅れて急に増えた」と指摘する。たしかに,非定型精神病の躁うつ病化においても薬物療法,とりわけ,抗精神病薬の影響によるものも少なくない。

われわれの症例では,初回入院後より,少なくとも急性期には抗精神病薬がほぼ全経過きっちりと投与されている。また,Schneiderの一級症状に該当する統合統合失調症性体験が,40代以降,ほとんど目立たなくなっている。それに代わって,一定期間続く明らかなうつ病性病相と躁病性の病相,あるいは躁うつ混合性の状態が出現してきている。それに応じて,治療的には,当初の抗精神病薬の単独投与から,抗精神病薬に加えて抗うつ薬と感情安定剤の併用による維持療法へと変化をみせている。

b. 周期性経過と病相の頻発化

 非定型精神病患者の長期的な予後研究のなかで, 藤井[8]は病像の縦断的類型のひとつとして, 急性錯乱状態を主な病像として発病するが, 病相を繰り返しているうちに, 初期の病像の特徴も, 誘発要因も明らかでなくなり, 病像は(寡黙, 無気力, 困惑を中心とする)抑うつ的不機嫌状態あるいは(多弁, 不穏, 易怒などを主とする)躁病様不機嫌状態を示す経過類型をあげる。そのような状態は, 単極性あるいは両極性に自生的に繰り返して現れ, 各病期における心的解体の程度は軽度となるが, 間歇期が短くなり, 発病を頻回に反復する傾向があるという。

 ここで注目されるのは, エピソードの頻発化であり, これはわれわれの症例でも40歳台(Ⅲ期)に認められた。Marneros[7]は, 統合失調感情症のエピソードが頻発化する要因の一つとして, 躁病症状(および産出症状と発症年齢の低さ)をあげているが, この所見は, 純粋な感情障害の枠内でも, 躁病症候群や双極性障害が単極性うつ病に比べて, 病相の頻発化を招きやすいことと関連するという。

 われわれの症例でも, 21歳という比較的若い年齢と発病当初から病像に躁病性の要素があったことを考慮すべきである。さらに, 統合失調症極から検討するなら, 非定型精神病における統合失調症性症状がしばしば緊張病症候群の形をとることが, エピソードの頻発化ないし病相化と関わるように思える。加藤[4]は, 躁うつ病性経過をとる統合失調症症例は, 緊張病性要素に終始貫かれ, これが病相的な経過をうみだしているということができると述べているが, このことは非定型精神病にも当てはまると考えられる。われわれの症例に見られた錯乱状態を呈したエピソードも, 緊張病症候群の要素があり, それらが電気痙攣療法や薬物療法によって, 鎮静された結果, いわば薄められた緊張病症候群としての躁状態や軽躁状態を呈するようになったとの見方も可能である。

 以上が, 非定型精神病の躁うつ病化におけるどちらかといえば生物学的な要因であった。次に心理・社会的要因を考えてみたい。

c. 患者を取り巻く心理・社会的状況の関与について

 非定型精神病圏の発病状況においては, 一般に心理的, 身体的誘因が認められることが多いとされる。後者では, 「産褥精神病」などが知られているように, 主として急性の意識障碍をきたすタイプの病態に多いとされる。われわれの症例でも, 第2子の出産の前に増悪をきたしている。

 木村[5]は非定型精神病の「活発な異常体験の産出を主とする病型」の場合, その発病は「性格・状況反応的」であると述べている。すなわち, 躁うつ病の発病様式に似て, 「独特な性格・状況布置のなかでの偶然的な一つの体験が発病の誘因として大きな意味を持つことが多い」という。

 われわれは, この観点から上記症例の発病状況を振り返ってみたい。その際に, 長期経過のなかでの患者の性格や彼女をとりまく家庭, 職場, 地域といった環境の変化をも考慮に入れておきたい。20歳台のエピソードの発病状況から検討すると, 性格と状況が織り成す布置の特異性がはっきりしていない。まず病前性格として几帳面, 神経質, 苦労性という側面も持つものの, 素直で陽気といういわば何事かが書き込まれるのを待つ白紙の状態のようなあえていうならば循環気質といってよい性格が出発点にあった。

 彼女の職業人としての能力が周囲に認められるか否かの葛藤にまつわる職場での対人関係の問題, 家庭内に兄嫁という他人を受け入れることができるかにかかわる兄の結婚問題, 親に内緒で交際している男性がいることを気にしていたという自分自身の恋愛問題といった青年期一般の生活史的課題への直面が誘因となって発症している。それに対応して, 20歳台のエピソードにおいては, 錯乱状態を中心とした体験にみられるように, 超個人的な色彩が際立ち, 患者個人に固有の性格を見いだすのは難しい。

 その後, 30歳台のおよそ10年にわたる寛解期は, 患者の現実密着的な性格を形成し, さらにこういってよければ, 本人の性格を完成させた時期であったように思われる。すなわち, 患者の几帳面, 神経質, 苦労性といった性格傾向が, 2人の子どもの母親, 姑を立てながら家を守っていく古

い農家の嫁，子どもの学校や地元の婦人会の役員といった伝統的な農村共同体における社会的役割のなかに発揮の場を見いだし，そのなかで強化されていく過程ではないだろうか。すでに指摘されているように[5]，非定型精神病者には，統合統合失調症者の自閉傾向や現実から遊離する抽象性の志向とはちがって，現実に密着した周囲の他者との同調性や共鳴性が認められ，時として，執着性格を思わせる勤勉さ，完全癖，熱中性あるいはともすればメランコリー親和型の罪責感受性を思わせるような過度の責任感，義務感，良心性が観察されることもあるとの指摘がなされてきた。

症例の40歳台の躁うつ病性の経過では，それ以前と比較すると，比較的一貫した患者個人の主題が姿をみせる。すなわち，嫁として姑の死後，本人の最も苦手とする農業をやっていけなくなること，さらには伝統的な農村共同体の一員としての農家を維持できなくなることへの負い目が，病像を内容面から規定している。

Janzarik[3]は循環病における抑うつ主題に，その病者にとっての病前の主要な価値構造の反映をみてとるが，この関係を，われわれの症例のような非定型精神病の抑うつ主題にまで広げることが許されるならば，本症例においては，40歳台に至り，伝統的な農村における価値規範を内面化した性格ができあがったとみることができる。Marneros[7]によれば，統合失調感情病の患者においては，純粋な統合失調症性症状を示すエピソードより，感情的要素を含むエピソードの方が切実なライフエピソードとむすびつきやすいという。このライフエピソードを，上で述べたような「性格・状況反応的」エピソードと読み変えるならば，非定型精神病における躁うつ病化は，中年期以降に際立つ躁うつ病親和的な性格の形成と，それに対応する発病状況を前提にするとも考えられる。

d. 構造力動論的アプローチによる「躁うつ病化」の統合的把握

非定型精神病の，躁うつ病化の生物学的要因および心理・社会的要因などについて，個別に論じてきた。ところで，これらの諸要因の絡み合いを統合的に理解するための方法として，Janzarik[3]による構造力動論的アプローチを援用したい。疾病論的分類をいったん保留して，内因性精神病が示す多種多様な症状像，病態像の動きを，その背景にある生物学的要因，性格的要因などを考慮したうえで，全体論的に把握しようとするこの方法は，従来の疾病論的分類が相対化されてしまう非定型精神病の，ほかならぬ躁うつ病化という現象を統合的に理解する上で示唆に富む。

Janzarikのいう力動(Dynamik)とは人間の活動性の原動力となる生命エネルギーや力を指し，一方，構造はさしあたり事物や他者に対する人間の関わり合い方，価値構造など，人間の人格構造を指す。急性の精神病状態は，通常は，人格構造によって統御されている生命的力動が逸脱する事態と把握され，この力動の逸脱は，躁うつ病では，精神運動抑制に典型的に表現されるうつ状態における「力動の収縮」，あるいは精神運動興奮を中心とした躁状態である「力動の拡大」としてモデル化される。力動逸脱の第3のタイプとしての「力動の不安定化」は，急性の統合失調症症候群や躁うつ混合状態などの不安や焦燥が前景に出る状態に対応する。

非定型精神病圏の病態では，統合失調症症候群と躁状態，うつ状態の共存や移行が問題になるが，これは，力動の逸脱の上記3タイプが相互に移行しあう現象とみなせる。その場合のパターンは，様々な可能性をとりうるが，ある程度の法則性が示される。たとえば，Janzarik[2]は「躁状態は躁うつ混合状態を含めた，統合失調感情性の経過において，統合失調症性諸現象が出現するための出発状態である」と指摘する。

当初は，躁病極に傾く感情病症状を示しながらも，長期経過において，圧倒的に統合失調症要素が優位になっていく症例群では，力動の逸脱が繰り返される経過のなかで，人格構造の安定性が低下し，エピソードの度に構造の弛緩をきたし人格の統合障碍による，構造成分の自立化，つまり幻覚などの症状が生じやすくなったと説明される。

それに対して，われわれが問題にする躁うつ病化においては逆の方向が長期経過で起こっていることになる。これについて，Janzarik[3]は，統合

第3部　気分障碍とその周辺

失調感情性中間領域でみられる長期の病態変遷について,「若年に分裂病発症があった後,中高年に単極ないし双極性の感情障碍が出現した場合は,成熟した青年期にはじめて構造的前提ができた可能性を考えねばならない。つまりメランコリー能力をつくり,また生命的基体がそれに間に合えば,双極性を作る構造的前提である」と述べる。つまり,青年期に安定した構造が作られることが,躁うつ病化の条件になると述べている。

先に,薬物療法の躁うつ病化への寄与について指摘したが,このことは構造力動論的には,抗精神病薬が力動の逸脱を抑え,人格構造の弛緩や分解を防ぐ効果を持つこと,さらに維持療法的投与が長期的な人格構造の安定化に寄与するためと説明される。

つぎに,Janzarikのいう「メランコリー能力」[3]とは,先にあげた力動の逸脱が縮小の形をとりうる可能性を示す用語で,その人格的なありようとして,周りの社会状況への「(人格)構造の拘束状態」[3]があげられる。これは,具体的にいうならば,Tellenbach[12]のいうメランコリー親和型にみられるような秩序愛や対人的拘束性,Kraus[11]が指摘した社会的な役割に過剰に同一化するアイデンティティのありようを指す。Janzarik[3]は,女性においては,母親と主婦の役割が構造的拘束性へと至る機会を与えるかもしれないと示唆する。われわれの症例においては,古い農家の嫁という立場を引き受ける態度は,人格構造の拘束状態,さらには,メランコリー能力の形成につながり,40代以降の抑うつ状態の出現を準備したと考えられる。加藤[4]は中年における一定の人格の成熟,社会化が「分裂病の躁うつ病化」において果たす役割について指摘したが,このことは状況連携的で周囲との共鳴性や同調性を失わず,少なからず円熟という境地に達しうる循環気質の非定型精神病者に一層当てはまることではないかと思われる。

また,患者をとりまく社会状況に注目すれば,急速な社会変化のなかで解体しつつある首都圏近郊の農村のなかでは,患者の「(人格)構造の拘束状態」は,有効な社会的防衛性格として恒常的に首尾よく機能せず,逆に権威への反発という形で躁的状態が出現したと考えられる。これも中年以降の病相の頻発化につながった一因としてあげられるだろう。

呈示症例にみられたように,安定した人格構造の成立により,統合失調症症状による人格構造の持続的な統合障碍,ひいては,明らかな人格構造の弛緩は避けられる。他方で,この病相頻発化の傾向が,非定型精神病の残遺性変化によるという見方もわれわれは考慮しておく必要があることも付け加えておきたい。

（大塚公一郎,加藤　敏）

文　献

1) 岩井一正,石原さかえ：長期経過からみた中間領域の位置づけ.内因精神病の経過力動に関する研究3.精神医学, 35 ; 1311-1318, 1993
2) Janzarik W : Der schizoaffektive Zwischenbereich und die Lehre von den primären und sekundären Seelestörungen. Nervenarzt, 51 ; 272-279, 1980
3) Janzarik W : Strukturdynamische Grundlagen der Psychiatrie. Enke, Stuttgart, 1988（岩井一正,古城慶子,西村勝治訳：精神医学の構造力動論の基礎.学樹書院,東京, 1996）
4) 加藤　敏：躁うつ病化する分裂病症例.分裂病の構造力動論.金剛出版,東京, p 175-203, 1999
5) 木村　敏：躁うつ病の「非定型」病像.臨床精神医学, 2 ; 19-28, 1973
6) Marneros A : Handbuch der unipolaren und bipolaren Erkrankungen. Georg Thieme Verlag, Stuttgart, New York, 1999
7) Marneros A : Schizoaffektive Erkrankungen. Georg Thieme Verlag, Stuttgart, New York, 1995
8) 藤井洋男：非定型精神病の予後.第4回神経科学懇話会, 1979 年8月（服部尚史：C.予後.現代精神医学大系,懸田克躬編,第12巻,境界例・非定型精神病,中山書店,東京, p 275-276, 1981より引用）
9) 山岸　洋：非定型精神病と急性一過性精神病性障害.臨床精神医学講座.中山書店,東京, p 415-429, 1977
10) Winokur G, Scharfetter C, Angst J : Stability of psychotic symptomatology (delusions. hallucinations), affective syndromes, and schizophrenic symptoms (thought disorder, incongruent affect) over episodes in remitting psychoses. Eur Arch Neurol Sci, 234 ; 303-307, 1985
11) Kraus A : Neuere psychopathologische Konzepte

zur Persönlichkeit manisch-depressiver. Depressionskonzepte Heute (Mundt C, Fiedler P et al, Hrsg), Springer Verlag, Berlin, Heidelberg, 1991

12) Tellenbach H: Melancholie. 4, erw. Auf. Springer, Berlin-Heidelberg-New York, 1983 (木村 敏訳:メランコリー,改訂増補版, みすず書房, 東京, 1985)

第3部 気分障碍とその周辺

3. 心筋梗塞を併発したうつ病

キーワード　うつ病，急性心筋梗塞，胸痛，脳梗塞，レマネンツ

　うつ病は虚血性心疾患のリスクファクターであると同時に[2,3,5,7,9,14]，急性心筋梗塞後の死亡率も増加させる[5]ことから，心筋梗塞を併発したうつ病の診断，治療の分野は近年注目を集めている。生理学的背景として，うつ病患者における血小板活性亢進が，心筋梗塞の発症に結びついているという仮説がある[8]。心筋梗塞後に発症したうつ病を治療することによって，心疾患での死亡率が減少するのかについては，いまだ明らかな知見は得られていないが，選択的セロトニン再取り込み阻害薬（SSRI）が有効かつ心臓に与える影響が少ない，あるいはむしろ心臓に対して保護的に働くという報告がある[4,11]。

　しかし実地診療において，心筋梗塞後の患者に対して，体系的にうつ病の検索を行っているような施設はほとんどないのではないか。また逆に精神症状を訴える患者に対して，胸痛が心因性のものであるとの予断のもとに，身体疾患の鑑別がおろそかになることもなしとはしない。本稿で，われわれは心筋梗塞後にうつ病を発症し，入院時ルーチン検査によって初めて2ヵ月前の陳旧性心筋梗塞が発見された症例を報告する。

　うつ病と虚血性心疾患の臨床に示唆的な症例であり，最近の研究報告を参照しながら，実際にうつ病と心筋梗塞がどのように併発しうるのか，うつ病の発症状況論からみた考察を加えたい。

I. 症　例

　症　例　52歳，男性
　主　訴　抑うつ気分，不安，不眠
　生活史　会社員の家庭に出生した。患者が中学2年時に父親が心筋梗塞で死亡した。父の収入の断たれた家庭の事情を慮って，高校を受験したものの白紙答案を提出して故意に不合格となり，某企業に就職した。25歳時に結婚し，26歳時に第1子，29歳時に第2子をもうけた。工場従業員，工場長を経て，X年6月より新店舗の店長を勤め，現在に至る。
　既往歴　24歳時に痔核の手術をした。
　喫煙歴　タバコ40本/日を30年間続けていた。
　家族歴　父が狭心症，心筋梗塞であった。
　病前性格　努力家で，責任感が強く，対他配慮だが，神経質，心配性である。
　現病歴　X年6月(41歳)，新店舗の店長に就任し，これより半年間休みなく働いた。X年11月から，不慣れな女性社員たちを営業担当者として使うことに気をつかい，店舗の営業成績が思うように上がらないことをふがいなく思ううち「ストレスを感じ」，易疲労感を自覚するようになった。この頃から好きだった酒も飲まなくなった。社長からの電話にも出る気がしなくなった。また，「(自分の働く)会社が潰れるのではないか」といった，妻からみて「被害妄想のような」現実から逸脱した言動が聞かれたというが，入院後の問診ではそのことについて本人は否定している。
　X年12月，妻が患者の布団の下に包丁があるのを発見した。妻はそのことについてあえて本人に問わなかったが，何かただならぬ精神状態であることに気づいた。妻が精神科受診をすすめ，当科を初診した。うつ病と診断され，入院適応と考えられたが，当科は満床のためX+1年1月上旬に総合病院精神科に紹介入院となった。Imipramine 150 mg，cloxazolam 6 mg，flunitrazepam 4 mg/日が処方され，入院後2週間ほどで抑うつ状態は比較的速やかに軽快し，2月上旬に退院となった。2月中は自宅療養し，3月には職場に復帰した。
　X+1年5月，通院を自己中断し服薬もやめたが，以後10年間は服薬もせず安定していた。新店舗で

3. 心筋梗塞を併発したうつ病

は，店長としての営業能力を大いに発揮して売り上げを伸ばしていた。

X＋1年ごろより検診で拡張期が90 mmHg以上の高血圧，高コレステロール血症を指摘されていたが，患者は放置しており，食事療法，薬物療法は行っていなかった。

X＋5年頃，検診時に心電図上，左心室肥大の所見を指摘され，精査を必要とする旨の結果を受け取った。本人は，運動により動悸を自覚しない点から，問題ないと自己判断し，医療機関を受診することはなかった。

X＋11年，職場でやり手の店長として活躍する中，他の社員に比べてコンピューターをうまく使えないことに焦りとふがいなさを覚え，そのことで「強くストレスを感じていた」という。X＋11年6月上旬，朝7時ごろに胸痛を自覚し覚醒した。胸痛の部位は胸骨中央部あたりで，約15分ほど持続し，自然に消褪した。翌日，会社で昼食後，再び同様の胸痛が出現した。店長である手前，横になっている姿を社員に見せたくないとの配慮から，高速道路のパーキングエリアまで車を運転し，そこで休養をとった。胸痛は1時間から1時間半持続し消褪した。胸の中心部分の痛みであったため，喫煙で気管支を悪くしたのではないかと疑った。そこで1日40本の喫煙をやめた。胸痛から2週間たった6月下旬から徐々に抑うつ気分，食欲不振が目立ってきた。7月から会社に行くのが辛くなった。7月下旬には不眠，不安，焦燥も出現した。そこで内科の近医を受診し，triazolam 0.25 mg, brotizolam 0.25 mg, fluvoxamine 50 mg/日を処方された。眠りたいと思い，一度自宅へ帰宅した。しかし，普段は会社にいるはずの時間に自分の車が自宅に止まっていては近所の人に不審に思われると考え，人気のない川辺まで車を運転し，車内で眠ることにした。よく眠ろうと思い，処方薬を倍量服用した。後の述聴では希死念慮はなかったという。その後，本人の記憶はないが，フラフラと運転していたため，不審な車が渋滞を起こしていると警察に通報され，警察に保護された。車内に除草剤があり，自殺目的に除草剤を服用したものと誤解され，救急車でB総合病院に搬送された。

同病院救急部に入院，除草剤は服用していないことが確認された。3日間の入院加療の後，精神科受診をすすめられ退院した。その後，妻が，いつ本人が書いたものかは不明ながら，仕事のファイルの中に，妻に対して「すまない」と書かれた一文を発見している。

本人の希望で当科外来を受診，初めて胸痛がみられた日から57日後の7月下旬に当科に任意入院となった。

入院後経過 入院時，始終うつむいた状態で，言葉少なに，「自分が休んでいる間の会社が心配なんです」「眠れないのがつらい」と訴えていたが，希死念慮は否定していた。Clomipramine 75 mg/日を主剤とし，加えて tandospirone 15 mg，brotizolam 0.25 mg/日を処方した。

入院第2病日にはすでに笑顔がみられ，禁煙していたタバコも吸い始めた。車を運転しているところを通報された件については，「笑われるようなことをしてしまった」とやや自責的に話すようになった。夜間中途覚醒があり，nitrazepam 5 mg/日を追加処方とした。

抑うつ状態は速やかに改善が認められ，積極的に病棟のレクリエーションに参加したり，他患と交流する様子がみられた。

第15病日より多弁になり，他患への干渉もみられ始めた。そこで，第16病日より clomipramine を75 mg/日から50 mg/日に減量した。しかし，本人も妻も普段以上に調子が上がっていることに気づいていなかった。第22病日，さらに多弁で声の調子が強い様子となったため，clomipiramine を25 mg/日に減量，lithium carbonate 400 mg/日を開始した。不眠に対して nitrazepam を10 mg/日に増量，chlorpromazine 12.5 mg, promethazine 12.5 mg, phenobarbital 30 mg/日を追加した。自分勝手な思い込みで，談話室のテーブルの定位置を変えようとするなど過干渉なため，第29病日よりさらに lithium carbonate を600 mg/日へ増量したところ，多弁な様子はみられなくなった。しばしば肩痛を伴う頭痛が認められ，筋緊張性頭痛と考えられたが，その痛みを訴えつつも「良いリーダーになるためのテープ」を聞いて復職に備えるなど頭から仕事が離れないようだった。

入院時ルーチン検査の心電図にてⅡ，Ⅲ，aVf，V_4，V_5，V_6 に陰性T波が認められ，陳旧性下壁梗塞が疑われた。血液生化学検査所見においては尿酸値 6.9 mg/dl のほかは特に異常なくCPKも83 mU/ml と正常範囲であり，総コレステロール 196 mgydl，トリグリセリド 179 mg/dl と，高脂血症も認められなかった。血圧は 146/94 mmHg であった。心エコー検査では，側下壁から心尖部にかけての hypokinesis の所見が得られた。循環器内科にコンサルトし，運動

第3部　気分障碍とその周辺

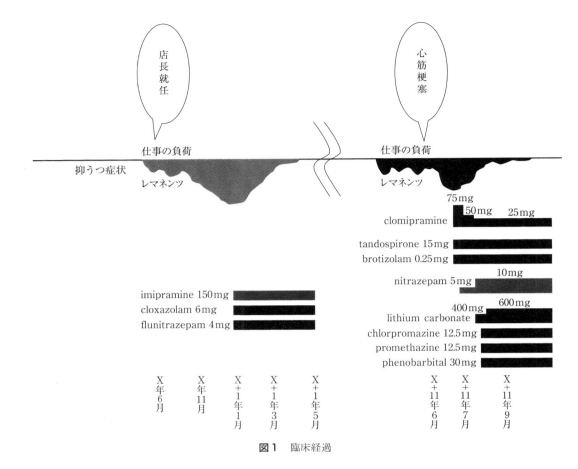

図1　臨床経過

負荷タリウム心筋シンチグラフィー検査にて，陳旧性下壁心筋梗塞とともに狭心症と診断された。X＋11年6月上旬の胸痛時に梗塞を起こしたものと思われた。第21病日よりisosorbide dinitrate 40 mg, aspirin 100 mg／日を開始し，禁煙を指示した。

第6病日の頭部CT検査では，左側脳室周囲白質に1.5 cm×1 cm×2 cmほどの陳旧性梗塞と，大脳白質に散在性にラクナ梗塞の所見が認められた。橋右側部にも小梗塞の所見が認められた。MRIでも同様の所見である。神経学的所見に異常は認められなかった。自覚症状もないため，脳梗塞をいつ起こしたものか判然としなかった。

入院後，間食が多く体重増加が認められ，さらに第41病日の採血結果にてトリグリセリド425 mg/dl，尿酸9.6 mg/dlと，入院時より著明に上昇が認められた。そこで，間食を控えるようにすすめ，食事を高脂血症食1,600 kcalに変更，pravastatin 10 mg／日を開始した。

抑うつ状態の改善を認め，患者本人が復職を希望し，第51病日に退院した。就労時間に制限をつける形で退院4日後から復職し，その後も順調に経過している。以上の経過の概略を図1に示す。

II. 考　察

本例は，2回の病相を示したうつ病の症例である。患者は元来努力家であり，几帳面で，責任感が強い一方，神経質かつ対他配慮的で，メランコリー親和型と執着性格の双方の特徴を持った性格といえる。今回の入院前，職場では残業・休日出勤も多く，店長としての能力を発揮して新店舗で売り上げを伸ばしていた。入院してからも，筋緊張性頭痛の痛みを感じつつも「良いリーダーになるためのテープ」を聞いて復職に備えるなどしており，患者は虚血性心疾患になりやすいといわれるA型行動パターンの特性を持つともいえる。

そもそも，メランコリー親和型と執着性格を併せ持った人格特性は，A型行動パターンと相覆うところが少なくない。

今回のエピソードでは，職場でコンピューターをうまく使えないというストレスを抱えた中，始めに胸痛が起こり，胸痛から半月後より徐々に気分が沈みだし，1ヵ月半後より不眠が出現し，胸痛から2ヵ月後にうつ病と診断され当科入院となった。胸痛が出現してから喫煙を中断したことによるニコチン退薬が抑うつをひき起こした可能性[10]も考慮されるが，その場合，短期にとどまり，本例のような経過をとることは少ないだろう。

本例では，入院後のルーチン検査を契機として陳旧性心筋梗塞と陳旧性脳梗塞の診断がつけられたが，脳梗塞に関しては，自覚症状もなく，いつ生じたものかは判然としなかった。また，脳血管性うつ病の特徴といわれる認知障碍の並存，日内変動の欠如，病識欠如などは認められておらず，今回のうつ病エピソードとの関連は薄いものと思われた。

診断は，DSM-Ⅳでは，「大うつ病性障碍，反復性，中等症，精神病性の特徴を伴わないもの」とした。入院後経過において一時，多弁，過干渉な時期が認められたが，自尊心の肥大，睡眠欲求の減少，観念奔逸，注意散漫などはいずれも認められておらず，DSM-Ⅳにおける軽躁病エピソードの基準を満たさなかった。また，過去に躁状態の既往がなかったことから，今回の多弁な時期については開放病棟への入院の影響[1]や抗うつ薬の効果により，若干の躁的傾向が出現したものと考えられた。

1．心筋梗塞とうつ病の関連
1）心筋梗塞後のうつ病

心筋梗塞後にうつ病が発症する割合について，Shleiferら[12]は，心筋梗塞8～10日後に典型的なうつ症状を呈する患者は45％，大うつ病性障碍の患者は18％，心筋梗塞から3ヵ月後では，典型的なうつ症状を呈する患者は33％，大うつ病性障碍の患者は15％であったと報告している。この報告では，医療機関を受診しCCUなどで治療を受けた心筋梗塞患者が対象であり，重篤な疾患に罹患したというストレスや入院治療に伴うストレスが抑うつ状態の誘因になっていたものと考えられている。

本例では胸痛を感じた時点で医療機関を受診しておらず，特定の疾患を心配することはなかったと話している。しかし，1時間以上にも及ぶ強い胸痛は，肉体的にも精神的にも強い苦痛をもたらすものであり，今まで経験したことのない生命の危険を感じるエピソードであったと考えるのが自然である。30年来のヘビースモーカーであった患者が胸痛を機に禁煙したことからも，重大な病気があることを半ば自覚していたのではないかと考えられる。患者は，自分の生命に潜む何か重大な病気に対する不安を強く感じつつも，それを認めたくないという心理のもとで苦悩していたのだとすれば，本例にとってうつ病の顕在的な再発を後押しする重大な要因となったと考えられる。

2）心筋梗塞のリスクとしてのうつ病

近年うつ病は心筋梗塞の独立したリスクファクターであることが指摘されており，心筋梗塞などの心血管系疾患の罹患率，死亡率を3～4倍増加させるといわれている[2,3,5,7,9,11]。うつ病患者においては血小板活性が高くなっていることが近年注目されており，血小板活性亢進により血栓形成が促進され，心筋梗塞の発症に結びついているという報告もある[8]。

うつ病が心筋梗塞のリスクとなる機序については，Krantzらの精神的ストレスによる心筋梗塞の発症に関するモデルが参考になる[6]。精神的ストレスによってカテコールアミン上昇，脈拍の増加，血圧の上昇が生じる。これらは心筋の電気的安定性を低下させ，心筋の酸素需要量を増加させる。また，ストレスは血漿量を減少させ，冠血管を収縮させることにより心筋への酸素供給量を減少させる。このような機序により心筋虚血や不整脈が生じ，心筋梗塞が発症すると考えられている。

本例では，やり手の店長として活躍する患者

が，若手の従業員に比べてコンピューターをうまく使えず業務が滞ってしまうという「負い目」におかれており，これが心筋梗塞の発症前の状況を形成していたと言える。この負い目の状況は「自分の要求水準におくれをとる」という点で，Tellenbach[13)]がうつ病の発症前の状況とした「レマネンツ」にあたる。この負い目の中に閉じ込められるレマネンツの布置は，「ストレスを感じていた」という患者の叙述からして，初期抑うつ状態とみることができる。つまり本例では，Tellenbachの述べるようなうつ病の発症前の状況において初期抑うつ状態が生じ，そのなかで心筋梗塞を発症し，続いて心筋梗塞が後押しする形でうつ病の顕在発症に至ったと考えられた。

2. 心筋梗塞を合併したうつ病の診断と治療について

最後に臨床的な視点から，心筋梗塞を合併したうつ病の診断と治療について述べたい。本例では，心筋梗塞のエピソード後最初に受診した近医内科や，総合病院救急部，当科外来では，胸痛のエピソードが語られているにもかかわらず，心筋梗塞の可能性は見逃され，当科入院時にルーチン検査として行っている心電図の異常から精査を行い，初めて心筋梗塞の診断に至った。精神科では精神症状として胸の苦しさや胸痛が訴えられることは稀ではなく，こうした胸の苦しさや胸痛の原因が身体的疾患によるものなのか，精神的なものなのかを鑑別することが重要なのはいうまでもない。しかし，胸痛が心因性のものであるとの予断のもとに，身体疾患の鑑別がおろそかになることもなしとはしない。特に中高年の患者に対しては，胸痛などの症状に対する詳しい問診とともに，心電図，血液検査などのスクリーニング検査を行うことが推奨される。

近年，うつ病を合併した心筋梗塞患者では，うつ病を合併しない心筋梗塞患者に比べて約3.5倍心臓死が多いという報告がなされており[5)]，心筋梗塞に合併するうつ病の治療が注目されている。

一般的に三環系抗うつ薬は心拍数を上昇させ，起立性低血圧を起こしやすく，心室内の心伝導性を低下させる。さらに，三環系抗うつ薬には，不整脈を合併する心筋梗塞患者で生存率を低下させると言われているIa型抗不整脈薬と同様の作用があり，心筋梗塞後のうつ病の患者に対しては望ましくない。一方，選択的セロトニン再取り込み阻害薬（SSRI）に対しては，心筋梗塞後のうつ病に有効でかつ心臓に与える影響が少ない，あるいは心臓に対してむしろ保護的に働くという報告があり[4,11)]，心筋梗塞後のうつ病の第一選択と考えられている。

本例では当初心病変の存在に気づいていなかったこともあり，外来処方に引き続きclomipramineによる治療を行い，その後，lithium carbonateを追加したが，血圧・心拍数の変化はみられず，入院時の心電図と入院後1ヵ月の心電図でも薬物の副作用と考えられるような変化は生じていなかった。これらの薬物が奏効しており，かつ，循環器系への悪影響もみられていないため，あえて薬を変えることで，うつの悪化と職場復帰の遅延の危険性を招く危険性は避けることとした。しかし後から振り返ってみると，外来での問診段階において，心病変の可能性を考えたうえでSSRIを選択すべきであったと考えられる。また，今後状態が安定した段階でclomjpramineからSSRIへの切り替えも考慮されねばならないだろう。

まとめ

心筋梗塞後に2度目のうつ病エピソードを顕在発症した1例について報告し，うつ病の発症状況論から，うつ病と心筋梗塞の併発について考察を加えた。

本例ではTellenbachの「自己の要求水準におくれをとる」という，うつ病の発症前の状況において初期抑うつ状態が生じ，そのなかで心筋梗塞を発症し，続いて心筋梗塞が後押しする形でうつ病の顕在発症に至ったと考えられた。

今回は，入院時ルーチン検査が心筋梗塞の診断の契機となったが，それ以前に受診した内科，救急部では心筋梗塞の可能性が見逃されていた。うつ病と心筋梗塞は併発することが多く，胸痛を訴える中高年の患者に対して，精神科領域において

も，虚血性心疾患を鑑別診断に挙げることは必須であり，心電図をはじめとしたスクリーニングを行うことが推奨される。

（鈴木啓子，小林聡幸，塩田勝利，
高田早苗，加藤　敏）

文　献

1) 阿部隆明，加藤　敏：双極Ⅱ型の躁転に関する考察—開放病棟入院が躁転を導く可能性について．臨床精神病理，20；195-209, 1999
2) Bush DE, Ziegelstein RC, Tayback M et al : Even minimal symptoms of depression increase mortality risk after acute myocardial infarction. Am J Cardiol, 88；337-341, 2001
3) Carney RM, Rich MW, Freefland KE et al ; Major depressive disorder predicts cardiac events in patients with coronary artery disease. Psychosom Med, 50；629-633, 1988
4) Carney RM, Jaffe AS : Treatment of depression following acute myocardial infarction. JAMA, 288；750-751, 2002
5) Frasure-Smith N, Lesperance F, Talajic M : Depression following myocardial infarction ; Impact on 6-month survival. JAMA, 270：1819-1825, 1993
6) Krantz DS, Kop WJ, Santiago HT et al : Mental stress as a trigger of myocardial ischemia and infarction. Cardiol Clin, 14；217-287, 1996
7) Ladwig KH, Kieser M, Konig J et al ; Affective disorders and survival after acute myocardial infarction ; Results from the post-infarction late potential study. Eur Heart J, 12；959-964, 1991
8) Lagfrissi-Thode F, Wagner WR, Pollock BG et al : Elevated platelet factor 4 and β-thoromboglobulin plasma levels in depressed patients with ischemic heart disease. Biol Psychiatry, 42；290-295, 1997
9) Lesperance F, Frasure-Smith N, Juneau M et al：Depression and 1-year prognosis in unstable angina. Arch Intern Med, 160；1354-1360, 2000
10) 宮田久嗣，河野純子：他の薬物依存と脳障害（ニコチン）．佐藤光源，洲脇　寛編；臨床精神医学講座 8, 薬物・アルコール関連障害．中山書店，東京，p 347-359, 1999
11) Roose SP, Classman AH, Attia E et al : Cardiovascular effects of fluoxetine in depressed patients with heart disease. Am J Psychiatry, 155；660-665, 1998
12) Schleifer SJ, Macari-Hinson NM, Coyle DA et al : The nature and course of depression following myocardial infarction. Arch Intern Med, 149；1785-1789, 1989
13) Tellenbach H : Melancholie ; Problemgeschichte Endogenität Typologie Pathogenese Klinik, 4, erw Aufl. Springer-Verlag, Berlin, p 135-147, 1983（木村　敏訳：メランコリー，改訂増補版，みすず書房，東京，p 266-291, 1985
14) Welin C, Lappas G, Wilhelmsen L : Independent importance of psychosocial factors for prognosis after myocardial infarction. J Intern Med, 247；629-639, 2000

第3部　気分障碍とその周辺

4．うつ病と腰痛

キーワード　腰痛，うつ病，対象喪失，秩序の破綻，〈もの〉の喪失の露呈

　国を問わず腰痛の罹患率は高い。日本において厚生労働省の調査では腰痛は有訴率第1位であり，国民のほぼ10人に1人が腰痛を持っているという結果が明らかにされている。米国では腰痛患者の治療や休業補償が莫大な額に達しており，国をあげて取り組まなければならない課題になっている。Brenaらは，慢性腰痛患者を日本と米国で比較して次のように述べている。医学的所見が同じでも，米国の患者は日本に比べて心理的・社会的・職業的に障碍されている程度が大きいという[2]。しかし，日本でも精神科の立場からみると心理的要因を背景にもつ腰痛は少なくないように思われる。

　腰痛は，その基盤にある器質的な病変との間に大きな相関関係があることが予測される。しかしWaddellによると，整形外科受診の腰痛患者の器質的病変と腰痛との相関係数は0.27であったといい[22]，予想に反してその相関はかなり小さい。壁島は腰痛症患者の約80～90％は6週間以内に治療なしで治るといっている[3]。よって，長期間続く腰痛の背景には，何らかの精神医学的な問題が存在している可能性が考えられる。

　田中ら[17]は，腰痛を伴った摂食障碍の症例を，増本ら[13]は，執拗な腰痛を訴える統合失調型人格障碍の症例を報告しているが，腰痛の背景に存在している本質的な問題には言及していない。そもそも，腰痛を伴った精神障碍の報告は非常に少ない。Schoffermanら[16]は，子ども時代に親が薬物依存であったり，身体的虐待・性的虐待・ネグレクト・遺棄による心的外傷を受けると，成人してから慢性腰痛に罹り易いと述べており，腰痛の背景にあるものが具体的に示されている。

　Polatinらは，機能回復訓練施設に通っている200人の慢性腰痛患者の背景にある精神疾患の頻度を調べた。すると，全体の98％の患者がDSMの第Ⅰ軸で何らかの診断に該当した。その中で大うつ病性障碍が最も多く，64％であった[15]。慢性腰痛の背景には，うつ病が存在する可能性が高いと考えられる。

　うつ病では疼痛の訴えが多い。山家・加藤らのうつ病の心気症状に関する調査[20]によると，うつ病の43％に疼痛の訴えが認められ，最も多いのが頭痛と腰痛で，両者とも33％であったという。また，壁島[3]はうつ病の約65％に疼痛を認め，最も多いのは頭痛で，次いで腰痛を含む軀幹の痛みであると報告している。

　加藤は次のようにいう。うつ病などの内因性精神障碍では，個人の自由性と身体性に包括的で際立った変容がもたらされ，痛みの訴えは身体変容の具体的な表現とみることができる。うつ病における体の痛みの訴えは，身体（器官）の重みの感覚と基本的には同質で，その延長線上に生じているとみることができる[5]。筆者[21]は，腰が重いことを苦にして自殺企図に至ったうつ病の症例を報告し，「腰が重い」という訴えはうつ病における「心身変容」の表現であり，そこには際立った「苦悩の重圧」（Leidensdruck）[1]があり，自殺の危険が高まると考えた。

　本稿では腰痛を訴えるうつ病の3症例を提示し，病者が被っている身体変容の具体的な表現をみていくことにより，内因性のうつ病患者が訴える腰痛の背景に存在する精神病理学的問題を明らかにしたい。

I. 症 例

〔症例1〕 A子　50歳，女性

既往歴　46歳時，高血圧を指摘された。48歳時，髄膜腫の手術を受ける。閉塞性肥大型心筋症の経過観察中である。

生活史　5人兄弟の第3子，長女として出生した。地元の中学を卒業後，電気部品メーカーの工場に就職した。20歳の時，お見合い結婚をして1年後に妊娠したため，退職した。一男一女をもうけ，専業主婦として過ごしながら家族に尽くすことを生きがいとする生活を続けていた。夫や子どもたちとの関係は良好で，家族優先の生活に満足していた。友達付き合いは全くなかったという。

病前性格　明るくて世話好きだが，甘えん坊で内向的な面もある。非常に几帳面で完全主義である。神経質で心配性である。

現病歴および治療経過　X−7年に立ち上がれないほどの腰痛を訴えるようになった。整形外科を受診して，腰椎椎間板ヘルニアと言われた。しかし，患者はその診断と治療方法に納得できず，6件の整形外科を渡り歩いた。約半年間麻酔科でブロック注射を受けて改善し，約3年間腰痛はなかった。その後，時々腰痛が出現したが，2～3回のブロック注射で改善した。

X−1年10月，夫が末期の肝臓癌であることが告げられた。以後，考えがまとまらず，何も手につかない状態になり，心配した妹が同居することになった。11月には，長女が結婚し，強い孤独感におそわれた。X年1月中旬，夫が亡くなり，落ちこみが強かった。3月に入り，だんだんと前向きになっていった。その矢先，強い腰痛を訴えるようになり，痛みのために眠れず，トイレにも行けない状態になった。この時，「気分的に落ちこんでいて，少し死にたい気持ちがあった」という。整形外科医によると，腰椎椎間板ヘルニアだが，SLR（下肢伸展挙上）テストに所見はなく，筋力低下もないことから，保存的治療で十分とのことであった。麻酔科でブロック注射を受けて，3月中旬に腰痛は軽快した。しかし，抑うつ気分・思考抑制・不眠・食欲低下があり，「消えてしまいたい」と希死念慮を訴えたため，3月下旬当科を初診した。

抗うつ薬（milnacipran 50 mg）による治療が開始されたが改善はみられなかった。6月下旬，長男と妹が出勤して，ひとりになったら「急に頭の中が真っ白になる感覚があり，自分が何をやるかわからない。死ぬことを考えてしまう」といい出し，首吊りという具体的な手段まで考えていると述べた。即日，当科の個室に緊急入院となった。

入院時，腰痛の訴えはなかった。気分には，明らかな日内変動が認められた。「ひとりでは寂しい」と強く孤独の不安を訴えたので妹が付き添い世話をするようになったらA子は安堵したようだった。A子は病棟レクレーションに参加することもなく，妹と共に部屋にこもっていた。7月中旬，「ひとりでいても寂しくはない。死にたい気持ちはなくなった」と語った。その後順調に回復し，10月上旬に退院となった。入院中，腰痛の訴えはなかった。

11月上旬，再び腰痛が出現した。11月下旬になると「鉛のように身体が重く，死にたい気持ちがある」と訴えたため，12月中旬，2回目の入院となった。この時，腰痛はなかった。X+1年1月中旬，外泊をして夫の一周忌を無事に済ませた。1月下旬，「娘が嫁に行き，夫が亡くなり，二人亡くしたという感じがする」と語った。2月中旬，「夫の死も一周忌が過ぎて落ち着いた。受け容れられてきた」と述べ，4月上旬，退院した。

6月上旬，「発病前の状態に，ほぼ戻っている」といい，その後は，特に問題なく過ごしている。

〔症例2〕 B子　53歳，女性

既往歴　43歳時，B型肝炎

生活史　一人っ子である。父親は短気で，怒るとちゃぶ台をひっくり返すような人であった。小さい頃あまり甘えられず，しばしば殴られた。母親は世話好きで，どんなに辛いことがあっても人前では明るく振舞った。幼稚園に入園したものの泣いてばかりで2～3日しか行けなかった。高校の時は赤点を取るのが恐くて，試験の日に欠席したことがあった。短大を卒業後，8年間幼稚園の教諭を勤めたが，結婚を機に退職した。二子をもうけ，長男・次男とも進学して実家を離れている。

病前性格　交際好きであり，甘えん坊である。一人でいるのが苦手で，寂しがりやである。物事を完全にしないと気がすまない。心配性でちょっとしたことですぐに落ち込んでしまう。

現病歴および治療経過　Y年4月，次男が大学に進学し家を離れた。すると，患者は言葉に表現できな

い程の寂しさを感じた。「子どもがいる時には，自分が役に立つ人間だと思っていた」，「頭の中がワーッと寂しくなって，心臓の中に鉛が入ったような感じ」と語った。6月頃から腰痛が出現し，患者は痛みを「息もできないような痛み」と表現し，「痛くて寝返りもうてず，トイレに行けないこともあった」という。このまま歩けなくなるのではないかという不安も語られた。痛みが改善しないので，10月当院の整形外科にかかってMRIを撮ったところ，問題ないといわれた。

11月，父親が前立腺肥大の手術を受けることになり1週間実家に行っていたが，自宅に戻ってきた後，不安が非常に強くなった。夫が仕事に出た後は，「ひとりでいると，取り残されたような感じになり，知らない国にひとりでいるような感覚」が出現するようになった。何もかもやる気がなくなり，何をやっても楽しいと感じなくなった。気分には日内変動があり，「イライラすると，打ち破って出たい」というほどの焦燥がみられた。希死念慮も訴えられ，「朝，目が覚めて夫が会社に行ったとき，どうやって時間をつぶしたらいいか布団の中で思って情けなくなる。そこらの物を投げたくなって，情けなくて涙が出て，死にたくなる」という。

12月中旬当科を初診し，抗うつ薬（amoxapine 100 mg）が処方された。夫に対して「苦しい，死にたい，殺して」といって泣きわめくことがあった。患者は次男について「つながりの感覚を子どもに求めていた」と語り，夫について「夫に父を求めている。赤ちゃんみたいに甘えてしまう」，「父に対する安堵感がない。夫や次男はそれを癒してくれる」と述べた。

Y+1年1月上旬，「腰痛は，以前より楽になった。だけど，自分の中で八方塞がりで，何かをしようと思うと腰が痛い」とのことだった。4月中旬には，「朝の不安が少なくなり，良くなりつつある」と語られた。

〔症例3〕 C男 55歳，男性

既往歴 33歳時，十二指腸潰瘍で胃亜全摘術を受けた。35歳時，気胸の治療を受けている。

生活史 生後間もなく，父親は戦死し，5歳時に母親は再婚した。この義理の父親は，いわゆる「いい人」で煙草代をけずってまで，遠足に行かせてくれる人であった。母親は非常に厳しい人で，箸のあげおろしまで注意された。経済的に苦しく，小学校の時から新聞配達をして家計を助けた。中学校卒業後，大手自動車メーカー（以下「D社」とする）に就職した。この時のことを振り返って，患者は「サラリーマンならば，月々決まったものが入ってくるし，親も安心する。稼いだお金は全部家に入れていた。そこから小遣いをもらっていた」と述べた。D社に就職すると同時にD社の養成学校に2年間学び，トップの成績で卒業した。以後，現場（塗装）で働くようになり，仕事ぶりは全く申し分のないものであった。現場からは異例の課長（塗装課）に昇進した。25歳の時に恋愛結婚し二子もうけた。

病前性格 責任感が強く世話好きである。社交的で円満であり，周囲からは患者がいるだけで，職場の雰囲気が和むといわれていた。また，完全主義，几帳面，心配性である。

現病歴および治療経過 Z-1年7月，出向になり，D社の課長からD社の関連会社の支社長となった。この会社には，競合する会社があり，いくら努力しても業績が上がらないという構造が存在していた。D社にいる時は目標があったが，出向後は目標が失われ，達成感がなくなった。8月頃から不眠を訴えるようになったが，無理をしながら，Z年の5月の連休直前まで出勤していた。連休に入ってから居ても立ってもいられないくらい焦燥感が強くなった。連休中，「死にたい」と何度も訴えた。連休明けに当科外来を初診した。

診察室ではじっと座っておれず，意欲低下や抑うつ気分もみられた。希死念慮は強く，「今も死ねるものなら死にたい」と述べた。即日，当科に緊急入院となった。Clomipramineの点滴と経口で治療を開始し，5月下旬になると希死念慮は消失した。

患者は常に仕事のことを考えており，会社という組織の構造を自分の人間関係や社会全体に当てはめてしまう傾向があった。例えば病棟の集団精神療法において，「患者の参加数よりスタッフの人数が多いなら，俺が会社の社長なら人件費の無駄なのでやらないね」という発言がそのことを物語っている。

妻にも同席してもらって何回か面接を持った。仕事人間のC男と自立しようとする妻との葛藤やC男の妻に対する見捨てられ不安が見え隠れした。患者が妻に対して「俺と結婚して玉の輿だね」といったところ，妻が「とんでもない，新築の家だって駅の近くじゃないし」といい返す場面があった。

7月上旬になると抑うつ症状がほぼなくなり，7月

下旬退院となった。

退院後,すぐに左肩の痛みを訴えて整形外科にかかったところ五十肩と言われた。抑うつ状態が続き出社できなかった。外来に来る度に「どうしたら営業の成績が良くなるか」と述べ,仕事に対する強いこだわりを見せると同時に肩の痛みを訴えた。10月には「生きているのも面倒」といった。11月に入って不眠が強くなった。11月中旬から強い腰痛を訴えるようになった。12月に入って整形外科にかかったが,筋緊張性のものと考えられ特に問題ないといわれた。「痛い」といって妻を怒鳴り散らすこともしばしばであった。

Z+1年1月上旬,激しい腰痛を訴えて救急車で整形外科を受診した。その日のうちにストレッチャーに横たわったまま精神科を受診し,筆者は麻酔科にコンサルトした。1月下旬,出向先からD社の「お客様相談室」に籍が移った。患者はその部署を嫌い,「職場には戻りたくない」と語っていた。2月上旬に撮った腰椎MRIでcystがみられた。2月中旬,腰痛を訴えて救急外来を受診したところ,整形外科に緊急入院となった。看護師に対して,執拗に腰痛を訴えたが訴えの内容は変わり易くはっきりしなかった。3月上旬にcystの摘出術を受け,腰痛の訴えは無くなったが,「肩が重い」と訴えた。

整形外科退院後初めての外来で,患者は「腰痛は取れたが関節や筋肉が痛い」と訴えた。4月中旬,筆者に電話があり,患者が焼身自殺をしたことを知った。妻によると,整形外科の手術が終わってすぐ,「お客様相談室には行きたくない」といっていたという。

II. 考　察

1．慢性的な腰痛の訴えと器質疾患

慢性腰痛の背景にある精神医学的な問題を考えるに当たり,腰痛の訴えはどの程度,器質疾患によって説明できるかを考えなければならない。

Polatinらは,慢性腰痛患者の98％が,DSMの第Ⅰ軸診断のどれかを満たすと報告し[15],慢性腰痛と精神疾患の密接な関連を示唆している。整形外科医として腰痛の研究を行っている菊地は,腰痛と心理的問題に関して次のように述べている。腰痛になる患者で,心理的な原因のない患者はむしろごく少ない。うつ病,体調の低下,病気に対する過度の恐れが引き金になって腰痛を

惹起し,また,それが腰痛を悪化させることが多い[7]。さらに菊地によると,椎間板ヘルニアの診断に当たり画像所見と精神社会学的因子の両者を組み合わせると,診断の精度は90％近くまで改善されるという[7]。

Morrisによると,最先端のペインクリニックの多くは,痛みは感覚ではなくて,知覚という定義を採用しており,知覚には神経系統だけではなく,心や情緒が必要である。慢性の痛みの体験に心というものは確実に内在しているという[14]。

上記より,慢性的な腰痛の訴えについて考える時,器質疾患と精神医学的な問題は併存していると考えることが妥当と思われる。いい換えると,画像所見による器質疾患の程度にかかわらず,精神医学的な問題の存在は決して無視できないものといえよう。腰痛の訴え方,そして腰痛の訴えによって,どのような苦悩の重圧(Leidensdruck)が表現されているか,腰痛の訴えと抑うつ症状との関連などが重要視されなければならないと考えられる。

2．腰痛の訴えと抑うつ症状

A子は,夫が亡くなって,落ちこみが強かったが,前向きになってきた矢先に強い腰痛を訴えるようになった。ブロック注射により腰痛は改善したが,腰痛と交代するかのように,思考抑制・不眠・食欲低下などが出現した。また,強い希死念慮を訴え,首吊りという手段まで考えているといった。入院後,「ひとりでは寂しい」と孤独の不安を訴えたので,妹が付き添うようになると安堵したようだった。妹はA子の世話をし,A子は妹に依存的であった。

B子は,次男が大学に進学し家を離れると,言葉にできない程の寂しさを感じ,2ヵ月くらい経ってから強い腰痛を訴えるようになった。その後,意欲低下・不安・焦燥などを訴えた。夫に対して「苦しい,死にたい,殺して」といい,強い希死念慮がみられた。B子は次男について「つながりの感覚を子どもに求めていた」と語った。

C男は関連会社に出向となり,目標や達成感のある仕事を失った。その後,抑うつ気分・不眠・

第3部　気分障碍とその周辺

意欲低下を訴えた。また，不安やじっと座っておれない程の焦燥がみられた。「今も死ねるものなら死にたい」と非常に強い希死念慮を訴えたため緊急入院となった。入院中，妻にも同席してもらって面接を持ったが，その中でC男は妻に対する見捨てられ不安が見え隠れし，依存的な側面を見せた。退院後も抑うつ状態で出社できない日々が続き，会社に戻ることができないという追いつめられた状況の中でC男は強い腰痛を訴えた。整形外科での手術後，腰痛は消失したが自殺を遂げてしまった。

　3症例とも，不安や焦燥が優位なうつ病と思われる。どの症例にも共通して言えることは，家族に対して依存的な側面が目立つこと，喪失体験後に腰痛が生じていることである。そして3症例すべてに強い希死念慮が認められたが，A子とC男にはその現れ方に特徴がある。A子の場合，神経ブロックにより腰痛が軽快した矢先に希死念慮を訴え，C男は手術により腰痛が消失した後に自殺を遂げた。医学的な処置により腰痛が軽快した後に希死念慮が生じた。医学的な処置，すなわちこういう言い方が許されるならば，無理やり医学的に腰痛を除去した結果，希死念慮が生じたと考えることもできるであろう。もちろん，ここで医学的な処置の妥当性を問うているわけではない。

3．秩序の破綻としての喪失と腰痛

　A子は，夫が亡くなって約2ヵ月が経ってから腰痛が生じている。A子は専業主婦として過ごしながら，家族に尽くすことを生きがいとし，家族優先の生活に満足していた。そして，友達付き合いは全くなかったという。患者にとって，かけがえのない家族の中でも重要な位置を占めていたと思われる夫は，どうしても欠けてはならない存在だったと考えられる。

　B子は，次男が家を離れて約2ヵ月後に腰痛を訴えている。次男がいなくなり，言葉にできない程の寂しさを感じた。「子どもがいる時には，自分が役に立つ人間だと思っていた」と述べているが，次男の存在が患者の，自分には価値があるという感覚を支えていたのだろう。B子は次男について「つながりの感覚を子どもに求めていた」，「父に対する安堵感が無い。夫や次男はそれを癒してくれる」といっている。B子にとって次男は，生きていく上で，必要欠くべからざる存在だった。

　C男は，出向により目標や達成感を味わえる仕事を失ってしまった。いよいよ会社に戻ることができないという追いつめられた状況の中で，執拗な腰痛を訴えるようになった。C男は外来に来る度に「どうしたら，営業成績が良くなるか」と述べ，仕事に対する強いこだわりを見せた。常に仕事のことを考えており，会社という組織の構造を自分の人間関係や社会全体に当てはめてしまうくらいに仕事との距離は非常に近かった。

　A子は夫を，B子は次男を失った後，2ヵ月くらいして，またC男は会社に戻ることができないという追いつめられた状況の中で腰痛を訴えるようになったことを考えると，それぞれの喪失と腰痛は関連していると考えられる。

　これらの喪失体験は，症例にとってどのような意味を持っているのだろうか。Tellenbachは，うつ病の病前性格としてメランコリー親和型という概念を提唱したが，これは秩序性を基本とし，これが破綻するような状況においてうつ病が発症する。内因性変化の本質をなすものは，自我・世界・関係を展開する可能性が秩序正しいしかたで実現されるのを妨げるような一つのずれ（Verstellung）であるという[19]。失われた夫，次男，仕事は，それぞれが秩序を維持するために欠いてはならないものと考えられる。Tellenbachは，メランコリー親和型の女性の生活は，夫や子どもたちが一日の仕事を終えて帰宅してからはじめて開始される，家族にすっかり頼りきるというありかたは，メランコリーの病前や発病後にいっそう著明に出現すると述べている[19]が，これらは，A子やB子の生活のありように当てはまる。C男に関していえば，仕事との距離が非常に近いことを考えると，C男の秩序は仕事そのものや職場における人とのつながりによって維持されていたことは容易に想像がつく。

　喪失体験の後に腰痛が出現している。換言すると，秩序の破綻，すなわち内因性の変化が起こっ

た後，腰痛の訴えがみられるようになったといえる。

4．腰痛が先か，うつ病が先か

Polatinら[15]は，DSM分類を用いた研究により，うつ病相の中で腰痛が生じる場合と，腰痛が先に出現し2次的にうつ病が生じる場合とはほぼ半々であるという。丸田[12]は，慢性の痛みを伴う抑うつ症状の大部分は痛みが先にあり，2次的に抑うつ症状を引き起こしていると述べている。丸田は，何を基準に抑うつ症状と判断しているかを明確に述べていないが，著者の印象ではDSM分類を参照していると思われる。

我々は，秩序の破綻という内因性変化の後に，腰痛が生じたと考えている。換言すれば，まずうつ病があって，次に腰痛が生じると解釈できる。よって我々の結果はDSMを基準に診断しているPolatinや丸田が述べていることとは異なる。我々は，DSMでは捉えることのできない秩序の破綻という内因性の変化をみていると考えられ，このような捉え方は患者に生じている病理を深く理解し，延いては治療につながるものと思う。

5．身体変容と腰痛

A子は腰痛のために眠れず，トイレにも行けない状態になった。また診断や治療法に納得できず，6件の整形外科を渡り歩いた。B子は腰痛を「息もできないような痛み」と表現し，痛みのために寝返りもうてず，トイレにも行けなくなった。また歩けなくなるのではないかという不安を訴えた。C男は，「痛い」と言って，妻を怒鳴り散らすということがしばしばあり，入院中，看護師に執拗に腰痛を訴えた。また，激しい腰痛を訴えて，救急車で整形外科を受診し，その日のうちにストレッチャーに横たわったまま精神科を受診するということがあった。

3症例とも腰痛のために歩行障碍がみられた。B子は歩けなくなることへの不安を訴えている。A子の整形外科を渡り歩くという行動や，C男の妻や看護師に対する執拗な腰痛の訴えは，如何とも表現し難い不安にかられた行動と思われる。歩行の障碍といい，不安にかられた行動といい，各症例は，腰痛で翻弄されてしまっているという印象を受ける。

加藤[5]は，うつ病者の痛みに関して次のように述べている。内因性のうつ病では，個人の自由性と身体性に包括的で際立った身体変容がもたらされる。身体変容とは，自分が自分の「身体であり」，かつ「身体をもつ」という自己の身体性に大きな変容がもたらされる。すなわち，日常的な生活で主体において暗黙のうちに生きられ，それとして意識されない，非反省的・前述語的身体の次元に障碍が生じ，それに由来する心気症状がさまざまな形で訴えられる。そのひとつに痛みの訴えがあるという。身体変容によってもたらされた腰痛による歩行障碍のために，さまざまなことができなくなることに由来する如何ともし難い不安の訴えは，苦悩の重圧の端的な言語表現と考えられる。

6．秩序の破綻と〈もの〉の喪失の露呈

加藤は，次のようにいう。Freudのいう真の対象喪失は，人間学の発病状況論が明らかにした過剰同一化した対象ではなく，主体の知らない対象である。メランコリーでは未知の対象の喪失が問題になっている[4]。そうだとすると，各症例の夫，次男，仕事は，主体の知らない対象には当たらず，過剰な同一化をし秩序の維持に役立っていた対象ということになる。

過剰同一化した対象の喪失は，秩序の破綻により，内因性の変化を引き起こした。対象と過剰な同一化をしてまで，堅固な秩序を形成するからには，その秩序により守られている何かが想定されなければならないように思う。

加藤は次のように述べる。Lacanは，主体が言語の秩序に入る際，主体にとり未知にとどまりながら，主体の存在の中心にどこかでなっている〈もの〉の喪失があると考える。Freudのいう主体の知らない対象の影とは，〈もの〉の喪失の露呈を指すとみることができる。よって，度を超した秩序愛や勤勉実直といった過剰規範的ないし過剰役

割的なうつ病者の行動様式は，〈もの〉の喪失を修復するための十分な言語的手立てを欠いたうつ病者が，想像の回路を選んだことにより形成された症状なのがわかるという[4]。

よって，秩序は〈もの〉の喪失が露呈してしまうことから主体を守っており，秩序の破綻にともなう内因性の変化によって〈もの〉の喪失が露呈していると考えられる。Kristevaは，自己愛的抑うつ症患者はある〈対象〉の喪に服しているのではなく〈もの〉の喪に服していると述べている[10]。この言い方を援用すると，我々の内因性うつ病の患者において，〈もの〉の喪失による喪の作業は神経症性の象徴的回路によるのではなく，心気妄想や体感幻覚の性格をもつ心気体感症状としての腰痛といった形で，精神病性の短絡的回路によってなされている。

すなわち，うつ病者が維持していた秩序は〈もの〉の喪失を覆い隠していたが，夫，次男，仕事を失うことにより，秩序が破綻し〈もの〉の喪失が露呈してしまい，うつ病を発症したと考えられる。

7．〈もの〉とは何か

Lacan[11]は，〈もの〉のうちにあるもの，それは真の秘密であるという。加藤[4]は，〈もの〉は主体にとり未知にとどまりながら，主体の存在の中心にどこかでなっていると述べる。〈もの〉は「真の秘密」であり，「未知」というのだ。〈もの〉は主体の存在の〈裂け目〉に位置する。よって理解することが非常に難しいが，本論において〈もの〉は重要な概念なので，〈もの〉の輪郭をできるだけ具体的に浮き彫りにし，以下の考察に生かしたい。

主体が言語の秩序に入る際に失われるのが〈もの〉である[4]。言語の秩序に入る時とは，主体が母親の子宮からこの世界，すなわち言語の世界に生まれ出る時と直感的にイメージされる。Lacan[11]が，母親的なものの本質的特徴を〈もの〉の場と結び付けて論じていることを考えると，上記のようにイメージすることは，あながち間違いとはいえないであろう。だとすると，〈もの〉とは子宮の特徴を備えるものと考えられる。主体が子宮の中に存在する時，主体と母親なるものは非常に密接な共生関係にあるといえる。〈もの〉こそ，主体が無意識に求めてやまない，しかし，確実に得られないもの，すなわち窮極の共生なのであろう。

もう少し〈もの〉を具体的に把握するために症例の生育史をたどってみたい。B子は，父親は短気で，怒るとちゃぶ台をひっくり返すような人で，小さい頃，甘えられず，しばしば殴られたという。うつ病相の中で，B子は夫について，「夫に父を求めている。赤ちゃんみたいに甘えてしまう」と語り，また「父に対する安堵感がない。夫や次男はそれを癒してくれる」という。C男の場合，母親は非常に厳しかった。経済的には苦しく，小学校の時から新聞配達をした。中学校卒業後は「親が安心する」と親の期待に応えるかたちで就職した。B子もC男も幼い子どもが親から自然に与えられる無条件の愛とでもいえるようなものを与えられていない。すなわち，そういうものを失っていると思われる。〈もの〉は主体の存在の核になっている。〈もの〉を親の無条件の愛のようなものと考えられなくもない。

うつ病者は〈もの〉の喪失が露呈しないように対象と過剰同一化し，堅固な秩序を形成する。〈もの〉を具体的に把握するために症例の生育史をたどったところ苦悩に満ちたものであった。悲惨な生育状況にあって，主体は存在の〈裂け目〉に投げ返されて，〈もの〉への直面の危機をこうむる。故に，主体は堅固な秩序を形成するよう内的促しをもつと考えられる。

8．〈もの〉の喪失の露呈と腰痛

上述したように，秩序の破綻という内因性の変化，すなわち〈もの〉の喪失の露呈が起こった後に強い腰痛を訴えるようになった。

ここで，秩序の破綻という内因性変化についてさらに詳しく考えてみたい。各症例の病前の役割をみると，A子は夫の妻であり，B子は次男の母親であり，C男は会社の管理職であり，それらの役割は秩序形成の中心となっていた。Kraus[9]は，役割からの距離がいつもすでに自我同一性を前提にしている一方で，そのつどの役割との完

全な同一化，つまり役割からの距離の喪失は，自我同一性の発達を妨げるという。よって，秩序すなわち役割を失うと，自我同一性が及ばない大きな空虚が生じることが考えられる。A子は長男と妹が出勤してひとりになった時「急に頭の中が真っ白になる感覚がある」といい，B子は「朝，目が覚めて，夫が会社にいった時，どうやって時間をつぶしたらいいか布団の中で思って情けなくなる」といい，どうしようもない空虚が表現されている。加藤は，このような空虚も身体変容とみなしている[4]。秩序の破綻の後，腰痛が生じている。いい換えると，まず空虚という身体変容が生じ，その次に腰痛という身体変容が現れている。以上のことから腰痛が空虚を埋めてしまったと思われ，腰痛が〈もの〉の喪失の露呈を不完全ながらも覆うことができたことが想像される。

9．希死念慮と腰痛

A子は，3月下旬，腰痛が軽快した直後に希死念慮を訴え，6月下旬には長男と妹が出勤してひとりになったら，「急に頭に中が真っ白になる感覚があり，自分が何をやるか分からない。死ぬことを考えてしまう」といった。B子は，「朝，目が覚めて，夫が会社に行った時，どうやって時間をつぶしたらいいか布団の中で思って情けなくなって死にたくなる」と語った。C男は，会社に戻ることができないという追いつめられた状況の中で腰痛を訴え，手術によって腰痛が無くなった後，自殺既遂に至っている。

A子とB子は空虚の中で希死念慮を訴え，C男は，やはり仕事が無いという空虚の中で自殺既遂に至っており，〈もの〉の喪失の露呈と希死念慮は関連していると考えられる。加藤によると，Lacanは，メランコリー者の自殺衝動を〈もの〉に直接到達しようとする短絡的行為ととらえる視点を示す。これをふまえると，メランコリー者の自殺衝動は喪失した自己存在との短絡的な再結合の試みと解され，メランコリー者において，もともと言語によっては象徴化不能な〈もの〉の喪失が表面化しているとみるLacanの考え方が推しはかられるという[4]。A子の場合，ブロックによって腰痛が軽快してから，急に希死念慮が出現し，C男の場合も手術によって腰痛がなくなって約1ヵ月後に自殺既遂に至っていることから，腰痛はある程度〈もの〉の喪失を覆い，主体を自殺衝動から守っていたと推察される。自殺衝動が生じる時，空虚という身体変容から，腰痛という身体変容が取り去られる状況がみてとれる。

10．なぜ，腰痛なのか

うつ病では，腰痛や頭痛など，痛みの訴えが多いが，疼痛の部位が異なれば，精神医学的な意味も異なるのかという疑問がある。加藤[6]は，痛みの訴えの頻度を調べ，うつ病では腰痛と頭痛の頻度は同じだったが，統合失調症では頭痛が多く腰痛はわずかという結果を示している。疾患によって，痛みの部位が異なる傾向があるということは，疼痛の部位によって精神医学的な意味が異なる可能性が示唆される。

腰痛の特徴を際立たせるために，腰痛と頭痛の比較を試みたい。腰の機能は運動や移動に関係し，頭は思考の座である。職業でみると，腰は肉体労働，頭は頭脳労働に関わる。看護師・介護職員・配送業従事者など多くの仕事で腰痛が問題になり，職域における腰痛に関する報告が多く見受けられる。一方，頭痛に関しては，そういう報告はほとんどみられない。腰痛は仕事など生活と密接な関係がある領域で問題になることが特徴のようだ。

北山[8]は，身体言語の橋渡し機能とは身体のメタファーを考える時にわかりやすくなるといい，腰に関しては「ふる」と述べている。そこには，性の彩りが濃く存在する。「性」は「生」に通じる。腰痛患者は，痛みのために生きる手段である仕事ができなくなり，歩くことがままならなくなる。腰痛患者において，生きていく上で必要なエネルギーが減少していることが推察される。

谷川[18]は「腰を据える」「腰を入れる」などという表現にみられるように，腰は人類にとって古くから立位歩行などの運動の中心であり要であるという認識が，とらえどころのない痛みを引き起こす要因のひとつになっていると述べる。腰痛に

より歩行不能になり，仕事など様々なことができなくなってしまうことが，症例が示しているような如何とも表現し難い不安に結びつくのかもしれない。

今後の課題は，内因性うつ病における腰痛と頭痛を比較することにより，頭痛とは異なる腰痛の精神医学的特徴を明らかにすることである。

まとめ

腰痛を訴えるうつ病の3症例を提示した。症例が被っている身体変容の具体的な表現をみていくことにより，内因性のうつ病患者が訴える腰痛の背景に存在する精神病理学的問題を明らかにすることを試みたところ，以下のことが分かった。

①慢性的な腰痛の訴えについて考えるとき，器質疾患と精神医学的な問題は併存している。よって，画像所見による器質疾患の程度にかかわらず，精神医学的な問題の存在は無視できない。腰痛の訴え方や腰痛の訴えにより表現されている苦悩の重圧などが重要視されなければならないと考えられる。

② 3症例とも，不安や焦燥が優位で強い希死念慮を伴っているうつ病である。

③ 喪失体験の後，腰痛が出現している。換言すると，秩序の破綻，すなわち内因性の変化が起こった後，腰痛の訴えがみられるようになった。

④ DSM分類を用いることなく，秩序の破綻という視点でみると，先にうつ病を発症して次に，腰痛が生じると解釈できる。

⑤ 腰痛の訴えは，内因性うつ病における際立った身体変容の表現と考えられ，苦悩の重圧の端的な言語表現とみられる。

⑥ うつ病者が維持していた秩序は，〈もの〉の喪失を覆い隠していたが，秩序の破綻を契機に〈もの〉の喪失が露呈してしまったと考えられる。

⑦ 腰痛が〈もの〉の喪失の露呈を不完全ながらも覆うことができたと想像される。

⑧ 自殺衝動が生じるとき，空虚という身体変容から，腰痛という身体変容が取り去られる状況がみてとれる。

⑨ 腰痛は主体を自殺衝動から守っていたと推定される。

⑩ 今後の課題は，内因性うつ病における腰痛と頭痛を比較することにより，頭痛とは異なる，腰痛の精神医学的特徴を明らかにすることである。

（吉田勝也，加藤 敏）

文 献

1) Blankenburg W：Der "Leidensdruck" des Patienten in seiner Bedeutung für Psychotherapie und Psychopathologie, Nervenarzt, 52；635-642, 1981（親富祖勝己訳：苦悩の重圧—精神療法および精神病理学に対するその意義—．季刊精神療法，12；161-173, 1986）
2) Brena SF, Sanders SH, Motoyama H：American and Japanese chronic low back pain patients；Cross-cultural similarities and defferences. Clin J Pain, 6；118-124, 1990
3) 壁島祥郎：神経科医からみた腰痛症．MB Orthop.（増刊）；147-151, 1993
4) 加藤 敏：躁うつ病の人間学．笠原 嘉ほか編，感情障害—基礎と臨床．朝倉書店，東京，p 163-173, 1987
5) 加藤 敏：心気症状における言語表出と身体変容．精神科治療学，17；675-682, 2002
6) 加藤 敏：統合失調症における疼痛．痛みと臨床，4；324-331, 2004
7) 菊地臣一：腰痛．医学書院，東京，2003
8) 北山 修：精神分析理論と臨床．誠信書房，東京，2001
9) Kraus A：Sozialverhalten und Psychose Manisch-Depressiver.（岡本 進訳：躁うつ病と対人行動．みすず書房，東京，1983）
10) Kristeva J：Soleil noir（西川直子訳：黒い太陽 抑鬱とメランコリー．せりか書房，東京，1994）
11) Lacan J：Le Seminaire Livre Ⅶ（小出浩之ほか訳：精神分析の倫理〔上〕．岩波書店，東京，2002）
12) 丸田俊彦：痛みの心理学．中公新書，東京，1989
13) 増元康紀，金 光沫，田中 究ほか：執拗な腰痛を訴え，寝たきり状態に至った分裂病型人格障害の1症例．臨床精神医学，28；1463-1470, 1999
14) Morris DB：The Culture of Pain. Regents of the University of California, 1991（渡邉 勉ほか訳：痛みの文化史．紀伊国屋書店，東京，1998）
15) Polatin PB, Kinney RK, Gatchel RJ et al：Psychiatric illness and chronic low-back pain；The mind and the

spien-which goes first? Spine, 18 ; 66-71, 1993
16) Schofferman J, Anderson D, Hines R et al : Childhood psychological trauma and chronic refractory low-back pain. Clin J Pain, 9 ; 260-265, 1993
17) 田中裕子, 川井康嗣, 森 由香ほか：腰痛を主訴とした高度摂食障害の1症例. ペインクリニック, 21 ; 923-924, 2000
18) 谷川浩隆：腰痛症にみる筋・骨格系の慢性疼痛. ストレスと臨床, 24 ; 12-15, 2005
19) Tellenbach H : Melancolie. Springer-Verlag, Berlin, Cottingen, Heidelberg, 1961（木村 敏：メランコリー. みすず書房, 東京, 1978）
20) 山家邦章, 倉持素樹, 岡島美朗ほか：うつ病患者の心気症状の臨床的検討. 精神経誌, 106 ; 867-876, 2004
21) 吉田勝也, 加藤 敏：うつ病における腰が重いという訴えと自殺企図—腰の症状をどのように診るか. 精神科治療学, 20 ; 89-92, 2005
22) Waddell G : A new clinical model for the treatment of low-back pain. Spine, 12 ; 632-644, 1987

第3部　気分障碍とその周辺

5．自己愛性パーソナリティ障碍との鑑別が問題となった内因性うつ病

　自己愛性うつ病，自己愛性パーソナリティ障碍，ナルシシズム，
双極スペクトラム，支持的精神療法

　近年，特に若年事例で，他責的な傾向，自己愛的傾向が強いうつ病の増加が指摘されている[1,6,8,9]。場合によって，この他責的で自己愛的な傾向が，うつ病本体を背後に押しやるほど強まると，気分障碍ではなく，むしろ人格や発達の病理として取り扱われる危険がある。

　本稿で呈示する症例は，研究や就職での挫折をきっかけに抑うつを呈し，その後の恋愛関係の破綻により，自己の問題に対する誇大的な認識，対人関係に対する利己性，特権意識，共感性の欠如，強い妬みの感情，著しい他責傾向といった自己愛の病理を呈した若年男性である。治療者や治療自体に対する不信から何度も治療中断の危機に陥った。治療開始からしばらくの間は，自己愛性パーソナリティ障碍（narcissistic personality disorder：NPD）が疑われ，薬物の効果も乏しかったことから，うつ病との診立ては退けられた。しかしながら，抗うつ薬による薬物療法を主体に支持的精神療法を継続していくことで，抑うつは改善し，それとともに人格の問題と考えられた面も和らぎ，バランスのとれた認知や対人関係を回復していった。診断としては自己愛的色彩の強いうつ病が妥当だと考えられた。

　広瀬による逃避型抑うつ[7]を皮切りに，阿部らによる未熟型うつ病[3]，松浪らによる現代型うつ病[12]，樽味によるディスチミア親和型[20]など，主に若年の病理に注目した一連のうつ病像が提唱されている。いずれも，自己愛性の要素が強い点で共通しており，従来のうつ病を念頭においた治療では遷延化することが多く，治療の力点は人格構造上の問題をどう扱うかにおかれる傾向がある。一方，人格の病理を強調しすぎるあまり，患者の解決すべき問題であると治療的ニヒリズムに陥ったり，侵襲的で濃密な精神療法を行ったりし，従来のうつ病の治療を粘り強く行うことで寛解を導くことができる患者を苦しませ続けてしまう危険性もある。

　本例は，自己愛的で若年の病理が前景に現れたいわゆる"現代型うつ病"とみなされるが，従来のうつ病治療で寛解を導くことができた症例であり，今日のうつ病治療において重要な論点を含むものと考えられたため，以下に報告する。

Ⅰ．症　例

　症　例　初診時20代後半の男性，アルバイトの塾講師
　主　訴　「30歳までに結婚できなければ自殺する」
　病前性格　完璧主義，几帳面，内気，粘り強い，責任感が強い。
　既往歴　特記すべきことなし。
　家族歴　父がアルコール依存症
　生活史　関東の地方都市にて2人同胞の第1子として出生した。3歳年下の妹がいる。発達歴に特記事項なし。友人関係は円満で，成績も優秀であった。父親とは折り合いが悪く，家でもほとんど話をしないが，母親には依存的である。一方，母親は患者が要求するものなら惜しげもなく何でも与えていた。大学進学とともに上京した。生物学を専攻し，大学院博士課程まで進学した。修士課程のときに知り合った女性と交際をしていた。交際は順調で，就職したら結婚をする約束を交わしていた。容姿は，短く清潔な髪形と，一般的なカジュアルな洋服をまとい，勤勉な学生といった印象である。

　現病歴　X-3年5月（20代後半），理学部生物学科大学院博士課程在籍中であったが，研究での行き詰まりと就職活動がうまくいかないことから入眠困難，

5．自己愛性パーソナリティ障碍との鑑別が問題となった内因性うつ病

抑うつを呈し，大学近くの精神科クリニックを受診した．医師より，実家での休養を提案され，同年7月に休学し，実家に戻った．

X-2年3月，自宅で休養するも改善がないため，自宅近くの精神科クリニックを受診した．選択的セロトニン再取込み阻害薬，抗不安薬，睡眠薬が処方され，若干の改善が認められたため，非常勤塾講師のアルバイトを開始した．同年8月，病状の回復を交際相手に伝えたところ，案に反して別れ話を切り出された．患者は「結婚の約束までしたのに．これは裏切りだ」と話し合いを繰り返したが，話はこじれ，抑うつと食欲低下が増強した．同年9月，交際相手と会って帰宅した後，自宅近くの土手で約2ヵ月分の処方薬を一度に内服した．倒れているところを家族に発見され，総合病院のICUに救急搬送された．翌日には覚醒したが，「首を刺して死ぬ」「糖尿病の薬をまとめ飲みして死ぬ」とICU内を徘徊し，安静を指示された際に激しい興奮状態となったため，県立精神科病院へ措置入院となった．転院後は精神的に安定し，明らかな希死念慮も認めなかったため，10日間の入院後，自殺しない約束を結んだのち退院した．

X-1年1月に当科を紹介初診した．「こうなったのは家族が協力しなかったせいだ」「自分が女性に好かれるわけがない」「合コンに行っても自分の学歴にふさわしい女性なんていない」「30歳までに結婚できなければ，自分の理想に合わないから自殺する」「男女が仲良くしているところ見ると腹立たしくて死にたくなる」と家族に執拗に訴え辟易とさせていた．抑うつ気分，興味・関心の低下，早朝覚醒，思考力・注意力の減退，自殺念慮，執拗な頭重感といった抑うつ症状に対しては，数種類の抗うつ薬が使用されたが多くは無効で，imipramineが部分的に効果を示したにすぎなかった．外来主治医の診立ては「NPDに伴う抑うつ」であった．処方は，imipramine 225 mg, lithium carbonate 800 mg, flunitrazepam 1 mgであった．薬物療法以外の治療として，電気けいれん療法を希望したため，X年5月に開放病棟である当科に入院した．

入院直後，速やかに気分の落ち込みは改善し，冷静に家族との関係や将来のことなどを話すことができた．恋愛のことについてもあまり話題になることはなかった．そのため，電気けいれん療法の施行は棚上げとなった．そのようななか，第27病日，隣のベッドの患者が実習中の看護学生と仲良く談笑していることに激怒した．男女が仲良くしているという状況に反応したためで，「こんなにうるさい環境では静養できない」「何とかするよう看護師に繰り返し言ったのに」「看護学生は患者と仲良くなるために来ているんじゃないか」「（看護学生は）退学にすべきだ」と強い口調でいらだちをぶつけ，退院を要求した．何とかなだめいったん外泊としたが，実家でも「死んでやる」「看護学生と看護師は家に謝罪に来るべきだ」と興奮は治まらず，動揺した母親も「謝罪に来ないなら病院を訴える」と主張した．主治医が繰り返し病院での話し合いを提案したところ，患者も結局は応じ，第33病日に主治医，担当医，病棟医長，病棟師長から，患者と母親に対し，経緯の振り返りと対応の至らない点については謝罪を行い，患者は同日退院した．

退院後は自宅に引きこもり，「30歳になったら死ぬ」と繰り返し家族に訴えた．外来では，「両親も妹も自分の病気に対する理解がない．自分の病気を治そうとする努力をしてくれない」「女性と付き合えないのは，学校で（女性との付き合い方を）教えてくれなかったからだ．自分は学校に騙された」と家族や学校に攻撃性を向け，「（主治医の指元を見て）嫌な気分になるから結婚指輪を外してほしい」「友人から結婚式の案内が来ると死にたくなる」「テレビや町で男女が仲良くしているのを見ると腹立たしくて死にたくなるので，テレビも見ないし，外にも出たくない」と男女関係を想起させる状況に過敏に反応し，「自分のような人間が女性と付き合えるわけがない」「仕事も結婚もできない自分はもう手遅れだ．もう取り返しがつかないから早く死んだ方がいい」という過剰とも思える自己評価の低さを繰り返し主治医や母親に訴えた．薬物はimipramine 125 mgのみ継続した．

前述した抑うつ症状は，基本的には持続していたが，短くて3日程度，長ければ1ヵ月程度，特に増強することがあった．時折症状のほとんどない期間も認められ，その期間は友人と会って遊んだりすることもできたが，長くは続かず，再び特別な誘因がなく抑うつ症状が強まることを繰り返していた．希死念慮は，一貫して持続していた．

気分の変動性を考慮し，X年10月，sodium valproate 600 mgが追加された．時には「薬は全然効かない」「良くならないのに通院に何の意味があるかわからない．もう外来には来ない」と治療者に訴えることがあったが，その際は「とにかく外来に来て治療を続けてほしい」と伝え，納得してもらった．

X+1年7月よりaripiprazole 6 mgを追加した．追

加1ヵ月より明確に抑うつの改善が認められ，9月より非常勤塾講師を再開し，個人指導を中心に毎日4時間程度の勤務を行うようになった。また，母親から勧められ何人かの女性とお見合いをするようになったが，「顔が好みじゃない」「自分の学歴に釣り合わない」「どうせ自分なんかを好きになってくれるはずがない」と自分から話を反故にしていた。次第に「すぐに薬は効かなくなった」と抑うつ症状は再び増悪した。10月よりmirtazapine 15 mgを追加したところ，追加から約2週間程度で「また集中力が戻ってきた」と抑うつの改善が認められたため，主剤をimipramine 125 mgからmirtazapine 45 mgに置換していったが，12月には「また薬は効かなくなった」と再び薬効の消失を訴え，抑うつ症状が強まっていった。塾講師の仕事については「つらくて何のためにやっているのかわからない」と言いながら継続していた。

X＋2年2月より主剤をmirtazapine 45 mgからmaprotiline 125 mgに置換していった。5月，maprotilineを125 mgまで増量した2週間後より，診察時の様子に変化がみられ，結婚や男女関係の話は少なくなり，現在の病状について言葉少なに話すだけになっていった。「仕事も，調子も普通。悪くないですよ」「少し調子崩したときがあったけれども…友達の結婚式に出たからかな…今は大丈夫ですけれども」といったように，次第に病前の穏やかな表情を取り戻していった。Mirtazapine中止後，抑うつ気分が強まったため，mirtazapineは15 mgだけ再開した。非常勤塾講師の仕事に加え，企業の研究職への就職を希望し就職活動を始めた。X＋3年1月，誕生日を迎えて「また年を取っちゃいましたよ，うーん，30歳までに結婚はできなかったですね」と過去の自分を思い出しているのか，苦笑しながら話した。約5年間消長を繰り返しながら遷延した抑うつは，この時点では終息したと判断された。

X＋3年4月（30代前半）より，希望していた企業の研究職への就職が決まり，仕事を始めた。同年12月には知り合いに紹介された女性と交際を重ね，婚約に至った。「問題は，まあ，解決しました」と，嬉しそうに笑っていた。その後も抑うつ症状は再然することなく安定して経過している。その時点での処方は，maprotiline 125 mg, mirtazapine 15 mg, sodium valproate 600 mg, aripiprazole 3 mgである。

II. 考 察

1．経過の概要

臨床経過を図1に示す。

本例は，就職活動・研究の失敗という挫折により大うつ病性エピソードを呈し，結婚を約束していた女性との失恋を契機に，自己の恋愛・結婚についての誇大的な認識，周囲の人が自分の問題に尽力すべきだという特権意識，共感の欠如，他者への強い嫉妬，著しい他責傾向そして自己愛の傷つきによる激しい怒りといった，DSM-IV[4]のNPDのクライテリアを満たす症状が重畳したという経過である。強い希死念慮，抑うつ気分，倦怠感，集中力の低下，執拗な頭重感といった抑うつ症状は，抗うつ薬治療は部分的に反応するのみで，入院加療で速やかに改善した時期などを除き，数年にわたり遷延した。しかしながら，最終的に薬物治療に反応し，抑うつ症状の改善とともにNPDの症状は消失した。そのため，後にも考察するがⅡ軸へのNPDの付加診断は妥当ではないと考えられた。したがって，操作診断的には，慢性の大うつ病性障害で，うつ病エピソードの存在下でNPDのクライテリアを満たしていたという経過である。

2．患者の自己愛的側面

病像の基盤として意欲低下主体の抑うつ症状が認められるも，患者の言表は何よりも傲慢，自己中心的，他責的なものとして治療者には映り，当初は抗うつ薬への反応も乏しかったことから，「NPDから二次的に生じた抑うつ」という当初の診立ては無理のないものであったと考えられる。

このような病理を生む自己愛人格構造の背景には，自己像の分離，すなわち極度に理想化された自己イメージと極度に卑下された自己イメージが想定されている[11,16]。Sandlerら[19]は，Freudの記述する自我理想と自我の葛藤とは，自己の理想像である「理想自己」と，その対極にある，極端に脱価値された恥ずべき自己像である「現実自己」

5．自己愛性パーソナリティ障碍との鑑別が問題となった内因性うつ病

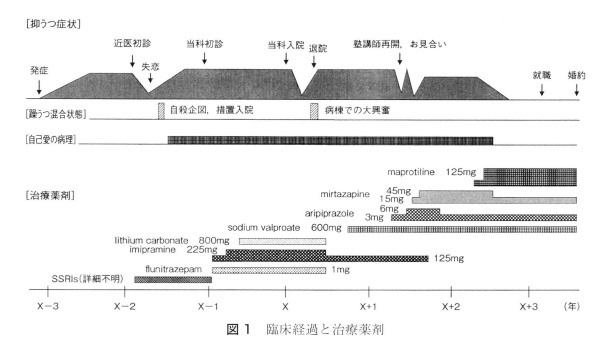

図1　臨床経過と治療薬剤

との葛藤であると，自己（self）の概念を導入して捉えなおしたが，岡野[16,17]はこの自己の概念を参照して，自己愛人格構造においては自己像が「理想自己」と「現実自己」とに極端に分極していると説明した．そして，この両極化された構造のなか，「自己」はこの両極のどちらにも安住することができず，極端な自己像の間を振り子運動しているが，程度の軽いものであればわれわれも日常で体験していることに思い当るように，NPDに特異的な病理ではないとする．この2極構造が極端で，その間の揺れ動きが激しい場合にある種のNPDを想定すべきだとされる．

患者が倦むことなく語るのは，女性と恋愛や結婚ができない自分は「手遅れ」「死んだ方がいい」という，恥ずべき自己像である「現実自己」である．この自己像は，現状よりも大げさであり，負の方向に誇大化されている．一方患者は「理想に合わないから」という言葉を何度も口にする．患者の「理想自己」とは「きちんとした仕事に就き，自分と似つかわしいレベルの女性と，30歳になる前に結婚している自分」というものであろう．本来の患者の能力が発揮されれば話は別であろうが，抑うつ症状が強い状況においては，か

なり無理のある理想だと考えられる．患者の病理は，患者の内面がこの両極端な2つの自己像に引き裂かれていることに起因していることが想定され，身の丈にあった自己に安住できないことに患者の苦しみがあると考えられる．失恋後や，病棟での看護学生の行動に対して見せた常軌を逸した怒りは，「現実自己」に転落した際に生じた，自己愛憤怒とみなせるであろう．患者の経過中の言動は，自己愛人格構造から説明が可能である．

3．診　断

しかしながら，自己愛の病理が前景に立つといって，本例をNPDとして診立てるのは適切であろうか．小川[14,15]は，抑うつの原因となりうるパーソナリティ障碍の1つとしてNPDを挙げ，その本質として，誇大な自己が先送りしてきた諸問題が一気に降りかかることで生じた抑うつと定式化し，怒りや劣等感を特徴とするとしている．そして，自己愛の病理に起因する抑うつは，薬物には反応せず，遷延する傾向があり，精神分析的精神療法の適応だと述べている．本例においても，抗うつ薬に反応の乏しい遷延した抑うつが持

続し，怒り・劣等感を強く示す自己愛性の病理が前景に出ていたため，パーソナリティの病理に起因する抑うつと考えられるかもしれない。しかしながら，本例は，力動的に深入りするような精神療法を行うことなく，maprotilineを主体に薬物療法に工夫を加えていくことで，最終的には抑うつも自己愛の病理も終息してしまった。また，本例において，病前性格からも，事例化する前までの生活歴からも，人格の際立った自己愛的側面を見いだすことはできない。

つまり，本例における自己愛の病理は，ICD-10[21]が記述する「根深い，持続する行動パターンであり，個人的および社会的状況に対する不変の反応」であるとされるパーソナリティ障碍の概念とは矛盾する。また，一般的にNPDは，美しさ，強さ，若さに不当に高い価値をおき，それに執着するため，年齢を重ねるごとに自己愛の傷つく機会が多くなり，加齢とともにますます困難が大きくなるとされている[18]。そのため，境界性パーソナリティ障碍の経過のように，年齢を重ねたことでその特徴が薄れたとも考えにくい。このように自己愛の病理が挿話的に出現したという経過は，それがうつ病の病態と密接に関連していることを示唆するであろう。

うつ病の病態との密接な関連は，本例の語りの「内容」ではなく「形式」に着目することで，より明確になると考えられる。宮本[13]は，内因性うつ病に固有と考えられる貧困妄想の語りの分析から，自分を中心とした反復・円環型のディスクールが躁うつ病者に特徴的なものであるとし，躁うつ病者の時間体験の障碍と密接に関連すると論じている。この躁うつ病者の時間体験の障碍とは，未来がなくなり，過去がすべてとなり，あらゆることは最終的・決定的で動かしえぬこと，「取り返しのつかない」こととなる内的時間の停滞のことである。その障碍ゆえに，患者は語りを時間的に進展させ物語として織りなしていくことができず，いつまでも語りは同じ地点をグルグル回らざるを得ないのである。

この視点から本例の語りを分析していくが，本例では語りの内容を以下の3つに大別することが可能である。それは，①女性との交際ができない，結婚ができないという現状を嘆く内容，②その原因が家族や周囲の人間や学校教育にあるという責任所在に関する内容，③現状が決定的に手遅れであり自殺をするしかないという現実の変更不能性とそれを自死によってしか解決できないといった判断を含む内容である。そして患者の語りの運動は①に始まり，②によって怒りとともに原因追究がなされ，最終的に③という結論が導かれ，再び①に戻るという循環を繰り返すという形式をとっていた。治療者や家族がこの繰り返しから患者を引き離そうとしても，再び自己の語りの循環に戻ってしまった。本例の語りは，まさしく強固な円環状に循環する特徴を有していると考えられる。さらに，本例において繰り返しなされる「手遅れだ」「取り返しがつかない」という言表は前述した内的時間の停滞を端的に表現している。この内的時間の停滞は，反復・円環型の語りの生成基盤であるとともに，制止および内的時間の停滞をうつ病の本態とする視点からすると，本例の自己愛的な語りが，内因性うつ病の病理を基盤にしていたことをも示している。

本例の経過で認められた，自殺企図で入院した後に呈した措置入院に至るほどの激しい興奮や，看護学生の行動に対する常軌を逸した激しい怒りは，本例が気分障碍であるという側面からみると躁の要素の表出，状態としては広義の躁うつ混合状態とみなすことが可能である。同様に，当科に入院した際に速やかに気分の改善が認められたエピソードは，阿部[2]が指摘するように入院という荷下ろしにより患者の持つ躁の要素が賦活されたとみなすことが可能である。このように，本例は明確な軽躁・躁の既往は認めないものの，潜在的で軽微な双極性の要素を持っていたと考えられる。最終的にmaprotilineが著効し，その後の経過も安定していたことから本例は単極性うつ病とみなすことが現時点では妥当だと考えられるが，併用されたsodium valproateやaripiprazoleが潜在的な躁の要素を安定化させることで治療に寄与している可能性を無視することはできない。また，この視点から考慮すると，mirtazapineが，開始当初は薬効を示したがその後薬効が減弱したという経過は，「抗うつ薬の効果減弱」[5]という双

極性の要素から説明できるかもしれない．同様にaripiprazoleも有効性が中途で減じたが，これは薬効が消失したというよりも，抑うつ症状が改善し，アルバイトやお見合いができるようになったことで，現実に直面化し抑うつが再燃したというように，自己愛の傷つきという側面から捉えた方が妥当であろう．

加藤[10]は精神疾患の病態把握において，神経症構造や人格の異常といった人格構造の側面と，内因性の気分変動といった生命力動の側面といった2方向からの病態把握が有用であることを指摘している．この視点からすると，本例の自己愛的語り，自殺企図で入院した後に呈した，措置入院に至るほどの激しい興奮および看護学生の行動に対する激しい怒りは，自己愛人格構造から説明が可能な側面を有すると同時に，先に論じたように気分障碍の病理により駆動されている側面も有していると捉えられる．この視点は，本例において示されたように，一見パーソナリティ障碍と思われる症例における，気分障碍としての側面を正当に扱うことを促すことで，患者により適切な治療を施すことを可能にすると考えられる．

本例の自己愛の病理が，気分障碍の側面を有し，その気分障碍の側面に焦点を当てた治療で改善した点およびうつ病エピソードの存在下に挿話的に存在したという経過からは，自己愛人格構造とうつ病との内的連関についての議論はさておくとして，診断としてはNPDではなく，自己愛的色彩の強いうつ病が妥当だと考えられる．本例のように自己愛の病理が前景に立つ抑うつ状態を診立てる際，NPDから抑うつが生じるといった病態だけでなく，うつ病を基盤としてNPD様の振る舞い・状態が出現する病態も考慮すべきだろう．

4．治　療

治療的観点としては，自己愛性の語りが内因性うつ病の色彩を帯びている場合には，うつ病妄想に対峙するときのような治療的構えが参考になると思われる．すなわち，頭ごなしに否定したり，説得や論破を試みようとしたり，力動的に深入りしたり，逆転移感情から治療を中断したりしないことである．従来のうつ病治療の基本に則り，患者の執拗な語りを粘り強く受け止めるというシンプルな精神療法と十分な薬物量を用いたうつ病治療を継続していくことが重要であると考えられる．

まとめ

自己愛の病理が前景に立った抑うつを呈し，当初はNPDが疑われたが，自己愛的言動の背後にある気分障碍としての側面に注目し，自己愛的色彩の強いうつ病の診断が妥当だと考えられた症例を報告した．一見，パーソナリティの病理が疑われる症例であっても，うつ病と診断される場合は，簡潔な精神療法と十分な薬物療法を粘り強く行う重要性を示唆した．

（齋藤慎之介，小林聡幸，加藤　敏）

文　献

1）阿部隆明：時代による気分障害の病像変化．未熟型うつ病と双極スペクトラム―気分障害の包括的理解に向けて．金剛出版，東京，p 273-288, 2011

2）阿部隆明：うつ病の躁転に関する状況論的考察―開放病棟入院が荷下ろし（Entlastung）の状況を導く可能性について．未熟型うつ病と双極スペクトラム―気分障害の包括的理解に向けて．金剛出版，東京，p 102-118, 2011

3）阿部隆明，大塚公一郎，永野　満ほか：「未熟型うつ病」の臨床精神病理学的検討．臨床精神病理，16；239-248, 1995

4）American Psychiatric Association：Diagnostic and Statistical Manuals of Mental Disorders, 4th ed, Text Revision（DSM-IV-TR）. American Psychiatric Association, Washington DC, 2000（髙橋三郎，大野　裕，染矢俊幸訳：DSM-IV-TR 精神疾患の診断・統計マニュアル．医学書院，東京，2002）

5）Ghaemi SN, Ko JY, Goodwin FK：The bipolar spectrum and the antidepressant view of the world. J Psychiat Pract, 7；287-297, 2001

6）樋口輝彦：多様化するうつ病の病像．日医師会誌，138；2243-2246, 2010

7）広瀬徹也：「逃避型抑うつ」について．躁うつ病の

精神病理2（宮本忠雄編）．弘文堂，東京，p 61-86, 1977
8) 市橋秀夫：1970年から2000年までに我が国でどのような価値観の変動があったか．精神科治療学，15；1117-1125, 2000
9) 市橋秀夫：内的価値の崩壊と結果主義はどのように精神発達に影響しているか．精神科治療学，15；1229-1236, 2000
10) 加藤　敏：生物学的精神医学と精神病理学の架橋の試み．統合失調症の語りと傾聴EBMからNBMへ．金剛出版，東京，p 217-233, 2005
11) Kernberg PF：．Narcissistic personality disorder in childhood. Psychiatr Clin North Am, 12；671-694, 1989
12) 松浪克文，山下喜弘：社会変動とうつ病．社会精神医学，14；193-200, 1991
13) 宮本忠雄：妄想研究とその周辺．弘文堂，東京，p 239-263, 1982
14) 小川豊昭，伊藤容子：慢性化する抑うつの背後に潜む人格の病理—ナルシスティック・ディプレッションとスキゾイド・ディプレッション．精神経誌，106；999-1004, 2004
15) 小川豊昭：パーソナリティ障害のうつ病．現代うつ病の臨床（神庭重信，黒木俊秀編）．創元社，大阪，p 168-186, 2009
16) 岡野憲一郎：恥と「過敏型」自己愛の病理．恥と自己愛の精神分析—対人恐怖から差別論まで．岩崎学術出版社，東京，p 85-100, 1998
17) 岡野憲一郎：フロイト理論と恥．恥と自己愛の精神分析—対人恐怖から差別論まで．岩崎学術出版社，東京，p 152-176, 1998
18) Sadock BJ, Sadock VA：Kaplan & Sadock's Synopsis of Psychiatry：Behavioral Science/Clinical Psychiatry, 9th ed. Lippincott Williams & Wilkins, Philadelphia, 2003（井上令一，四宮滋子監訳：カプラン臨床精神医学テキストDSM-Ⅳ-TR 診断基準の臨床への展開．メディカル・サイエンス・インターナショナル，東京，p 874-875, 2006）
19) Sandler J, Holder A, Meers D：The ego ideal and the ideal self. Psychoanal Study Child, 18；139-158, 1963
20) 樽見　伸：現代社会が生む"ディスチミア親和型"．臨床精神医学，34；687-694, 2005
21) World Health Organization：The ICD-10 Classification of Mental and Behavioural Disorders：Clinical description and diagnostic guidelines. World Health Organization, Geneva, 1992（融　道男，中根允文，小見山実ほか監訳：ICD-10 精神および行動の障害—臨床記述と診断ガイドライン—．医学書院，東京，2005）

第3部　気分障碍とその周辺

6．自閉症スペクトラム障碍と気分障碍との関連

キーワード　自閉症，アスペルガー障碍，気分障碍，うつ病，メランコリー型

　うつ病概念の拡散が指摘されると同時に，自閉症の外延も拡大している。従来であれば，いわゆる内因性のうつ病と自閉症との合併は想定できなかった。すなわち，うつ病は主に壮年期の病とされたのに対し，自閉症は小児期にすでに顕在化している発達の障碍であり，むしろ統合失調症の最早発群と考えられた時期もあったからである。

　ところが近年，アスペルガー障碍など知的に遅れのない高機能群や対人障碍の比較的軽い発達障碍，すなわち自閉症スペクトラム障碍（autism spectrum disorder, 以下ASD）の存在が指摘されるに及んで，合併症としてのdepressionもクローズアップされるに至った。とはいえ，この用語は疾患としてのうつ病から症状としての抑うつを含む，かなり広い概念であることを絶えず念頭に置くべきである。

　ASDとうつ病が合併するとしたら，いくつかの可能性が考えられる。すなわち，①ASDとうつ病には共通の遺伝的体質が基礎にある。②ASDの素因が環境因と協働してうつ病が発症する。③ASDの臨床特徴はうつ病への罹患率を高めるのではなく，臨床像や経過，治療反応性に影響を与える。今回は主に②と③に関して論じることになるが，いずれにしても，うつ病そのものの多様性やASDの症状の軽重を考慮する必要があろう。

I．古典的なうつ病の病前性格とASD

　うつ病とASDに共通の遺伝体質があるとすれば，前者の病前性格とASDにも何らかの共通性が認められる可能性がある。そこで，古典的なうつ病の病前性格とASDとの関連について検討してみたい。ASDの基本特性は，対人的な相互性やコミュニケーションの質的障碍，興味や関心の限定，強迫的な同一性保持行動にある。これは，独特の認知・行動パターンであり，気分や感情面の問題は，さしあたり一次的なものではない。この点で，気分障碍の病前気質とされてきたKretschmer（1955）[7]の循環気質とは対照的である。すなわち，こちらは感情面が優位の気質で，対人的な共感性が特徴であり，人とのかかわりを好み，その根底には周囲との共鳴性が存在している。

　むしろASDに近いのは，統合失調症との関連が想定された統合失調質（schizoid）である[6]。すなわち，非社交性や他者に対する関心の薄さ，集団行動の苦手さ，単独行動志向などが両者で共通する。対人パターンによるWing[14]のASDの分類に基づけば，この傾向が最も強い孤立型は，本人のライフスタイルを貫いている限りで，気分障碍とは遠い位置関係にあると思われる。その一方で，受動型や積極奇異型では，他者との関わりの中で抑うつ的な病像を呈しうる。この場合は，学校や職場での不適応が先行することが多く，ここから適応障碍レベルの抑うつに至ることは稀ではないが，必ずしもメランコリー型の大うつ病に陥るわけではない。

　他方で，ASDに随伴する欲動面の症状ともいえる固執性はある種の強力性とも関連する。自分の世界に没入している時には，周囲のことを全く顧慮せず，凄まじい集中力を発揮する一群がある。彼らの中には，試験の満点にこだわり，数日寝ないで勉強するという少年もいる。このように疲弊に抗して作業を続けるという精神生理的特性は下田の執着性格を思い起こさせる。加えて，こちらの特徴の一つである過剰な規範意識は融通のきか

第3部 気分障碍とその周辺

ないASDでも稀ならず観察される。同性格に関して下田[12]がはなはだ厄介な人物にもなりうると指摘しているのは，その一部にASD的な特徴をもったケースが含まれていることを裏書きしているのかもしれない。

このように，うつ病の病前性格を循環気質に代表される気分優位なタイプと，執着性格に見る欲動優位なタイプに便宜的に分けて考えると，ASDは，気分の面では伝統的な内因性うつ病の病前性格とは対照的であるが，欲動面に関しては共通する面があると言える。

II．ASDと子どものうつ病に関する研究

自閉症を成人期まで追跡調査したMouridsenら[9]は，気分障碍の併存は自閉症では3.4％で対照群の3倍であると報告しているが，非定型自閉症では11.2％と一層高率になるという[10]。また，広汎性発達障碍の成人35人への半構造化面接を行ったGhaziuddinら[4]は，うつ病は37％に併存していて，年齢が高いほどうつ病の有病率が増すし，成人期でうつ病が社会不安障碍と並んで頻度の高い合併症であると述べている。本邦では並木・杉山・明翫[11]が高機能広汎性発達障碍の横断調査を行い，10.6％に気分障碍（大うつ病性障碍24人，気分変調性障碍17人）が併存していて，年齢が上がるほど併存率が高く，特にアスペルガー障碍では高いと報告している。また山下[15]は，高機能広汎性発達障碍では，否定的な体験の蓄積から社会状況での困難さの気づきが増し，自己評価の低下や混乱をきたすことが，うつ病発症の準備状況になると指摘している。いずれにしても，年齢が高いほど，また高機能であればあるほど不適応をきたしやすく，気分障碍も出現しやすいことになる。

本稿では，子どもにおけるASDと，うつ病との関連性に焦点を絞りたいが，その前に最近注目される子どものうつ病について一言しておきたい。傳田ら[1]は3331人の一般小中学生を対象に，Birleson自己記入式うつ病評価尺度を用いて調査し，小学生の7.8％，中学生の22.8％に抑うつ傾向があると報告している。また傳田[2]は精神科医による面接調査も行い，気分障碍が中学1年生では10.7％，小学4年生では1.5％に認められたという。一方，筆者の勤務する施設の子どもの心の診療科では小学生と中学生の受診者が大半を占めるが，平成21年度の外来新患366名のうち気分障碍（ICD-10）は7名（1.9％）であった。その一方で適応障碍は28.7％であり，抑うつ状態でも適応障碍レベルと診断されたものが少なくなかった。

ちなみに子どもの抑うつ状態の診断に関していえば，考慮すべき点が若干あるものの，成人の場合と基本的に変わりなく，大うつ病エピソード，気分変調症，適応障碍（反応性の軽度抑うつ）などと判定される。とはいえ，それぞれの臨床単位は元々内実が不均一である。大うつ病エピソードにしても，メランコリー型の特徴を伴うもの，非定型の特徴を伴うもの，いずれの特徴も伴わないものなどに分けられる。メランコリー型の特徴を伴ううつ病は，心理的レベルの抑うつとは一線を画し，身体レベルのうつ病といってよいが，発症年齢は高く不安障碍の合併は少ないとされる。非定型うつ病は，気分の反応性が保たれていて，著明な体重増加または食欲の増加，過眠，鉛様の麻痺，対人関係の拒絶への敏感性が特徴とされ，一部は双極性障碍との関連も指摘される。また，その他の大うつ病に関しては，気分が沈む，意欲がわかないと訴えるものの，抑うつ症状の日内変動や早朝覚醒は認められない。状況に対しても反応するが，上述した非定型の特徴も伴わないもので，表面上は重症にみえることもあるが，心理的なレベルのうつ病である。一見重症ではあるが，休養のみで回復するケースも少なくない。他方，傳田[2]によれば，児童・青年期のうつ病は頭痛や腹痛などの身体的愁訴やイライラ感が特徴的で，抑うつ気分は表現されにくく，不安障碍，摂食障碍，素行障碍，注意欠如多動性障碍に合併しやすいとされる。これは上記のような大うつ病エピソードから気分変調性障碍，適応障碍の抑うつに共通する特徴であるともいえる。

ここでは，子どものうつ病に関して，心理的なレベルの抑うつと身体的レベルの抑うつ（大うつ病メランコリー型と非定型うつ病の一部）に分けて考えてみたい。まず前者に関しては，定型発

達と非定型発達をベースにしたケースがあり，それぞれ環境からのストレスを受けて抑うつ的になる。どちらの場合も，環境因に力点がある抑うつと，個体の側の問題が大きい抑うつに分けられる。身体レベルの抑うつに関しては，早朝覚醒などを伴うメランコリー型のうつ病像は少なく，選択的抑制や過眠を中心にした非定型抑うつの病像が稀ならず観察される。また，思春期では，易刺激性や焦燥，奔逸思考などの混合性軽躁病エピソードを伴ううつ病も散見される。以下では，こうした子どもの気分障碍の特性も踏まえながら，ASDに合併するうつ病について，症例も呈示しながら検討したい。

III．症　例

〔症例1〕　13歳，女児　アスペルガー障碍
主　訴　不安，焦燥，意欲低下，希死念慮
病前性格　真面目，几帳面，幼少時より対人関係が苦手。スケジュールの変更に対しても混乱することがあった。成績はトップクラス。
発達歴　幼少期は特に問題を指摘されていない。特定の友人はおらず，自分の好きな遊びをしているグループに入り，人よりは遊びに興味があったという。いったん決められたルールを変更するのが苦手と評されている。入院後のWISC-IIIでは，VIQ：115，PIQ：90，FIQ：104で，絵画配列と組み合わせが特に低く，直感的に全体を把握し，場の状況を認識するのが苦手と指摘されている。
現病歴　11月下旬より友達との関係がうまくいかず，食欲不振，倦怠感が出現した。翌年1月から不登校となった。自宅で勉強しようとすると，「勉強が好きだなんておかしい。そんな人は死ねばいい」と級友に言われたことを思い出してパニック状態になった。不安・焦燥感が強く，自宅に引きこもり状態になった。希死念慮も強まったため，2月にA病院を初診し，気分安定薬の処方を受けた。
初診時に視線はうつろであったがよく話し，大人びた口調であった。症状，経過からは大うつ病中等症エピソードを満たした。その後も自宅では不穏な状態が続いたが，3月に入院した途端に抑うつ症状は消失した。その一方で，「安静にするために薬を飲んでいるのに，眠気が強いと言って薬を減らすのは変

だ。安静が大事といわれたのに，検温で眠っているのを起こされるのは変だ」と述べていた。抑うつ症状は入院直後に改善したため，間もなく退院となった。

〔症例2〕　13歳，男児　PDDNOS
主　訴　意欲低下，体重減少
病前性格　内気，神経質
発育歴　幼少期には異常を指摘されていない。特定のこだわりも目立たず，集団行動もそれなりにできていたが，他の子どもに興味がなく，ごっこ遊びもしなかったという。小学校では全く友達がいない状態で，冗談や皮肉が分からずに文字通り受け取る傾向があると指摘された。不登校歴はなし。入院後のWISC-IIIでは，VIQ：116，PIQ：87，FIQ：103であり，VIQでは理解が相対的に低く，PIQでは，完成，記号，配列，積み木の低さが目立っていた。
現病歴　中学に入学し，長時間の自転車登校の負担や，5月に入って始まった体育祭の準備を嫌がっていたというエピソードはあったものの，特に対人関係のトラブルは認められなかった。5月中旬より，37度台の発熱や咽頭痛が続いたため近医を受診したが特に所見はなかった。その後発熱に加えて食欲不振が出現し，2ヵ月の経過で5kgの体重減少を認めた。6月中旬に精査目的でA病院小児科に10日間入院したものの異常所見は認められなかった。6月下旬に同院精神科を紹介されたが，この時点では，意欲低下，倦怠感が強く，日中はほとんど臥床している状態だった。テレビや携帯ゲームにも関心を示さず，笑うこともなかったという。過換気を伴う不安発作が3回あり，うつ病が疑われてSSRIの投与が開始された。2～3割しか食事摂取ができないため，7月上旬にB病院精神科に入院となった。
入院時は疲労した様子で，質問には答えるものの口数は少なく，すぐに横になりたがった。無気力，食欲低下，集中力低下が著明なため，SSRIを増量した。1週間ほどすると自室で携帯ゲームをして過ごせるようになった。その一方で，食事摂取は1割程度と進まず，体重減少が続いた。経腸栄養剤は経口摂取可能であり，本人からは食べるより楽だという発言があった。その後も食事摂取は進まなかったが，8月に入ると外泊希望があり，そのために頑張るという意欲もみられ始めた。外泊を繰り返したところ，体重も下げ止まったが，8月下旬からは再び食事摂取が

できなくなった。外泊でも摂食状況は変わらなかった。本人は「なぜ食事摂取ができないのかわからない。早く家に帰りたい，学校へも行きたい」と話していた。食事摂取はできないものの，日中は携帯ゲームに没頭しており，入院生活に満足している様子も見られたため，行動療法的アプローチを開始したが，摂食状況に改善は見られなかった。

全く食べられない状態が続いたため，9月より経管栄養を導入した。その一方で，院内学級に登校を開始した。退院後も地元校ではなくフリースクールへの通学を進めることになった。体重がある程度増加したため，経口摂取に切り替えた。フリースクールは本人の思い描いていたものでなかった様子で，一時食欲は減少したが，その後前向きの発言が出て，10月下旬には食事を全量摂取できるようになった。本人は食事をとれる理由が分からないと述べていた。その後は，フリースクールに通うことを決めて退院となった。

両症例をまとめると，症例1は対人的相互性の困難と固執性の強さからアスペルガー障碍と診断できる。同級生の冗談を真に受けて，不安・焦燥の強いうつ病像を呈し，希死念慮も強かった。この状態は大うつ病エピソードの診断基準を満たすが，抑うつ症状は入院後に速やかに消失している。症例2は対人的相互性の困難や意志伝達の質的障碍（変化に富んだ自発的ごっこ遊びの欠如）は認めるものの，興味や関心の限定，反復的常同的な行動は顕著でないため，特定不能の広汎性発達障碍と診断される。中学入学後に，心身症的な症状（微熱，咽頭痛，食欲不振）が出現し，制止が優位の大うつ病エピソードを満たしたが，興味深いことに睡眠障碍や症状の日内変動は認めなかった。入院後制止症状はまもなく消失したが，食欲低下のみ遷延した。退院の意欲が認められないため，本人は否定するものの学校生活の負担が窺われた。退院後は原籍校へ戻るのではなく，院内学級からフリースクールへ移行するという方針を決めたことで食欲も改善した。このような経過からは，症例2の初期の心身症的症状や食欲不振の遷延の背景には，broad autism phenotype（BAP）との関連も指摘されるalexithymiaの機制[13]も想定される。

IV．うつ病の発症と症状形成にみられるASD特性

上記の症例からわかるように，ASDでうつ病が発症する場合は，環境要因を認めるケースが少なくない。症例1では，対人的環境がうつ病の発症に密接に関連しているし，症例2では，中学入学後の生活リズムの変化や集団生活の負担が背景にある。いずれも極めて日常的な状況であるが，コミュニケーションや臨機応変な対応の難しいASDの特性ゆえに，うまく対応できず発症につながっている。

うつ病像に関しては，ASDで指摘される副現実（Nebenrealität）の優位性[8]や弱い中枢性統合[3]などの特性が反映されるはずで，ここではその辺の事情についても考察したい。

まずASDでは少ないが，メランコリー型の特徴を伴うものを取り上げてみたい。これは制止ないし不安焦燥が強く，中途覚醒や早朝覚醒，食欲低下に加えて，気分の日内変動などのバイオリズムの変化を伴う。こうした病像は壮年期以降にしばしば観察され，置かれた状況と無関係に経過が自律化するうつ病である。一旦こうした身体レベルのうつ状態に陥っても，その対処行動，すなわち自らのうつをどう引き受けるかは，定型発達者と異なる。ASDでは，周囲に対する申し訳のなさや自責感を抱くといった対他的症状は少なく，身体的な症状にこだわるという対自的な行動に終始しがちで，心気的愁訴がよく見られる。この辺は他者と共通した主現実（Hauptrealität）よりも，本人のみの副現実が優位となるASDの特性を反映するかもしれない。また，定型発達のうつ病者はよく「取り返しのつかなさ」を嘆くが，ASDでは先取り的な不安が述べられることが多い。

次に，両症例のように一見メランコリー型に近いが，その機制が異なるうつ病像を示すASDがある。たとえば，確かに食欲不振が著明で活動性に乏しく全面的な抑うつに見えても，症例2のように，不眠などの興奮性の要素は観察されず，むしろ死態反射に近い様相を呈する。その最も重篤な例では，緊張病様の病像を呈することもある。その反対に，症例1のように対人的なストレ

スから希死念慮を訴えて強い不安・焦燥を呈するうつ病もあるが，こちらは運動暴発に近い反応である。どちらも，保護的な環境に移されストレスが棚上げされると，抑うつ症状は速やかに改善する点で，生命危急的反応[5]とみることも可能である。いきおい，ASDでは言語を介した状況把握やメランコリー型のうつ病の定着に乏しい印象があり，これらは弱い中枢性統合と関連するかもしれない。

ちなみに，ASDで最も多いうつ病像は適応障碍のタイプである。確かに，相手の気持ちを読みにくいというASDの特性により，不適応を起こすケースは少なくない。上述のように，社会状況から身を引いている孤立型ではあまり問題にならないと思われるが，ある程度の対人場面に関わる受動型や積極奇異型では，社会的相互性の困難のため日常生活がうまく運ばない。それが自己評価の低下につながって反応性の抑うつを呈することもあれば，挫折体験を積み重ねることで，抑うつが慢性化して気分変調症と診断されることもある。とはいえ，この状態では抑うつ症状が必ずしも生活の全領域には及ばない。学校や仕事に関する場面では全くやる気が起きないと言いながら，趣味に関しては熱中していたりする。その都度の状況と一体化した形で生きているASDでは，抑うつは選択的に見えることが多いのである。

まとめ

小児・思春期のASDでは，特に高機能群において，その独特の認知行動パターンのために不適応が生じ，結果的に抑うつ状態が出現しやすい。個々には，適応障碍レベルの抑うつや気分変調性障碍，大うつ病などと診断されるが，メランコリー型の特徴を伴ううつ病は少ない。

本稿では，特に大うつ病と診断される中学生の症例を取り上げて，ASDがうつ病の発症と病像形成に影響を与えていることを指摘した。病像は制止優位型と不安・焦燥型に分けられるが，前者では食欲不振は示すものの不眠はみられず，後者では希死念慮が顕著で発病状況と関連したパニック症状が出現した。いずれにしても，抑うつ症状は心的負荷を棚上げすることで改善し，病相が自律化することはなかった。その意味では，大うつ病と分類されても，生命危急的反応に準じた機制を想定することも可能で，定型発達の成人のそれとは内実が異なる可能性を指摘した。

（阿部隆明）

文　献

1) 傳田健三，賀古勇輝，佐々木幸哉ほか：小・中学生の抑うつ状態に関する調査―Birlson自己記入式抑うつ評価尺度（DSRS-C）を用いて―．児童精神医学とその近接領域，45；424-436 2004
2) 傳田健三：児童・青年期の気分障害の臨床的特徴と最新の動向．児童青年精神医学とその近接領域，49；89-100 2008
3) Frith U：Autism；Explaining the enigma. Oxford, Basil Blackwell, 1989
4) Ghaziuddin M, Wiedmer-Mikhail E, Ghaziuddin N：Comorbidity of Asperger syndrome；A preliminary report. J Intellect Disabil Research, 4；279-283, 1998
5) 広沢正孝：成人の高機能広汎性発達障害とアスペルガー症候群．医学書院，東京，2010
6) 加藤敏：アスペルガー障害における「言語世界への入場」，「現実との接触」―診断学的および精神病理学的検討．精神科治療学，23；199-211, 2008
7) Kretschmer E：Körperbau und Charakter, 8 Aufl. Springer, Berlin, 1955
8) Lempp R：Vom Verlust der Fähigkeit, sich selbst zu betrachten. Eine entwicklungspsychologische Erklärung der Schizophrenie und des Autisms. Verlag Hans Huber, Bern, 1992
9) Mouridsen SE, Rich B, Isager T, Nedergaard NJ：Psychiatric disorders in individuals diagnosed with infantile autism as children：A case control study. J Psychiatr Pract, 14；5-12, 2008
10) Mouridsen SE, Rich B, Isager T：Psychiatric disorders in adults as diagnosed as children with atypical autism. A case control study. J Neural Transm, 115；135-138, 2008
11) 並木典子，杉山登志郎，明翫光宜：高機能広汎性発達障害にみられる気分障害に関する臨床研究．小児の精神と神経，46；257-263, 2006
12) 下田光造：躁うつ病に就いて．米子医誌，2；1-2, 1950

13) Szatmari P, Georgiades S, Duku E et al : Alexithymia in parents of children with autism spectrum disorder. J Autism Dev Disord, 38 ; 1859-1865, 2008
14) Wing L : The Autistic Spectrum. Constable and Company Limited, London, 1996
15) 山下 洋：気分障害と広汎性発達障害．臨床精神医学, 37 ; 1525-1533, 2008

第3部　気分障碍とその周辺

7．非定型精神病像を伴う気分障碍

キーワード　非定型精神病，気分障碍，器質力動論，夢様状態，構造力動論

　非定型精神病は，一般に多彩かつ浮動的な病態を呈するため，現在用いられているDSMのような操作的診断基準によって病態を包括的に把握することは難しい。そこで，操作的診断基準の限界を補う，刻々と移ろう病態を柔軟に把握することのできる診断概念が要請されるが，その1つにEyの器質力動論[4,5,6,7,15]がある。Eyを参照した非定型精神病の理解として，すでに藤縄[8]や西岡ら[20]による非定型精神病の症状階層の提案や，大塚・加藤ら[21,22]による論考があるが，非定型精神病において希死念慮が生じるまでの病態の推移を論じたものは管見の限り見当たらない。
　そこで本稿では，非定型精神病像を伴う気分障碍（DSM）の1例を提示し，操作的診断基準を用いて診断について検討した後，Ey，Jackson，Janzarikの理論を導きに，呈示症例の突発的かつ浮動的な希死念慮の特異な様態に至る過程および発症機転を，精神病理学的に抽出することを試みたい。

I．症　例

症　例　50歳代前半，女性
家族歴　特記すべきことなし。
生活史　短期大学を卒業後，事務職に就いた。20歳代後半で結婚してからは専業主婦である。子どもは3人いる。
病前性格　真面目，活動的，努力家，心配性
現病歴　X－4年頃から，家事や家族の送迎のため，1日約7時間であった睡眠時間が4時間程に減少した。X－2年3月，上の子どもが受験に失敗したことから，しばらく不眠がちとなった。
　X年3月下旬，下の子どもが受験に失敗したことを契機に，落ち着きのなさと不眠が生じた。日中は普通に生活できていたが，深夜にうろうろと歩き回るようになった。4月9日頃から，「借金で家が差し押さえられる」と落ち着かない様子で語るようになった。また，同日から深夜3時頃に"暴れる"（夫述）ようになった。4月10日の夜，疎通の悪い状態で包丁を持って家の中をうろついた。後に，包丁を持ってうろついたことは断片的に覚えていると話し，「死のうと思ったのだろう」と語った。4月12日，家人に付き添われて精神科を初診した。
　初診時，力のない表情で，同年3月下旬から抑うつ気分や興味関心の減退，意欲低下，食欲低下，集中力低下，不眠が持続していることを訴えた。会話はスムーズであったが，話のまとまりを若干欠くことがあった。精神状態の日内変動を問うと，「朝が良くない」と答えた。また，「心配なことが頭の中を回っている感じ」，「感情がない感じ」と述べた。「人の目が気になる」，「夫から圧力を感じる」という訴えもあった。さらに，「食べると悪いことが起こる」，「自分の中に悪いものがある」という妄想的な言辞も聞かれた。「自分が死ねば皆が良くなる」との発言があったが，自殺しない約束を取り付けることができた。
　Sertraline 25 mgを初診日から開始したが，精神症状は悪化傾向であった。食事を1日1食しか摂らなくなった。普通に会話ができる状態から，ひとりでに動き出し疎通がとれなくなる状態まで，状態の変動が顕著であった。なかでも夜中の3～4時に覚醒した際の状態が悪く，混乱した状態で暴れた。そのときの記憶は欠落していた。拒薬が強くなり，夫が15分程説得して内服させるようになった。4月17日，〈おおい～！　元気かぁ～？　会社や家や子どものいろいろで，いやんなる程忙しかった…〉というくだけた調子の，まとまりの悪いメールを友達に送った。4月19日，母の制止を振り切って家を出，外で騒いでいた

ところを夫に連れられて受診し，そのまま入院となった。

入院後経過 便宜上，①4月19日～4月22日（薬物療法の期間），②4月23日～5月中旬（ECTの期間），③5月中旬～6月3日（軽躁の期間）に分けて記す。

①4月19日～4月22日（薬物療法の期間）

4月19日の入院後，会話が成立する状態となった。「皆の人生を狂わせてしまった」と語った。また，「多分外で騒いでしまったんだと思う」と日中の出来事を回想したが，病院に来てからの記憶は欠如していた。個室で夫付き添いのもと経過をみることにした。同日夜から，希死念慮を伴う重度の内因性うつ病が病態の根底にあると考え，clomipramine 25 mgの点滴静注を開始した。4月20日午前4時頃に覚醒し，苦悶様の表情で肩を左右に大きく振って歩きだし，問いかけに反応しなかった。Haloperidol 5 mgを静注したところ静穏化した。同日の朝，訪室すると，目を大きく見開いたまま固まっており，呼びかけても発語はなかった。Diazepam 10 mgの点滴静注を施行しながらCT検査に向かう途中，「梅毒かもしれない」との発言が3度聞かれた。頭部CTに異常なし。再度clomipramine 25 mgの点滴静注を行ったが，効果は明らかではなかった。付き添っていた夫によると，clomipramineの点滴を開始してから中途覚醒時の混乱した状態が悪化したという。

4月21日の朝8時頃，目を見開いた硬い表情で疎通が全くとれなかった。午前10時30分頃，発語はないが指示に従うことができた。午前10時50分開始の脳波は正常所見であった。同日夜，錯乱状態はみられなかった。

4月22日の正午頃，見当識はおおむね保たれていたが，今の時間は「夕方18時」と誤答した。午後15時頃には「皆に迷惑をかけるから私は死なないといけない」，「もう手遅れなんです」と語り，訂正不能であった。夜間は静かに休んでいた。

②4月23日～5月中旬（ECTの期間）

4月23日から，薬物療法が奏効しないため，修正型電気痙攣療法（m-ECT）を，パルス波電気痙攣療法治療器Thymatron Rの30％のエネルギーパーセントで開始した。

4月26日の2回目のm-ECTにおいて，誘発脳波活動は明らかでなく，筋電図上の誘発活動の持続は12秒であった。

4月27日，「人と一緒にいるとほっとするが，1人でいると不安になる」，「今日がその日だったのか！悪いことの起こる日」，「私の中では時間の流れが逆になっていて，想像していたことが現実になる」と感極まった様子で涙を流しながら語った。

4月28日の朝，エネルギーパーセントを40％へ増量し，3回目のm-ECTを施行した。同日午後，「皆前を向いて歩いているのに自分だけ後ろ向きで，置いていかれている気がする」と語った。さらに，入院日を回想して，「子どもの命がかかっているときに友達と買い物に出かけて…その駐車場で，『子どもの命がかかっているときに買い物ってないよね』，『そんなの人間じゃない』と友達に非難されて，車の窓が全部開いているから，2人の話がみんな外へ漏れて…『みんな見て！ あの人はひどい人だ』といいながら，何台も何台もの車が，私の顔を見て通り過ぎていく」と話した。

4月29日，「これまでは妄想がどんどん先にいってその後を私が追いかけていたという妄想に支配された状態だったけど，今は逆で，先をいく現実を妄想が追いかけている。妄想が現実になっている」，「何が現実で何が現実じゃないのかわからない」と釈然としない様子で語った。

5月9日，6回目のm-ECTをもってECT終了とした（エネルギーパーセントは3回目以降40％）。話は現実に即した内容となり，抑うつ症状を認めなくなった。抑うつ状態の再発予防の目的でsertraline 25 mgを再開し，1週間後に同剤を50 mgへ増量した。

③5月中旬～6月3日（軽躁の期間）

5月中旬から，「楽しい気分で人と話したい気持ちがすごくある」と語り，実際に饒舌で話は必要以上に細部にわたるようになった。そのため，5月31日，sertralineを25 mgへ減量し，quetiapine 25 mgを追加した。

軽躁的な部分はあったが，ある程度気分が落ち着き，退院可能な状態になったと判断し，6月3日に退院した。

退院後経過 依然として軽度の気分高揚が持続していたため，6月10日よりsertralineを中止し，6月24日よりvalproate 200 mgを追加したところ，気分は徐々に平常化した。

7．非定型精神病像を伴う気分障碍

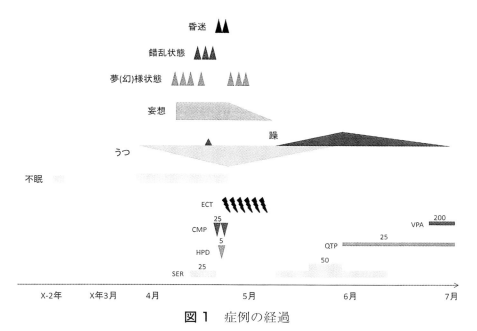

図1 症例の経過

SER：sertraline, CMP：clomipramine, HPD：haloperidol, ECT：electroconvulsive therapy, QTP：quetiapine, VPA：valproate

II．考　察

本症例の1．診断，2．病態変遷，3．夢様状態，4．発症機転，5．小論のような，精神病理学的見地に立つ有用性の5つの論点に分けて考察する。上記論点2，3，4では，それぞれ主にEy，Jackson，Janzarikの理論を導きとするため，はじめに彼らの理論の概要を説明した後，症例の考察を行う。

考察に入る前に，症例の経過を簡単にまとめておく（図1）。

本症例はX-4年から慢性的な睡眠不足に陥っていた。X-2年，上の子どもの受験の失敗を契機に一過性の不眠を呈した。X年3月下旬，下の子どもの受験の失敗を機に焦燥の強い抑うつと不眠が始まり，その数日後に夜間の錯乱を来した。「借金で家が差し押さえられる」という貧困妄想を呈し，夜間に希死念慮を生じた。Sertralineを開始したが，増悪傾向であった。躁的色彩のあるメールを友達に送った。妄想は，当初の貧困妄想が後景に退き，罪責妄想と被害妄想が前景に立ってきた。状態の変動が著しかったが，特に深夜早朝の中途覚醒時に顕著な錯乱状態を呈した。その後，昼間にも錯乱状態が出現するようになり入院した。入院後，clomipramineの点滴静注をしたところ，夜間の錯乱状態が増悪した。状態の動揺の中で，昏迷と考えられる状態も認めた。薬物療法が奏効しないためECTを導入した。ECTは著効し，錯乱や妄想，抑うつ症状を認めなくなった。Sertralineを再開したところ軽躁状態となったが，sertralineの減量・中止，およびquetiapineとvalproateの投与により寛解に至った。

1．診　断

操作的診断基準，ここではDSM-Ⅳ-TR[2]に基づいて診断すると，本症例は「大うつ病エピソード，重症，精神病性の特徴を伴うもの」の診断基準を満たす。錯乱や妄想が前景に立つ時期にも，罪責妄想を中心としたうつ病的な主題が基底にあることがうかがわれた。なお，後述するように，経過中広義の躁うつ混合状態と考えられる病像

第3部　気分障碍とその周辺

を呈したが，躁病エピソードの診断基準を満たさないことから，DSM-Ⅳ-TRにおいて混合性エピソードとは診断できない。

しかし，このように診断してしまうと，錯乱のような本症例に特徴的な病態が拾い上げられない。錯乱は，統合失調症様障碍の予後の良い特徴に挙げられているが，本症例は妄想や解体した言動を呈した期間にも，大うつ病性障碍の診断基準を満たしたため，統合失調症様障碍と診断することはできない。また，本症例が子どもの受験の失敗というストレス因を契機に発症したことは，短期精神病性障碍における著明なストレス因に相当すると考えられるが，本症例のエピソード期間は1ヵ月以上に及ぶことから，短期精神病性障碍とは診断できない。さらに，本症例において，統合失調症でも認められる症状と気分障碍の症状が同時に存在したことから，統合失調感情障碍が鑑別診断となるが，妄想は罪業妄想が中心であったため，著明な気分症状を伴わずに幻覚妄想が存在した期間があったとはいえず，統合失調感情障碍とは診断できない。このように本症例は，DSM-Ⅳ-TRにおいて，大うつ病エピソードの診断基準，短期精神病性障碍の著明なストレス因，統合失調症様障碍の予後のよい特徴を満たすものの，診断としては大うつ病エピソードしか付かない。したがって，操作的診断基準によって本症例の病態を包括的に把握することは難しい。

次に，操作的診断基準によらない本症例の診断を考える。まず，上述のように，妄想を伴う焦燥優位のうつ病エピソードを認める。加えて，本症例は，抗うつ薬およびECTによって軽躁転したことから，抗うつ薬やECTなどの身体的治療によってのみ軽躁が起こるというAkiskal[1]が提唱した双極スペクトラムのⅢ型に当たる。さらに本症例は，急性の発症，意識障碍，状態の動揺，感情疎通性の良い病前性格，発症の明瞭な動機など，鳩谷[17]が抽出した非定型精神病の特徴を伴っている。したがって本症例の診断は，非定型精神病像を伴う気分障碍（双極スペクトラム障碍[1]）と考えることができる。

なお小論において，非定型精神病ではなく，非定型精神病像を呈した気分障碍を俎上に載せた

のは，非定型精神病像と躁状態および抑うつ状態が密接不可分な関係にあると考えられるからである。両者の密接な関係は，後述するように，躁うつ状態を起点として幻覚妄想状態や錯乱状態が生じるというEyの見地から支持される。加えて木村[16]が「躁うつ病の非定型病像が一般に『非定型精神病』と称される病像群の主要部をなす」と述べ，さらに大塚・加藤ら[21,22]が，「非定型精神病の躁うつ病化」として，非定型精神病がその長期経過中に躁うつ病像に収斂すると指摘していることもまた，非定型精神病像と気分障碍の密接な関係を示している。

2．病態変遷

1）Eyの器質力動論

Ey[4,5,7,15]のいう「意識(la conscience)」には，実存者の名詞的カテゴリーと実存する主体の述語的様態という両義性がある。それを表現するためにEyは，「意識」の呼称として「意識存在(un être conscient)」および「意識している(être conscient)」という術語を用いている。本稿では便宜上，上記の両義性を念頭に置きつつも，「意識」の呼称として「意識存在」を採用する。「意識存在」は，「意識野(champ de la conscience)」と「人格(personnalité)」との弁証法的関係としての分節構造(articulation)をとる。「意識野」は「意識存在」の基底構造をなす領野(champ)として現れる共時的な「体験の意識(conscience du vecu)」であり，「人格」は「意識存在」の頂点・最高形態である歴史的で通時的な「自己の意識(conscience de soi)」である。「意識野の構造解体」によって生じるのが「意識の病理」であり，急性精神病において明らかとなる。一方，「人格の疎外」によって生じるのが「人格の病理」であり，慢性精神病において生じる。

ここでは「意識の病理」について概説する。「意識野の構造解体」によって，基底部から順に，錯乱状態，夢幻様状態，幻覚妄想状態，離人体験，躁うつ状態という階層が明らかとなる。これらは恒常的な順序で提示され，構造解体の上位のレベルが下位のレベルのうちに含まれるが，その逆は真でないような階層として記述される。

7．非定型精神病像を伴う気分障碍

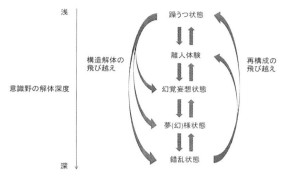

図2 意識野の構造解体の〈臨床的飛び越え〉

理論上意識野の構造解体の〈臨床的飛び越え〉は6通り考えられるが，便宜上3通りのみ例示した。
意識野の再構成についても同様に示した。

以下，急性精神病によって露呈される各段階を基底部から簡単に解説する（幻覚妄想状態と躁うつ状態は割愛する）。

　錯乱状態　主体の不在を特徴とし，健忘が生じる。この体験は，「審美的」，「忘我的」，「性愛的」性格を帯び，象徴的な劫罰の意識を伴う。

　夢幻様状態　世界に対して「半ば開かれている」体験であり，主体の記憶にとどめられる。この経験は，意識野への空間的世界，「超自然的」な出来事として生起するところの「もの」の闖入である。

　離人体験　「外的世界のより全般的な疎外感や，恍惚と恐怖の劇的な雰囲気の中に包み込まれる」体験である。妄想的な気分が経験を根底から揺り動かし変質させる。身体の内部が浸出し，その解剖学的形態は転倒し結合しあう。

2）病態変遷についての考察

本症例の病態は，大掴みすれば抑うつ状態から始まり，離人体験，幻覚妄想状態，夢幻様状態を経て錯乱状態に至るような，Eyの意識野の構造解体の系列に沿って推移していった。

本症例における意識野の構造解体は，以下の3つの性質を備えていた。

　①病態は，Eyが指摘したように，「構造解体の上位のレベルが下位のレベルのうちに含まれる」形で変遷していった。たとえば，後述のように，夢幻様状態が幻覚妄想状態を含んだ形で出現した。

　②意識野の構造解体は，入出眠時や夜間，特に深夜早朝の中途覚醒時に進行する傾向があった。したがって，この夜間早朝の時間帯は，観察の目が行き届きにくいこともあり，特に注意が必要であると考えられる。非定型精神病の症例研究において観察しにくいこともあってか夜間の増悪に言及のないものが多いが，西岡ら[19,20]や村上[18]が報告した症例において，考察の主題として抽出されてはいないものの，夜間および中途覚醒時に不穏状態が多くみられていることは注目に値する[6]。また，意識野の構造解体が睡眠前後に進みやすいことを示唆する記載がEyの幻覚論の中にある（文献6）のp 341）。

　③意識野の構造解体の階層は恒常的な順序で提示されるとEyは述べているが，本症例において意識野の構造解体は，たとえば，抑うつ状態から離人体験や幻覚妄想状態を経ずに錯乱状態に至るように，構造解体の段階を一足飛びに飛び越える形で進行した。この現象を，さしあたり意識野の構造解体の〈臨床的飛び越え〉[9]と呼称しておく（図2）。

ここで，本症例が入院前の病的体験を回想した4月28日の陳述について検討しておきたい。「子どもの命がかかっているときに友達と買い物に出かけて…その駐車場で，『子どもの命がかかっているときに買い物ってないよね』，『そんなの人間じゃない』と友達に非難されて，車の窓が全部開いているから，2人の話がみんな外へ漏れて…『みんな見て！　あの人はひどい人だ』といいながら，何台も何台もの車が，私の顔を見て通り過ぎていく」という陳述は，Eyの見地からは，幻覚妄想状態を含んだ夢幻様状態に相当すると考えられる。なぜなら，この体験が，「『他者性』が声となって襲う」[5]幻覚妄想状態の様態を含む，「主体が体験の中心であるとともに観客でもあるような」[5]想起可能な視覚化された体験であるからである。一方，この体験は，統合失調症についてConrad[3]が説いた「反省の病あるいは痙攣」，「アポフェニー体験」を彷彿させる。アポフェニー体験の一つ前の段階であるトレマ期が，Eyにおけ

表 夢様状態（Jackson）と夢幻様状態（Ey）の共通点

	夢様状態（Jackson）	夢幻様状態（Ey）
夢との関係	夢との共通点によって命名	夢がモデル
モデルとなる疾患	てんかん	てんかん
記憶	想起が可能	記憶に「とどめられる」ことが可能
続発する体験	想起不能な精神自動症	健忘が生じる夢幻状態
主観と客観との関係	主体意識が増強し対象意識が減弱	主観的な極に引き寄せられた体験
体験の様式	「今」が直接的に体験される	意識野への空間的世界・「もの」の闖入

夢様状態（Jackson）については文献12, 14)に、夢幻様状態（Ey）については文献5)に拠った。

る妄想気分を含んだ離人体験に相当することを考えれば，このアポフェニー体験がEyにおける幻覚妄想体験を内包した夢幻様状態に当たることは理にかなっている。また，「反省」についてEyが「反省的意識は意識存在の自由選択的上部構造である」[5]と言及していることを踏まえると，意識野の構造解体において，比較的早い段階から反省的意識が障碍されることが示唆される。

3．夢様状態

1）Jacksonの夢様状態

Jackson[10, 11, 12, 14]の夢様状態(dreamy state)について，主に兼本[14]の論考に依拠して以下にまとめる。

夢様状態は，「追想(reminiscence)」，「心的二重視(mental diplopia)」，「死の切迫感(impending death)」の3つの様態からなり，「どんな健常人の心の働きにおいても認められる二重性の開示」として捉えられている。追想とは過去の光景の再現や「今起こっていることを以前に体験したことがある」という既知感を内容とする体験である。心的二重視は，兼本の症例[14]が「意識をなくそうとしている自分とそれを直そうとしている自分の対立」と語った訴えに端的に表現される自己意識の特異な「ずれ」である。死の切迫感は，「後から考えると，噛むことで自分が消えてしまわないように自分をこの世に繋ぎとめるためにやっているような気もするが，噛んでいる最中は，なぜ自分が自分の手を噛んでいるのかはわからない」という兼本の提示した別の症例[14]の発言に如実に示される。通常は，「今，まさに，生じている体験」は，「体験しているのが自分であるということの自覚」に対して常にわずかに時間的に先行し，「今」は事後的にしか知られ得ない。しかし，夢様状態においては，「今，まさに，生じている体験」が，既にわずかにそれに先行して「知られてしまっている」という時間意識の逆転が生じている。

この夢様状態は，前述したEyの夢幻様状態に極めて近い体験であると考えられる。両者の異同に関する細かい議論は本稿では措くが，表に示すような共通点[9]があることを指摘しておく。

2）夢様状態についての考察

夢様状態における特有の時間意識の逆転が，本症例の陳述において明瞭に確認される。それは，①2回目のECTの翌日（4月27日）における「私の中では時間の流れが逆になっていて，想像していたことが現実になる」という発言と，②3回目のECTの翌日（4月29日）における「先をいく現実を妄想が追いかけている。妄想が現実になっている」という発言である。

①の発言は，「今日がその日だったのか！　悪いことの起こる日」という妄想気分をうかがわせる言葉とともに語られ，②の発言の後には「何が現実で何が現実じゃないのかわからない」という言葉が続く。これらの発言はEyのいう妄想気分を内包した離人体験を表現していると考えられるため，①と②の発言は離人体験において語られたと考えることができる。また，②の発言の対として語られた「妄想がどんどん先にいってその後を私が追いかけていたという妄想に支配された状態」というのは幻覚妄想状態を指していると考えられ，それを「これまでは」といっているのであるから，②が語られた時点においては幻覚妄想状

態を脱していたことが推察される。離人体験において夢様状態の時間意識が語られたのは,「夢様状態はその状態が終了した後に初めて訴えが語りうるものになる」[14]ことが多いためであろうと考えられる。

ここで重要なのは,本症例において意識野の構造解体の過程で,夢様状態が出現したことが示唆されることである。なぜなら,もしそうだとすると意識野の構造解体の過程で夢様状態の一様態である「死の切迫感」,つまり臨床上最も警戒すべき所見である希死念慮が生じうることになるからである。そして,この夢様状態は表に示したEyの夢幻様状態との共通点を踏まえるならば,夢幻様状態とほぼ同じ時に出現した可能性がある。

すると,初診の2日前の4月10日の夜,疎通の悪い状態で包丁をもって家の中をうろついたのは,夢様状態における「死の切迫感」に駆動された行為であった可能性が考えられる。なぜなら,包丁をもってうろついたことが断片的な形で想起されていること,および「死のうと思ったのだろう」という陳述には確固とした希死念慮よりも「死の切迫感」に特有の曖昧さがうかがわれるからである。

4．発症機転

1）Janzarikの構造力動論

ごく端的にいうと,Janzarik[13,21,22]の構造力動論における「構造(Struktur)」とは人格の構造であり,「力動(Dynamik)」とは生命の力動である。急性精神病は,人格構造によって統御されている生命力動が逸脱する事態である。この「力動の逸脱(dynamische Entgleisung)」は,精神運動制止を呈する抑うつ状態に対応する「力動の収縮(dynamische Restriktion)」,精神運動興奮を呈する躁状態に対応する「力動の拡大(dynamische Expansion)」,統合失調症の急性期に対応する「力動の不安定化(dynamische Unstetigkeit)」に三分される。

Janzarik[13]は,急性一過性に生じる力動の逸脱の様態の一つに急性錯乱を挙げ,「力動逸脱が強いと,覚醒度が障碍されることもあり,夢の中でも起こっているように前言語性の包括的な表象が顕現してくる」と指摘している。急性錯乱に相当する力動の逸脱について,Janzarikは力動の拡大あるいは不安定からの移行状態とするにとどまり明確な主題化をしていないが,大塚・加藤ら[21,22]はこれを第4の力動の逸脱と位置づけ「錯乱性の力動逸脱」と呼称した。

一般に,力動の逸脱は,力動を制御する人格構造と,力動の強度の均衡が崩れることによって生じる[22]。Janzarik[13]によると,逸脱する力動の程度は,1）個人が生得的に持つ力動の水準である生得的力動価(dynamische Ausstattung)が高いこと,2）心理的負荷となる生活史的出来事や薬物など外的な要因により主体にかかる力動的負荷の量によって決定される。大塚・加藤ら[22]は,非定型精神病の症例の観察をもとに,「錯乱性の力動逸脱」が生じる構造力動的因子として,上記1）と2）に加え,3）状況密着的かつ状況共鳴的な人格構造を有することを挙げる。そして,患者における心理的誘因の意義はその人格構造を考慮すると明らかになるが,状況密着的かつ状況共鳴的な人格構造を持つ躁うつ病者において,家庭や職場におけるトラブルが,既存の対人的秩序を乱す出来事として過度の力動的負荷となりうることを指摘している。

2）発症機転についての考察

本症例は,前述のように,精力的な病前性格を持ち,また家族に対して非常に強い責任感を有していた。このような本症例の病前性格は,大塚・加藤らの術語でいえば,生得的力動価が高く状況密着的な人格に当たる。

このような病前性格を持つ本症例は,子どもの受験の失敗という強い心理的負荷によって発症したと考えられるが,発症時は抑うつ状態が前景に立っていた。しかし,強力性の病前性格や,抑うつ状態において焦燥が強かったこと,抗うつ薬およびECTによって軽躁転したことを踏まえれば,抑うつ状態にbipolarityが含まれ,広義の混合状態を呈していたと考えられる。躁うつ混合状態がJanzarikの力動の逸脱の,どの下位分類に該当するのかは定かではないが,力動の拡大と収縮の間を揺れ動く「力動の振動」したような状態であると思われる。

ともかく，この広義の躁うつ混合状態を経て，大塚・加藤らのいう「錯乱性の力動逸脱」を来したのである。躁うつ混合状態から非定型精神病像への進展に関して，木村[16]は，「躁うつ病の非定型病像が一般に『非定型精神病』と称される病像群の主要部をなす」と述べ，「躁うつ混合状態がなかんずく躁うつ病の非定型病像を示しやすい」と指摘している。

このように広義の躁うつ病から，非定型精神病像を呈するに至った本症例の経過は「躁うつ病の非定型精神病化」と表現することができるが，これは本症例がすでに中年に達して人格構造が安定しているため，力動負荷によってまず躁うつ状態を生じ，多くの場合それが病像の中心となり，さらに強度の高い力動負荷が加わった場合にのみ，非定型精神病像を呈するためであろうと考えられる。

5．Ey, Jackson, Janzarik を援用した精神病理学的見地に立つ有用性

最後に，呈示症例において上述したEy, Jackson, Janzarikを援用した精神病理学的見地に立つことが，どのように臨床的に有用であると考えられるかについてまとめておきたい。診断に関する考察の項で述べたように，DSM-Ⅳ-TR[2]に基づくと，本症例は大うつ病エピソードの診断基準，短期精神病性障碍の著明なストレス因，統合失調症様障碍の予後のよい特徴を満たすが，診断としては大うつ病エピソードしか付かない。したがって操作的診断基準によって，本症例の病態の全体像を把握することは難しい。

一方，先述のように，Eyの器質力動論の見地に立ち，さらに意識野の構造解体の〈臨床的飛び越え〉[9]という概念を導入することによって，躁うつ状態から，離人体験，幻覚妄想状態，夢幻様状態，錯乱状態へと，連続的あるいは断続的に変遷する本症例の病態を包括的かつ柔軟に把握することができる。そして，その意識野の構造解体の過程にJacksonの夢様状態の様態が出現したことを確認することで，「死の切迫感」すなわち希死念慮という臨床上最も注意しなければならない症状までを射程に入れることができる。さらに，EyやJacksonの理論には欠ける論点である発症機転についてJanzarikを参照することにより，発症機転に関する精神病理にも光を当てることができる。すると，非定型精神病において希死念慮が生じるまでの病態変遷を大局的に把握することができる。

もちろん，このような精神病理学的な見地のみに依って立つことは危険であるが，本症例のような非定型精神病像を伴う気分障碍において，操作的診断基準に加え，本稿で論及したようなEy, Jackson, Janzarikの精神病理学的見地を併せ持つことは，大局観に立った病態の把握を可能にし，臨床観察に厚みを与える点で，臨床的に有用であると考えられる。

（井上弘寿，塩田勝利，加藤　敏）

文　献

1) Akiskal HS, Pinto O : The evolving bipolar spectrum. prototypes Ⅰ, Ⅱ, Ⅲ, and Ⅳ. Psychiatr Clin North Am 22 ; 517-534, 1999
2) American Psychiatric Association（高橋三郎，大野裕，染矢俊幸訳）：DSM-Ⅳ-TR 精神疾患の診断・統計マニュアル新訂版．医学書院，2004
3) Conrad K（山口直彦，安 克昌，中井久夫訳）：分裂病のはじまり．岩崎学術出版社，1994
4) Ey H : Etudes psychiatriques Ⅲ ; structure des psychoses aigues et destructuration de la conscience. Descle de Brouwer, 1954
5) Ey H : La Conscience, 2nd ed. augumentée. Presses Universitaires de France, 1968（大橋博司訳：意識 1, 2．みすず書房，1969, 1971）
6) Ey H : Traite des hallucinations, Masson et Cie, Paris, 1973（宮本忠雄ほか監訳，影山任佐ほか訳：幻覚1．金剛出版，1995）
7) Ey H, Bernard P, Brisset CH : Manuel de psychiatrie (5th ed). Masson et Cie, Paris, 1975（小池 淳訳：精神医学マニュアル．牧野出版，東京，1990）
8) 藤縄　昭：非定型精神病 4．症状 A，一般論．諏訪望，西園昌久，鳩谷 龍編：境界例，非定型精神病．現代精神医学大系，第12巻，中山書店，p 185-205, 1981
9) 井上弘寿，加藤　敏：ステロイド精神病の 1 症例における夢幻様状態（Ey）と夢様状態（Jackson）．精神科治

療学, 27;1223-1231, 2012
10) Jackson JH: Notes on cases of diseases of the nervous system (under the care of Dr. Hughlings Jackson). The Medical Times and Gazette, 2;700-702, 1876
11) Jackson JH, Stewart P: Epileptic attacks with a warning of a crude sensation of smell and intellectual aura (dreamy state) in a patient who has symptoms pointing to gross organic disease of right temporo-sphenoidal lobe. Brain, 22;534-549, 1899
12) Jackson JH（秋元波留夫訳編）：ジャクソン神経系の進化と解体. 創造出版, 2000
13) Janzarik W: Strukturdynamische Grundlagen der Psychiatrie. Enke, Stuttgart, 1988（岩井一正, 古城慶子, 西村勝治訳：精神医学の構造力動論的基礎. 学樹書院, 1996）
14) 兼本浩祐：夢様状態"dreamy state"の精神病理―Jacksonの主体意識と対象意識をめぐって. 臨床精神病理, 16;37-46, 1995
15) 加藤 敏：器質力動論（H Ey）からの診断学―感情障害と緊張病に注目して. 精神科診断学, 4;1-10, 2011
16) 木村 敏：躁うつ病の「非定型」病像. 臨床精神医学, 2;19-28, 1973
17) 鳩谷 龍：非定型精神病, 村上 仁, 満田久敏, 大橋博司監修, 精神医学 第3版. 医学書院, p 639-656, 1976
18) 村上靖彦：一症例の治療経過非定型精神病研究（2）. 精神科治療学, 1;309-317, 1986
19) 西岡和郎, 藤原 廣, 村上靖彦：急性錯乱状態を呈した一症例非定型精神病研究（1）. 精神科治療学, 1;145-151, 1986
20) 西岡和郎, 村上靖彦：非定型精神病における意識変容. 精神科治療学, 11;549-557, 1996
21) 大塚公一郎, 加藤 敏：躁うつ病化する非定型精神病. 精神科治療学, 15;489-496, 2000
22) 大塚公一郎, 加藤 敏, 阿部隆明ほか：非定型精神病の長期経過類型―平均20年間の長期観察8症例をもとにして. 精神経誌, 104;1069-1090, 2002

第3部 気分障碍とその周辺

8. 緊張病性亜昏迷状態を呈し統合失調症が疑われた若年周期精神病

キーワード 周期性精神病，月経，緊張病症候群，亜昏迷状態，炭酸リチウム

思春期周期性精神病ないし若年周期精神病は，若年期に月経周期と関連を持って，あるいは月周期で，精神病症状を反復する比較的まれな疾患である．国際的認知は低く，操作的診断基準にも収載されていないが，日本においては知られた疾患ではあり，症状精神病の範疇に属するものと推測されるが，原因が解明されたわけではない．

その症状として，亜昏迷状態または昏迷状態にいたる行動抑制，興奮・多動，幻覚・妄想から錯乱状態を呈するため，統合失調症圏の病態と誤診されやすいが，治療的には双極性障碍に準じた薬物療法が有効なことが多く，診断が治療を決する疾患といっていい．

われわれは，緊張病症状を呈し，入院当初，緊張型統合失調症と思われた若年周期精神病の症例を経験したので，若干の考察とともに報告する．比較的典型的な緊張病症状を呈したために，緊張型統合失調症という診断に傾き，診断がかく乱されたものである．

I．症例

症例 18歳女性
既往歴・家族歴 特記すべきことなし．
生活歴 関東の小都市にて会社員の家庭に出生した．幼少時は無口で大人しく，友人も少数だった．中学以降は，部活動など活発に取り組み，朗らかとなったが，それでも態度は控えめで，交遊も限られていた．高校3年の秋，大学の推薦入学に失敗してから目立って無口となった．第一志望校の大学入試の面接では，ひと言も話せなかった．患者は自宅から通える大学を望んでいたが，結局，合格したのは東京都内の大学だったため，下宿して通うこととなった．

X年4月，大学に入学し，都内で下宿生活を始めたものの，大学に通ったのは1週間だけで，4月半ばから大学を休みだした．両親には電話で何事もないと告げていた．4月下旬の土曜日から実家で過ごし，月曜日の早朝，自宅を出発して大学に向かった．以後，この月曜日を第1病日として記述する．患者が忘れ物をしたため，父親が後を追って下宿まで訪ねたが，患者はいなかった．携帯電話も通じないまま，20時頃になって，都内の駅交番前で「足が痛い．お腹が痛い」と泣いているところを保護され，父親が実家に連れ帰った．1日中徘徊していたらしく，足底はマメだらけで，事情を問うても「トイレに寄った」とか「バスに乗った」としか言わず，体を硬直させるような様子があった．翌日は元気がなく，前日のことを訊いても，目的地まで切符を買っていなかったので，途中の駅まで戻ったなどという話をし，要領を得なかった．

第3病日朝は起床してきたものの，1分間ほど，一点凝視して動かなくなり，ぱかっと口を開いたままで，全身を硬くしているという奇妙な行為があった．食事も一口ほどしか摂らず，視線も合わせず，応答もせず，横になっているだけだった．夜になると口をぱかっと開いたまま，全身を硬直させて臥床しているため，両親は心配になり，深夜，当院救急外来を受診した．午前0時をまわった第4病日に，当院内科に緊急入院となった．

中枢神経感染症，脳器質性疾患，てんかん発作などが疑われ，甲状腺ホルモンを含む血液生化学検査，髄液検査や脳画像検査が行われたが，異常所見はなかった．第5病日，当科に紹介となった．硬い表情で天井を見つめたまま，視線を合わせず，声かけに応答はなかった．四肢も緊張しており，腕を他動的に挙上すると，しばらくそのままで，やがてゆっくりと落下してくるというように蠟屈症が認められた．ときにひと言ふた言会話が成り立つこともあるので亜昏迷状態と考

えられたが，緊張病症候群の特徴を有し，この時点ではヒステリー性の昏迷状態も考慮におきつつ，統合失調症を第一に考えた。

内科病棟に入院のまま精神科的治療を開始した。Halopridol 5 mg/日の点滴静注では効果がみられず，第9病日に10 mgに増量した。第8病日には月経がはじまり，「痛い，痛い」とか細い声で訴え，ズボンと下着を降ろそうとする行為が認められた。月経は第12病日まで続いた。

入院後経過 第10病日に当科に転科となった。個室で治療を行った。Diazepam 5 mgを静注し，インタビューを試みたところ，筋緊張は低下し，呼びかけに対して視線を向け，手を握り返すように指示すると，弱い力ながらも握り返す反応がみられる程度にしか昏迷は改善しなかった。その後，急に両下肢を挙上してしばらくその姿勢を保持したり，起きあがって，首をカクッと垂れる，あるいは上半身起きあがって，ばたんと後ろに倒れ込むことを繰り返すなど，常同的で無目的な行為が認められた。また，ほぼ終日，無言無動で過ごしていたが，時々，首や腕・臀部などの傷みを訴えたり，夜間に突然，ベッド上に立ち上がり，「痛い，痛い」と呟いたりした。しばしば「痛い，痛い……」と小声で繰り返しており，語唱と捉えていいように思われた。Halopridol 15 mg，diazepam 5 mg/日の点滴静注を継続した。

両親，とりわけ父親は娘の病的状態に対して否認的であり，蠟屈症により腕が下がらないのを見て，「腕を降ろしなさい！」と娘に怒鳴ったりする一方で，治療に対する不信感も隠さなかった。

第15病日には，多少とも意思の疎通がとれるようになり，流動食から摂食を開始し，薬もhalopridol 15 mg，bromazepam 6 mg/日を中心とした内服に切り替えた。全身の緊張も弱まり，テレビを見たり，ベッドからソファに移動して過ごしたりという動きも出てきたが，身体運動はぎこちなく，無用なところに力が入っている様子が伺えた。いまだ半分開眼した表情で臥床していることが多かった。質問には「わからない」と答えることが多く，病歴について聞いたりすると「何で知っているの！」と怒り出すこともあった。家族に対しては「早く帰りたい」と泣いていたという。第17病日には，動作もスムースになり，独力でトイレまで行くことができるようになった。時折，急に小刻みに体を震わせて，身体の緊張が高まり，腕や足が曲がらなくなることもあったが，1分ほどで改善した。バランスがうまくとれず「ダルマが転ぶように」転倒することもあった。第23病日には，都内を彷徨った第1病日の出来事について「昔にタイムスリップしたみたいだった。お金が古銭に見えて，使えない，どうしようと焦ってしまった」と語った。病状には依然むらがあり，活発に話をするときと，ボーッとしたり，突然，「時間がわからない，ここはどこ，今日は何日」と泣いてしまうこともあった。

「家に帰ればよくなる」と父親が強固に主張し，退院を要求するため，担当医としては時期尚早と説得したが，聞き入れないため，第29病日より1週間の予定で外泊に出すことにした。ところが，自宅では，身体の緊張も強まり，突然，全裸になるなどの行動も出現，食事も摂れず，意思の疎通も困難となってきたため，第31病日に帰院した。状態は入院時とほぼ同様であり，外泊の刺激により，増悪をきたしたものと推測した。Halopridol 15 mg，diazepam 5 mg/日の点滴静注を開始した。第39病日頃から多少とも疎通がとれるようになり，第50病日には身体緊張も解け，食事も半分以上摂れるようになった。第54病日から薬も内服に切り替えた。ところが第63病日から，再び緊張が強まり，食事も摂れなくなった。

この時点で，緊張病状態が周期的に生じていることに気づき，月経周期を確認すると，第8～12病日，36～43病日が月経であり，月経の約7日前から緊張病症状が生じ，終了後約10日で軽快していることがわかった。若年周期精神病を疑い，lithium carbonate 600 mg/日を開始した。ところが，拒薬傾向となり，十分な内服ができないまま，3回目の病相に突入した。第73～80病日，入院後3回目の月経が発来した。

第80病日から，規則的な内服が出来るようになり，症状も軽快して行った。第100病日頃には，病棟リクリエーションの卓球に参加することができるまで身体運動はスムースになったが，時間によって思うように体が動かないときがあり，尿意があっても足が動かずに失禁してしまうことがあった。このためlithium carbonateを800 mgに増量したところ，改善した。体の強ばりを訴える一方で，やや多動な様子も伺えた。Haloperidolは漸減中止した。

入院後4回目の月経(第112～118病日)は，昏迷状態に陥ることもなく，月経期間中に軽い筋緊張と多動傾向がみられた程度で経過し，lithium carbonateが病相の抑制に有効と思われた。大部屋への移床を患者に提案したところ，「同じ部屋の人とうまくやれるか不

安」と呟いた後,「だって,ずーっと怖かったんだもん!」と号泣した。「お母さんが"ひょっとこ"に見えた。病院ではみな人が恐ろしい顔をしていて,何されるか怖かった。訳がわからなくなった」と述べた。やや調子が高く,依存的で多訴となったため,第127病日からhaloperidolを1.5 mgで再開した。

5回目の月経(第133〜139病日)中は情動不安定で,やや逸脱した行動がみられ,それを注意すると泣き出すといった状態であった。亜昏迷状態だったときを回想し次のように述べて号泣した。「体の中にゴキブリがたくさん入ってきたり,トイレから血が流れたり,髪の毛が体に刺さったりした。スリッパが冷蔵庫に向いていて,生きたまま冷凍されると思った。内科では,赤ちゃんの泣き声がして,服を脱がされるとき,赤ちゃんが生まれると思った。精神科病棟に移ってからも,蛍光灯から雲が流れ,ソファはチョコレートに見え,床が天井で天井が床だと思った。いままでは怖くて話せなかった。いま思うとあのときだけが異常だった。これからはないと思う」。

第150病日を過ぎると,退院後の生活に前向きな姿勢がみられ,好きな分野の専門学校に通う意向が語られた。6回目の月経(第172〜176病日)時には,精神的な変動はほとんど認められなかった。

第234病日に退院し,X+1年の4月に専門学校に入学した。数カ月,通院した後,薬は漸減中止し,治療終結した。

II. 考　察

志望校ではない大学に入学し,望まぬ一人暮らしを始めた18歳女性が,入学からほどなくして,徘徊後に亜昏迷状態に陥ったというものである。亜昏迷,全身の筋緊張と弛緩の繰り返し,語唱,蠟屈症,衒気的表情,常同行為などが認められ,緊張型統合失調症を疑い,抗精神病薬の投与を行った。一旦,改善に向かったと思われたところで,不安に駆られた父親が,担当医の助言を受け入れず,自宅へ連れ帰ったところ,すぐに同様の亜昏迷状態に陥った。抗精神病薬の投与で,再度,改善傾向がみられはじめたところで,3度目の病相がはじまり,この時点で病相と月経周期に関連があることに担当医は気づいた。月経の約7日前から緊張病症状が生じ,終了後約10日で軽快しているのである。そこで,若年周期精神病と

診断し,lithium carbonateの投与を始めたが,すぐに拒食・拒薬状態となり,十分な用量を投与できなかった。ただし3回目の病相の症状は若干軽かった。Lithium carbonateが十分投与された,第4回の月経では,昏迷状態に陥ることはなく,筋緊張と多動傾向を認めただけ,第5回の月経では,感情の不安定化程度で経過した。Lithium carbonateが著効した症例といえる。

内的体験としては,不安を背景として,現実の知覚に悪夢のような不気味な意味づけがなされたり,情景的な幻視が生じたりしており,夢幻様の状態であったようである。

思春期周期性精神病は,高木[12]が当初,前思春期周期性精神病として発表したもので,山下は自身が提唱してきた若年周期精神病と同じものと考えている[13]。

高木の報告した思春期周期性精神病は,12歳から15歳の年齢期に発症し,病相が比較的正確な月周期をもって経過する予後良好な急性周期性精神病である[7]。病相期の症状は①短期間の軽躁状態はあるものの,大部分において抑うつを呈し,ときには昏迷にまでいたる,②関係妄想や幻聴など統合失調症様の病的体験を示す,③意識障害を思わせる症状がある,④植物神経症状を伴う。

山下[13]は若年周期精神病として,主として10代前半に発症するが,発症年齢は20代前半まで広がるとする。病像は①亜昏迷ないし昏迷に近い運動制止,ときには落ち着きのない多動や興奮,②激しい不安や恐怖,③浮動性の幻視・幻聴,不安な色彩の強い妄想,④思考や行動のまとまりのなさ,不明瞭な応答,⑤病期中の記憶は著しく不鮮明,⑥不眠,食欲減退,顔面紅潮などの身体症状,とまとめている[13]。こうしてみると高木の思春期周期性精神病は山下の若年周期精神病のうち,寡動的な症例をとりだしたもののように思われる。以下,思春期周期性精神病に若年周期精神病も包摂されるものとして,後者の名称で一括する。

英語文献では,DSM-IV[1]やICD-10にこの病態の記載はなく,思春期周期性精神病(periodic psychosis of puberty)[1,3],月経に伴う統合失調症型精神病(schizophreniform psychosis associated with the menstrual cycle)[5], 月経に伴う周期性精神病(periodic psychosis associated with the menstrual cycle)[8], といった名称で散発的に報告されているだけである。

若年周期精神病を特徴づける様態は, 周期性, 月経との関連性, 発症年齢の若さが挙げられる。周期性については月経周期と同期していると考えられるわけだが, 初潮前の症例もまれではなく[13], この場合の周期性はいずれ発来する月経の周期と同期している可能性が推測される。また, 思春期男性で月周期をもって精神病状態を呈する症例もある[6,10]。病因としては, 視床下部−下垂体−性腺系の機能的な脆弱性が病態の発現に関与していると考えられている[9]が, いまのところ原因の特定には至っていない。月経との関連を重視する立場からは, 月経前症候群, 月経前不快気分障碍の重症型が若年周期精神病という見方[9]もある。月経周期が安定してきた頃に, 月経周期に一致して周期的経過をとる精神病を周期性精神病と称する場合[9]もあるが, 他方で, ドイツ−北欧圏の周期性精神病はLeonhardに代表される類循環性精神病などとおおむね重なり, これは必ずしも月経周期との関連に限るわけではない。

われわれの症例では, 大まかにいって, 昏迷が強い状態がおよそ2週間, ある程度に意思疎通がとれる状態が1週間, 症状を残しながらもおおむね正常といえる状態が1週間という周期性であった。寛解期間が短かく, 周期中に完全寛解に至っていないことからは, 月経に関連した原因による緊張病性亜昏迷状態というより, 他の原因に基づく病態が月経周期の影響を受けて増悪・寛解傾向を示したという解釈もありえる。もし, その増悪・寛解傾向の程度がごく小さかったら, 月経周期との関連がない非定型精神病とみなされるかもしれない。若年周期精神病において月経は病因と関連した要素なのか, 病状を修飾する要素なのか, という問題である。前者だとしたら若年周期精神病は非定型精神病とは異なる疾患であり, 後者だとすると若年周期精神病は非定型精神病の一亜型ということになる。いずれにしても, 本例においては月経周期と病像の関連が明らかにあるので, 若年周期精神病の範疇で扱われることになる。

さて, 本例の特徴は, 月経に伴う周期性精神病であり, かつ緊張病の病像をとったことである。従来の文献では, 若年周期精神病において, 緊張病性の病態をとることがあるという記述は認められなかった。われわれの報告の他には, 太田ら[11]の学会抄録がみられるだけである。

本例のように, 明確な心因が推定されない思春期・青年期の急性精神病状態の症例で, しかも緊張病性の特徴をともなう場合, まず第一に考えるのは緊張型統合失調症であろう。もちろん, 脳髄膜炎など器質的な要因の除外は必要だが, それが済めば, ほぼ診断は確定と考えて大過はないといっていい。入院初期のわれわれの判断はおおむねそのようなものだった。

もっとも, 操作的に診断するなら, 精神症状の持続期間からして, 短期精神病性障碍, それから統合失調症様障碍と暫定診断しながら診ていくことになるわけだが, 症状の持続期間だけで名称が変遷していくのは初回エピソード精神病に対するDSM診断の問題である。もっともこの場合も, 臨床家は従来的な診断習慣に則って統合失調症を想定しながら, 暫定診断をしているであろう。

抗精神病薬の経静脈内投与を行い, 徐々に昏迷が解けてきたことから, 統合失調症との判断は妥当なものと思われた。ところがようやく病状に改善がみられてきた時点で, 父親が自宅に連れて帰るといいだした。結局, 外泊は大失敗で, すぐに患者は入院時と同様の昏迷状態に戻り始めた。実際は性周期に伴って病像が増悪しただけなのであるが, あたかも時期尚早な自宅への外泊がストレスとなって, 再度, 病状の悪化をきたしたようにみえ, 緊張型統合失調症というわれわれの判断はむしろ強化された。

このように若年周期精神病の病像として緊張病症状がみられたことで, 診断は撹乱される結果となった。若年周期精神病と緊張型統合失調症の薬物療法に共通性があれば, 誤診していても結果的にはよい結果が得られるだろうが, そうではないところが, 両者の鑑別が臨床上の重要性を帯びる所以である。若年周期性精神病に有効とされるのは, 気分安定薬や甲状腺・性腺ホルモンであり,

ほぼ双極性障碍の治療とあい覆う[7]が，統合失調症の薬物療法とは相違する部分が大きく，抗精神病薬が若年周期精神病の病状を悪化させることもある[9]。われわれの症例でもいったんhaloperidolが有効とみえたのは，単に病状の周期的変動で，実際に有効だったのはlithium carbonateである。上述のように，入院後の第1，第2病相では，亜昏迷，全身の筋緊張と弛緩の繰り返し，語唱，蠟屈症，衒気的表情，常同行為などの緊張病の症状を認めたが，lithium carbonateを多少とも服用できた第3病相では，いくぶん筋緊張が弱まった。Lithium carbonateを定期的に服用するようになった後の第4病相では，もはや昏迷には陥らず，軽い筋緊張と多動傾向がみられただけで経過し，第5・第6病相の予測される時期には，感情の不安定化のみみられたという経過は，明らかにlithium carbonateの有効性を示唆する。

緊張病症状から，統合失調症と誤診していたが，ひとたび若年周期精神病と診断してからはlithium carbonateが著効し良好な経過がえられたわけで，診断をつけるということが非常に重要だった症例といえる。

緊張病は，Kahlbaumにより独立した疾病単位として提唱されたのち，統合失調症概念の成立以降，その下位分類に包摂されるようになったが，他方で，躁うつ病や器質的疾患など種々の病態で認められる症候群と理解されている。また，DSM-IV[2]で気分障碍の特定用語として「緊張病性の特徴」が加えられたことで，気分障碍でも緊張病症状はしばしばみられるものとの認識が広がったものと思われる。上述の山下の記述する若年周期精神病の病像をみると，蠟屈症，語唱や常同行為，拒絶症，衒気症などの記載を欠くものの，その状態がさらに悪化すれば，蠟屈症などの緊張病に特徴的な症状が現れても不思議はない病態を記述しているように思われる。

Conrad[4]は統合失調症の経過において，最も解体の激しい病態を緊張型と捉えている。緊張病症状は擬死反射や運動暴発などの原始的な反射との相似を指摘されるように，精神構造あるいは意識構造の解体が進行し，原始的な反応が現れてきたものと推測される。われわれの症例に則していえば，精神的分化度の低い思春期女性に周期性精神病という重大な身体的クリーゼが生じたとき，このような原始的な反応が出現してきたといえるのではないだろうか。上述のように若年周期精神病としては周期中の寛解期間が比較的短かったことは，意識解体の深度が大きかったことと関連している可能性がある。他の若年周期精神病ではみられないのに，なぜわれわれの症例において緊張病症状が出現したのかは明言できないが，若年周期精神病においても病像の重症化に伴って緊張病症状が出現する可能性があるという知見は臨床的に重要であると考えられる。

まとめ

緊張病症状を伴う亜昏迷状態を呈した，若年周期精神病の稀な症例を経験した。緊張型統合失調症との診立てのもと，haloperidolを投与し，一旦改善傾向をみたように思われたが，再び急速に増悪するということを繰り返し，3回目の病相ではじめて若年周期精神病であることを疑った。治療は，リチウムが著効し，その後の経過は良好である。緊張病症状の出現は，精神構造ないし意識構造が解体する中で生じてきた重症度の高い状態と考えられ，思春期に人格の未分化性や神経系の未成熟と関連しているものと推測された。緊張病症状を呈する疾患として，思春期女性の場合，若年周期精神病も鑑別にあげる必要がある。

（小林聡幸，山家俊美，加藤　敏）

文　献

1) Abe K, Ohta M : Recurrent brief episodes with psychotic features in adolescence ; periodic psychosis of puberty revisited. Br J Psychiatry, 167 ; 507-513, 1995

2) American Psychiatric Association : Diagnostic and Statistical Manual of Mental Disorders. 4th ed, text revision. American Psychiatric Association, Washington, DC, 2000（高橋三郎，大野　裕，染矢俊幸訳：DSM-IV-TR 精神疾患の診断・統計マニュアル．

医学書院, 東京, 2002)
3) Berlin FS, Bergey GK, Money J : Periodic psychosis of puberty ; A case report. Am J Psychiatry, 139 ; 119-120, 1982
4) Conrad, K : Die beginnende Schizophrenie ; Versuch einer Gestaltanalyse des Wahns. 2nd Ed. Georg Thieme, Stuttgart, 1966（山口直彦, 安 克昌, 中井久夫訳：分裂病のはじまり. 岩崎学術出版, 東京, 1994）
5) Gerada C, Reveley A : Schizophreniform psychosis associated with the menstrual cycle. Br J Psychiatry, 152 ; 700-702, 1988
6) 橋本有滋, 西嶋康一, 石黒健夫：尿中monoamine代謝物の高値を示した男子周期性精神病の1例. 自治医大紀要, 15；129-138, 1992
7) 石坂好樹, 高木隆郎：思春期周期性精神病（P.P.P）—その今日的意義について. 精神科治療学, 9；157-165, 1994
8) Lovestone S : Periodic psychosis associated with the menstrual cycle and increased blink rate. Br J Psychiatry, 161 ; 402-404, 1992
9) 中山和彦：女性の精神医学—非定型精神病と月経関連症候群. 精神医学, 49；1216-1228, 2007
10) 西嶋康一, 新井 進：Acetazolamideが有効であった思春期周期性精神病の一例. 神経精神薬理, 8；323-325, 1986
11) 太田健介, 小川説子, 久保隆一ほか：月経周期に一致して緊張病症状が出現した思春期周期性精神病（Periodic Psychosis in Puberty）の1例. 精神経誌, 108；542, 2006
12) 高木隆郎：前思春期における周期性精神病について. 精神経誌, 61；1194-1208, 1959
13) 山下 格：若年周期精神病. 精神科治療学, 15；617-622, 2000

第3部 気分障碍とその周辺

9. 約13年にわたり増悪寛解を繰り返した口腔内寄生虫妄想

 口腔内寄生虫妄想, 口腔内セネストパチー, 心気症候群, 妄想性障碍

　皮膚寄生虫妄想とは, 実際にはいないにもかかわらず, 皮膚や皮膚の下に『虫』が寄生していると訴え, その『虫』が這い回ったり噛んだりする感覚を訴えるといった体感異常も呈する疾患であり, これまでも多くの報告がなされている。そのなかで, 皮膚寄生虫妄想の病因論, 疾病分類上の位置づけ, 精神病理学的見解についてさまざまな意見が述べられており, いまだに決着がついていないといえる。多くは初老期から老年期にかけて発症し, そのテーマ以外の妄想は認めず, 人格水準も低下しないといわれている[4-6,8,11,19,20,28]。稀に『虫』が腸管内, 口腔内に存在することもあり, それぞれ腸内寄生虫妄想[28,36], 口腔内寄生虫妄想[25]と呼ばれることがある。

　今回約13年にわたり, 増悪寛解を繰り返し経過している口腔内寄生虫妄想の症例を経験したので, 若干の考察を加えて報告する。

I. 症　例

症　例　61歳, 女性
家族歴, 既往歴　特記すべきことなし。
生活歴　9歳時に疎開にてA県B市に転居。高校を上位の成績で卒業後, 役所に勤務し21歳で現夫と結婚, 以後専業主婦となり, 男児1人をもうけた。
アルコール歴, 喫煙歴　なし。
信仰　なし。
病前性格　几帳面, 些細なことにこだわる, 頑固, 正義感が強い, 気が強い, 社交的, 親切。
現病歴　X−5年(44歳)に一人息子が就職した。それまで息子は一人暮らしをしており, 患者は内職をして仕送りをするなど手厚く育てており, 無事に就職できるかどうか大層気にかけていた。同年近所の人が県会議員に立候補し, その手伝いをすることになった。対立候補に息子の就職の世話をした人がいたが, 手伝った候補者に投票しその人に投票しなかった。結局どちらの候補も当選したが, 後ろめたい気持ちが続いたとのことである。その後, 2カ月ほどして「(対立候補だった人が)家族を破壊しようとしている」というようになり, 裏の家のテレビアンテナを見て「あれで監視している」「家の中に盗聴器が仕掛けられている」とも言うようになった。さらに「近所の人が息子の就職を妬んで新聞に「息子は能力がない」と投書し, それによって採用が取り消されるのでは」と心配したり, 選挙の手伝いの報酬で5千円を受け取ったが, 「選挙違反で逮捕され息子の就職に影響するのではないか」と気に病むようになる。この時幻聴は存在しなかった。

　同年12月14日, 当科外来を受診した。初診時の状態は, ややイライラした様子であったが, 医師の質問には答えることはできていた。頭部CT, 脳波検査を施行したが, いずれも正常であった。症状から統合失調症を疑い, haloperidol 3 mg投与され訴えは軽減した。X−4年8月以降通院を中断した。

　X−3年2月, 車の一時停止を怠り警察に注意を受けたが, それから「自分が話すと全部筒抜けになる。みんなに迷惑をかける」と訴えだし, 当科再受診となる。同量の薬物を投与されて症状は改善した。その後服薬は不規則がちだったが通院は継続されるようになった。

　X−2年4月「首が左に廻る」と訴えるようになった。ジストニアと考えられたので, 薬剤調整するが変わらず, X−1年9〜12月C大学附属病院神経内科入院するが, やはり改善は見られなかった。退院後再び当科外来に通院するようになった。

　X年3月半ば歯科医を受診し, う歯治療を受けた。その後「ゴムが喉の奥に入ったような感じがする」, 「舌の下に5 mmほどの針金が何本も入っている感じが

する」と訴えだした。それに対しsulpiride 300 mg加えたところ症状は消失した。5月よりジストニアもおさまるが，その頃より「口の中に『虫』が出てきた」と訴えるようになった。さらに「カラスのくちばし様の突起をもち，肉食で口の中を噛んで痛みや血のにおいを感ずる」，「『虫』は舌の触れる範囲におり時々のどの方へ入る感じがする。『虫』が寝ている時は頬にへばりついている」と訴え，『虫』は見たことはないが舌の触感でわかるとのことであった。sulpirideを止めてoxypertine 180 mgを投与したが訴えは変わらず，怒りっぽくなるなど情緒も不安定となり，oxypertineを止め，chlorpromazine 150 mgの投与とした。すると『虫』は軽減し「口の中の1ヵ所にじっとしている」と述べるようになり，ジストニアが出現するが筋弛緩剤を加えられたところおさまった。

X年12月に『虫』が再び出現。以前のように「噛む」ことはなくなったが，その後「喉の周りを何匹もつながり締める」，「昔より長くヒレが付いている。舌で引っ張るとバラバラになる」と訴えだした。しかしX+1年5月より自然におさまり，再び「じっとしている」ようになった。

X+3年3月よりジストニアが出現した。chlor-promazineを減量すると「『虫』がつらい」との訴えが増したが，trifluoperazine 9 mgにて軽減した。ジストニアは残存したがamantadineにておさまった。しかしX+4年4月より「舌の下に『虫』が10匹，上に4～5匹いる」，「口の筋肉を食べる」と訴えだし，5月には「薬を飲んだら『虫』に追いかけられる」，「『虫』が歯肉にひもを掛けて物をぶら下げている」，「槍のような物で刺す」，「舌を出すと噛まれるので恐い」，「『虫』の子どもたちがノコギリで歯肉を切る」と訴えるようになった。amantadineからtrifluoperazine 15 mg，levomepromazine 30 mgに変更して『虫』の出現を訴えることはなくなったが，ジストニアが出現した。しかし日常生活に支障ないため経過観察とした。『虫』に対しても「もうあきらめる」と距離がとれるようになった。4月に息子が結婚，X+5年7月に引っ越すが著変なく，X+9年1月より近医でフォローされることとなった。その病院でも薬剤の変更はなく，『虫』はしばらくの間，口の中でじっとしていたとのことであった。

X+12年3月，孫ができないため息子が精査を受けたところ，「精子が少ない」と言われショックを受けた。その後夫との国内旅行から帰ってきてから，「口の中にカイコの小さい『虫』が出てきた」，「首が上がる」，「胸が締め付けられる」さらに「輪ゴムや赤ちゃんの手が口に中に入り首を締める」と訴え，5月8日当外来を再診した。risperidoneを9 mgまで投与するが変化なく，6月18日当科に入院となった。

　入院後経過　入院後も同様の訴えがあり，手帳に症状を記載して主治医に何度も見せに来たりした。具体的な内容としては，胸苦悶や頭重感，全身倦怠感といった心気症状や「『虫』とゴムとが戦っている」，「ゴムが融けて口の中がべたつく」といった訴えだった。また夕方になると頻回にナースステーションに来てまとまりを欠く内容の訴えをしたり，自宅へ何回も電話して同様の訴えをするようにもなり，さらに夕方なのに「朝ですよね？」と言ったりと失見当識を呈するようになった。それら一連の症状は，せん妄様症状と思われたので抗コリン剤とminor tranquilizerを減量した。すると2～3日後より会話の内容がまとまりだし，見当識も保たれるようになった。さらに「ゴム」や「赤ちゃんの手」も消失し，『虫』は1ヵ所にじっとしている」ようになり，心気症状もrisperidoneの減量にて消失，ジストニアも軽減し9月13日に退院となった。入院時の検査であるが，血液検査，胸部レントゲン，心電図では異常はなかった。頭部CT，MRIでも特記すべきことはなかった。脳波は，10 Hz前後のα波に25 Hz前後の速波が混入していたが，異常波はみられなかった。長谷川式簡易痴呆スケールは23点とsubnormalであった。

退院時，「輪ゴム」と「赤ちゃんの手」については「覚えがない」とのことで，『虫』の形態は「白い小さなカイコのようなもの」と述べており，やはり「見たことはないが，舌の感覚で分かる」とのことであった。

その後も『虫』は「口の中に存在している」ものの，「1カ所にじっとしている」ようになった。(図)

II．考　察

1．症状の経過

世話になった選挙の立候補者に投票しなかったという後ろめたさをきっかけに，「家族や息子が迫害される」といった内容の迫害妄想を生じた。それはhaloperidol投与によって軽快したが，警察に車の一時停止の注意を受けた後，今度は「自分

第3部　気分障碍とその周辺

が話すと全部筒抜けになる。みんなに迷惑をかける」といった，考想伝播や罪責念慮を思わせる訴えをするようになった。その症状も同内容の投薬にて改善した。

その後，歯科治療を機に口腔内異常感覚が出現，さらに「口の中に『虫』が出てきた」という口腔内寄生虫妄想症状へと変遷，以後その単一症状を延々と訴え続けることとなった。ある期間ジストニアと交代する形で増悪寛解を頻回に繰り返しているが，この時期，症状に応じて薬剤の増量変更が頻繁になされており，それが多少影響したことも考えられた。

X＋12年，しばらくの間寛解していたが再び『虫』が出現した。それまで増悪期では『虫』の出現の単一症状のみの経過であったが，この時は同時にせん妄様症状も出現していた。その後，薬剤調整にてせん妄様症状は軽減し，それとともに口腔内寄生虫妄想症状も軽快していった。

約13年間の長期にわたり，増悪寛解を頻回に繰り返しながら口腔内寄生虫妄想を呈しているが，いずれの寛解期においても「気にならない」程度まで落ち着いているものの『虫』は完全に消褪しておらず，持続的に症状を呈している。しかし人格の崩れはみられておらず，近所付き合いや家事も問題なくこなせている。また増悪期でも『虫』の存在によって患者自身は苦悩を訴えているものの，いずれの時期でも少なくとも自殺念慮に至るほどのものではないようであり，『虫』の駆除を強く求めたりする態度もみられていない。

2．『虫』の出現様式と様態

『虫』が出現してからの様態推移を寛解期と増悪期とに分けて比較してみる。

まず寛解期であるが，はじめの増悪エピソードにおいて『虫』は攻撃性を帯びた敵のような存在であったが，寛解期に入ると「1カ所にじっとしている」と共存する形をとっており，苦悩を訴える様子もさほどみられていない。また，それが長期にわたって続いていることも特徴的と思われる。

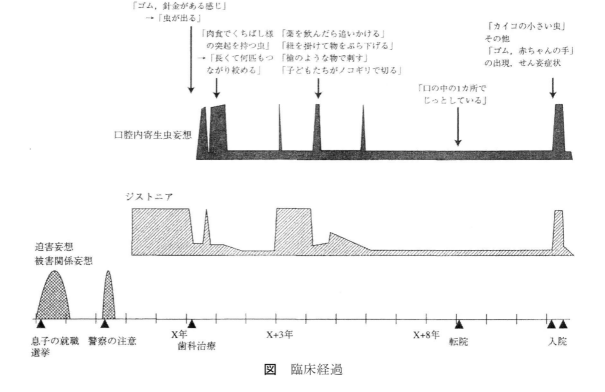

図　臨床経過

増悪期における『虫』の様態推移をみても，はじめの増悪期では，「くちばしのような突起を持つ」，「肉食で口の中を噛む」ものであったが，その後「長くなってヒレが付いている」，「何匹もつながって締める」もの，さらに「歯肉に紐をかけて物をぶら下げている」，「槍のような物で刺す」，「子どもたちがノコギリで切る」と変遷している。そこから，『虫』が動物的な物から人間的な物へと変化している様子がみてとれるように思われ，次第にユーモラスな雰囲気すらかもし出してきている。ここでは，『虫』が患者にとって次第に親和性を帯びてきている様子がうかがえる。

口腔内寄生虫妄想は皮膚寄生虫妄想の特殊な形態としてとらえられている[25]。また，身体の特定部位に限局して奇妙な異常感覚を持続して訴える症例は，セネストパチーと呼ばれているが[13,15,16,26,32,36,37]，皮膚寄生虫妄想はこのセネストパチーの辺縁型としてとらえられることがある[15,36,37]。そしてセネストパチーは特に初老期以降は口腔内に多く見られることが知られており[15,16,32]，そういった口腔内セネストパチーのなかに，今回のような口腔内寄生虫妄想といってもよい症例が含まれている。歯科治療を機に口腔内セネストパチーが出現することは諸家により報告されているが[15,16,32]，本症例も歯科治療を機に「ゴム」や「針金」といった異物の存在を口腔内に感じており，それがまもなく『虫』の出現という症状の変遷に至って，口腔内寄生虫妄想を形成したものと思われる。

伊東は，「『虫がすかない』，『虫の知らせ』，『虫くい』，『虫下し』，『虫がつく』にみられるように，人間と虫との古くして深い生活の結びつきのなかで体験が特定され，結晶化すると意識下での心性の参加も否定できない」と述べており[8]，卑近な虫という日常的題材が妄想症状形成と密接なかかわりについて言及している[9]。本症例では，はじめは迫害妄想，または考想伝播といった自我障碍を思わせる精神病像がみられていたが，歯科治療を契機に出現した口腔内セネストパチーを経て，そこに「虫がいる」という妄想的な意味づけ，つまり口腔内寄生虫妄想に収束する形で変化していったと考えることができる。言い方を変えると，はじめ直接患者を迫害していた候補者が，『虫』へ姿を変えて影響を及ぼし始めた，ということである。症状選択として口腔内寄生虫妄想を形成することで，安定を得たとでもいおうか。そのように症状選択として口腔内寄生虫妄想を形成した例として，Marnerosらも，皮膚寄生虫妄想が精神病徴候が消失した後に生じた例がいくつかあると報告しており[14]，本邦でも山田らが被害妄想，嫉妬妄想から皮膚寄生虫妄想へ症状変遷させた例を報告している[35]。

さらに森山らは，古典のなかの虫の例を取り上げることで，皮膚寄生虫妄想において「ムシ・寄生虫が忌むべき表徴としてわれわれの意識の中にあるとすれば，病者が潜在的に自責の念がかられている場合，『天罰』『自罰』的な意味を帯びて妄想の中に取り入れられるとはいえないだろうか」と述べている[17]。またMarnerosらも「聖書やギリシャ神話，文学作品のなかでもみられるように，虫による罰というモチーフはわれわれの文化と密接である」と述べている[14]。

本症例では，一人息子に対する思い入れば強かったものと思われ，その息子の就職と絡んで投票しなかったことへの後ろめたさも相当に強かったことは十分に推測される。その後ろめたさが「自責の念」となり「忌むべき表徴」としての『虫』を生じさせた，と考えられる。はじめの増悪期にて『虫』が攻撃性を帯びていた様子であったこととも関係があると思われる。

また従来皮膚寄生虫妄想において，社会的孤立との関係が見いだされており[4,6,8,9,17,19,23,24,28-30,33-35]，人見は「妄想上の寄生虫と『敵—パートナー』関係を作り上げているのであり，この敵でもあるパートナーが対人関係の欠如した部分を埋めることになる」と述べている[6]。本症例は，社会的孤立に追い込まれたとまではいかないものの，これまで大事に育ててきた息子の就職という，親から自立する状況が「パートナーの欠如」に近い状況であると考えると，はじめは「忌むべき表徴」で敵のような存在であった『虫』も同時に「パートナー」としての意味合いを帯びてきて，患者にとっては両義的な存在になりつつあったということも考えられる。

第3部　気分障碍とその周辺

　吉松はセネストパチーのなかにうつ病の心理機制があることを述べており[37]，現に抗うつ剤が著効したという報告もある[13]。本症例はうつ病の要素ははっきりとは見受けられないものの，一人息子の独立といった，いわば喪失体験ともとれるエピソードが先行し，うつ病の心理機制に近いものが生じていたことも考えられる。堀野らは，孫の死を契機に妊娠妄想が生じ，さらに腸内皮膚寄生虫妄想に症状を変遷させている症例を報告しているが[7]，そのなかで「虫は子どもである」というFerenziの論述を参考にして，症状の変遷と成立機制について考察している。そういった点からみても，本症例における『虫』が独立した息子の「パートナー」としての役割を引き受けたという考えも成立しうるように思われる。先程『虫』の様態推移についてみてみたが，そこにおいて次第に『虫』が患者にとって親和性を帯びてきている様子がうかがえたことも，このことと大きくかかわりがあるであろう。

　セネストパチー，皮膚寄生虫妄想の特徴として，患者はその異常体感や『虫』の存在に苦しめられ，それについて執拗に訴え，医師に対して熱心な救助の態度を示すことがあげられる[4,6,9-11,17,19,24,28,31,33,35]。なかには『虫』を駆除するために部屋や衣類を執拗に洗浄，消毒したりする例もあり[5,8-11,19,24,28,30,33,35]，診察時にゴミや皮膚の組織片を「『虫』のサンプル」と称して，容れ物に収集して持参することがある[8-10,17,19,28,33,35]（= "matchbox sign"[2]）。そして，あくまで身体的治療を欲し，精神科的治療には強い抵抗を示し[4,8,10,19,20,35]，さらにその内容の奇妙さから他者には分かってもらえないこともあり，次第に周囲から孤立していき次第に自閉性を顕著にしていく，ということがいわれている[8,9,11,30,33,38]。本症例の場合をみると，口腔内の異常感覚を訴えたものの歯科医を受診することもなく，まもなく『虫』が出現したこともあってか精神科へ直接受診されており，特に精神科治療に抵抗を示している様子も見受けられない。また，はじめは『虫』の存在に苦しんでいたものの，特にそれを取り除くよう執拗に求めたりする様子もみられていない。その点に関して検討すると本症例の場合，口腔内の異常感覚からまもなく『虫』の出現に至っており，そこから異常感覚に対する妄想的加工がすばやく行われたことがみてとることができる。つまり，「忌むべき表徴」でありかつ「パートナー」である『虫』を早急に出現させることに成功し，『虫』との関係に「安住」することができたと考えることもできる。

3．入院時のエピソード

　入院時のエピソードをみてみると，それまでの単一症状のみの経過ではなく，虫以外にせん妄症状と考えられる多彩な症状を呈している。年齢を経ることによって，脳器質的な脆弱性が亢進し，さらに薬剤が加わったことにより，せん妄症状を発現させたと推測される。そして，せん妄に引っ張られるかたちで本来のテーマである『虫』も同時に出現した，とみることができる。しかし，発症の契機となったのは，「息子の精子が少ない」と言われたことによるショックであることが考えられ，それまでと同様に息子にかかわる事柄であると言えそうである。訴えのなかに「赤ちゃんの手」がみられるのも，そういったことと無関係とはいえない。よって，入院時エピソードにおいては身体的・脳器質的要因や薬剤性要因が大きいとはいえ，やはり息子とのかかわりといった心理的要因も見逃せない。

4．皮膚寄生虫妄想について

　疾病単位としての皮膚寄生虫妄想について，多数例を分析した研究としては，Trabertが過去100年間に報告された寄生虫妄想1,223例についての特徴を報告しており[29]，わが国では山下が自験を含む文献100例を分析し[34]，林らもこの4半世紀に本邦で報告された102例を分析している[4]。それらから得られた疫学的特徴をみると，多くは初老期・老年期に発症し，男女比は女性の方が多く，性差も年齢とともに強くなっている。また予後と罹病期間であるが，Trabertは約半分が完全寛解し平均罹病期間は3.0±4.6年と述べており，林は約60％にて軽快あるいは寛解を示したと述べている。本症例は10年以上持続して訴え続けているが，そのような例の報告[28]は稀であるといえる。

病態を考えた場合，異常体感が感覚的なのか体験なのか，その妄想様解釈なのか，錯覚から妄想へ発展したのか，さまざまな見解がある[12]。また病因論についても，内因性[5]，器質性[14,25,31,34]，心因性[10]など種々のものが考えられており，いまだに結論が出ていないのが現状である。また下垂体腫瘍[27]，糖尿病[30]，副甲状腺機能低下症[2]，ベーチェット病[24]，慢性腎不全（人工透析導入中）[23]，肝硬変[35]といったさまざまな身体疾患に附随してみられることも報告されている。しかし，最近ではそういった要因を単一にとらえることはせずに，吉松の「多少とも老化過程の影響した脳器質性の障碍をもった精神病理のうえに成り立つ病態と考えるのが妥当であろう」[38]，「器質的要因と心理的要因の絡み合いによる病的発展として，この病態がみられるとしか表現のしようがない場合がある」[36]といったコメントにもあるように，多次元的要因から考える見方がなされてきており，それがたとえ身体疾患に附随したものであっても，そこに心理的な要因が絡んでいるとしているものが多い[11,17,23,24,28,30,31,35,36,38]。本症例の場合，施行した範囲の検査所見において器質的要因を積極的に示唆するものはみられていないが，発症年齢を考慮すると，検査には現れていないものの，そういう要因が存在していた可能性はあり，そこに先述したような心理的・環境的因子が加わっていることも十分に考えられる。また，病前性格の要因の重要性を述べているものもあり，その場合の病前性格として強力性の要素が述べられている[17,28]。本症例の病前性格も，頑固，正義感が強い，気が強い，という特徴があった。

疾病論的位置づけにもさまざまな考察がなされている。近年Munroがこの皮膚寄生虫妄想を醜形恐怖や自己臭恐怖とともに，単一症状性心気精神病(monosynmptomatic hypochondriacal psychosis；MHP)という概念で統一した病態を提唱しており[18〜21]，本症例もほぼそれに当てはまるのと思われる。DSM-IV[1]では，妄想性障碍，心気主題を持ち身体型に近いものと診断されると考えられる。

まとめ

口腔内寄生虫妄想を呈した症例を報告した。被害的内容の妄想状態のエピソードに引き続いて，口腔内寄生虫妄想を単一症状的な形で増悪と寛解を繰り返すかたちで，約13年にわたり持続的に呈していた。

症状の変遷において口腔内寄生虫妄想を形成するに至った意味を考察し，そこに「忌むべき表徴」さらに「孤立」の状況に対する「パートナー」としての意味がある可能性を見いだした。

疾病論的には，DSM-IVにおける「妄想性障碍身体型」に近いものと思われた。

（山家邦章，倉持素樹，野口正行，加藤　敏）

文　献

1) American Psychiatric Association：Quick Reference to the Diagnostic Criteria from DSM-IV. APA, Washington DC, 1994（高橋三郎，大野　裕，染矢俊幸訳：DSM-IV—精神疾患の分類と診断の手引き．医学書院，東京，1994）

2) Anonymous：The matchbox sign (editorial). Lancet, 2；261, 1983

3) 江原　嵩，山下公三郎，中村立一ほか：皮膚寄生虫妄想を呈した副甲状腺機能低下症の3例．臨床精神医学, 19；347-351, 1990

4) 林　拓二，深津尚史，橋元　良ほか：皮膚寄生虫妄想（Ekbom症候群）—症例報告と本邦で報告された102症例の検討—．精神科治療学, 12；263-273, 1997

5) 林　拓二，鬼頭　宏，松岡尚子ほか：皮膚寄生虫妄想の3例について—その精神病理学，診断学的検討．精神医学, 37；397-404, 1995

6) 人見一彦：皮膚寄生虫妄想．臨床精神医学, 27；917-922, 1998

7) 堀野　敬，林　三郎：妊娠妄想，寄生虫妄想，自己臭妄想を呈した老年期うつ病の1症例．臨床精神医学, 22；309-313, 1993

8) 伊東昇太：老年期の体感幻覚—皮膚寄生虫妄想を顧慮して—．老精医誌, 2；1466-1471, 1991

9) 伊東昇太，古川　正，本田常雄ほか：「皮膚寄生虫妄想」について—文献展望と慢性遷延例の検討—．精神経誌, 93；775-786, 1991

10) James RS, Karen Z, Hushnan R：Psychogenic parasitosis；A case series and literature review. Psychosomatics, 39；491-500, 1998
11) 笠原 嘉, 藤縄 昭：妄想. 大橋博司, 保崎秀夫編：現代精神医学大系 3A, 精神症状学Ⅰ. 中山書店, 東京, p 260-265, 1978
12) 小島大輔, 遠藤俊吉, 秋山美紀夫ほか：セネストパチーの治療. 臨床精神医学, 15；45-52, 1986
13) Marneros A, Deister A, Rohde A：Delusional parasitosis；A comparative study to late-onset schizophrenia and organic mental disorder due to cerebral arteriosclerosis. Psychopathology, 21；267-274, 1988
14) 宮岡 等：口腔内セネストパチー. 臨床精神医学, 15；29-36, 1986
15) 宮岡 等：口腔内セネストパチー. 精神科治療学, 12；347-355, 1997
16) 森山成彬, 加藤裕二, 末次基洋：寄生虫妄想における「身体」. 精神医学, 26；1049-1057, 1984
17) Munro A：Monosymptomatic hypochondrical psychosis. Br J Hosp Med, 2；34-38, 1980
18) Munro A：Monosymptomatic hypochondrical psychosis manifesting as delusions of parasitosis. Arch Dermatol, 114；940-943, 1978
19) Munro A：Two cases of delusions of worm infestation. Am J Psychiatry, 135；234-235, 1978
20) Munro A, Clmara J：Monosymptomatic hypochondrical psychosis；A diagnostic checklist based on 50 cases of the disorder. Can J Psychiatry, 27；375-376, 1982
21) Musalek M, Bach M, Passweg V：The position of delusional in psychiatric nosology and classification. Psychopathology, 23；115-124, 1990
22) 灘岡壽英, 東谷慶昭, 佐川勝男ほか：人工透析療法の経過中に精神病状態を呈した2症例. 精神医学, 31；1073-1075, 1989
23) 中川 潔, 榎本貞保, 松本 啓：皮膚寄生虫妄想を呈した2症例. 精神医学, 26；739-745, 1984
24) 成瀬梨花, 野村総一郎, 落合志保ほか：口腔内限局の寄生虫妄想の一症例. 精神医学, 33；87-89, 1991
25) 佐藤 新, 七里佳代, 飯田 眞：老年期セネストパチーの1症例—多元的病因分析から治療的統合へ—. 臨床精神医学, 16；1815-1822, 1987
26) 武田雅俊, 谷野志郎, 山下昇三ほか：下垂体腫瘍を伴った皮膚寄生虫妄想の剖検例について. 精神医学, 27；409-416, 1985
27) 立山萬里：「皮膚寄生虫妄想」の臨床的研究—経過からみた疾病学的位置付け—. 慶應医学, 58；585-608, 1981
28) Trabert W：100 years of delusional parasitosis. Psychopathology, 28；238-246, 1995
29) 冨山學人, 林 竜介, 根本豊寶ほか：糖尿病患者にみられた皮膚寄生虫妄想の1例—身体的要因および心理的社会的孤立の役割について—. 精神医学, 32；1277-1283, 1990
30) 上田 格, 人見一彦：皮膚寄生虫妄想を呈し脳萎縮がみられた3例について. 臨床精神医学, 17；1357-1365, 1988
31) 和気洋介, 藤原 豊, 青木省三ほか：口腔内に限局するセネストパチーの臨床的検討. 精神医学, 40；437-440, 1998
32) Wykoff RF：Delusions of parasitosis；A review. Rev Infect Dis, 9；433-437, 1987
33) 山下剛利：皮膚寄生虫妄想に関する一考察. 精神医学, 29；243-252, 1987
34) 山田健児, 衛藤和郎, 藤井 薫：皮膚寄生虫妄想を呈した老人の2症例. 臨床精神医学, 16；1745-1750, 1987
35) 吉松和哉：セネストパチーの診断的位置付け. 臨床精神医学, 15；5-13, 1986
36) 吉松和哉：セネストパチーの精神病理. 精神経誌, 68；872-890, 1966
37) 吉松和哉：触覚障害と皮膚寄生虫妄想. 老精医誌, 9；805-811, 1998

第 4 部

統合失調症

第4部　統合失調症

1．「発病期の核心点」の反復的想起

キーワード　統合失調症，発病，自伝的記憶，ライフイベント，ナラティブ

　統合失調症の患者はしばしば，発病の直前の時期の特定の出来事を事後的に想起しては繰り返し訴える。訴えの内容はいつもほぼ一定しており，ときに追想妄想様の意味づけを交える。たとえばある病者は「22歳の誕生日からはじまった。…最高の幸福と悲劇のはじまり」と表現し，また別の病者は「自分がガクッと変わったのは8月7日，S寺で猫と遊んでいたとき」などと表現する。特徴的なのは，「〜からはじまった」「〜からおかしくなった」「自分が変わったのは〜のとき」のように，病者はある特定の時点で，病者の生活する世界，あるいは病者そのひと自身が根底から一変したと体験し，それから病気がはじまった，と自ら規定していることである。この時点は，精神医学的に発症と推定される時点の直前に位置づけられることが多く，幻覚や妄想という明らかな統合失調症症状はその時点以降から発現する。

　そこから病がはじまった，と病者が事後的に言及する時点を経過論上に位置づけることは厳密には困難かもしれない。しかしながら，病者の主観的体験においては，それは病的世界の開始時点として強烈に刻印された核心のごときものであると考えられる。病気であることに無関心であり，病識がないとみなされる症例さえ，この時点に限ってはなんらかの異常体験の開始であると規定することがしばしばであり，精神病理学的に考察すべき重要な現象であるといえるだろう。また病者はこの核心的状況を繰り返し想起しては医師や母親など身近な他者に訴えることから，それは遡及的に反復想起される傾向をもつと考えられるが，その反復的想起は決まって経過上クリティカルな転回点にのみ現れるため，治療論上も最大限の注視が必要である。しかしながら，その核心的出来事は，病者が陳述したときにはすでに過去に属すことがらであり，主観的陳述としてしか存在せず，しかも親密な他者に一過性に打ち明けるのみであるため，臨床的にも理論的にも分析を難しくしている。そのためか，この現象を主題的に取り扱った先行研究は極めて少なく，概念として定着していない。

　私たちはまず，病者が事後的に言及して発病開始であると自己規定する時点を，「発病期の核心点」と呼ぶことにする。そして自験例を中心とした9症例を詳細に記述することによって，発病期の核心点とその反復的想起の臨床的な様態を明らかに提示したい。さらに，治療論的な観点も含めて臨床的特徴を分析する。然る後に，この現象を精神病理学的に考察する。

I．文献的展望

　「そこから病気が始まった」とする病者の主観的な自己陳述に関する先行研究は少ない。主題的に取り扱った論文は稀であるが，その一方で，緻密な臨床経験を素地とした統合失調症研究論文に，断片的ながら近似した記載を見出すことができる。たとえばドイツのConrad[2])は，統合失調症の経過のなかでの初回のシューブ内の段階を，患者の自己陳述をもとに分析して秩序づけたモノグラフのなかで，「私の経験によると，最近あったばかりの初回のシューブについての最良の陳述が得られるのは，アポカリプス期が徐々に消褪して少し経った頃である」と述べて，病者がシューブの病的体験を，アポカリプス期が沈静した後，つまり統合失調症の回復期の初期に詳細に想起，陳述することを明らかにしている。彼の提示す

る症例は，発病期の核心点だけではなく，1回のシューブ全体を広く回顧するのだが，これは後に述べるように，回復期における想起の特徴である。

加藤(清)[5)]は「精神分裂病の"治癒"とは何か」と題されたシンポジウムで，発病の契機が回復期において想起される現象について報告している。統合失調症(分裂病)の回復期において患者は「発病の時期よりはるか以前のその疾患の発端の時期から，現在にいたるまでの間」の状況を「いろいろに表現できるようになって」，治療者に対し自発的に述べ，「その間における根本気分を一貫したものと感じる」ようになるという。加藤はこのように患者によって述べられる状況の自己治癒的な意義を重視し，統合失調症の「治癒そのものの構成契機となっている根本事態」であると考え，「病の入口＝出口＝Ausgangにおいて回帰する核心状況」と呼んだ。

中井[13)]は統合失調症の寛解過程論，とくに「臨界期」論のなかでたびたび以下のような記述を行っている。「内省と回想の能力が再出現する。『生き生きと病的体験を語ってくれる時期が存在する。その長さはたかだか一週間である』とコンラートは述べているが，それはこの時期である。のみならずこの時期に好ましい治療的接触がなされるならば，各々若干の間隔をおいて，幼児体験，発病直前の体験の，しばしばきわめて詳細で，生き生きとした言語化がなされる」。これは，回復期において発病期の核心点が想起されたという現象を指していると考えられる。

また中井[14)]は，発病期の核心点そのものにも焦点を当て，「ここで考察の対象にする現象は，分裂病の発病時に陳述あるいは観察され…(中略)。それが起こったからこそ病気になったという患者の考えは，その主観的判断のいかんを超えて，その事象の前後で患者の棲む時空が根本的な変化をこうむっていることを示唆する」として，精妙な分類を行っている。しかし，上記の反復的想起との関連には全く触れておらず，治療や予後との関連にも言及していない。

他にもMüller-Suur[12)]，Sullivan[16)]，安永[20)]，永田[15)]，松尾ら[10)]が発病期の核心点の反復的想起に関する重要な論及を行っているが，詳細は拙論の原論文[17)]を参照していただけると幸いである。

私たちが提唱する発病期の核心点は，加藤(清)の「核心状況」に近縁の現象を指し，中井の「臨界期」に関する治療的経過論に触発されて概念化されたものであるが，以下の点において先行の概念とは異なり，独自の内実を持つものである。1)核心点は，医学的には既に統合失調症を発病した病者が事後的に主観的に判断した発病の核心であるという意味では，加藤(清)のいう「核心状況」に近い。しかし私たちが経験し，また本稿で論じているのは主に，発病よりもある程度遡る特定のある日に生じた比較的短期間の出来事であり，しばしば日付を年月日の水準まで正確に指し示すことができる。ところが加藤(清)のいう「核心状況」は，幼少期からおよそ医学的発病までの時期を広く網羅する，長期間にわたる生活史である。私たちは加藤(清)の報告するような経験も持ったが，それによると，長期間にわたる日常が回顧されるのは，従来診断では破瓜型統合失調症のみに限定され，ある特定の一日の短期間の出来事の回顧は，いろいろな病型の統合失調症で広くみられる。これは永田[15)]の指摘とも一致する。よって加藤の論と私たちとは，扱っている現象が異なり，その相異は病型に裏付けられているといえる。

2)この統合失調症的なエピソードの核心は反復想起されるという形式的特徴を持ち，後で述べるように，病者はその都度，自らの自伝の歴史において核心点を意味づけるという問題に直面することになる。それは経過上クリティカルな契機において反復的に回顧される礎石のようなものであるが，その治療論的な意味合いは増悪期と回復期によって異なるように一義的ではなく，病者にとっての病的体験の自伝的歴史への組み込みの根拠になると同時に，ナラティブ＝物語の構造に完全には回収しきれない統合失調症性体験の核のごときものであると考えられる。これらの視点は先行研究にはみられず，私たちの提唱する核(core)の概念が内包する独自性であると考えられる。

II．研究の対象と方法

 対象は，筆者（筆頭）が主治医の一人として関与した症例で，経験を積んだ複数の医師によってDSM-Ⅳに基づいて統合失調症と診断された9症例である。いずれも主治医が治療経過中に発症期の核心点についての患者の発言を確認している。

 9症例それぞれの特徴を，発病期の核心点における出来事の内容，出来事の起きた時期，出来事を想起する時期，想起内容を病者が訴えかける相手，想起する時期の病像・情態・身体症状・想起の持続時間，予後という観点から描出する。結果の概要を一覧表にまとめ，代表例を詳しく提示する。次に想起の特徴を特に取り上げて比較検討し，「発病期の核心点の反復的想起」の臨床像を提示する。さらに，反復的想起と関連する統合失調症の増悪と回復について考察を展開する。

III．症　例

 発病期の核心点の反復的想起を示す症例群から，寛解（または軽快）群2例と，慢性群1例の3例を詳しく提示する。記載にあたって症例のプライバシーの保護に配慮した。

 ①〔症例1〕　妄想型。初診時22歳，男性

 自営業を成功させた両親のもと，跡継ぎとして厳格に育てられた。朗らかでお人好しの性格から友人は多く，異性との交際もあった。国内の大学受験に失敗し，父親の勧めでアメリカ西海岸の大学に留学した。

 X年春頃，信頼していた恋人に浮気されてショックを受けた。同年4月頃から周囲の変容感が出現し，5月下旬の22歳の誕生日パーティーでは，疑惑と高揚感の混じった妄想気分が出現した。その日，親友から，多数での性交渉に誘われて動揺したが，結局受動的に応じてしまった。その後しばらくは抑うつ的だったが明らかな統合失調症体験への結実には至らなかった。

 4ヵ月後の9月のある日，写真家を志していた患者は大学の写真部に登録した。その3日後，突然思い立ってサンフランシスコのゴールデンゲイトブリッジへ車で行ったが，通行料の支払いを拒否したうえ，車両専用の橋を徒歩で逃走しようとするという異常な言動から，通行料不支払いおよび飲酒運転の嫌疑により警察に保護された。この後急速に，妄想知覚，幻聴，万能体験を呈する活発な幻覚妄想状態に進展した。警察からサンフランシスコ市内の精神科病棟に運ばれ，帰国を余儀なくされた。帰国後も病的体験を訴え続けるため，1ヵ月後の10月に母親が大学病院精神科を受診させ，統合失調症による幻覚妄想状態と診断され入院した。

 入院後まもなくは産出性症状は目立たなくなり元気で活発に周囲の患者と交流していたが，次第に抑うつ的になり終日臥床して過ごした。入院後10日ほどすると微小再燃が現れた。

 患者の微小再燃は必ず22歳の誕生日とその4ヵ月後の橋の通行という，関連の明らかでない2つの出来事の断片的な想起から始まり，「22歳の誕生日から始まった。すごく周りから『おめでとう，おめでとう』って言われて，『こいつら，本当にそう思っているのかな』って不安になった。最高の幸福と悲劇のはじまりだった」「また，思い出してきました…究極の選択。サクラメントにとどまるか，サンフランシスコの二つの橋のどちらかを渡るか。ぼくがどれを選択するかで世界戦争が始まってしまう」と訴え，「虚の世界と実の世界がくるくる回ってミックス」していたという。その2つの出来事の間の4ヵ月のことは話題にされなかった。想起は数日間で消え，それと交代性に，「ぼくは神なんです。人類を救わないと」という救世主妄想的な万能体験や女性化等の多彩な幻覚妄想状態に至ったが，2週間ほどするとそれも消褪し，自閉的な抑うつ状態に戻った。

 病状は安定せず，追想から始まる微小再燃の時期と，自閉的・抑うつ的な時期とを交代性に繰り返し続けた。安定しているように見えても，売店でテレフォンカードを購入しようかと迷って結局やめる，という「選択」に関わる状況によって，追想と微小再燃が突然誘発されることもあった。

 しかし入院後7ヵ月めのX＋1年5月初め，嘔吐，咳，皮疹等の身体症状が出現した後，ある日唐突に，橋の通行の追想をめぐって，これまでの断片的なまとまらない独白とは違って，穏やかにユーモアを交えて，より詳細に一連のつながりを語った。それによると，「アメリカにいたときは，ヒーローだった。ハリソン・フォードだった。『戦場にかける橋』。サンフランシスコで橋を渡っていたら，戦争が起こると思った。でもアメリカの象徴の1ドル札を渡したらア

第4部　統合失調症

表1　症例概要一覧

症例番号 性 病型	想起内容と想起の言辞	想起される時期（または核心点から初回の分裂病症状までのおよその期間）	想起する時期（想起内容を語りかける相手）	想起する時期の病像，情態，持続期間，随伴する身体症状	予後
1 男性 妄想型	①恋人の裏切り，性的逸脱体験が前後にあった22歳の誕生日（「22歳の誕生日からはじまった。最高の幸福と悲劇の始まりだった。」） ②ゴールデンゲイトブリッジの通行（「また思い出してきました。究極の選択。サクラメントにとどまるか，サンフランシスコの二つの橋のどちらかを渡るか。」）	①5ヵ月 ②数日	シューブの増悪期初期と回復期初期（主治医）	増悪期：不安，緊迫感が強く，想起内容を語ることが内的に促迫されているような，やや一方的な語り。1，2日間の想起が終わると幻覚・妄想性シューブ 回復期：臨界期のある日唐突に，冗談めかして物語る。ユーモア。はきはきと，自然で余裕がある。より詳細。3日ほど持続して穏やかな寡黙さへ。顔面と背部の皮疹，鼻出血，喀痰	完全寛解
2 男性 分類不能型	①情報提供サービスによるデート当日の，芸能人らからの追跡・被害妄想。（「渋谷にのこのこ出かけて，女の子と待ち合わせをしていたら，捕まった。テレビで見た人とかに追いかけられて，心の隅にあることまで吐かされた。あれからおかしくなった。」） ②中学校から高校時代のいじめと家族の厳しい対応。	①4ヵ月 ②中学高校時代（3〜6年）	シューブの増悪期全般と回復期初期（母親と主治医）	増悪期：激しい情動興奮の中，大声でまくしたてる。2週間〜1日 回復期：症例1とほぼ同様。1日のみ。便秘，不眠	軽快（家庭内寛解，鉄道マニアとして「世に棲む患者」）
3 男性 分類不能型	①大学時代の宇宙博での無重力体験（「現実の世界と宇宙博の記憶がごちゃごちゃになっている。夢をみているみたい。」「無重力実験はよくなかった。あれさえなければ…あのとき，うつ病になった。」） ②幼少時のいじめ	①1年半 ②幼少期（10数年）	増悪期初期（はっきりとシューブを呈さない）（母親，主治医，特定の看護師）と回復期（病棟全体）	増悪期：症例1と類似するが，焦燥感，希死念慮強い。回復期：躁状態のなか，病棟他患の前で。1日のみ。微熱，嘔吐，食欲低下	軽快（大手小売業に就職）
4 女性 分類不能型	精神科外来初診（「どうしても思い出してしまう。（外来初診時に）精神科のドアを開けてからすべてが始まったんです。」）	同時	増悪期初期（家族，主治医），回復期（主治医）	回復期：ある日唐突に語る。現実的。2日間持続。微熱，便秘	軽快（家庭生活こなす，人格水準低下は認めず）
5 女性 分類不能型	中学，高校時代の失恋（三角関係？）（「中学時代に好きなひとがいたんですけど，友達を介して気持ちを聞かれたとき，他の女性に遠慮しちゃって…」「Oさん（高校のクラブ活動での同僚女性）に声をかけられてから具合が悪くなった。Oさんに遠慮して，彼に声がかけられなくなった。」「今日（上記の原因が）悟れたんです。」）	6年〜1年	増悪期初期（主治医）回復期（特定の看護婦）	増悪期：表情硬く，ため息をつきながら，一語ずつ言葉を選びながら訥々と語る。その後，激しい情動興奮性および幻覚・妄想性のシューブ 回復期：臨界期のある日唐突に，自然な笑顔，はずんだ声で「今日，悟れたんです」と切り出して，同様の男女関係の訴え。1日。鼻出血，下痢	軽快（国立大復学）

表1 つづき

6 女性 分類不能型	ボーイフレンドとの初体験(「Sくんとしか H してない。」)	6ヵ月	シューブの増悪期初期と回復期初期(ともに母親,主治医)	増悪期:興奮して左記を叫ぶ。また,被害妄想,加害妄想,左記に関連した妊娠妄想。回復期:臨界期に「『(左記)』って言ったよね」と,過去の事実として想起。同時にその前後の幻覚・妄想体験の説明。はきはきして表情も明るいが,やや眼光ぎらつく。9日間持続。その後落ち着く。	軽快(大学復学)
7, 男性 分類不能型	「自分がガクッと変わったのは,8月7日,S寺で猫と遊んでいたとき。急に体が固くなって動かなくなって,それからなんでもできるような気がした。」	3ヵ月	回復期初期(主治医)	回復期:面接中,やや唐突に,淡々と語り出す	軽快 主治医の異動に伴い転院
8 男性 解体型	大学1年時友人,教師からの侮辱,いやがらせ(「人をばかにする。『二部にしたら』なんてばかにしている。むかつく。」「バイト先で一番忙しいテーブルに回された。辞めさせようとしていた。」)	1年	シューブの増悪期(亜慢性化)(母親)	増悪期:不安,焦燥,時に興奮して物に当る。	不変,亜慢性化(大学退学,ひきこもり,頻回の再燃)
9 男性 分類不能型	大学1年(20歳)時の怠惰な生活,性的逸脱によって「自分というものの連続性がなくなった。」	1年	慢性的に毎日数回(母親)	無表情,訥々と語る。下痢,便秘,悪夢,頭痛	慢性化(大学退学,無為閉居,病的悔恨)

メリカを売ることになると思って…(橋の通行料を払わなかった)。監獄に入れられてぼくは一回死んだ。ひどい経験したんですよー。スプーンもフォークもなくて,犬みたいに手で食べた(ここで犬を真似たやや誇張した身振りをにこやかな表情で交えた)。病院では,"This is sign, this is sign…"って聞こえた。すべてが暗号だった」。

このときの想起以降は微小再燃が全く現れなくなり,疲弊と人恋しさを示す寛解期前期に移行し,一日中臥床していた。「あの頃に戻りたいなーと思っちゃう」などとつぶやく(「あの頃」とは「橋の選択」の時であるという)こともあったが,深刻さはなく,情動はのんびりとして落ちつき,体験が賦活されることはなかった。この穏やかな状態が3ヵ月ほど続いた入院後10ヵ月めのX+1年8月中旬,突然虫垂炎を発症し緊急外科手術を受けた。それから著明に回復し,手術から2週間後の9月5日,13日,15日の3回にわたって,面接中,会話の脈絡をやや無視して唐突に,誕生日と橋の通行に関する生き生きとした詳細な想起を行った。これまでの何回もの想起では全く明かされなかった,22歳の誕生日から橋の通行までのあいだの4ヵ月間の出来事も初めて補完して語られた。それによると,誕生日の翌月,学生寮で性に関するトラブルに巻き込まれた。2ヵ月後の一時帰国中,機会性に服用していた薬物に関して友人から厳しく注意されて頭がカーっとなった。また3ヵ月後,写真部入部の申し込みをしたがその3日後,「究極の選択」の件が起こり,「病気になっちゃった」ため,写真部の活動は頓挫してしまった。そして,10ヵ月に渡った入院生活を「一瞬だった」と振り返った。

入院1年後のX+1年11月初め,ほぼ完全寛解で退院した。外来中,穏やかで明るい様子の患者に,橋の通行の選択について今も思い出すことがあるか?と質問すると,患者の表情が見る見るうちに硬直化し,「…じつは,思い出すことがあるんです」と声を震わせて橋の話を始めるため,この話題は中断せざるを得なかった。その後専門学校に通学し,成績も優秀で,コンテストでは数千人中優勝した。退院後6年後現在まで,薬物療法なしで完全寛解が維持されている。

<発病期の核心点の想起の様態> 初発の妄想型統合失調症,完全寛解例である。この症例が,そこから病気が始まったとする「発病期の核心点」は2点あり,妄想気分が開始し性的逸脱体験のあった22歳の誕生日と,その4ヵ月後のゴールデンゲイトブリッジ

の通行であった．それらが初めて想起されたのは，誕生日から5ヵ月後のシュープの増悪期であり，以後増悪期と回復期の度に反復的に想起され，まとまり悪く訴えた．

増悪期における想起の際の患者は緊張が高く興奮し，想起と陳述によってますます緊張，興奮が高まった．しかしいったん幻覚妄想状態を呈しだすと想起は後景化した．発病期の核心点は，橋を通行するか否かという選択に関わる状況であり，同様に，患者が如何に選択するかに関する日常生活上の状況によって発病期の核心点の想起が誘発されることがあった．

寛解直前における想起では，情態は穏やかで淡々とかつ明朗としており，また上記の2つの出来事のあいだの4ヵ月間のことが初めて補完され，出来事と出来事は連綿とつながり，またユーモラスに説明された．また，想起には嘔吐，咳，皮疹といった身体症状を随伴した．

②〔症例2〕　分類不能型．初診時；20歳，男性

兄は精神発達遅滞で，とくに幼少時は患者には兄からの一方的な暴力による打撲傷が絶えなかった．まじめでおとなしく，学校でもいじめを受けた．高校ではかなりひどいいじめに遭い，2年で中退した．両親が大学進学を希望したため大検予備校に入学し，また兄と距離を取るためもあり単身生活を始めた．

Y年(19歳)の秋，2度目の挑戦で漸く大検に合格したころから，急に勉強に対する意欲が低下し，不安，焦燥感も加わり，時に興奮して，小学校以来学校で受けたいじめや兄からの暴力，両親からの厳しい躾等，過去の出来事に対する強い不満，悔恨を母親に向かってまくしたてるようになった．

翌Y+1年の夏「苦しい，苦しい」と不穏になり，9月のある日突然「芸能人に囲まれる」「バルチック艦隊が攻めてくる」と妄想的になり騒ぎ出した．これは同年4月に本人が渋谷へ遊びに行ったときの出来事が関係しているらしかった．10月中旬，学校時代のいじめや叱責のことも想起されて止まらなくなり，泣きながら母親に向かって怒号をあげるなど激しい情動興奮のため精神科を受診し，統合失調症の診断を受け，薬物療法が開始され一旦軽快した．しかし，翌Y+2年2月には，再び前年の9，10月ころと同様の激しい興奮，不安とさまざまな過去の出来事の想起亢進を中心とする病像が現れた．母親によると「あちこちの今までの体験がごっちゃになって」いた．3月下旬に大学病院精神科に紹介入院となった．

不安と緊張が強く，面接では以下のような体験を，混乱しながら訴えた．「去年の5月の初めに，バルチック艦隊が来るのをテレビでやっていたんですけど，『S』という番組をやっていて．渋谷にのこのこ出ていったら捕まった．D（電話情報提供サービス）に手を出して，女の子と待ち合わせをしていたら捕まった．それからこんなふうになっちゃったんだ．Nテレビの A さんを呼べーと大きな声を出してしまった．そしたら本人たちも来て，芸能人がいっぱい来て，追い回された．みんなでぼくのこと集中的に心の隅にあったことを吐かされた」「それからおかしくなった」．加えて，小学校時代からのいじめ，兄からの暴力についても不満を訴えた．

それでも日が経つにつれ，緊張も和らぎ，入院当初のような追想妄想はこちらから尋ねても訴えなくなった．交代して，手指の痺れ感，頭痛などの心気-体感症状[4]を断片的，常同的に繰り返した．

ところが4月中旬のある日の夕方から突然泣き叫び，上記と同様の，女性との待ち合わせの件とそれに関連して「バルチック艦隊が攻めてくる」という妄想，今まで受けた暴力やいじめ，進学に対する両親からの過大な期待などを想起して，わめき散らし，「僕が T（兄）に殴られても，（両親は）喧嘩両成敗って言った」「慶應だ早稲田だっていうからぼくの人生こんなになったんだー」「ぼくの人生返せー」などと叫んで母親に手を上げようとした．次第に想起に交代して不安，困惑が一層強烈になり，顔面蒼白で脂汗をかき，手を上下にばたつかせながら部屋中を徘徊するなど緊張病性興奮に近い病像を呈した．あらゆる向精神薬を試みたが無効なため，電気けいれん療法を施行したところ一応は静穏化したが，自閉的になり，面接での訴えも常同的な心気―体感症状[6]のみになった．

その後，2ヵ月に1度ほどの頻度で，待ち合わせ中に芸能人に追いかけられた件と，いじめや勉強の負担などの件を想起しては訴え，1，2日して想起が収まると再び心気-体感症状の訴えのみの自閉的生活になる，ということを繰り返した．

翌Y+3年1月上旬にも同様の想起が現れ，抑うつ的で，希死念慮も表明した．その日から精神療法の方法を変更し，病室に閉居する母子の傍らで主治医がテレビ鑑賞や散歩，食事など日常の時間を共に過ごし，敢えて「症状」にはこだわらないようにした．

2月中旬，その団欒の雰囲気のなかでやや唐突に，

高校時代に受けたいじめを患者が自分から話題にした。そのときの患者はいつもと違って一方的な被害者ではなく，「こんなことされたんですよー」とやや大げさに叩かれる身振りを交えわざとらしい口調で語るなど，余裕を持って冗談めかして状況を振り返った。母親はこの様子を敏感に察知し，敢えて大笑いして応えた。「発病期の核心点」の反復的想起はこれが最後になった。この想起の翌日から3日間不眠が続き，2日間下痢をした。

入院から1年2ヵ月後の5月上旬に退院し，それから3年後現在まで，以前のような緊張病性興奮に至ることはなく，概ね安定している。

＜発病期の核心点の想起の様態＞ 従来診断では破瓜型に近い，分類不能型統合失調症の軽快例である。この症例においても「発病期の核心点」は，2点ある。それは，高校時代に受け続けたいじめと暴力，そして19歳の4月のある日，異性への接近を図った最中の追跡・被害性の追想妄想である。中学高校時代のいじめと両親の厳しいしつけは継続的日常的であったようだが，19歳時の出来事はある一日のなかの特定の一回的な出来事であると思われる。

反復的想起が増悪期と回復期になされることや，増悪期には興奮，緊張が強く陳述は断片的で，回復期にはユーモラスに余裕を持って，若干のまとまりを得て語る点，身体症状を随伴する点などについては，他症例と共通している。

③〔症例8〕 分類不能型。初診時；22歳，男性

小・中学校と学業成績は学年でトップクラスだったが，内気で人付き合いは苦手だった。高校は進学校に入学し成績上位を保っていたが，3年になると努力の割には成績は徐々に低下した。二浪目に東京，関西の有名私立大を数校受験してすべて合格した。本人の希望で関西にある私立大に入学し，単身生活を始めた。

Z年(大学1年)の夏が終わったころより，特に誘因なく「なんとなく周囲の雰囲気が変わってしまったな」と思い始めた。翌年2月ごろより頭痛，「幻聴のようなもの」が始まり，4月に大学の保健管理センターで「離人症」等と診断されて安定剤が処方されたがあまり改善せず，同年秋ごろからは「いやな夢」をみるようになった。休学して実家に戻りZ＋2年8月に近郊の病院を受診したときは，上記の経過を疎通性よく語り，また季節感がない等と訴え「離人神経症」と診断された。しかしZ＋3年に再診したときは，表情は硬く一点を見つめ，悪心，頭重感，悪夢を認めた。離人症状は上記に加えて「自分というものの連続性がなくなってしまった。というか，20歳まではあったけど，大学に入ってからなくなってしまった感じ」「昨日と今日の連続性はあるけど，"今"を生きるのが大変」と深刻化し，音楽性幻聴も訴え，病態が精神病水準に進行したという印象を診察した医師に与えた。諸症状はその後一進一退し，11月ごろより，面接場面で「大学のとき羽目を外したことが心に残っている。酒を飲んで暴れたり，パチンコやったり。それでだいぶお金遣っちゃって。先輩に注意されたことが気にかかって，3ヵ月ぐらい勉強もせずに街を歩きまわったことがあった。それとこの病気が大いに関係あると思う」と大学1年時に溯り，悔恨に満ちた想起をしては，強い自責感，劣等感を示した。しかしよく聞いてみると悔恨の対象は，羽目を外したり授業を怠けたという結果的な事実そのものでは必ずしもなく，「全力を尽くさなかったということ。自分の満足のいく努力をしなかった。優をとれるものが良になってしまったのを悔やんでいる。このことにこだわりを持っている」のだという。X＋4年3月終わりから，昼夜逆転して閉居し始めたが本人は「快調」を訴え，「青眼，白眼というのがある。左と右で善人と悪人をみる」など，奇妙な言辞が始まった。Z＋5年6月からは月に一度，大学1年のときのことを思い出して大声でわめき，壁や家具など物に当った。Z＋8年に入ると自傷傾向がますます著明になり，自殺企図も続き，5月初め，消毒液を飲んで2階から飛び降り，大学病院精神科に緊急入院した。

入院後は硬い表情で独語し，やがて会話が可能になっても，一貫して大学時代の失敗を悔恨して「20歳前後で断絶があるんです」と訴え続けた。大学時代の失敗とは，勉強を怠けたことに加えて，やや倒錯的な性体験もあったという。薬物の効果も不十分なため，9月中旬から電気けいれん療法を行ったところ情態性の改善がみられたが，半月後には再び悪夢や強い不安と絶望感，感冒様の身体症状を訴えた。この状態が遷延化した。自他への攻撃性は低下したため，翌年退院したが，その他の症状は遷延化した。

Z＋15年現在，基本的には「実感が湧かない」「正気づかない」という離人感，大学時代への悔恨，頭重感，下痢と便秘の交代といった身体症状，悪夢などから成る病像が慢性化している。興奮，攻撃性は低下したが，これといった趣味もなく外出もせず無表情で閉

居しているさまは，欠陥状態の印象を受ける。
　＜発病期の核心点の想起の様態＞　分類不能型統合失調症が発病から15年間慢性化している例である。本症例の想起の特徴は，大学1年の4月から12月の8ヵ月間にわたる持続的な日常生活状況であり，具体的な内容は，授業をさぼってパチンコで浪費したり，ディスコに行ったり，宴会で酒を飲んで暴れたりし，当初考えていたような学業成績を上げられなかったということである。また夏の数ヵ月間繁華街を放浪したり，性倒錯的な体験があったようだ。患者は大学1年の前後で「自分というものの連続性がなくなった」としている。他の症例において想起されるような特定のある一日の出来事はないことが特徴的である。またよく聞いてみると悔恨の対象は，羽目を外したり授業を怠けたという結果的な事実そのものでは必ずしもなく，「全力を尽くさなかったということ。自分の満足のいく努力をしなかった。優をとれるものが良になってしまった」ことなのだという点が注目される。
　予後に関して重要と思われるのは，本症例においては，回復期の，穏やかで詳細かつユーモラスな想起がついになされなかったことである。寛解群である上述の2症例にはいずれも回復期の想起が現れて寛解が導入されたのと，好対照であろう。

IV. 結　果 ——発病期の核心点の反復的想起の臨床的特徴——

1. 想起の言辞の定式 ——「～から始まった/おかしくなった」

　言辞の様式を見ると，「22歳の誕生日から始まった。最高の幸福と悲劇の始まりだった」（症例1），「あれ（女性と待ち合わせ中，芸能人やテレビ関係者らが追いかけてきたこと）からおかしくなった」（症例2），「あれ（近隣の都市で開催された宇宙博覧会での無重力実験のこと。そのとき『自分はだめな人間だ』と直感した）さえなければ…あのときうつ病になった」（症例3），「Oさんに声をかけられてから具合が悪くなった」「ある日変わった。ロボットのように壊れた。地球が頭の上から落ちてきた」（症例5），「自分がガクッと変わったのは8月7日，S寺で猫と遊んでいたとき。体が急に固くなって動かなくなって，それからなんでもできるような気がした」（症例7），「20歳のとき，自分というものの連続性がなくなった」（症例9）のように，患者ははっきりと「～から」「～のとき」と時期を厳密に特定したうえで，そこから自己あるいは世界が一変したと語る。
　なお，開始時期とそれ以降の変化には触れず，ただ出来事を語るのみの場合もあるが，そのような事例も，以下の項に述べる特徴を持つものは発病期の核心点とみなした。

2. 発病期の核心点の時期と内容 —— 幻覚・妄想出現前の，ある特定の出来事

　発病期の核心点は，「考察」の章でも述べるように，想起としてしか存在しない以上，事実か否かの認定は困難である。ここでは事実判定は保留した上で，病者の陳述における発病期の核心点はどんな出来事でありいつ頃のことなのか検討しよう。内容は，異性または同性との性や恋愛をめぐる体験が9例中5例（症例1の22歳の誕生日の件，2，5，6，8）を占め，大部分（症例1，2，5，6）は，ある特定の一日のうちの短期間の出来事であると考えられた。発病の核心点を成す出来事が，同一の症例で複数あり，複数の出来事が同時に想起されることもあった（症例1～3，5，9）。その場合，出来事間の間隔や時間的秩序は想起においては失われ，無時間的だった。いくつかの症例（症例2，3，9）では，いじめや怠惰な生活など日常生活上慢性的に繰り返されるものだったが，いずれも，伝統的な診断では破瓜型に近い症例である。これは永田[15]の所見と一致する。つまり出来事が1回かせいぜい数回かぎりであるか，あるいは日常的に繰り返されるかの違いは病型によって異なり，前者は統合失調症のあらゆる病型で，後者は破瓜型で見られた。
　発病期の核心点のその当時，つまり出来事が起きたそのときには，多くの症例においてそのことが問題として語られることはなく，家族にも異常は気づかれない（症例2，4～9）。その当日中に幻覚や妄想が追随したと想起される症例においても，家族の証言では当時は異常は見られなかった。その場合，個々の症例の病歴上，第1回目の幻覚・妄想は，後の想起のなかで初めて語られた。出来事も，後の想起によって初めて明めて明

らかにされる。例えば，症例2では，デートの待ち合わせ中に追跡妄想が生じたことを，4ヵ月も経った後の明らかな妄想のなかで初めて陳述した。

3．反復的に想起する時期 ——増悪期初期と回復期初期

経過論上初回に想起がなされるのは，出来事から数ヵ月から数年を経たと考えられる，急性統合失調症状態増悪期のごく初期の数日である（症例4を除く全例）。想起亢進が統合失調症増悪を呼ぶのか統合失調症増悪が想起亢進を呼ぶのかは判断しがたいが，想起が生じている時点は情動が興奮しているものの幻覚妄想は目立たず，想起が消褪してから交代性に幻覚妄想が増悪するのは特徴的である。それから幻覚妄想も沈静化して病勢が安定した後も，一定経過の後再び情動興奮を伴う想起が生じることがある（症例1，2，9）。この場合，ある症例（症例1）では，発病期の核心点と似た構造の状況，すなわちいくつかの選択肢から行動を決定する状況が，想起を喚起するということがあった。

病勢が回復へ傾き始めると再び想起が亢進した（症例1，3〜7）。回復期における想起を示した症例には必ず，消化器症状（悪心，嘔吐，下痢，便秘），喀痰，鼻出血，顔面や上背部の面ぽう，不眠といった身体症状が随伴した。病初期についての想起亢進と身体症状の同期は，中井の提唱する寛解時臨界期の特徴と一致する。ただし，身体症状は増悪期における想起にも随伴する場合もある（症例1，2，5，9）。よって想起亢進と身体症状の同期は，統合失調症状態と非統合失調症状態の境界において，一方の状態から他方への移行期に，その進行の方向に関わらず（つまり増悪か回復かに関わらず）観察されたといえる。

4．増悪期における想起と回復期における想起の違い

上と関連するが，症候学的にも治療的にも重要なので，増悪期における想起と回復期における想起との比較を，その情態性と内容の点から簡単に行っておこう。増悪期における想起では，表情は硬いかまたは緊張に満ちており，興奮し，想起と陳述によってますます緊張と興奮が高まった。内容は常同的，断片的だった。

それに対して，回復期における想起では，穏やかで明朗であり，ドキュメンタリーのようにスラスラと語られた。表情は生き生きとして自然だった。また，増悪期と違って冗談めかして語る余裕があった。語りかける相手は身近で重要な他者に完全に限定された。内容は増悪期における想起よりも広がり，しかしながら細部まで驚くべき詳細さだった。（以上は，特に例外を記した点以外，増悪期，回復期に想起をした症例すべてに適合）

5．予　後

発病期の核心点が短期間の一回的な出来事の場合は全例予後は良好で，軽快から完全寛解を示した（症例1〜7）。それに対し，怠惰な生活や友人からの度重なる侮辱など，長期間にわたる継続的日常的出来事の場合，増悪期のみ想起し，回復期の想起が現れなかった。換言すると症例は一度も良好な寛解へ導かれることなく，増悪期の想起が慢性化した（症例8，9）。このことは前述のように病型と関連がある。

V．臨床的考察

上記の症例提示で観察された特徴を総合し，臨床的考察を試みよう。

ただしそれに先立って，発病期の核心点の事実性について簡単に言及しておく。発病期の核心点は，事後的に想起された記憶のなかにある。そのため，内容が事実なのか創作なのか，私たちの位置する時間と空間からはそれを判断できないし，仮にどちらであったとしても統合失調症の治療と理論に大きな変更も発展も生じないので，議論の意味がない。出来事が果たして事実かあるいは患者のファンタジーかといった，フロイトがヒステリー論において逡巡したような問題について，本論文では触れる用意はない。これはしかし，事後という位置から出発しようという積極的な提案である。

以下では，想起が生じる二つの時期，すなわち

増悪期と回復期において発病期の核心点がどのように語られるかに基づいて臨床的考察を進める。

1. 増悪期における想起 ——「再体験」

　増悪期における想起は緊張と興奮を一層増幅させるが，病者はその情動興奮のなかで想起・陳述へと駆り立てられているかのように，切迫感を持って自発的に一方的に語り続ける。まるで発病期の核心点としての過去は，過去であるにもかかわらず現在と同期化，一体化して，病者はこれを再体験しているように見える。また想起において，病者の認識は「あちこちのいままでの体験がごっちゃ」（症例2の母親による観察）の様子であり，自らも「虚の世界と実の世界がくるくる回ってミックス」（症例1）「現実の世界と宇宙博の記憶がごちゃごちゃになっている。夢をみているみたい」（表の症例3）などという異様な時空感覚を訴える。このような，激しい情動の喚起や，現在と過去の体験が混同されている様子は，病者にとって発病の核心点という過去の出来事の想起が想起のみでは終わらず，現実性へと侵食していることを強く推測させる。

　この想起は，病勢から自然に生じる場合がほとんどであるが，病者が現在置かれた状況が外的誘因として働きうる可能性もある。症例1は，売店でテレフォンカードを買うかどうか迷うという，この症例の発病期の核心点（橋の選択）そのものと同様に「行動の選択」に関わる状況で，発病期の核心点が想起された。よって増悪期の想起は，発病期の核心点と構造的に近似の状況によって誘発される可能性があり，病者における現在と発病期の核心点という過去との近接性を示唆する所見であるように思われるが，このことは他症例による更なる裏づけが必要だろう。また，この症例1は完全寛解例であり，外来で薬物療法を終了した後も再燃を見ていないのだが，しかし寛解後の患者に，橋の通行の選択について思い出すことがあるか？と質問すると，柔和で明朗だった患者の表情が見る見るうちに硬直化し，「…じつは，思い出すことがあるんです」と声を震わせ始めて発病期の核心点について語り出した。治療的な観点からこの話題はここで中止せざるを得なかったが，発病期の核心点は，寛解後も患者に想起されうる可能性，面接治療中に談話によって想起を促進させ，情動を喚起させうる可能性が示唆された。つまり発病期の核心点の反復的想起は，増悪期における病理性，回復期における自己治癒性の二面性を併せ持っていると考えられる。なお談話による意図的な想起の促進可能性は，宮坂[18]による賦活再体験についての議論がそれに対して支持的であると考えられる。

2. 回復期における想起——「距離化」

　増悪期においては発病期の核心点としての過去は現在と一体化し，病者の現実感をも危うくするが，一方回復期においては現実感が脅かされることはなく，情動は落ちついており，ユーモラスに語る余裕があり，陳述はスムーズで詳細である。この相違は何に由来するのか。

　私たちは現在のところ，増悪期から回復期へのあいだに病者の内部において作動した治癒の本質的機構については解析することができない。ただし，観察の結果確実に指摘できることは，増悪期には点の時間であった発病期の核心点が，回復期においてはシュープ全体が幅広く回顧されたり（症例1），臨界点についてより詳しい説明と自己洞察がなされた（症例1，症例5）。つまり点から長さのある線へと，発病期の核心点の時間性が増悪期に比して変容しており，また，自己を対象として語る鳥瞰的な視線が出現している。よって回復期の病者は発病期の核心点を再体験しながらも，その緊張病的な不連続性が連続へと変容し，ただ体験に受動的に同期するのではなくて，言語によって対象化しナラティブ＝物語として再構成すること，つまり「距離化」がなされているのではないかと考えられる。

　またこのときに冗談めかして語る様子は，明らかに余裕があり，語りかける相手を視野に入れることのできる，コミュニケーションの可能性が開いてきたことを示している。ただし，ユーモアというには少々自己卑下的な態度であり，他者への対等な関係を開くにはまだ時機尚早の様子であった。さらに，健常者の日常の会話とやはり若干異なるように思われるのは，唐突な導入と，語りが

一方的過ぎる点である。想起は面接中にふとなされるが，文脈に適合しているというよりは唐突の感を拭えない。病者の突然のドキュメンタリーに居合わせたような感がある。しかしながら病者自身はそこで病という迷宮から抜け出たという実感があるらしく，それは症例5の明朗な声での「今日，悟れたんです」という報告や，症例1が入院生活を「一瞬だった」と回顧し締めくくる様子に端的に聞かれる。

治癒の契機として重要なのは，誰に向かって語るかであるように見える。増悪期の想起は，複数の家族メンバー，面接を行ったすべての医師，看護スタッフら，患者と対面した不特定の者，すべてに向けて訴えられる。それに対して回復期の想起に立ち会うのは1人か2人，主治医か母親，あるいはその代わりを成し得た優秀な看護師などである。加藤（敏）[7]によると，神経症主体は承認されようとする特定の他者をアドレスとしてディスクールを差し向け，一方精神病主体は不特定多数の他者をアドレスとする。増悪期の想起は後者に当たり，回復期は前者に近いことから，回復においては精神病主体の言語のありかたが変化しているさまが窺われ，治癒との関連が推察される。体験の距離化はこのように，病者が自己の承認を求める特定の他者へ向かって，発病期の核心点を語ることによってなされる。

想起が為される期間はごく短く，1日から長くても10日間，前述のConrad[2]と中井[8]によるとせいぜい1週間である。しかも語る相手は特定されている。発病期の核心点の反復的想起が，一部の医師たちには非公式によく知られていながら，あまり報告されてこなかったのは，この捉えがたさにあるのだろう。

発病期の核心点の反復的想起は，身体との関連も注目される。とりわけ回復期における想起は嘔吐，下痢などの消化器症状，咳などの呼吸器症状，鼻出血，面ぽうなどの身体症状を随伴し，シューブの間は身体症状が目立たず，ある意味で健康だったことと好対照である。これは中井が臨界期の特徴として挙げていることでもある。臨界期の数日間の前後で統合失調症の病態は，精神・心理的な水準だけでなく身体的な水準でも大きく移行する。ただし，症例1, 2は増悪期も身体症状を伴うし，非寛解例の症例8は想起も身体症状も共に慢性化している。言語による内省と身体症状との合併は，統合失調症状態と非統合失調症状態との境界を移動するときには，その移動の方向に関わらず（つまり増悪か回復かに関わらず）起きるのだと仮定できるかもしれない。

VI. 精神病理学的考察

1. 発病期の核心点と，過去における偶然性の様相

発病期の核心点に関して，ある病者（症例9）は，大学時代に授業をさぼり試験の勉強をせず不本意な成績に甘んじたことを激しく後悔し，それから自分というものの連続性がなくなったと訴える。しかしながら立ち入って聞いてみると，彼が後悔し拘泥しているのは「優を取ろうと思えば取れたのに，その努力をしないで良になってしまったこと」だという。すると彼が問題にしているのは可能性の選択の失敗であって，その結果としての出来事それ自体では必ずしもないように思われる。別の病者（症例1）では，この可能性の選択がより端的に表現されていた。即ち，「また思い出してきました…究極の選択。サクラメントに留まるか，サンフランシスコの二つの橋のどちらかを渡るか。ぼくがどれを選択するかで世界戦争が始まってしまう」。ここで主題となっているのは出来事の内容や事件性よりもむしろ，出来事が決定する直前の可能性の選択である。そして注目すべきは，この病者（症例1）にとってサクラメントとサンフランシスコの橋のいずれを選択するかが迫られた事態は，数ヵ月前に遡る過去のことであるのに，彼はいまだ自分の選択如何で結果が変わり得るかのように，条件法のような時制で語るのである。ここにも，決定したはずの過去がいまだ複数の可能性へと開かれている特有の時間の様相が見られる。別の病者（症例3）は，宇宙博で体験した無重力実験について想起し，「無重力実験はよくなかった。あれさえなければ…」と悔恨し，「あれからうつ病になった」と言う（この患者は自分を「うつ病」だと認識している）。この悔恨は

第4部　統合失調症

一見，うつ病者のそれに酷似している。無重力実験という悔恨の対象はうつ病的ではないが，既に確定したはずの過去の出来事に対して執拗な悔恨を続ける態度はうつ病と共通している。しかしうつ病者は「取り返しのつかないことをした」とは言っても，「あれさえなければ…」という言辞に見られるような，過去の出来事の決定性を未決性へと取り返す志向性，過去における別の選択肢の可能性は持たないのではないか。発病期の核心点を過去の一点に定位して遡及する際の，統合失調症患者の志向する過去は，うつ病患者のような取り返しのつかない完了態ではなく，未来に開かれた可能態なのではないだろうか。発病後に振り返ったとき，発病期の核心点において彼らの過去は，いまだ未来へと開かれているのではないだろうか。

　木村の統合失調症性時間論の記述にも，「過去における選択」についての若干の言及がある。それによると「アンテ・フェストゥム的な人が過去を悔やむ場合，ポスト・フェストゥム的なひととは違って過去に完了した事実や行為を悔やむのではなくて，過去における可能性実現の選択の失敗を悔やんでいる」[8]。この観点は重要であり，統合失調症患者にとって「可能性実現の選択」を問われる過去の最たるものが，まさしく発病期の核心点ではないだろうかと私たちは考える。実際，木村[8,9]の提示する，「運命をまちがえた」と訴える症例も，運命の選択（この場合は入学すべき大学を複数から選択すること）を誤って以来症状が始まったと自己規定しており，選択が発病期の核心点であったことを示唆している。

　事後的に見ると，発病期の核心点においてただひとつの選択肢が残り，そこから由来する歴史もまたひとつである。そのために，核心点は絶対的な起源でありその帰結としての生活史も必然的であったかのように見える。しかしながら統合失調症の患者は，核心点において別の選択肢が残ったかもしれない可能性を記憶しているように思われる。

　Derridaは哲学の歴史を脱構築する仕事の中で，歴史における単線的な系譜学の持つ欺瞞性を批判した。例えばソクラテスという固有名はプラトンによって登録されて初めて遡行的に現れるのだから，あるいは登録されずに忘却された可能性もあったはずである。Derridaは固有名成立の瞬間のこの偶然性の記憶を喚起し続け，現前するただひとつの歴史ではない，複数の歴史の可能性を問うた。彼は自分のある著作の序文で，自分がその著作を書かなかったかもしれない可能性，更には，そこにおける署名のJacques Derridaという固有名の複数性を示唆しており，その考察は歴史一般のみならず，主体個人にも及んでいる[3]。Derridaの論を独自に明示化した東[1]は，アウシュビッツという出来事を例にとって，起源的な出来事の想起すなわち記憶としての歴史性のあり方に二つの様態を示した。一つは，起源としての出来事の絶対性を実体化し，一回的な出来事に必然的に由来する一回的な歴史である。もう一つは，事後的に見れば起源であるその出来事を，もしかすると起きなかったかもしれない，他の出来事がありえたかもしれないと仮定する，可能的な複数の歴史である。もちろんここで「主体個人における統合失調症発病以来の歴史」とアウシュビッツの歴史論とを同列に扱うことには慎重であらねばならないが，言語的規定に回収されえないほどの出来事についての記憶という観点から，われわれの議論に寄与する部分は大きいと考えられる。

　一般に出来事が事後的に想起されるとき，後者の可能的な複数の歴史性は隠蔽され，出来事から現在までの単線的なただひとつの歴史を築くべく，了解可能な意味付けがなされ，前者の一回的な歴史が作られる。この了解に向けての意味付けの努力は，日常の精神科臨床において，すでに幻覚妄想が展開した後での初診時の病歴の聴取という形で，事後的に見出される，幻覚・妄想が展開されていく必然的な一度きりのプロセスでもある。換言すると，病前性格－発病状況－病像－経過という一連の必然性である。こういった操作はしばしば私たち精神科医に，この病者の歩んできた軌跡は他ならぬこのひとつであると錯覚させる努力を強いてはいなかっただろうかと自問することができる。人間学的精神医学はこの操作を最も洗練させ，発病という謎さえも，「布置」，「状況」という名のもとに状況証拠の収集によって了解

1.「発病期の核心点」の反復的想起

し，それによって病者を他ならぬこのひとりのひととして，ひとつの歴史として理解しようとしてはこなかっただろうか。

このひとりの病者に他ならぬこの唯一の歴史を対応させる努力は，東の論を援用すると，病者に同一性を保障する努力であるといえる。だからもちろん意味のない努力ではなく，むしろ生に意味を保障する，人間理性の自然な傾向といえるだろう。ひとりの人間がいつもその人間であるためには，彼の歴史はひとつでなくてはならない。出来事はわたしのものとして意味づけされて，たったひとつの自伝的記憶即ちこの私に固有なたったひとつの歴史に回収されなくてはならない。しかしながらこの唯一の歴史という，つまり同一性という，理性による仮象が成立するとき，出来事が起こる直前の，起きたかもしれないし起きなかったかもしれないという偶然性の位相，木村[9]ならば「未決の可能態」と呼ぶものは，隠蔽されてしまう。統合失調症患者が発病期の核心点として反復するもの，それは，この偶然性の位相ではないか。統合失調症にあっては発病期の核心点における偶然性の位相が必然的な過去へと変化せず，出来事はいつまでたってもわたしのものとしてわたしの歴史に回収されない。回収されないがために，彼らは現在の時点から，いまだ未来へ開かれた過去の時点へと瞬間的に繰り返し回帰しつづける。その代償として彼らは同一性という仮象に保護されることがなく，彼らの世界と自己はわたしのものとして一定することがなく，常に複数の可能性に，つまりは他者のものとなる可能性に脅かされ続ける。これが，発病期の核心点以来の世界と自己の根源的な変化，つまり「それ以来病気が始まった」という病者の言説の意味するものだろう。

それに対し，絶対的な起源の出来事に必然的に由来する一回的な歴史は，精神医学的には，心的外傷性障碍の歴史である。心的外傷性障碍とは，出来事を既に完了した起源的外傷として絶対化し，そこから現在の「この私」へと連鎖的に必然的に至るための，単線的な歴史である。そこに含まれる疾患は，和田[21]によると，所謂PTSDに限らず，「解離性障害，人格障害，摂食障害，うつ状態あるいは大うつ病などが含まれ」るといい，これでは統合失調症を除くあらゆる精神疾患を網羅すると言ってよい。しかし統合失調症だけは含まれないのである。これは，統合失調症の精神病理と心的外傷性障碍の精神病理とは峻別されうるということを示唆するのではないだろうか。私たちはそれを出来事の記憶において見ることができると考える。先述の歴史の二様相のうち，「起源としての出来事の絶対性を実体化し，一回的な出来事に連鎖的に必然的に由来する一回的な歴史」は心的外傷性障碍に対応し，「事後的に見れば起源であるその出来事を，もしかすると起きなかったかもしれないと仮定する，可能的な複数の歴史」は統合失調症に対応する。なるほど，心的外傷性障碍の外傷的な出来事のフラッシュバックや悪夢による再体験において，いわば発病期の核心点の反復的想起は生じているともいえるだろう。また病者は，その体験を自己の歴史に組み込むことに強い拒絶を示すかもしれない。しかしそこでは，出来事が起きなかったかもしれない，歴史の偶然性の様相は忘却されており，その見返りに，彼らの同一性は本質的には動揺することがない。同一性障害と呼ばれる疾患においても，同一性はひとつの属性に還元されており，病者は新たな別の同一性を獲得するだけである。

繰り返すが，統合失調症患者が共通して反復しているのは，発病期の核心点たる出来事が起きる直前の，いまだ未来に開かれた，可能態の時間性ではないだろうか。この水準に，統合失調症が他のどの疾患からも区別されうる固有の点があるように思われる。発病期の核心点の「～からおかしくなった」という表現は，おかしくならなかったかもしれない，おかしくなる直前の位相を目指しているのではないか。病者の言語的表象におけるこの様相を見逃してはならない。病者自身は，ありえたかもしれない軌跡の可能性にこだわり続ける。病者は，「発病」したかもしれないししなかったかもしれない，発病直前の，可能性に満ちた，おそらく無限の万能感を喚起させうるこの自由が，中井のいう統合失調症の陥穽として，病者を不安と共にどこかで魅了し続けているのではないだろうか。漸く辿り着いた寛解期においてある

病者(症例1)の,「あの頃(発病期の核心点における橋の選択の時期)に戻りたいなーと思っちゃう」というつぶやきはそれを強く連想させる。しかしこのような自由への希求は,逆説的に,病者が実際は不自由によって拘束され,主体的に変更できる余地のない被決定性の相のもとで,過去における可能性を想起しているということを示唆しているのかもしれない。統合失調症患者は,現在の相のもとに複数の選択肢の前に置かれると,むしろ津田[19]のいう決定不能の状態に陥る。統合失調症者の自由は,発病に関する事後的な想起という,うつ病者ならば最大の不自由としてしか体験されないこの独特の相のもとに現れるのではないか。

2. 回復期における,発病期の核心点の自伝的記憶への回収

増悪期における想起では,発病期の核心点は,可能的な複数の選択肢が決定せぬまま開かれた,偶然性の様相にあることを先に論じた。臨床的にも,「また思い出してきました…究極の選択。サクラメントに留まるか,サンフランシスコの二つの橋のどちらかを渡るか。ぼくがどれを選択するかで世界戦争が始まってしまう」などのように,選択に迫られている言辞が聞かれる。病者はある一点での選択に留まるために,その前後の状況の脈絡を語ることができず,言辞は断片的である。ところが,同じ病者による回復期での言辞は,「サンフランシスコで橋を渡っていたら,戦争が起こると思った。でもアメリカの象徴の1ドル札を渡したらアメリカを売ることになると思って…(橋の通行料を払わなかった)」であり,選択にはもはや迫られておらず,状況を鳥瞰的に物語り,「距離化」がなされている。この言辞にはさらに「監獄に入れられてぼくは一回死んだ。ひどい経験したんですよー。スプーンもフォークもなくて,犬みたいに手で食べた(ここで犬を真似たやや誇張した身振りをにこやかな表情で交えた)。(警察から続いて連行された)病院では,"This is sign, this is sign…"って聞こえた」と続くように,まさに,橋の通行から始まって連綿と続く物語なのである。発病期の状況に対する距離化は,このように物語によってなされる。ここにおいて,発病期の核心点が初めて,病者の自伝的記憶の中に組み込まれたといえるだろう。これはしかし,増悪期に想起された発病期の核心点の様態と対称的といえる。

私たちはさきに,東を引用して,出来事の想起の2様態を示し,「起源としての出来事の絶対性を実体化し,一回的な出来事に連鎖的に必然的に由来する一回的な歴史」は心的外傷性障碍に対応し,「事後的に見れば起源であるその出来事を,もしかすると起きなかったかもしれないと仮定する,可能的な複数の歴史」は統合失調症に対応すると論じた。この後者の統合失調症のありかたは,正確には,増悪期の統合失調症である。回復期の統合失調症の患者は,起源としての出来事=核心点以来の連鎖的な事件を連綿と語るのであり,これはまさに心的外傷性障碍における想起に近い。つまり,想起のありかたが,統合失調症の回復期にあっては,心的外傷性障碍に近づくといえる。言い換えると,統合失調症の回復には,発病期の核心点を一種の外傷と見做すことによって,このわたしの一回的な歴史としての自伝的生活史に核心点が回収されることだといえる。

近年,イギリスのプライマリケアに携わる臨床医らから,ナラティブ=語りに立脚した医学(narrative based medicine)の重要性が改めて提唱されている[4]。それによると,臨床での患者の否定型的で主観的な訴えのなかに,真の診断へと至る「疾患のシナリオ」が隠されていることに注目を促すべきであり,医師は病者の物語における「登場人物を一個の人格として正面から受け止めること」が求められ,従って医師は医学的病歴をとる際にはいつも「歴史学者,伝記作者として振舞う」ことになるという。

この態度を統合失調症の精神科臨床に適用するなら,回復期における病者の物語を受け止めるうえで確かに有効である。私たち医師は,病者の物語る発病期の核心点以来の連綿とした「疾患のシナリオ」を受容し,「一個の人格」としての病者の伝記の構築に助力するのがよいだろう。ただし,これは,先に述べたように,心的外傷性障碍の歴史を組み立てる作業である。統合失調症は,「一個の人格」というものの本来的な仮象性を暴

露する事態である。「一個の人格」の重要視は統合失調症の基本障害を見失う恐れがあり，学問としても，前項で触れたような精神医学の人間学への回帰を促しかねない。語りに立脚した医学は元来，主に内科系の，つまり非精神病性の患者に対する方法論であるので，その限りでは有効だが，統合失調症の病理を考える上では慎重であるべきだろう（ただし統合失調症の治療には有効である）。統合失調症の精神病理学は，一個の人格の背景にある可能的な複数の歴史を忘却してはならないと思われる。

　最後にもう一点だけ注意を促しておこう。私たちは，統合失調症の治癒を，一種の心的外傷化とそこからの回復の物語として論じてきたが，回復期にあっても統合失調症の語りは完全な物語にはしばしば回収されず，症例5のようにむしろまとまらない物語であることも多い。比較的まとまっていた症例1も，完全寛解後にさえ，発病期の核心点を語るときには表情をこわばらせた。発病期の核心点はおそらく，統合失調症者の生涯にわたって強烈に刻印されつづけ，自伝的記憶の物語に完全に回収されることはないのだろう。しかしその回収の度合いによって，臨床的には寛解，非寛解の程度が決まるのかもしれない。

（清水光恵）

文　献

1) 東　浩紀：存在論的，郵便的－ジャック・デリダについて．新潮社，東京，1998
2) Conrad K：Die beginnende Schizophrenie；Versuch einer Gestaltanalyse des Wahns. unveränderte Auflage, Georg Thieme Verlag, Stuttgart, S112, 1971
3) Derrida J：La carte postale. Flammarion, Paris, 1980
4) Greenhalgh T, Hurwitz B：Narrative based medicine — Why study narrative? Br Med J, 318；48-50, 1999
5) 加藤　清：シンポジウム「精神分裂病の治癒とは何か」．精神医学，7；205, 1965
6) 加藤　敏：分裂病における心気―体感症状の臨床精神病理学的研究．精神経誌，96；174-219, 1994
7) 加藤　敏：分裂病者における言語．構造論的精神病理学―ハイデガーからラカンへ，弘文堂，東京，p 119-136, 1995
8) 木村　敏：時間と自己・差異と同一性―分裂病論の基礎づけのために―．自己・あいだ・時間，弘文堂，東京，p 151-174, 1981
9) 木村　敏：分裂病の時間論―非分裂病性妄想病との対比において―．自己・あいだ・時間，弘文堂，東京，p 122-150, 1981
10) 松尾　正：存在と他者．金剛出版，東京，1997
11) ミンコフスキー（村上　仁訳）：精神分裂病．みすず書房，東京，1988
12) Müller-Suur H：Das Schizophrene als Ereignis. Psychiatrie Heute（Kranz H, Hrsg）, Georg Thieme Verlag, Stuttgart, S81-92, 1962
13) 中井久夫：精神分裂病からの寛解過程．分裂病，岩崎学術出版社，東京，1984
14) 中井久夫，上田宣子：分裂病発病前後の「不連続的移行現象」―特に一回的短期間現象とその関連における超覚醒現象について―．分裂病の精神病理 14（内沼幸雄編），東京大学出版会，東京，p 263-293, 1985
15) 永田俊彦：急性分裂病症状消失後の回復の指標．精神科治療学，1；375-381, 東京, 1986
16) サリヴァン（中井久夫，安　克昌，岩井圭司訳）：分裂病は人間的過程である．みすず書房，東京，1995
17) 清水光恵，加藤　敏：「発病期の核心点」の反復的想起について：統合失調症の発病に関する自伝的記憶の精神病理学的考察．精神経誌，104；758-780, 2002
18) 宮坂雄平：精神分裂病の言語性幻聴の経過的観察―その幻覚性賦活再体験．信州医，13；350-366, 1964
19) 津田　均：分裂病者の「決定不能」に関する一考察．精神経誌，100；291-311, 東京，1998
20) 安永　浩：ファントム空間論―分裂病の論理学的精神病理，金剛出版，東京，1992
21) 和田秀樹：外傷性精神障害の精神病理と治療．精神経誌，102；335-354, 東京，2000

第4部　統合失調症

2．身近な仲間の中での「中心化（―局外化）」

統合失調症，早期精神症，精神病発症危険状態（ARMS），被害妄想

　統合失調症などの精神病性障碍に対する早期介入は世界的に注目されている。医学全般が予防に力点を置く動向の中，統合失調症についても，精神病発症危険状態(at risk mental state：ARMS)や，初回エピソード統合失調症などの早期精神病に関連する研究は近年大幅に増加している。あわせて，早期発見，早期介入の取り組みを行う施設も徐々に増えている。

　前方視的にみて発症する危険のある精神状態を指すARMSは，早期介入という実践領域から要請されて生み出された概念である。ARMSの評価，診断，介入の手法の向上が今後も期待されるが，その際，ARMSの病態把握に際しても，統合失調症が前駆状態から顕在発症に至るまでの大枠の段階的な推移を頭におきながら，症状と社会的状況との関わりに注意をはらう姿勢は欠かせないものと思われる。

　今回筆者らは，筆者の1人である加藤[2]が統合失調症の初期病像として特徴的なものであると捉えた"初期全員一致性中心化（―局外化）"（1999）が認められた症例を提示し，早期徴候について考察する。

　症例提示にあたっては，大きく前駆期と顕在発症期に分けて記述する。なお，今回の症例報告の現病歴は，患者が顕在発症前に通院していた精神科医療機関からの情報，および患者が顕在発症以前から克明に記していた日記からまとめたものである。特に患者は顕在発症の数日前には自らのこれまでを振り返って詳細な記録を行っていた。記録がなされたのが顕在発症の数日前ということで，病的な影響を受けている可能性を当然考慮すべきであるが，統合失調症の顕在発症までの過程を描写しており，痛々しいながらも貴重な記録である。

I．症　例

　初診時20代前半の女性。精神科的遺伝負因を認めない。

1．前駆期

　中学生のときのある日，ごく軽い風邪を理由に1日だけ学校を休んだ。翌日教室に入った際に"みんなの様子が変"であり，"うそをついたのがばれたのか"と思った。周囲の視線が気になって教室に入れなくなり，母親の勧めで保健室登校となった。

　高校の時は毎日母親が送り迎えをしていたが，楽しくすごすことができた。都会への進学は親の心配もあって果たせず，地元の専門学校に進んだ。

　専門学校に入ったのち(X－2年)，周囲のみんなから見られている，自分一人が変に注目の的になっていると感じるようになり，被害的感情が次第に強くなった。同時に，自分だけ仲間たちからかけ離れた遠い場所にいると感じ，どうしようもない断絶と孤立感が強くなった。X－1年秋，就職活動の時期になり，将来の不安が強まった。ある日の授業で教師がクラス全員に対して就職活動にあたっての心構えを説くのを聞いて自分のことだと思い，泣き出すのを必死にこらえた。翌日から授業を受けられなくなった。引きこもらないようにとの母親の配慮で週に2，3回連れられてショッピングセンターや図書館に行っていた。周囲から見られている感じは次第に減っていった。

　X－1年11月，意欲低下，不眠を主訴に自ら希望して精神科通院を開始。抗不安薬，抗うつ薬などを投与されたが改善しなかった。

　加えて，父親からそろそろ就職先を決めるように

2．身近な仲間の中での「中心化（―局外化）」

と意見されるようになると，焦燥感が強くなった．数回の過量服薬のエピソードがあった．

2．顕在発症期

X年8月に入った頃から，洋服や携帯電話など身の回りのものをゴミ箱に捨てるようになった．また，この頃から日記の内容が突然変わり，「お母さんは冷たい．昔からほめてくれなかった．でもお母さんは悪くない」など母親に対する葛藤が綴られるようになった．

ある朝，「どうしても家にいたくない」と訴え，両親に連れられA病院を緊急で初診した．部屋の明かりがまぶしいと頭からタオルをかぶって顔を隠し，周囲がうるさいのを嫌がった．自生思考，考想伝播，テレビ体験など多彩な病的体験をあいまいな形で語った．「親が怖い」と訴えたがさらに詳しく語ることはできなかった．

診察後，帰路に飲食店で昼食をとり帰宅した．自室にいられないということで居間にいた．TVを見ながら場にそぐわない風にケラケラ笑っていた．夕食で好物が出たが，「おいしくない」と吐き出してしまい，父親に怒られるとゴミ箱に捨てた．その約30分後，「両親に殺される！」と突然家の外に飛び出した．保護され救急搬送されA病院を受診した．部屋の明かりがまぶしいと頭からタオルをかぶって顔を隠した．視界に入った物の名前や色彩を手当たり次第に呟き，声を出せずに身振り手振りでコミュニケーションをとろうとするなど，まとまりのない様子であった．そのまま緊急入院となった．

Haloperidolの静脈内投与により入眠．覚醒後しばらくは母親の手を握りしめ，離れるのを嫌がった．少し経って母親が食事を勧めると，（母親に）「殺される」と恐れた．その後は，水をストローで吸えずにブクブクさせるなど，まとまりのない行動が続いた．会話内容は断片的で疎通性不良であった．

Haloperidolの高用量投与に伴い，言動にまとまりが出てくる中で，「両親に首を絞められて殺される」と訴えながら首に手を当て，首の痛み，違和感を訴えるようになったが，さらに経つと軽減した．自ら強く希望して母親と面会し，親しく話したが，面接では「お母さんの家事は手抜き．でもお母さんにも悩みがある」など葛藤を語った．

錐体外路症状が強く出現したためhaloperidolを減量．少し経つと，何かを怖がって，看護師に抱きつく，ベッドの下にもぐりこむなどの行為を繰り返した．身の回りの物をすべて並べ，「捨てちゃってください」と看護師に依頼した．母親に手を握られると，「手が冷たい」と呟いた．さらには，「お母さんが怖い」と再び訴えるようになった．

ある朝，首に紐を巻きつけ縊首を図った．その直後には，「能力が抜かれるような気がする」，「いろいろやれと言われる」などと多彩な病的体験を断片的にまとまりなく訴えた．さらに経つと，ぐったりしながら視界に入った物の名前や色彩を手当たり次第に呟いた．

修正型電気けいれん療法の施行に伴い，言動にまとまりが出てくる中で，再び「両親に首を絞められて殺される」，「家には帰れない」と訴えながら首に手を当て，首の痛み，違和感を訴えるようになったが，さらに経つと軽減した．母親と面会し，親しく話すようになったが，家事の手抜きについては，「お母さんも病院に行ったほうがいい．もうわけがわからない」と混乱が続いた．最初の外泊の後には，「みんなでご飯を食べている時がドキドキする」と語った．

X+1年1月に退院した．両親に殺されるといった被害妄想は消失し，「どうしてあんな風に考えたか不思議」と振り返った．退院後5年以上経過しているが，被害妄想を呈することはなく，自宅ですごし家業を手伝っている．

II．考　察

1．家族内妄想

本症例は，家からの飛び出し，縊首未遂などを伴う強烈な形での統合失調症顕在発症をみた．その際，家族成員を迫害の主とする家族内妄想[4]が特徴的で，"首を絞められて殺される"という単一の主題にほぼ限定されたまま，急性期病像の変遷の中で出現し，最終的に消失した．この妄想は，ひとたび出現すると，薬物療法，電気けいれん療法が施行されながらも2週間程度持続した．

家族内妄想という形での発症は統合失調症として典型的ではないが，前駆期において，"周囲の視線が気になる"という家族成員以外の他者を対象とする体験が，かつて中学在学時，次いで専門学校に入学してから，そのつど数ヵ月にわたって

存在したことは，本症例の家族内妄想が家族内葛藤を直接的に反映しただけの反応性のものではなく，統合失調症の病態の中で内因性に出現したものである，と捉えるにあたっての1つの傍証といえるだろう。

2. 統合失調症初期段階

患者は顕在発症の約9ヵ月前から精神科医療機関(筆者らにとっては前医)に通っていた。"抑うつ状態"と診断され，定期的に外来に通い，薬物療法を受けていた。しかし，抗不安薬や抗うつ薬は奏効せず，顕在発症直前に導入された抗精神病薬も病勢を食い止めることはできなかった。

発症後の時点で振り返れば，中学生のときの"周囲の視線が気になる"という体験が精神病症状の萌芽であったと捉えることになるだろう。早期診断，早期治療という観点からすれば，前医において，あるいは中学生の頃に統合失調症の前駆期と捉えて周到かつ慎重な介入をすることができていれば顕在発症を防げたということも否定できないだろう。

患者が，前医を受診した専門学校在学時にも，また精神病症状の萌芽が認められた中学在学時にも，学校の教室内で，次に述べる"周囲の視線が気になる"という独特な体験をしていたことは注目に値する。

一見，対人恐怖の形をとるこの体験は，"みんなの様子が変"，"自分だけ仲間たちからかけ離れた遠い場所にいると感じ，どうしようもない断絶と孤立感が強くなった"，"教師はみんなの中で自分だけに対して言っている"，などの表現からわかるように，当人が周囲の人々みんなのまなざしの中心になり，しかも決定的な形で集団の外部にいる存在として体験されるという特徴を持っており，神経症としての対人恐怖や思春期の対人恐怖の枠におさまりきらず，これらと一線を画すものである。

3. 初期全員一致性中心化(−局外化)

統合失調症顕在発症前の，"当人が周囲の人々みんなのまなざしの中心になり，同時にみんなの外部に置かれた存在として体験される"という事態について，加藤[2]は，顕在発症した統合失調症，とりわけその急性期病態に特異的な"全員一致性中心化(—局外化)"と構造的な同型性を持つとし，"初期全員一致性中心化(—局外化)"と呼び，統合失調症の初期病像としてかなり特徴的なものであると捉えた。すなわち，"全員一致性中心化(−局外化)"は，産出性の症状が多数，広汎に出現するアポフェニー(Conrad[1])の病態において，患者が少なくとも潜勢的に当人の身近な生活圏を超えたすべての人々の中心に押し出されつつ，同時に，本人一人だけ共同世界の外部に置かれるという事態であり，そのミニ版である"初期全員一致性中心化(—局外化)"は，アポフェニーの手前の段階において，当人の身近な生活圏に限定されて体験されるものである。

この"初期全員一致性中心化(—局外化)"について，加藤[2]は症例を挙げつつ，中学から高校にかけての時期に出現する，学校など人と接する場から身を引けばそのたびに症状が消褪する，という特徴を指摘した。

思春期において，青年は自己を社会的状況に組み入れる作業を課される。友人との共同体の形成，および学校という本質的には匿名的な他者との関係のなかで自己の位置を見出すことなどがその具体的な例である。その際，青年は仲間とともに共通の対象を分かち合う。そして，他者は当人と共通の対象を分かち合い，側面的に交流する限りでの共現前他者として構成される。

Conrad[1]の言うトレマはもともと俳優が舞台に上がる前の緊張・戦慄をいう。思春期において青年たちが課される一個の主体として社会的状況に参加することは，陰にも陽にも人々の視線が集まる一種の舞台に上がることを意味する。この時，青年たちは自分に視線を向ける他者を，今述べた主体と側面的に交流する共現前他者へと転換する作業を必要とする。ところが，統合失調症初期段階の患者たちはあらたな社会的参加の課題を前にして，あらたな社会的状況への自己の組み入れに失敗してしまう。そのため，他者は共現前他者として構成されず，主体の視野の中心の場所をいつも占め，主体に対立する向こう側の存在としてしか登場しない。こうして，患者は当面，本人に

2．身近な仲間の中での「中心化（―局外化）」

とっての負荷的状況に置かれている間は，舞台に上がった文字通りトレマの状態を余儀なくされ，みんなの中心かつ局外の位置をあてがわれる。加藤[2]はこのように述べ，統合失調症の病態を共同世界への自己の組み入れの課題における挫折の表現であるとし，"初期全員一致性中心化（―局外化）"を主体の心的組織における構造的組み換えの停止，そしてこれに伴う心的組織の欠陥および変形の始まりをしるしづけるものであるとした。

現在，ARMSを評価，診断するため，診断基準，構造化面接，スクリーニング手法などが策定されているが，スクリーニングの性格上当然ではあるが，微弱な精神病症状がどのような時期，場面で出現しているか，どの症状が早期に観察されやすいか，などの点を踏まえたものではない。臨床場面では，中学から高校にかけての自己を社会的状況に組み入れる時期に"初期全員一致性中心化（―局外化）"が認められた場合，慎重な観察，関わりが必要となることを留意すべきである。

実際，患者は，専門学校で就職活動をしている時に，2回目の"初期全員一致性中心化（―局外化）"を体験することになった。中学生の頃の自己を社会的状況に組み入れるという課題は，教室に入れなくなることで回避されたものの，今度は学校卒業，就職という社会的状況への組み入れ課題に突き当たってしまい，あらためて初期中心化（―局外化）体験をすることになったものと捉えることができる。卒業，就職など自立が求められる時期に統合失調症を発症する症例を目にすることは少なくなく，本症例がここで顕在発症する可能性もあったかもしれない。しかし，本症例においては，授業を受けられなくなることで，ここでも課題は回避され，顕在発症も回避された。

加藤[2]は，"初期全員一致性中心化（―局外化）"について，当人に課される負荷的状況（例えば高校受験や高校生活）に関連した心的反応の形で出現をみている面が強いとし，負荷的状況から身を引くと，中心化（―局外化）体験は消褪，ないし軽減する傾向をもつとした。特異的かつ決定的な統合失調症性事態に陥る手前の統合失調症初期段階においては，心的組織への侵襲が少なく，本来の生命性と接触性が保たれているだけに，症状の状況結合性が顕在発症例より顕著というわけである。そして，統合失調症初期段階について，状況へと自己を開く"裂開相"において事例化し，状況から自己を閉じる"内閉相"において潜伏化すると捉えることができるとした[3]。

確かに，引きこもることによって顕在発症を回避していたと思われる症例は少なくない。ひきこもりは決して統合失調症やその他の精神疾患の一つの症候として考えられるものだけではないが，ひきこもりの症例を見た時に，統合失調症初期段階である可能性についても留意すべきである。その場合，ひきこもりが顕在発症の回避に働いている可能性を考慮し，介入にあたってはひきこもりを安易に打ち破ることなく，周到かつ慎重に対応するべきである。

加藤[2]が提示した症例は，"初期全員一致性中心化（―局外化）"を体験した際に，14年間の長きにわたり引きこもることでこれを消褪させていたが，家から出て仕事をするよう強く言われたことを契機に，再び社会へと自己を開く姿勢をとり始めた30代前半に顕在発症に至った。これに類似して本症例では，2回にわたる初期中心化（―局外化）体験が，教室に入れなくなることで消褪したが，その後，父親から就職先を決めるように促され，プレッシャーが陰に陽にかかっている状況を背景に，顕在発症に至った。

なお，完全に引きこもらないようにと患者と社会との橋渡しの役割を果たしていた母親が妄想の対象になったことの意味には考察の余地があるが，これについては別の機会に譲りたい。

まとめ

顕在発症に先立ち，中学在学時，次いで専門学校に入学してから"初期全員一致性中心化（―局外化）"を呈していた統合失調症の症例を提示し，統合失調症の早期徴候としての初期中心化（―局外化）の重要性をあらためて指摘した。病態把握に際して症状と社会的状況との関わりにも注意をはらうべきであることを示した。

（岡崎 翼，加藤 敏）

文　献

1) Conrad K：Die beginnende Schizophrenie；Versuch einer Gestaltanalyse des Wahns. Georg Thieme, Stuttgart, 1958（山口直彦，安 克昌，中井久夫訳：分裂病の始まり．岩崎学術出版社，東京，1994）
2) 加藤 敏：分裂病初期段階における中心化（―局外化）体験．精神科治療学，14；479-486, 1999
3) 加藤 敏：統合失調症の語りと傾聴—EBMからNBMへ—．金剛出版，東京，2005
4) 村上 仁，笠原 嘉，前田正典ほか：精神分裂病における単数妄想について．土居健郎編：分裂病の精神病理 1．東京大学出版会，東京，p 51-74, 1972

第4部　統合失調症

3．統合失調症における虚偽主題

虚偽主題，統合失調症，罪責感，まなざし，微小過失

　統合失調症の患者が，「私はうそをついた」ないし「私はうそをつく」といった発言をすることがある。このような陳述は，症例の記載のレベルでは，ドイツ語圏やわが国の文献に散見されてきたが，立ち入った研究はなされてこなかった。

　このような現象は，むしろ，うつ病の患者において，もっと頻繁に観察され，ドイツ語圏においては，前世紀の初頭のWernickeの教科書（1900）に，自分をうそつきと評価したうつ病患者たちの報告がなされているという[12]。その後も，様々な著者たちが，自らの不誠実やうそについての告白を行ううつ病の患者を記載し，これらの陳述は，その内容の不可能性と異常な確信ないし訂正不能性の観点から，道徳的微小妄想[4]，罪責妄想[5]，誠実でありえないという不全妄想（Insuffizienzwahn）[12]などと呼ばれた。

　しかし，うつ病の患者にみられる「うその告白」ともいえるこの現象そのものを，Lügenmotivと命名し，精神病理学的用語として定着させる試みを最初に行ったのは，筆者らの知る限り，Kraus（1989）[12]である。彼は，Lügenmotivを，メランコリーにおける基本障碍とされる特異な離人体験と関連づけ，Lügenmotivは，うつ病者の深刻な自己疎隔の印象深い主題化であるとした。とはいえ，Krausは，Lügenmotivという表題のもとには，現象学的に単一ではない，諸現象がまとめられると述べている。

　わが国におけるうつ病患者にも，Lügenmotivに相当する現象は，まれならず観察される。筆者らはこの現象に精神病理学的検討を加えるにあたり，Lügenmotivに「虚偽主題」という訳語をあてた[14]。ドイツ語のLügenmotivは日本語訳すると「うそをつく，偽る，だまして本当だと思わせる」の意味をもつ動詞であるLügen（英訳ではlie）と，日本語訳では「1．動機，動因，2．主題，テーマ」の意味をもつMotiv（英訳では①motive，②motif, theme, subject）の合成語である。そこで，日本語訳としては，虚偽動機と虚偽主題の双方が考えられよう。

　既に，Lügenmotivの日本語訳として，「虚偽動機」があてられている[12]。しかし，「動機」を表面的で日常心理的意味のレベルで理解されると，「虚偽動機」という用語は，患者が意図的にうそをつく動機をもつと誤解される恐れがある。そこで，われわれは，Lügenmotivの訳語として，「虚偽主題」を採用することにした。

　この「虚偽主題」という用語で，われわれは，さしあたり，「自分がうそをついた」ないし「自分がうそをついた」という患者の言表内容を意味することにした。これは簡単な定義であるが，それだけに，精神病理的現象としてのLügenmotivのもつ，多様性，多義性を損なうことなく，拙論がそのひとつの試みでもある「うそ」についての精神病理学が，今後，疾病論的な枠組みを越えて，さらに発展するための扱いやすい用語になると思われる。

　うつ病におけるLügenmotivは，うつ病相における告白強迫[12]の現象と結びつくように，患者の「うそをつくことができない事態」（虚偽抑制：Lügenhemmung）の裏面と考えられる。そもそも，日常的なコミュニケーションの一様態としての「うそ」は，うそをつく者が，「うそをつかれる」相手に対して，自らが「うそをついていること」を相手に隠蔽することによって成功するといえる。それゆえ，うつ病に限らず，一部の精神障害において患者が自ら「うそをつく」ないし「う

そをついた」と発言する場合には，様相の違いはあれ，何らかの虚偽抑制が背景にある。さらに，「うそ」が「秘密や過ちの隠蔽」である以上，土居[3]が「統合失調症者は秘密をもてない」と指摘するように，統合失調症においては，躁うつ病とは異なったレベルで「虚偽抑制」が問題になるはずで，「虚偽主題」が出現することが予想される。

今回，われわれは，これまでとり立てて考察の対象にならなかった，統合失調症における虚偽主題について，自験例を呈示しつつ，うつ病における虚偽主題との比較をしながら，精神病理学的検討を加えたい。この研究は，統合失調症の精神病理にあらたな光をあてるものと考えられる。

今日，DSMやICDといった標準的な診断体系が普及し，これらの診断クライテリアにあげられていない症状が忘却の淵に追いやられている観を強くもつ。虚偽主題もそのよい例である。その意味では，本論は統合失調症の症状理解を拡張，深化する上で，一寄与となるのではないか。

また，統合失調症の軽症化が注目されており，教科書的な幻覚や妄想，一級症状に依拠して，診断を下すことができない患者群が増えているように思われる。その際に，本論でとりあげた虚偽主題のような準妄想的な現象でありながらも，患者と他者との関わりを含めた統合失調症の独特な質を反映する現象に注目することは，統合的な治療方針を決定するうえでも，有益と思われる。

I. 症　例

まず，虚偽主題の出現した4症例を提示したい。患者はいずれも，精神病性急性エピソードのために入院歴がある。症例検討会では，これらの4症例は，従来診断での「統合失調症」と診断された。なお，以下で虚偽主題に相当する患者の訴えには下線を引いた。

〔症例1〕　30歳代，主婦
　病前性格　内向的，内弁慶，几帳面さと大雑把なところをあわせもつ。周りの目を気にする。
　生活史　会社員の家庭に長女として生育。下に2人の弟がいる。手のかからない子どもで，成績は良い方だった。県立A高校に入学するが，いじめに遭い，中途で自主退学した。その後，大検の資格をとり，某短大に進学した。短大卒後，後述する病気のため，仕事をせずひきこもっていたが，その後，専門学校を卒業し，デパート店員などをしていた。多くはないが親しい友達はいて，友人とのお喋りが趣味という。

　現病歴　短大在学中(19歳)，被注察感，左耳の幻聴のため，精神科を受診した。2～3ヵ月で改善をみたところで，通院を自己中断している。短大卒業後は，被注察感などのため外に出られず，家にこもりきりになったという。3年ほど(20歳から23歳頃まで)，引きこもりの時期があったが，霊媒師に祈祷してもらったところ，外に出られるようになった。27歳頃より，店員などをしていた。X－1年12月(28歳)に結婚して，専業主婦となった。

　X年3月(29歳)，近所づきあいがうまくいかず，「近所の人が自分を見ている」と被注察感が出現し，別のマンションに引っ越すことがあった。

　X年10月，第一子出産。12月中旬に実家から，夫のいるマンションに子どもと戻ったが，育児，家事のストレスですぐに調子を崩す。12月末頃より，「携帯電話に近所の人の会話が勝手に入ってくる」などと話すようになった。

　X＋1年，1月になると抑うつ気分が強くなり，育児ができなくなった。「どこかに行ってしまいたい」「子供は頼みます」などと言うようになった。

　そして，「前に勤めていた会社に入るときに，履歴書でA高校卒業とうそをついてしまった」と虚偽主題を語るようになった。同時に，「勤め先から交通費を不当に多くもらっていた」，「携帯電話に勝手に声が入って盗聴してしまっている」「とんでもないことをしてしまった」などと罪責的な訴えとともに，不穏になり，警察に電話してパトカーを呼ぶことがあった。不眠となり，言動のまとまりが悪くなり，突然，家を飛び出そうとして家族に止められたりしたため，2月中旬(30歳)に，当科緊急入院となった。

　入院後，履歴書でうそをついてしまったという虚偽主題が訴えられた。あわせて，「テレビで流れるニュースの事件は自分がしたことになっている」「クレジットカードがすり替わっている」「銀行通帳から身に覚えのない金額が引き落とされている」と述べ，「(これらのことは)夫や警察が自分に罰を与えるためにやっている。自分の無実を説明するために

警察に出頭しなければならない」と離院しようとするなど，不安，焦燥が強く，言動のまとまりを欠く状態であった。病識を欠き，治療的に難渋したが，抗精神病薬（haloperidol）を中心とした薬物療法により，1ヵ月ほどで，病的体験の消失とかつての体験への批判力も出てきて，落ち着いてきた。4月になると，病棟のレクリエーションへの参加もみられ，他の患者たちとデイルームで談笑していることが多かった。担当医との面接でも，自分から雑談の話題をふってきたりして，夫の言うとおり，元来，よくしゃべる性格であると思われた。5月中旬に退院となった。

外来で経過を観察したが，家事や育児を手伝ってもらいながらはできるが，「元気がいまひとつ出ない」「やる気がでない」「なまけではないか」というように，精神病後うつ状態に入ったと考えられた。本人はもう治ったから薬は飲みたくない，カウンセリングだけで治療してほしいと強く主張していた。担当医，家族が懸命に服薬の維持を勧めたが，本人は納得せず，別の医療機関にかかると外来通院を3ヵ月ほどで自己中断した。

症例の総括　入社のための履歴書に事実と違うことを書いてしまったという「学歴詐称」を内容とする「虚偽主題」が訴えられた女性症例。20歳前後に幻聴，被注察感，引き続いて3年に及ぶ自閉傾向が出現していたことからすでに統合失調症を発症していたと考えられる。精神科での未治療期間が長いが，短大卒業，就職，結婚と社会適応はそれなりに良かった。30歳になり，結婚や出産後のストレスを契機に，被注察感，ついで幻聴が出現するとともに，今回の「虚偽主題」が訴えられた。これは，罪責的色彩を帯び，罪責妄想を合併した。妄想的言辞は，誇大性・被害性を帯び，不穏で言動のまとまりを欠く状態となったため緊急入院となった。入院加療により3ヵ月で，虚偽主題および病的体験は消失した。DSM-Ⅳでは統合失調症妄想型に該当する。

〔症例2〕40歳代，女性

病前性格　几帳面，完全癖，人に頼まれるといやといえない，人の好き嫌いがはっきりしている，神経質，与えられた仕事に対しては粘り強いが，根本的に意志が弱いと自覚している

生活史　同胞は兄が一人いる。地元の中学卒業後，上京し，親戚の家から，定時制高校に通学した。高校時代に現在の夫と知り合う。このころは明るく，活発であった。友人も多かったが，一人で散歩したり，買い物に行ったりすることが多かった。高卒後，銀行に勤務した。23歳で結婚した。その後，夫と同じ業種の仕事につきたいと転職し，経理の仕事をしていた。会社でも友人は多かったが，休日は夫と一緒にいることを好んだ。夫と同じ趣味をしようとしたが長続きしなかった。子どもはいないが，夫婦仲はよかった。親しい友人との交流もあった。

現病歴　X－7年夏ごろ(38歳)，会社の同僚の女性とダイエット始めたのをきっかけに，体重減少が出現し，やがて，過食嘔吐をするようになったため，X－6年冬，当科外来初診し，摂食障碍との診断で，薬物療法と短時間の精神療法による治療を受けたところ，半年後には過食が改善したため，通院を中断した。

X年春頃(45歳)より，それまでの性格が変わり，笑顔を見せなくなった。夫に対して「うそはいけないよね」「浮気しているのではないか」とつめよったり，こだわりも強くなった。5月頃より，急にまわりの雰囲気がおかしく感じられ，「家でも会社でも出て行けと言われているようで，自分の知らないところで何かあるのではないか」と感じられるようになり，「これは，<u>自分が入社するとき履歴書を偽って書いたからだ</u>」と夫に述べていた(実際に入社時に定時制高校卒業を地元の全日制高校卒業と偽って書いた)。やがて，「私はいま警察に追われている。うそを言ったのが警察にばれたらしい」「町の人が刑事や婦人警官に見える，逮捕される」「誰かが部屋のなかを覗いている」「誰かが部屋に侵入している」「部屋の中のものがなくなる」「私を殺そうとしている」などと発言し，不穏のため，X年5月末，当科外来受診した。

「財布に42円あるのはお前死ねという意味だ」などの妄想知覚も存在していたが初診時には語られず，早朝覚醒，不眠，食欲低下，集中力低下などの気分障碍を思わせる訴えが強く語られた。「うつ病」と診断され，sulpiridなどを処方され，一時的に安定するが，8月になり，怠薬を契機に再度，増悪した。「<u>就職のさいに履歴書を偽ったので逮捕される。それなら死んだ方がまし</u>」「警察が今病院にいる，無線で連絡しているのが聞こえる。逮捕するといっている」と言い，8月中旬に包丁で胸を刺す，大量服薬

第4部　統合失調症

などの自殺企図を相次いでおこなったため緊急入院となった。

入院時は，表情硬く，つっけんどんな応対であったが，自ら今回の顛末を語ることができ，「今年の五月ごろ，急に周りの様子がおかしくなった。これは，入社するとき自分が履歴書に嘘を書いたからだと思った」と外来のときと同様の虚偽主題を語る一方で，「ロッカーが勝手に開けられていた」「この中にもスパイがいる」「レシートが右側に落ちていたのは警官がそっちにいるしるしだ」などの被害的な内容の発言があった。抗精神病薬(bromperidol)を中心とした薬物療法により，2週間ほどで次第に落ち着き，表情の硬さが取れた。自宅に誰かが侵入しているかもしれないことや夫の浮気などについては「考えないようにしている」と語った。他の患者との交流は少ないが病棟で穏やかに過ごし，数回の自宅外泊も問題なかったため，約3ヵ月の入院後，退院となった。その後は，「何も手につかない，一日が始まるのが辛い，生きている意味がない，楽に死ねるものなら」と外来で繰り返し述べているように，意欲の低下，抑うつ気分が持続していた。就労はせず，主婦の仕事を何とかしていた。

X年秋ごろより，怠薬を契機として，夫へ嫉妬妄想や周囲の出来事への関係づけが出現，さらには，過食も加わり，落ち着かず外出したりするようになった。「入院はいや，仕事に就きたい」などと言っていたが，苦しさに耐えかねて，同年12月，2回目の当科入院となった。5ヵ月に及ぶ入院治療の結果，抗精神病薬の効果と担当医が一緒に院外外出するなどの密接な治療的関わりもあって，病的体験は治まった。それとともに，やや意欲がなく，自覚的には軽い抑うつ気分が出た状態でX+1年5月(46歳)退院となった。

この時のエピソードでは，虚偽主題に相当する発言は聞かれなかった。しかし，夫に対する「嫉妬妄想」とそれに関連した被害妄想がエピソードの口火を切ることは共通していた。

発病後7年経過した現在(52歳)，保護的な夫と二人暮らしで，主婦としての家事はこなしている。わずかながら友人もいてある程度の社会的交流はある。他人にたいしては，そっけない対応をするが，はきはきして精力的な人柄との印象を与え，一見すると，精神科治療歴があるようには見えない。

症例の総括　45歳の女性会社員に周囲の変容感，被害的妄想気分が出現，さらに，嫉妬妄想，被害妄想，妄想知覚が活発に出現するとともに，症例1と同様，入社するとき履歴書を偽って書いた，という「学歴詐称」を内容とした虚偽主題が出現した。やがて，虚偽主題には，「就職のさいに履歴書を偽ったので逮捕される。それなら死んだ方がましだ」という被害的内容が加わり，患者の苦悩も強く，大量服薬，刃物による自殺企図に至るほどであった。3ヵ月で初回エピソードは治まったものの，その後，もう1回のエピソードがあった。この時には，虚偽主題の出現はなかった。7年の経過であるが，ある程度の社会的活動性は保たれている。DSM-Ⅳでは，統合失調症妄想型に該当する。

〔症例3〕30歳代，男性

病前性格　無口，内気，意志が弱い，要領が悪い，限られた友人たちとは深くつきあう傾向がある。

生活史　3人同胞(弟，妹)の長男として生育した。地元の高校を卒業後，会社員として10年間勤めた後に，探偵になるためだと退職してしまう。まもなく断念し，同じ業種の他社で3年働いていた。中間管理職的立場で，社内でもそれなりの評価は得ていた。

現病歴　X年8月頃(33歳)，同じ会社につとめる交際していた女性との関係がうまくいかなくなり悩むことがあり，会社で自分の悪口やうわさがされているのではないかと気にしていた。このころより，「怖い夢を見たり」「寝汗をかく」などと同居している家族に訴えていた。

X年10月，友人Aと会食中に，気の会わない別の友人Bから携帯電話があったさいに，本人によると，「今，自宅に一人でいて，用事がある」とうそをつくことが数回あった。やがて，友人Aから友人Bに患者のうそがばれてしまい，Bに詰問され，「うそをついた」ことを認める発言をした。それから，「うそをついてしまった」ことを過度に悩みはじめたという。同じ頃，友人Aから不正なパチンコの攻略法を教えられ，(このやり方は)「この店だけではやるな」と忠告されていたにもかかわらず，某店で実行していたところ，店員に見咎められ，尋問されて，店員にAの名前を白状してしまうというエピソード

があった。こうした「不義理(「友人へのうそ」や「友人の名の白状」)」を行ってしまったことが、友人仲間に広がってしまうことを気にして悩み始め、「友だちにどう振舞っていいのかわからない。考え込んでしまって仕事が手につかなくなった」。1週間ほど仕事を休んだが、よくならず、11月上旬に近所の精神科クリニックを受診して、「抑うつ状態」とされて、sulpiride, bromazepamを処方され、不眠はやや改善したが、本人は「全然、効かなかった」と2週間ほどで服薬と通院をやめてしまった。

再び、出勤してみたが、「人間関係の悩み」から、責任者にされていた仕事に集中できず、さらに、会社で周囲の目が気になり始め、12月に入ると「手や胸がビリビリしびれる」感覚がして、不眠はいっそう強くなり、希死念慮を抱くようになり、食欲低下も加わった。12月中旬からは、「重大な仕事を放置して、会社に大損害を与えた」と思い込み、会社にいても「会社の人がそのことを警察に通報し、自分は警察に捕まる」「今警察が会社に呼ばれているんじゃないか?」などとビクビクするようになった。こうした不安が仕事の期限日に頂点に達し、上司に「会社を辞めさせてください」「警察を呼んでください」と訴えにいって、異常に気づかれ、治療を目的とした休職を上司に言い渡された。

休職するが、自宅でも、「警察につかまる」「この家を取られたらどうする」と述べたり、外の灯りを「パトカーの光が見える」と誤認したりし、「自分の悪口が言われている、噂されている」「世界中が家族を狙っている、いっそ死にたい」などと不穏のため、12月中旬、当科に外来受診し、そのまま緊急入院となった。

入院時は、生気のない目つきをして口が重く、見るからに元気のない沈うつな様子であった。<u>「友達にうそをついてしまった」</u>と述べ、さらに、<u>「うそをついたのがばれてから、</u>それが気になって、会社の仕事が手につかなくなり、会社に大損害を与えた」、「会社の人がそのことを警察に通報したので、自分は警察につかまる」などと、今回の自分の窮状についての一部始終を語った。罪責感に加え、希死念慮も認められたので、sulpiride, amoxapine, bromazepamを中心とする薬物療法を施行するとともに、心身の休養をとらせたところ、2週間ほどで不安が軽減するとともに、妄想的発言をしなくなり、職場復帰の現実的な悩みを主訴とする抑うつ状態を経て、3ヵ月で、元気な状態となって退院した。

症例の総括 女性との関係悪化を契機にして、被害関係念慮が出現し、精神に変調をきたしはじめた。友人に些細なうそをつき、相手に露見し、その「うそ」を詰問されたり、不正な行為を咎められ友人の名を白状してしたというエピソードの後、それ自体は正しい告白である「友達にうそをついてしまった」という虚偽主題および「友人に不義理を働いた」という罪責感が出現し、抑うつ的になった。やがて、「会社に大損害を与えたので、警察に捕まる」という罪責妄想が出現、さらに「世界中が家族を狙っている」という誇大的被害妄想へと発展した。虚偽主題を含む諸症状は、2週間で薬物の効果もあり終息した。DSM-Ⅳでは、短期精神病性障碍の診断基準を満たしていた。

〔症例4〕 男子高校生

病前性格 内向的、非社交的、敏感、繊細、おとなしい、まじめ、にこにこしている。

生活史 下に二人の弟がいる。出生時に異常はなかった。図工の作業を授業が終わっても没頭して続けていたり、休み時間に本を読みふけっていたりして集団生活についていけず、小学5年の担任に変わっているといわれたことがあった。中学校ではときどきいじめにあい、パニックになることもあった。孤立した感じではなく、少人数の友人とじっくり付き合うタイプであった。勉強はしないわりには、できる方であった。マイペースで好きなことにはのめり込んでいく方であった。地元の高校に進学した。

現病歴 X年6月Y-1日(15歳)、下校中の駅で、同級生ら数人が喫煙するのを目撃した。その翌日、「近くの小学校の校庭でタバコを吸った生徒がいた。今後やめるように、今後はわかりしだい退学処分とする」という校内放送を聞いてまもなく、患者は<u>「僕が吸いました」</u>と担任教師に事実にはない虚偽の自白をした。担任は、患者の日頃の態度からして患者が喫煙したとは考えられなかったが、目下、生徒指導上の大きな問題になっていたので、厳しく問いただすという態度で、事情を詳しく聞いていった。尋問されるままに、患者はタバコを吸った生徒10人は

どの名前をあげ，その名前を紙に書かされた。しかし，その後，患者は，「昨日，B駅のホームで午後5時頃，タバコを吸ってしまった。そして吸ってもない人にタバコを吸わせようとした」などと言ったあとで，「吸っていません，うそをつきました」などと前言を撤回したりすることを繰り返し，要領をえなかった。さらに，「誰にも言われず，かってにうそをついた。タバコを吸っていた人に(自分は)タバコを吸ったことがあると，うその告げ口をして，教室，駅，クラス全体にうそを広めていった」，「自分ひとりでうそを広めてしまった」，「自分がクラスの中で，うそをついて，そのうそを改善しようとして，先生にうそをつき続け，現実から逃げていた」など普通には理解できない錯綜した事柄を述べ，患者の話は，教師の知りたい喫煙の行為の事実から，患者が強調する「うそ」を主題とする様々な発言へと逸脱していった。「うそをついてしまったからみんなにあやまりたい」と訴えようとしているのは何となくわかるが，話の内容がまとまらないため，担任との面談は5時間近くに及び，やっと帰宅を許された。

帰宅後，開口一番，「僕は学校を退学になった」と母に述べた。母親は，元来のまじめでおとなしい性格からして，患者が喫煙したとはとても信じられず，教師らの厳しい尋問に患者が脅えてしまったのではないかと，学校側に不信感を持ったという。その日は，「人を殺してしまった」などの断片的な発言とともに，徘徊を続けて，一晩中眠らなかった。Y＋1日には，母校の中学に行き，昔の担任教師に，高校を退学になると訴えた。近所の医院にて，etizolamを処方され，服用するも効果はなかった。

Y＋3日，当科外来初診，周囲の物音に敏感で，きょろきょろと周囲を見まわしているが，話しかけても全く応答しない。落ち着かず歩き続けており，着座を指示しても必死の抵抗を示した。緊張病性状態と判断され，当科へ緊急入院となった。

入院後も，興奮と全身を強ばらせた昏迷を繰り返し，言語的交流は困難であった。時おり文節で途切れるような断片的な発言が聞かれた。それらをつなげてみると，「自分のせいで，仲間が退学させられる。学校にあやまりにいかなければならない」といった内容を訴えたいようであった。また，「おばあちゃんを自転車で轢いてしまった」，「僕は歴史を変える」などの発言も聞かれた。離棟しようとするため，連日連夜，haloperidolの筋肉注射や静脈注射を要した。

2週間ほどで症状の消失をみて，疎通性も顕著に改善した。患者は，急性期を「夢と現実がごっちゃになっていた」と回想した。Y＋18日には退院となった。その後の回復も順調で，3ヵ月後には復学した。本人，家族とも以前の元気なときに戻ったという。退院から半年してから，外来通院も中断している。

症例の総括　15歳の高校生が，同級生が喫煙するのを目撃した翌日，喫煙者に警告する校内放送を聞いて，これに誘導される形で，教師に虚偽の自白をした。事実とは違う「僕が吸いました」という虚偽の自白を虚偽主題の亜型とわれわれはみたい。「吸っていません，うそをつきました」といった教師への正しい告白に引き続き，「自分ひとりでうそを広めてしまった」，「うそをついてしまったからみんなにあやまりたい」といったように自己のうそによる他者への加害感と罪責感が表明され，これも病的な虚偽主題とみなされる。教師の取調べを受けるなかで，様々な「虚偽主題」を訴えて，そのまま緊張病様状態に陥った。2週間弱で病的体験はおさまり，その後寛解した。DSM-Ⅳの診断では，短期精神病性障碍が該当した。

Ⅱ．考　察

1．虚偽主題の発言内容：過去志向性虚偽主題と現在志向性虚偽主題

呈示症例の虚偽主題は，私が—「誰に」—「何について」—「うそをついた」と「誰か」に述べる—という構成要素から成ると考えられるので，この観点から虚偽主題を分析してみたい。

「誰に」は，具体的には，会社の人々（症例1，2），友人（症例3），学校の同級生たち，先生（症例4）であり，患者が，現在，交流があるか，あるいは，以前に交流があった身近な現実の他者である。ただし，家族ではなく，友人，学校，会社などの二次的集団に属する他者である。

全症例で，うその行為は「うそをついた」と完了時制で語られていた。それでは，その「うそ」の内実は，どのような過去の自己の言動であったのだろうか。

症例1, 2では，患者が，現在，現実に直面している状況とは，一見したところ何の関係もないようにみえる過去に遡った生活史のなかの虚偽行為が，思考内容として浮上していた。すなわち，症例1では，現在から4年前，症例2では，現在から20年前に遡る就職時の「学歴詐称」であった。実際に，履歴書への記載を偽った事実はあったが，その当時，職場の人にそのことを実際に咎められることは，両症例ともなかった。しかも，症例1の場合には，その職場から退職してすでに2年も経っていた。症例3では，「会いたくない友人に居場所を偽った」という些細なうそが，実際にその友人にばれてしまい患者が責められるという契機はあったが，患者によって過度に問題視され，家族や医師に対して虚偽主題として語られた。このように，以上の3症例では，「うそ」の行為を過去のある一時点に定位することがなされており，その行為は現実になされたものであった。

このような過去の重大とはいえない自己の不正行為に対して法外な罪責感を感じたり，その行為に対する法外な処罰を恐れる体験は，うつ病の罪責妄想にみられる「微小過失」[15]主題との類似を考えさせる。

筆者(筆頭)[14]は，うつ病において出現する虚偽主題のうちで，患者が，過去の自分の言動を含む行動について，「うそをついた」と発言するとき，これを過去志向性虚偽主題と呼んだ。また，「自分は，いま，うそをついている(つきました)」という形に定式化され，現在の自分の発言を含む行動にかかわる虚偽主題を，現在志向性虚偽主題と名づけた。

この虚偽主題の分類は，統合失調症の虚偽主題についてもあてはまり，さしあたり記述レベルでは，統合失調症でもこの2型の虚偽主題が区別できる。

ここで呈示したように(症例1, 2, 3)，統合失調症においても，過去志向性虚偽主題が出現することがわかる。それは，表面的には，うつ病に類似した形で，自責感を伴って過去の「微小過失」を主題としている。この種の訴えは，統合失調症の罪責体験ないし罪責妄想を扱った過去の文献[7,11,14]のなかの呈示症例にも散見される。

それに対し，症例4の「虚偽主題」は，3症例の過去志向型虚偽主題と比べると，重要な相違点があった。この患者では，「僕が吸いました」という事実ではない行為の自白に引き続き，「吸っていません，うそをつきました」，「自分ひとりでうそを広めてしまった」，「うそをついてしまったからみんなにあやまりたい」といった虚偽主題が次々と語られた。これらの虚偽主題のあいだの関係は，「自分がクラスの中で，うそをついて，そのうそを改善しようとして，先生にうそをつき続け，現実から逃げていた」とも患者がいうように，「うそをついた」と発言するやいなや，その「うその告白」もまた「うそ」であると前言をくつがえし，否定していくことを特徴とする。

本症例にみられた「僕が吸いました」というような「偽りの自白」も，その後に続く「うそをひろめてしまった」といった発言は現在志向性虚偽主題に属すると考えられる。

それゆえ，統合失調症においても，うつ病と同様，現在志向性虚偽主題が出現することがわかる。

2. 統合失調症の病像，経過からみた虚偽主題の出現背景

次に，虚偽主題が，呈示した症例のどのような病像，経過の局面で出現したかを大まかに整理しておきたい。

全症例で，虚偽主題は，幻覚，妄想などの病的体験を伴う統合失調症急性期に出現していた。エピソードの内実を述べれば，症例4は，超急性の発症で緊張病性昏迷ないし興奮に至った。この2週間余りのエピソードの間，ずっと虚偽主題が訴えられた。

症例1, 2, 3は，幻覚妄想が前景に立つアポフェニー期[2]まで至ったエピソードであり，明らかに病的体験が存在したと考えられるその持続期間は，症例1では3ヵ月余り，症例2では4ヵ月余り，症例3では2週間であった。

虚偽主題が罪責感を随伴したことから予測されるように，虚偽主題の出現したエピソードはすべて，幻覚妄想の背景に多少とも抑うつ気分が存在

していた。この抑うつ傾向は，幻覚妄想が出現する以前か，出現した当初に目立ち，「落ち込んでいる，気力がない」（症例1），「不眠，食欲低下，集中力低下」など気分障碍を思わせる強い訴えのため，病的体験の存在が医師にわからないときには，「うつ病」や「抑うつ状態」と判断され，抗うつ薬が処方されていた。抗うつ薬は，抗精神病薬とともに，病状の改善に対して，それなりの効果が見られた（症例1，2，3）。症例2，3では，虚偽主題が消失した後，精神病後抑うつ状態を経過して，病前の心身のレベルまで回復していった。

3．うつ病性虚偽主題との比較

呈示した虚偽主題は，症例によって程度の差はあるものの，「うそをついた」ことによる自責感や他者に対する加害感，抑うつ気分を伴って訴えられるものであった。そこで，統合失調症性の虚偽主題の輪郭を明らかにするために，うつ病における虚偽主題との比較を試みたい。

正常心理における「罪責感」を，さしあたり，「他者への加害行為が，加害者の良心に呵責を生じた場合」におこる感情とすれば，罪責感とは，加害者に負い目の感情をひきおこし，何らかの償いをさせようという気持ちを生じさせる。いいかえれば，加害行為が罪責体験となるためには，他者への加害を承認し，自己のものとしなければならない。その場合，罪責を「自己に負う」，あるいは「引き受ける」という主体の能動的な態度を必要とし，この「引き受ける」という態度の存在によって通常の罪責体験は成立する。逆に，他者から一方的に被害を受けると感じられる体験では，この意味での罪責体験と両立しにくくなる。

筆者（筆頭）[14]は，躁うつ病における過去志向性虚偽主題を，うつ病性罪責妄想の一様態とみなした。そこでは，病的に亢進した「罪責の自己への引き受け」が認められ，そこには，同一化する対象との距離がとれなくなっているという意味で，主体の自由の喪失が想定され，Kraus[12]が指摘するように，「うそをついた自己」に対して主体が過剰に同一化するあり方がみてとれる。さらに，現在志向性虚偽主題にしても，「自己と完全に一致すべし」という誠実さを要請する規範に，主体が過剰に同一化していることを想定した[14]。いずれの場合も，罪責の自己への引き受けの亢進は，うつ病性虚偽主題が，一般に，面前の他者に対する「告白強迫」の形をとって現れることを理解させてくれる。この場合，患者には，「虚偽主題」の形での自己告白により，他者に対してはじめて偽った内容を明らかにするという意識がある。これは，うつ病性の罪責感が，自己の内部から湧き出てくるといわれることに対応しているように思える。

それに対し，統合失調症の症例では，われわれの症例で示されるように，虚偽主題に先行して，周囲の他者に「まなざし」や「うわさ」で咎められていると感じる体験が出現している。後に詳しく検討するが，筆者は，統合失調症性の虚偽主題に先行するこのような体験を「（アモルフな）自己暴露体験」「まなざし体験」と名づけておきたい。このことからしても，統合失調症性の虚偽主題は，「うそ」がすでに周囲の他者に露見したもの，発覚したものであるという，いわば，「うその露見」が「（他者に）先取りされてしまった」という患者の意識のなかで，語りだされているように思える。

うつ病の場合は，自己の内部から湧き上がるアモルフな罪責感が内容として「微小過失」を掴むとされる[15]。それに対し，われわれの呈示した統合失調症の症例1，2，3では，すでに，患者が，他者の「まなざし」「うわさ」で責められていると感じる体験，いいかえれば，外部にある他者の契機を含んだアモルフな自己暴露体験に引き続いて，微小過失を内容とした虚偽主題が出現するという共通点が認められた。

うつ病の虚偽主題では，現在形と完了形のうそをつく行為が問題になったのに対し，統合失調症の虚偽主題では，うその行為の時制についていえば，もっぱら「うそをついてしまった」という完了形の虚偽主題が観察された。これは，統合失調症では，もっぱら，他者にすでに暴露された「うそ」が取り上げられるためと考えられる。

このように，うつ病性虚偽主題の背景にある罪責体験は，自分を許すことができないという意味

での自己の自己に対する関係において展開するともいえよう。それに対して，統合失調症性虚偽主題の背景にある罪責体験は，他性の契機に貫かれているように思われる。この問題を次節で検討したい。

4．虚偽主題と「他者のまなざし」

虚偽主題の出現に時間的に先行して，症例1では，「近所の人が見ている」という体験があった。症例2では，急にまわりの雰囲気がおかしく感じられ，「家でも会社でも出て行けと言われているようで，自分の知らないところで何かあるのではないか」との訴えがあった。これらの体験は，患者自身は知らないが，周囲の人々に自分に関する「何か」を知られているという体験であり，「何か」は漠然としているが，「見られている」「噂されている」ことに対する患者の確信性は高い。

このような状態は，統合失調症の急性期の体験としてはよく見受けられる性質のもので，Conrad[2]による妄想知覚の第一段階，すなわち，「知覚された対象は，それが彼に向けられていることを病者に示しはするが，患者はどうしてそうなのかを言うことができない形（純粋アポフェニー）」に該当しよう。さらに，虚偽主題の出現する急性期の患者においては，この種の体験は，周囲の他者に自己の「重要な何か」を「知られる」「見られる」「噂される」被害性が強調されているように思われる。これを「アモルフな自己暴露体験」と名づけておく。同じ体験を自己に影響を及ぼす他者を強調して表現するなら，これは，「（他者の）まなざし体験」といえよう。ただし，ここでは「まなざし」を，他者の現実的な視線だけに限定せず，さしあたり，他者が自分を暴露する働き一般と考えておきたい。この広義の「まなざし」によって「みられる」ものは，視覚的対象だけではなく，自己の内面にある思考，感情，ひいては自己の本質，核心とでもいうべきものに及ぶが，患者はさしあたり，他者が自己の何を見ているのかわからない。

症例3の患者では，「（社内の女性との交際のことが）会社で自分の悪口やうわさがされているのではないか」と気にする体験が，虚偽主題の出現に先行していた。また，症例4の場合でも，校内放送で喫煙者への警告がなされたときの過大な反応を考慮すれば，患者が全校の人々の「まなざし」を気にする状態が存在していたのではないかと推測される。この時期に引き続いて，彼らには，身近な他者（友人や担任教師など）の取調べによって，「自己の不正行為」を暴かれるという出来事が生じ，すでに高まっていた患者たちの精神的緊張は頂点に達し，まもなく（症例4ではその場で），虚偽主題の出現をみた。

Conrad[2]は統合失調症のエピソードにおいて，トレマ期における基底感情亢進が，抑うつや罪責感情のかたちをとることを指摘している。それは，周囲の他者からの「とがめ」による孤立感と緊張感という体験構造の変化を背景にもち，明白な妄想の出現をまたなくても，統合失調性の体験であるという。また，加藤[10]は，統合失調症の初期段階に特徴的な早期徴候として，「（本人と居合わせた）周りの人みんなが自分を注視する」といった形の初期全員一致中心化（－局外化）を提唱している。この体験は，顕在発症した統合失調症の急性期に特徴的な全員一致中心化（－局外化）体験と構造的同型性をもつという。

以上の検討から，呈示した症例すべてに共通して，虚偽主題の出現に先行して，アポフェニー期かトレマ期[2]に属すると思われる「自己暴露体験」ないし「まなざし体験」が認められ，それらの体験は，統合失調症性の「全員一致中心化（－局外化）体験」[10]として共通の構造をもつといえよう。

小見山[11]は，通常の罪責体験は，「罪責を感じることによって，われわれはすべて自己があばかれ，さらされるという体験をもつ」と展開するのに対し，統合失調症における罪責妄想は，他者に自己があばかれるという被害的体験に端を発し，「罪を犯した」という志向作用（ノエシス）が加わり，最後に，「何の罪であるか」という（志向対象（ノエマ）が後から加わるという。すなわち，統合失調症性の罪責体験では，上述した「アモルフな自己暴露体験」から「具体的な罪の意識」へ発展する，通常の罪責体験とは逆転した奇妙な体験が生じることになる。

このような質的に逆転した罪責体験の構造は，虚偽主題を呈するわれわれの患者たちにも，認められるのではないかと思われる。

v. Bayer [1]は，統合失調性罪責妄想の一例に詳細な分析を加えて，この場合の罪責尺度は，良心のなかにあるのでなければ，慣習の中にあるのでもない。それは世界の外にある領域，形而上学的な領域にあり，日常的な出来事，まなざしに，妄想知覚的に出会うことによって，明証的な確信をもって，患者に与えられると述べる。梶谷[7]も，「分裂病者は，自己を罪人としてまなざし，その罪過を噂し，非難する声の只中に立たされる」と指摘している（下線は筆者による）。

これらの指摘からも推測されるように，われわれの患者における自己暴露体験における「まなざし」は，上述した逆転した罪責体験が患者たちに存在するときの，「とがめの主体」「罪責審級」としてはたらく。症例3，4の患者に観察されたように，一見すると，彼らが現実の他者からの非難に反応しているようにみえる場合もある。しかし，患者たちが，現実の告発者の意図や要求から大きく逸脱した法外な罪責感を抱くことからしても，患者の自己存在を暴露するといってよいような「まなざし」の契機は，われわれの呈示症例の全てに存在すると考えられる。

統合失調症における虚偽主題の背景にある罪責体験では，「まなざし」による「アモルフな自己暴露体験」があり，これは，「内容なき罪責感」を伴っていると考えられる。ここから，この罪責感を，何とか，一定の罪責内容に結び付けようとする努力が生じ，その結果として，自分の過去のある「うそ」が主題として浮上したものが，「過去志向性虚偽主題」と考えられる。他方，現在の自分の行為そのものが不確実となり，虚偽行為と体験されるのが，現在志向性虚偽主題と考えられる。この場合，患者は，過去志向性虚偽主題と異なり，自己を「うそをついた」一定の過去の時点における行為の主体として定位することができない。健常な自己が，過去－現在－未来のパースペクティブのもとに，自らを乗り越える不断の運動において成立するとするならば，現在志向性虚偽主題を述べている患者は，時間的なパースペクティブを失った病的な「現在」における自己にとらわれていると思われる。

5. 虚偽主題における被害的体験の能動的とらえなおしと主体定立作用

Conrad [2]が，「アポフェニー体験のあるところに必ず同時に私のアナストロフェ的変化あり」と指摘したように，統合失調症性体験は「周囲の皆から影響を受けるとともに，周囲に対して自分独りだけ一方的に影響を及ぼす」という形で，患者が受動的立場に置かれると同時に，能動的立場におかれるという構造的両義性をもつ[8]。そのため，個別の病態では，お互いに対立する相容れない2つの方向性が並存する形でそれぞれ自立化して出現する可能性がある。

被害的，受動的，受苦的体験に続いて出現する虚偽主題にも，被害的体験を能動的にとらえなおそうとする患者主体の動きをみてとることができるように思われる。

ただし，ここで，「能動的」といっても，もちろん，正常心理における主体の自由意志による行為という意味での「能動性」を意味しているのではない。どのようなレベルでの，主体の能動性を虚偽主題に認めることができるのかを以下で検討してみたい。

Janzarik [6]は，妄想知覚を除いたSchneiderの一級症状に，統合失調症の診断のための大きな価値を認めているが，彼の構造力動論的アプローチによれば，これらの精神症状は，「構造成分の自立化（Verselbständigung der strukturelle Beständen）」の現象として括ることができる。

少し補足的説明をするとJanzarik [6]のいう構造（Struktur）とは，さしあたり，人がこの世に生まれて言語を習得しながら，さまざまな事柄を学ぶなかで形成された人格構造といってよい。この構造は，それを構成する成分として，経験や学習によって獲得された表象的イメージ，行動図式や反応準備性，知識の記憶的諸断片などを含んでいる。いいかえれば，構造とは，広義の言語を媒介として形成された，個人のその時々の行動のマトリックス（母型，鋳型）と考えられる。これらの構造成分は，欲求と感情の双方に対応するJanzarik [6]

の概念である力動を，主体がそのつど直面する状況にふさわしいかたちで充填されることにより，現実の適切な思考や行動を導くことができる。それとは別に，構造成分には，個別にその主体にとっての重要度に応じて，われわれの意識野に登場する(顕勢化する Aktualisierung)ための力動ポテンシャルを付与されている。通常の場合，これらの構造成分は，目下の現実的状況にそぐわない形で，顕勢化することを抑えられている。この脱顕勢化(Desakutualisierung)の機能は，一定の目標を目指して持続的で意志的な努力ができるような安定したまとまりのある人格構造を前提としている。

しかし，元来，構造の不安定さを有する個人に，統合失調症初期の急性期状態における妄想気分，不安，緊張に代表される力動の不安定化がおこると，これらの構造成分は，現実の場の文脈にそぐわない形で，自立化してしまう。たとえば，幻覚の形で体験された言語脈絡や言語断片，すなわち，幻声は，構造成分(strukuturelle Bestände)の自立化の典型例とされる。

症例1，2での「学歴詐称」という過去の微小過失を内容とする虚偽主題は，この過失を現実の他者から責められる機縁はなかったのにも関わらず意識に浮上したこと，彼女らに，虚偽主題とは別に幻聴が共存していたことからしても，構造成分の自立化の現象としてとらえられる。症例4の患者の虚偽主題にしても，詰問する教師が患者に隠している不正行為を自白させようとするその場の文脈から，次第に，逸脱していき，状況との関連性を失って，ひとり歩きしていく。

Janzarikの理論に立てば，虚偽主題は，構造成分の自立化の現象ととらえることができる。すなわち，ここでの面前の他者に「うそをついた」と告白する言語行為は，強迫表象，思考切迫，言語的脱線の側面をもつだけではなく，「行為投企(Handlungsentwurf)[6]」という意味でも，構造成分の自立化現象を示しているように考えられる。

Tausk[16]は，どっちみち親にばれてしまうことになる子供の最初の嘘(first lie)が，自分と他者の境界設定作用の最初の徴候としてもつ意義を強調している。この「最初の嘘体験」を，Janzarikのいう人格構造を形成する成分という観点からみるならば，「うそをつく」という経験は，ひとが主体として成立するために欠くことのできない要素的な構造成分，しかも，世界や他者と言語をとおして関係を取り結ぶことにより，主体性を獲得するという根源的な経験から沈殿してくる要素的な構造成分をなしているといえよう。

「うそ」という表象が人格構造の構成成分として存在しているためには，すでに，病前に「うそをつくことができた」経験があり，それが人格構造の要素として沈殿していなければならないだろう。この点で，土居[3]が指摘するような「うそをつけない」破瓜病者の病前のあり方ではなく，それなりの虚偽能力(加藤[8])をもつある程度の自我の強さをもつ人格構造が虚偽主題の出現には要請されるのではないだろうか。実際に，われわれの呈示した患者たちは，日常生活での些細なうそはつくことができており，統合失調症の破瓜型ではなく，加藤[8]が指摘するように，それなりのうそをつく能力は保たれている妄想型の患者に属すると考えられた。

それゆえ，幻覚，強迫思考，行為投企などのどのような形をとろうとも，「自分がうそをついた」という表象に関連する構造成分は，能動的行為の主体である自己表象を前提とし，かつ，含んでいる。ここでの自己は，他者を欺くことができる主体，「他者のまなざし」を遮蔽することができる自己ともいえる。

このような文脈で考えるなら，「虚偽主題」は，主体性ないし人格構造のまとまりが危機にさらされ，他者との共同世界からの孤立を余儀なくされる統合失調症急性期にあって，主体性を刻印された「うそに関連する構造成分」が無意識的に動員されたものと見ることもできよう。そこには，自我境界が弱くなってしまい「他者のまなざし」に暴露されてしまった自己を補填する主体の能動的動きをみることができる。

虚偽主題の出現状況において，さしあたり，「まなざし」や「うわさ」の主であったり，患者に「うそ」の告白をせまる他者は，一見すると日常生活の次元での経験的他者に思われるが，この経験的他者の背後に，非意味の力(加藤[8])を帯びた

超越的他者(妄想的他者)のまなざしがひかえていると考えられる。面前の他者に対してなされる,「うそをついた」という患者の発言は,経験的な言語行為である「うそ」の主体として自己を名指しすることによって,主体としての存立を危うくする非意味の力に抗して,現実の他者と共にある共同世界を志向しつつ,自己を主体として定立するためのぎりぎりの企てともいえる。この意味において,主体定立作用をもつといえる。それは,うがった見方をすれば,妄想的に変貌した世界体験から,共同世界へ回帰するための試みとも解釈される。

以上をまとめれば,虚偽主題は,統合失調症の急性期に患者を圧倒する非意味の力を,言語に媒介されて確立された人格構造を動員することによって,現実の共同世界を志向しつつ迎え撃つ試みともいえる。このことは,虚偽主題という現象が,統合失調症の治療にとってもつ肯定的な意義を示唆しているようにみえるが,その検討は,今後の課題としたい。

まとめ

1．統合失調症で,「私はうそをついた」ないし「私はうそをつく」との発言,すなわち,虚偽主題が出現することがある。自験例4症例にもとづき,これまで主題的に考察されてこなかった統合失調症における虚偽主題に対して,うつ病における虚偽主題と対比しつつ,精神病理学的検討を加えた。

2．虚偽主題は,発言内容から,1)患者が,遠い過去に実際に行った「微小過失」と考えられる一定の虚偽行為(就職時の「学歴詐称」など)について自責感をこめて発言する「過去志向性虚偽主題」と,2)うそその具体的な内容は浮動的で一定せず,前言をくつがえして全面的に否定することさえある,現在の自分の発言や行動をうそだとする現在志向性虚偽主題の2型に分類された。

3．全ての症例で,虚偽主題は,統合失調症の急性幻覚妄想状態で出現し,急性期のエピソードが終わると,消失していた。これらのエピソードでは,幻覚妄想の背後に多少とも抑うつ気分が認められた。

4．統合失調症の虚偽主題では,患者がすでに他者に露見したと感じている「うそ」がとりあげられること,他者のまなざしに圧倒,支配される状況が,虚偽主題の出現に先行するという共通点が認められ,これらが,自己の自己に対する関係において展開する罪責体験を背景にしたうつ病における虚偽主題との違いと考えられた。

5．虚偽主題にともなう罪責体験の特徴である「他者からの責め」は,つまるところ,虚偽主題に先行し,統合失調症性の「全員一致中心化(－局外化)体験」(加藤)における「他者のまなざし」に帰着された。

6．この「他者のまなざし」は,患者に「アモルフな自己暴露体験に伴う内容なき罪責感」から「具体的な罪の意識」へと至る,通常とは逆転した罪責体験をもたらしていた。この罪責感を一定の罪責内容に結び付けようとする努力が生じ,自分の過去のある「うそ」を主題として浮上したものが,過去志向性虚偽主題であり,現在の自分の行為そのものが不確実となり,虚偽行為と体験されるのが,現在志向性虚偽主題と考えられた。

7．虚偽主題には,主体性の確立にとって要素的な人格の構造成分の自立化の次元,および,面前の他者に対する発言をとおして共同世界への回帰を志向するという次元において,統合失調症における主体解体性の受苦的体験を能動的にとらえなおす主体定立作用が想定された。

(大塚公一郎,加藤 敏)

文 献

1) Bayer Wv : Ein Fall von schizophrenem Schuldwahn. Kranz, H (Hrsg), Psychopathologie Heute (Kranz H, Hrsg). Thieme, Stuttgart, 1962
2) Conrad K : Die beginnende Schizophrenie. 6 Auflage, Georg Thieme, Stuttgart, 1992 (山口直彦,安 克昌,中井久夫訳:分裂病のはじまり.岩崎学術出版社,東京,1994)
3) 土居健郎:分裂病と秘密.分裂病の精神病理 1,土居健郎編,p1-18,東京大学出版会,東京,1972

4) Freud S : Trauer und Melancholie. 1917. Gesammelte Werke, Band 10. S Fischer, Frankfurt am Main, 1946（井村恒郎 訳：悲哀とメランコリー．フロイト選集 10, 日本教文社，1955/69）
5) Janzarik W : Die zyklothyme Schuldthematik und individuelle Wertgefüge. Schweiz Arch Neurol Psychiat, 80；173-203, 1957
6) Janzarik W : Strukturdynamische Grundlagen der Psychiatrie. Stuttgart, Enke, 1988（岩井一正, 古城慶子, 西村勝治 訳：精神医学の構造力動的基礎．学樹書院, 東京, 1996）
7) 梶谷哲男：うつ病性罪責体験について―分裂病性罪責体験との比較考察―．精神医学, 10；380-386, 1968
8) 加藤 敏：急性期の症状と病態．分裂病の構造力動論―統合的治療にむけて―．金剛出版, 東京, p 42-83, 1999
9) 加藤 敏：分裂病の異種性（変異性）―病相性優位型と欠陥性優位型．分裂病の構造力動論―統合的治療にむけて．金剛出版, 東京, p 204-211, 1999）
10) 加藤 敏：分裂病初期段階における中心化（―局外化）体験．精神科治療学, 14；479-486, 1999
11) 小見山 実：分裂性妄想世界の対極構造．精神経誌, 71；701-713, 1969
12) Kraus A : Lügenmotiv und Depersonalisation in der Melancholie.（花村誠一 訳：メランコリーにおける虚偽動機と離人体験およびその解説．臨床精神医学, 20；1969-1976, 1991）
13) 中谷陽二：前分裂病者による殺人について．精神神誌, 82；353-377, 1980
14) 大塚公一郎：「虚偽主題」の精神病理学的研究―躁うつ病における離人症の特異な一様態―．精神経誌, 99；1-22, 1997
15) Tellenbach H : Melancholie. Problemgeschichte Endogenität Typologie Pathogenese Klinik. 4. erw. Auf. Springer, Berlin-Heidelberg-Newyork, 1983（木村 敏 訳：メランコリー．改訂増補版, みすず書房, 東京, 1985）
16) Tausk V : Über die Entstehung des "Beeinflussungsapparates" in der Schizophrenie. Int Zeitschr f Psychoanal, 5；1-33, 1919

第4部　統合失調症

4．顔貌随伴幻聴

キーワード　統合失調症，幻聴，幻視，予後，顔

統合失調症において，幻覚はごくありきたりの症状であるが，そのモダリティについていえば，幻聴が一番多く，次いで体感異常，幻触と続く。幻視は急性期には比較的多いとされる[3]ものの，統合失調症全体としては必ずしも一般的に認められるものとは考えられていない。しかし，臨床家が"統合失調症といえば幻聴"という先入観を持って問診するために，視覚領域の病的体験が等閑視されている傾向がないとはいえないであろう。実際あえて，「見える」体験について問診してみると，ごく一過的な視覚的病的体験ならば意外に多い印象がある。また，中安[14]は初期統合失調症の一症状に自生視覚表象をあげているし，小林の加害的自生視覚表象[8]など，統合失調症の視覚的病的体験に注目する動きもある。とはいえ，統合失調症における視覚的病的体験の臨床的意義はいまだ十分明らかにされているとはいい難い。

今回われわれは，患者の頭に浮かんだ人物の顔が喋り，それと内的に対話するという，幻聴と自生視覚表象が結びついた幻覚を訴える症例を経験した。本稿において症例1として提示するこの症例を数年にわたり治療する中で，他にも同様の症状を持つ患者が少なからずいることが確認された。われわれの知るかぎりこのような症状については，これまで主題的に扱われたことはないと思われるので，これを「顔貌随伴幻聴」と名づけ報告する。経過を仔細に観察することができた症例1とともに，同様の症状を呈した症例2をあわせて呈示し，「顔貌随伴幻聴」の臨床的意義について考察したい。

I．症　例

〔症例1〕　初診時27歳，女性

既往歴　著患を認めず。

生活史　2人同胞の第1子として出生した。幼少期には特記すべきエピソードはない。高校卒業後，地元の会社に就職したが，人間関係がうまくいかず，3年で退社した。その後は家事手伝いをしていた。20歳代半ばから，結婚願望，挙児希望を強く持っており，見合いを繰り返したすえ，35歳で結婚した。当科第2回入院中に離婚となった。

病前性格　控えめ，敏感。自分から他者に声をかけるのが苦手で，なかなか人に溶け込めない。

現病歴　X年(27歳)，高校時代の友人とのトラブルにより大きなショックを受け，その後から「自分の気持ちが他人に伝わってしまう」と感ずるようになった。さらには「TVを見ると自分のことを言っているような気がする。全国に自分のことが知られてしまう」といった被害関係念慮，不眠を呈して，X年5月当科を初診した。幻聴はみられなかった。Haloperidol，bromperidolなどで加療され，2年ほどの通院で改善したため自ら通院中止した。

30歳から月経不順のために婦人科で薬物療法を受けるようになったが，大きな問題なく生活していた。

X＋5年(32歳)頃，同様の思考伝播の訴えでA病院精神科を受診した。統合失調症と診断され，約1カ月の入院がなされたが，症状は消えないまま自ら退院した。その後，通院も服薬もしなかったが，自然に症状は消失した。

34歳から9カ月間，会社に勤務した。このとき女性上司には"しごき"のように厳しく注意されたものの，患者はこの上司を慕い，仕事にも充実感・達成感を持っていた。この就労期間，思考伝播の体験は

一度もなく，後の述懐では，患者の人生でも最も充実した時期だったという。

　X＋8年11月（35歳），見合い結婚し，仕事を辞めた。姑との対人関係がうまくいかないことで悩んだ。結婚後，不妊外来に通うようになったが，婦人科的問題のために子どもができないのではないかという不安，子どもができないと結婚生活が維持できないのではないかという不安が連鎖的に生じ，徐々に増大した。X＋9年4月，後述のような思考伝播を中心とした多彩な幻覚・妄想が出現して当科を再受診した。さらに，仲人が患者の精神状態を重くみて離婚を持ち出したことで，患者の焦燥感が強まり，X＋9年5月（36歳），当科に第1回の入院となった。

　精神症状としては，「自分の考えが他人に伝わってしまう」「他人の話が自分のことを話しているような気がする」「人と人が入れ替わることができ，父と弟が入れ替わっているのではないかという気がする」「花瓶の花に監視されている気がする，色や部屋にも意味がある気がする」などの多彩な病的体験がみられた。特に幻覚については，「知っている人の顔が頭の中に出てきて話しかけてくる。顔だけで体はないが，口を動かしながら様々な表情で話をする。身近な内容の話が続き，これだけ会話ができるならわざわざ口を開いて話をする必要がない気がする」というように声とともに声の主の顔の見える症状が特徴的であった。

　脳波，頭部CTに異常はみられなかった。

　Risperidone（6 mg）を主とする薬物療法を行ない，入院後1週間経過した頃には幻覚・妄想の一部が消失するようになり，幻聴の内容も「お前は馬鹿だ」「お前は泥棒だ」といった被害的なものから「大丈夫。心配ないから。重症ではないから安心して」などという庇護的なものとなった。状態改善がみられたため，離婚の危機は回避され，約2カ月で退院となった。

　退院後もまた姑との関係がうまくいかず，夫の配慮により，夫と二人でアパート暮らしを始めた。しかし，アパート暮らしは家計を圧迫し，夫からの就労への圧力が増していった。X＋10年1月からパートタイムの仕事に就いたが，間もなく，どこかの嫁が家を出て行ったという噂話を同僚たちがしているのを聞いて自分に関係づけ，その直後から前回と同様の思考伝播，注察妄想，幻聴などの病的体験

がほぼ同時に出現した。幻覚については，「知っている人の顔が頭の中に浮かび話しかけてくる。様々な表情をして身近な内容の話が続くが，顔は写真のように止まっており，口を動かして話をすることはない」というように声とともに顔の見える症状があるものの，口の動きがないなど，前回と多少異なる要素を持つ訴えもみられた。幻聴は一日中聞こえており，それに圧倒されて著しく集中力が低下した。Risperidoneを増量（8 mg）したが，改善がみられず，X＋10年3月，当科に2回目の入院となった。

　入院後すぐに病的体験の頻度は減ったが，幻聴，思考伝播，顔のついた幻聴が持続したため，risperidoneをさらに増量（10 mg）した。程なくして，夫から一方的に離婚の話が持ち出され，結局受け入れることとなった。その後は今後の就労や生活への不安・焦燥が高まり，日常の些事にひどく混乱することが多いにもかかわらず，性急に退院を求めるというように，状況判断の悪さが目立った。

　顔のついた幻聴については徐々に人物の数が減る一方で治療者が出現することもあったが，次第に顔と声が分離し，顔だけ，あるいは声だけであったり，顔は頭の外に見えるという訴えも多くなった。相手が誰かは特定できるものの，顔にもやがかかっている感じがしたり表情が平板化したりと実在感が弱まって，人物のイメージはいわば形骸化するようになった。5カ月が経過した後にbromperidol（12 mg）に切り替えたが，症状が完全に消失することはなかった。他患との関係で混乱することが多くなり，自ら希望して入院7カ月目に退院した。

　退院後は弟の妻が患者との同居を嫌がるため，実家での生活が難しく，やむなく一人でアパート暮らしをすることとなった。主剤をperospirone 24 mgに切り替えていったところ，思考伝播，幻聴，表情がはっきりしない顔などの病的体験が多少の改善をみせ，その辛さが緩和されるようになった。経済的な面での不安から仕事の再開を焦り，将来の不安を口にすることが多いが，デイ・ケアや作業所の通所を勧めても途中で頓挫してしまった。病的体験は完全には消失しないまま両親の援助のもと何とか独居生活を続けている。

　検査所見　Rorschach test（第2回入院時）では現実検討力の著しい低下，情緒的な統制の悪さ，衝動統制の悪さが指摘された。物事を具体的・現実的に処理するのが苦手で，主体的・積極的に取り組むの

を好まない受動的傾向があり，想像力に乏しく，情緒的な感受性が制限されていると評価された。能力に比して著しく高い要求水準があり，ストレスや欲求に動かされやすい上に欲求充足への衝動統制が悪く，対人回避的な傾向がみられた。

〔症例2〕　初診時25歳，女性
　既往歴　著患を認めず。
　生活史　2人同胞の第2子で両親との3人暮らし。小学校，中学校と成績は良かった。高校時代は同級生からのいじめに遭い，引きこもっていたが，2年で中退した。20歳の時，調理師の専門学校へ進学した。しかし級友とうまくつきあえるだろうかという不安が高じて，1カ月ほどで登校しなくなり，結局3カ月で中退した。その後職を転々とし，24歳から工場に勤務するが，「職場の人間関係に精神的苦痛を感じて」1年ほどで退職した。
　病前性格　内気，心配性，神経質，几帳面。
　現病歴　18歳頃から人の声の幻聴が出現した。自分の言いたいことが相手に伝えられない時に出現することが多かった。その頃から目の前に何人かの知人の顔が現れて，生々しい表情で口を動かしながら語りかけてきた。その人物と話している気になって，気がつくと一日中その顔と会話を続けていたこともあり，ひたすら喋らされている感じがしていたという。顔は出現せずに声だけのことも多かったが，「お前は馬鹿だ」「お前は何も説明しない」など患者を非難，嘲笑するような内容がほとんどであった。時に独語，空笑がみられていた。
　19歳の頃，1カ月ほど公的精神保健施設でカウンセリングを受けたことがあったが，この時には幻聴はみられなかったものの，「見透かされている感じ」があったという。恥ずかしくて家の外に出られないこともあった。一方でガソリンがなくなるまで自動車に乗り続け，スピード違反，飲酒運転を繰り返していた。
　その後も幻聴や声とともに顔が出現する症状は断続的にみられていた。24歳頃から頭痛と眩暈がみられるようになった。
　X−1年12月（25歳），交通違反を繰り返していたため免許取り消しになってしまったが，その後も家族の制止を聞かずに，自動車の鍵を複製しては運転を繰り返していた。金使いが荒くなり，無断で家のものを売り払って100万円単位の金を得て，浪費した

り，遠方までタクシーで行ってしまったりした。また，近隣の男性が患者にセクハラ行為をしていると主張して被害的になり，その家に警察を偽って電話をしたり，その男性の名を騙って救急車を要請するといった嫌がらせをしていた。こうした行為は，「A教団の活動のために大金が必要である。どんなことをしてでも手に入れなければならない」，「（そのために）家のものを売ってBまで行け」などといった，命令形式の幻聴（顔は伴わない）に従ってしていたものである。当然，現実は声の語るようには展開しなかったが，患者は幻聴に命じられるままに逸脱した行動を繰り返していた。興奮すると家族には手がつけられない状態になったが，他方で気が滅入って市販の感冒薬を大量に服用したこともあった。
　X年2月（25歳），両親の勧めで当科を初診した。この時すでに，初対面にしては馴れ馴れしい態度がみられ，対人的距離が適切にとれない印象で，人格水準の低下のみられる統合失調症が強く疑われる接触性だった。頭痛，眩暈，不眠，意欲・集中力の低下，被害妄想とともに笑い声の幻聴や患者の行動にいちいちケチを付ける行為言表性幻聴[3,7]がみられ，患者に語りかける声に加えてその人物の顔が見えるという訴えもなされた。顔は立体的で生々しく，目鼻立ちははっきりしており，実際の人物のような色彩があり，目や口を動かしながら様々な表情で言葉を発していた。知人や芸能人など20人ほどの顔が頭の中や外に現れて，視覚的実在感の強さから実際の人物との会話の必要性を感じないほどだといい，「一人でいるのに色々な人と生活している気になる」と語っていた。顔の語る声の内容は庇護的なものもあったが，加害的なものが多く，患者はその辛さをアルコールでまぎらわせることもあった。TVの画面に顔が映って患者に話しかけてきたり，画面に患者を嘲笑するような文字が映ることもあった。
　Risperidone（3 mg）を主とする薬物療法を行ない，幻聴と顔は消失まではしないものの，頻度は減ったと話し，大分落ち着いてきたというようになった。頭部CTに異常は認められず，意識障害を思わせる所見もみられなかった。X年4月からは工場で仕事をはじめた。しかし5月で通院を中断した。程なくして，隣家の男性が自分の夫であるという妄想を持ち，さらに「夫が人を殺して逃亡した」といって警察に通報し，7月結果的に公的精神病院に措置入院となった。

入院直後は意識障害はなく，問診にも答えられていたが，隣家に対する被害妄想と連合弛緩が目立った。「嫌がらせを警察が取り上げてくれない……自分は妻で……その人が人を殺して……馬鹿やろーといわれて……」と隣家に対する被害妄想を語ったが，話のまとまりは悪く，脈絡なく笑い出したりした。Haloperidolを主とする内服治療により2週間ほどで状態は落ち着いたものの，相変わらず話のまとまりは悪く，下着も換えず，入浴しようともしないなど保清にも問題があり，人格水準の低下は否めない印象だった。9月後方病院に移送となった。

II. 考　察

1. 症例1の特徴

症例1は，対人関係のストレスを機に，思考伝播を主とした一過性の病的体験が27歳頃から二度ほどみられた既往のある症例であるが，その際にはほぼ完全寛解に至っている。元来，結婚願望，挙児希望が強かったが，産婦人科的問題を抱えており，結婚後は多彩な幻覚・妄想が出現した。本院への1回目の入院では，姑との葛藤のもと，子どもができない不安，結婚生活が維持できない不安が増悪の要因となった。2回目の入院の契機となったのは，姑と同年代の同僚が，嫁ぎ先から出て行った嫁に関する噂話をしているのを耳にしたことで，それを自分に関係づけ，再び同様の病的体験が生じた。

本症例は多彩な症状を認めたが，とりわけ，幻聴の声の主の顔とともに声が聞こえるという，2つの感覚領域にまたがりつつ，両者が連動する幻覚がみられたのが興味深いところであった。このような症状については，統合失調症の幻視症状を取り上げた論文の中で佐藤・飯田[15]がこれに相当するかもしれない症状について若干触れている程度で，これまで主題的に扱われたことはない。幻聴に，その幻聴の話者の顔が伴うという意味で，本稿ではこれを「顔貌随伴幻聴」と名づけたい。

視覚領域の幻覚を扱う上で脳器質性疾患や非定型精神病との鑑別も検討しなければならない。今回提示した両症例とも頭部CTや脳波では異常が認められず，面接中にわれわれの眼前で「顔貌随伴幻聴」を訴えた時の様子からしても病的体験の際の意識は清明で，通常の知覚との並存が認められている。また同症状は断続的にかなり長期にわたってみられており，非定型精神病の急性期にみられる視覚性の体験とは異なるものと考えられる。本症状は意識の病理に由来するのではなく，島崎[17]のいう意味での人格の病理に属すものと考えられ，統合失調症においてみられた特異な病的体験と位置付けられると思われる。

症例1では，思考伝播が最初の2回のSchub（32歳頃）の主症状だったが，結婚後の3回目のSchubではさらに注察妄想，被害妄想，幻聴が出現した。再燃当初に「目の前の人が消えて突然別のひとになった」という体験や，「人と人が入れ替わることができる。——父と弟が入れ替わっている，父と母が入れ替わる，似てはいるが夫が自分の知らない別の人になった」と人物誤認様の症状がみられている。これはいわば人物像にかかる病的体験で，人物の在・不在が交代するものである。こうした症状と一部重なりつつ次第に症状は，頭の中に知っている人の顔が浮かび，その人物と会話をするという「顔貌随伴幻聴」へと変化していった。初回入院時にみられた「顔貌随伴幻聴」の特徴として次のようなことが挙げられる。

①頭の中に人の顔が浮かび，その人物と対話ができる。
②人物は家族や友人，知人など現実的な人物である。
③人物は視覚的実在感が強く，口を動かしながら様々な表情で言葉を発し，非難，助言など多岐の内容にわたり多くの会話が交わされ，患者は実際の人物との会話の必要性を感じないかのようにその会話に没頭してしまう。
④この幻聴に対する患者の返答は，口を動かしてするのではなく心の中で返事をすることで会話がなされる。
⑤顔は一つのまとまった幻聴内容を語り，顔と幻聴が一つの意味単位を持つものとして体験されている。
⑥幻聴や顔との対話は短い時間から長時間に及ぶものまであり，多くは数十秒から5分くらいまでのものである。断続的に一日中続くこともある。
⑦視覚表象としては顔のみであり，姿はない。情景や

物品などもみられない。

　Jaspers[2]は知覚と表象の差異に基づいて真正幻覚と偽幻覚とを区別したが，本症例の場合，頭の中で幻聴・幻視がみられることから，内部主観空間に定位するという表象の特徴を示している。しかし，人物の顔ははっきりした輪郭をもち，口を動かし，多彩な表情をするなど単なる表象以上の客体性を持つ。また，視覚的実在感が強く，実際の人物との会話の必要性を感じさせないというように，幻覚の人物と実際の人物とは一応は区別できても，会話内容，頻度とも豊富で心の中での会話で十分コミュニケーションがなされているように体験され，実際の会話の意義が揺らいでしまうほどの実在感を持っていると考えられる。

　二度目の入院時（4回目のSchub）には，思考伝播，注察妄想，意味妄想，幻聴がほぼ同時に出現した。「顔貌随伴幻聴」もみられ3回目のSchubと同様の特徴を多く備えてもいたが，多少の異なる側面をみせてもいた。

　共通することは，頭の中に身近で現実的な人物の顔が浮かび，笑ったり，怒ったりと様々な表情で多くの会話が交わされ，視覚的実在感が強く，実際の人物との会話の必要性を感じず，心の中で返事をしていることが挙げられる。

　異なる側面としては，前回がrisperidone投与後20日ほどで消失したのに対して，薬効に乏しく，経過中に人物がより患者に身近で関係の深い両親や特定の親類に限定される度合いが強くなってきたことに加え，主治医の顔が出現するようになったことが挙げられる。さらに幻聴と幻視が一つの意味単位を構成しているものの，前回は顔が出現するとすぐに喋りだしたのに，今回は顔が浮かんでしばらくしてから喋りだしたり，時には顔が浮かんだままで会話がなされないうちに消えてしまうなど，多少なりとも幻聴と幻視の分離化の傾向がみられた。視覚的な面については，表情が写真のようにはっきりしており実際の人物のような色合いであることが多いが，時には白黒のように見えることもあり，前回のように口を動かしたりするなどの動きがみられない場合もあることが異なっていた。幻聴の内容は，徐々に助言など庇護的なものになり，自我親和的になる変化がみら

れた。空間定位についても，はっきり頭の中と述べることがほとんどだが，「頭の中の感じもするし，頭の前の辺りの感じもする」とややあいまいさを残しながらも前頭・頭頂から20cmくらいの外部を指したり，面接中の筆者の頭上に叔母の顔がみえると語ることもあり，外部客観空間への移動傾向もみせていた。「顔貌随伴幻聴」が外部客観空間に定位される際には，顔は通常の客観的空間を背景とした知覚のように出現していたものの，周囲の状況とは全く独立に遊離しているかのように体験されていた。

　二度の入院を比べると，注察妄想は両入院時とも入院直後から消失しているが，2回目においては，幻聴，思考伝播，「顔貌随伴幻聴」はどれも，消褪の速度が遅く，治療抵抗性が増していた。二度の入院を通じて患者は思考伝播の辛さを一貫して訴えたが，治療が進むにつれて幻聴や「顔貌随伴幻聴」についてはその辛さを訴えることはなくなり，ただ近親者の顔が浮かんだ後には，彼らとの過去の場面に思いをめぐらし涙をみせるようになった。そこには患者において現実世界と病的世界とのある程度の二重帳簿的な仕方での共存をみて取ることができると考えられる。

　顔が外部客観空間へ定位する傾向が生じてきたことは，初期（第1回入院の頃）の「顔貌随伴幻聴」よりも顔の実体性が強まり，幻視としての性格が増したことを示唆する。他方，幻聴と幻視が分離化の傾向を示し，顔は本来の形態を崩して形骸化する変化をみせる。

　さらに浮かんでくる顔は，より患者に距離の近い両親や親類に限定されるようになっただけでなく，治療者の顔も出現するようになった。それとともに幻聴が患者にとって庇護的な傾向を持つようになったことは，内容が自我親和的になるという，幻覚の慢性化においてしばしばみられる現象が生じているものとも考えられた。

　本例における「顔貌随伴幻聴」は，病状の増悪期に出現し，経過とともに上述のような変遷をみせたが，その変遷は病状の慢性化と軌を一にしていたように思われる。この点については後に考察を加えたいと思う。

　以上のことから症例1から得られた「顔貌随伴

表1 症例1の二度の入院における「顔貌随伴幻聴」の特徴比較

	第1回入院	第2回入院
①空間定位	頭の中に出現する。	頭の中がほとんどであるが，時に前頭・頭頂から20cmくらいの外部空間に出現する。
②顔の表情	立体的で生々しく色合いも実際の人物と同じ。目鼻立ちがはっきりしており，目や口を動かして多彩な表情をする。	写真のように平面的で口を動かさないこともある。目鼻立ちは分かっても顔がかすむように見えることもある。時に白黒でみえる。
③人物の種類	家族，親類，知人など身近で現実的な人物が出現した。	両親，特定の親類に限定化される傾向がみられ，治療者も出現するようになる。
④幻聴と顔の結びつき	顔が出現するとすぐに喋りだす。	顔が出現してから間をおいてから喋りだすこともある。顔のみで喋らないこともある。
⑤声の内容	非難，助言など多岐にわたるが，日常的・現実的で一つのまとまりを持った内容。	助言など庇護的なものが増える。
⑥その他	幻聴が先行して出現し，そこに重なるようにして次第に顔が現れてくるようになる。見える映像は顔のみだが視覚的実在感が強く，実際の人物との会話の必要性を感じない。心の中で返事をして会話する。顔が見えるのは数十秒から五分くらいのことが多い。	

幻聴」の特徴を① 空間定位 ② 顔の表情 ③ 人物の種類 ④ 幻聴と顔の結びつき ⑤ 声の内容 ⑥ その他，の各項目に対して二度の入院を比較して示したのが表1である。

2．症例2における「顔貌随伴幻聴」の特徴

症例2は18歳頃から「顔貌随伴幻聴」を含む幻聴が出現し，当初より独語，空笑，被影響体験もみられていた。学校や職場での適応が悪く，対人関係がうまくいかないという自覚から引きこもりがちであった。病的体験は断続的にみられていたが，比較的に自閉的生活が保たれたためか，25歳で当科に初診となるまで短期間カウンセリングを受けた程度で，明らかには事例化しなかった。しかし，交通違反を繰り返したり，無断で家のものを売り払ったり，近隣に嫌がらせをする等の問題行動が顕在化して治療開始となった。加療により病的体験は軽減したが，3カ月ほどで通院は中断され，その後，措置入院となってしまった。病的体験を繰り返しつつ慢性化している経過の症例と思われ，当科初診時にはすでに人格水準の低下が示唆され，措置入院時にはさらにそれが明らかになっており，統合失調症とみて間違いない症例である。

症例2においても幻聴の声の主の顔とともに声が聞こえるという「顔貌随伴幻聴」が訴えられた。18歳頃に出現した「顔貌随伴幻聴」と当科初診時の同症状は同様の特徴を持っており，症例1と比較して同症状は断続的ながらかなり長期にわたってみられていた。しかし，症例2における「顔貌随伴幻聴」は多少の相違はあるものの，症例1とほぼ同一といえる特徴を示した。初診時にも，措置入院時にも意識障碍はみられておらず，問診にも答えることができており，急性錯乱状態でもなく，「顔貌随伴幻聴」は意識障碍に基づくものとは考えられない。そこで以下では，先に示した症例1での6項目に対比する形で比較検討することで，症例2における「顔貌随伴幻聴」の特徴を明らかにしたいと思う。

1）空間定位

人物の出現は頭の中のこともあったが，頭の外の方が多く，患者自身の頭の前後左右の空間に出現していた。症例1では当初は頭の中に顔が浮か

び，その後に頭の前にも見えるというように内部主観空間から外部客観空間への定位の移動がみられたが，症例2では当初から外部客観空間に多くみられており，特に患者の頭部後方に見えていることが異なっていた。これは視野を外れた空間であり，域外幻覚ということになる。顔が域外に見えているということは，患者と世界との関係が変容してしまっていることを示唆する。知覚は脳による外界対象の再表象作用であり，外界対象を把握了解するための仮説設定行為とも考えられているが，それに従うと域外幻覚を見る患者にとっては従前の世界の再表象とは異なった再表象がなされていることになる。このように考えると域外幻覚をみる患者にとって主観，客観という区別はあまり意味を成さなくなる。また後に述べるように，域外幻覚に留まらず幻覚は世界の変容として生じる[9]と考えるならば，症例1においても症例2ほどではないにしても従前とは異なった世界の再表象がなされていることになる。そこで以後は外部客観空間といわず，単に外部と記すことにする。

　2）顔の表情

顔は立体的で生々しく，目鼻立ちははっきりしており，実際の人物のような色をして目や口を動かしながら様々な表情で言葉を発していた。顔の表情だけでもその人物と特定することができ，声の内容を聞けばやはりその人物だとわかるのだという。視覚的実在感が強く実際の人物との会話の必要性を感じないほどだといい，「1人でいるのに色々な人と生活している気になる」と語っていた。知人が登場した場合，患者はその実在性を確信していたが，「知らない人物もいたので，本当の人ではないとどこかで思った」とも語り，「顔貌随伴幻聴」体験には人物の実在性に対して患者が多少とも客観的距離が置けるものから実在を確信するものまで，その程度は多様であるようにみえる。

　3）人物の種類

知人，友人などの患者の身近で現実的な人物が多く登場し，まれに芸能人が出現していた。知人は20人ほど登場し，芸能人は自分と知り合いなのかと思うほど馴れ馴れしかった。神や預言者もあったとのことだが，これらはほとんど記憶に残っていないようであった。

　4）幻聴と顔との結びつき

まず幻聴が先行し，そこに顔が出現して一つの意味単位を形成した後，幻聴と顔が分離していた。患者は顔に言われるままに自転車で出かけていったり，料理をしたりするなど一つのまとまった行動をとっていたが，出かけていっても何もなかったり，料理が失敗したりして，その声に従った行動の結果と現実のずれをつきつけられて初めて間違った行動であったと気づいたという。加療により顔の表情ははっきりしなくなり，影のようだというようになったが，相手が誰かは特定できていた。幻聴ははっきりとした内容で続いており，幻聴が主となり，そこに顔が付随するような構造をとっていた。

　5）声の内容

人物とは非難，助言など多岐の内容に亘って多くの会話がなされていた。日常的・現実的な内容であったが，被害的なことが多く，一方的に話しかけられるとどうにも対処できず，その声に怒鳴り返したり，アルコールや睡眠，過食といった行動で対処していた。1日中その人物としゃべり続けていたことにはっと気がつくこともあった。しかし助言されたり励まされたりすると，うれしかったりありがたいと思っていた。

　6）その他

症例1とは異なり，幻聴に対しては声に出して返事することで会話がなされることが多かった。知人では返事は早かったが，知らない人ではすぐに返事が返ってこずに待っていることが多かった。映像としては人物の背景の情景などはなく，顔が見えるのみで首から下の姿もなかったが，TV画面に顔が映し出されることがあり，会話も交わされた。ときに患者を嘲笑する文字がTV画面に映ることもあった。TVに顔が映し出されるという体験は，頭の中やその周囲に顔が出現する表象性が優位な体験に比べると，より知覚的な性質を持ったものと考えられる。TVに映った顔と会話をするという体験は，当科受診する頃になって始めて体験されており，症状の進行に伴ってより知覚性を帯びた体験がみられるようになったと

表2 2症例から導かれる「顔貌随伴幻聴」の特徴

1. 頭の中や外に人の顔が浮かび，その人物と対話ができる。
2. 人物は視覚的実在感が強く，口を動かしながら様々な表情で言葉を発し，実際の人物との会話の必要性を感じないかのようにその会話に没頭してしまう。
3. 人物は家族や知人，友人あるいは治療者など現実的で身近な人物がほとんどであるが，芸能人や見知らぬ人物が出現することもある。
4. 幻聴がはじめに出現し，それが主体となってそこに顔が付随するという構造で形成されたようにみえた。
5. 人物とは非難，助言など多岐にわたって多くの会話が交わされたが，一つのまとまった意味単位を持ち，日常的・現実的内容にとどまっていた。
6. 加療によって幻聴と顔は次第に分離するような動きがあったが，幻聴が明瞭に体験される一方で，顔の視覚的実在感は低下して形骸化する傾向があった。

も考えられる。発症当初から「顔貌随伴幻聴」がみられており，加療により状態改善の兆しがみられたものの，治療中断から他院に入院となりその後の経過は不明である。

以上，症例2における「顔貌随伴幻聴」の特徴は症例1で認められたものとほぼ同一のものであるといえる。症例1では急性状態から慢性化する過程の中での同症状の経過を仔細に観察することができ，症例2では7年間，断続的に同症状がみられていたという急性期の要素をいまだとどめた慢性状態での治療経過を観察することができた。これら2症例から導かれる特徴を現時点での「顔貌随伴幻聴」の特徴と捉え（表2），以下でさらに検討する。

3．経過時期による症状形成過程と特徴

1）「顔貌随伴幻聴」出現時

両症例の「顔貌随伴幻聴」の出現について共通する縦断的構造的特徴として，まず幻聴が先行して出現し，そこに重なるようにして次第に顔が現れてくるようになり，様々な表情で口を動かしながら語りかけてくるようになるという点がある。換言すると，幻聴が主体となってそこに顔が付随するという構造ででき上がったようにみえる。

そのようにして出現した顔が生々しい表情で語りかけてきたが，症例1では「顔に見られている」感じがしたと述べているように，まずもって患者が顔を見る以上に顔からまなざしを差し向けられる受動的体験であったことがわかる。症例2では顔を前にして「ひたすら喋らされていた感じ」と述べ，出現した顔に圧倒され，作為体験のように主体性を奪われていた様子であった。両症例とも実際の人物との会話の必要性を感じないと語ったが，会話は話しかけられることに対して返事をしていくという形が多く，患者の語る体験時間に収まりきらないような長い会話内容もあった。そのような際には両症例ともに他人の顔の視覚的実在感は極めて強く，その存在を疑うことすらできず，顔にいわれるままに行動していた。幻聴と顔が一つの意味単位を構成することで，幻視単独，幻聴単独の病的体験以上に圧倒的に実体性が増し，影響性の強い体験となり，患者は一方的に受動的な立場に置かれ，幻覚に強く束縛される。症例2では「知らない人や芸能人も馴れ馴れしく話しかけてきたので，本当の人ではないとどこかで思った」と語っていたが，その判断の基準は視覚的な曖昧さや幻聴内容によるのではなく，自分のことを個人的に知っているはずのない芸能人が関係者もなしに1人で目の前に現れるはずがない，これは現実ではないのではないかという推論に求められていた。したがって身近で既知の人物であった場合は，その存在を少なくとも視覚的，聴覚的には疑うことすら出来ないほど確信の度合いが高いのだともいえる。より病勢が強い状態では人物が未知か既知かといったことにかかわりなく客観的距離を置く余裕はみられなかった。

「顔貌随伴幻聴」はある人物の顔が見えるという，限定的な視覚体験だが，その視覚的実在感は

強く，顔が見え，かつその人物が喋るという，一つのまとまった意味単位を形成している点では，白昼夢とも似た物語性の要素を持っているとも言える。しかし白昼夢は内容の展開も任意で，おおむね願望充足的のものが多く，主として視覚性の情景表象像がみられるとされる。一方「顔貌随伴幻聴」では視覚成分は顔のみであり，病勢の強い状態では幻聴に束縛され患者の自由度が奪われていることなどの構造的特徴を持っており，空想的表象像である白昼夢とは全く別の病的体験であると考えられる。

2）慢性化過程

症例1の二度目の入院時（4回目のSchub）の経過を振り返ると，入院中に幻聴と顔は次第に分離するようになり，顔は動きがみられなくなったり表情がぼやけたりと視覚的実在感が低下して形骸化する傾向を示した。しかし表情がはっきりしている時には，会話をすると顔は微笑んだり，厳しい表情をしたりして，患者は微笑んでくれたときにはうれしい気持ちになったが，厳しい表情には辛い気持ちになり，いい表情をしてくれるような返事がしたかったという。症状の出現当初にはみられなかった相手の顔色を窺うような側面が時に認められ，そこには相手の顔をまなざしながら返事を返すという動きがみられた。顔が話しかけてこないと，時には患者のほうから返事を求めるように話しかけることもあり，症状の出現当初の束縛性からの解放とでもいうべき側面がみられた。

出現当初の病勢の強い状況下では声の主から知らぬ間にまなざしを向けられ，一方的に話しかけられるということで，受動的な立場に置かれる一般的な幻聴と同様の傾向を示したが，慢性化過程において患者の側から相手の顔をまなざすという側面がみられるようになった「顔貌随伴幻聴」は，病的なレベルではあるが，経過とともに一定の能動性の回復がなされたように思われる。

幻聴については頻度が減り，助言など庇護的なものになって自我親和的になるなどの変化がみられたが，経過中，はっきりとした内容が続いており，「顔貌随伴幻聴」における幻聴の成分は容易に消失し得ない治療抵抗的なものであるようにみえる。顔が浮かんでもすぐに喋りださなかったり，顔のみで消えてしまうなどという幻聴と連動しない幻視がみられるようになったことは，次第に視覚表象単独でも出現する病的体験として独立したとみることもできる。

入院中に治療者の顔も出現するようになり，庇護的な内容の幻聴が語られた。筆者は一貫して支持的，保護的な態度で接するように努め，ことさら病的体験を問うたりしないようにしていたが，結果的に面接中の筆者の庇護的な発言内容の一部が後日にほぼそのまま筆者の顔の語る幻聴内容――「皆が付いていてくれるのだから心配しなくても大丈夫」など――となっていることも少なからずあった。ここでは「顔貌随伴幻聴」のひとつの形成過程として，治療者の顔の表象や具体的発話など，外界の要素を取り込むようにしての症状形成が認められた。患者は体験している一部の幻聴内容が，過去の経験に基づいているという意識や記憶を全く持っておらず，例えば，頭に浮かんだ筆者の顔が語る助言内容が，以前の面接中になされた内容であったということをまったく覚えていないのである。「顔貌随伴幻聴」は経験性幻覚や自生記憶想起とは区別される独特の布置を持つものと考えられる。もっとも，患者の示した幻聴全体の中では，このような過去の体験に基づくものの数はそう多いわけではない。

4．症状形成に関する推論

先に「顔貌随伴幻聴」の幻聴成分は容易に消失し得ない治療抵抗的なものだったことを指摘し，その形成過程において，幻聴が先行し，そこに顔の表象が加わってくると考えられることをみた。こうした所見からして「顔貌随伴幻聴」は幻聴の成分が基調にあり，幻聴が顔の表象を引き寄せるように成立しているものと思われる。また，「顔貌随伴幻聴」の出現当初の病勢が強い状態において，単に幻聴を聞き，顔を見るというのではなく，幻聴と無理矢理対話させられたり，顔から一方的にまなざしを向けられるという，患者の主体性が失われ，体験に圧倒されている様子を合わせ考えるに，「顔貌随伴幻聴」の成立においては，幻聴体験の強度があまりに強く，聴覚領域にとどまらず，視覚領域まで巻き込んでしまった様子が

うかがえる。
　ここでいう強度とは，次のような意味合いで用いている。加藤[4,5]は統合失調症性幻覚の根源に当たる部分に，絶対的な他性を帯び正体不明で，特定の意味に還元不能な「非意味の力」とでも言うべき力の存在を想定できるとしている。小林[9]は幻覚は知覚の障害ではなく言語にまつわる病態であり，五感に収まることなく，患者にとっては知覚とはまた別の次元の「より高い」現実性をもち，幻覚はリアル以上にリアル，ハイパーリアルなのだという。「より高い」現実性に曝されるということは，世界が従前とは異なった姿で患者に立ち現れるということであり，幻覚は世界の変容として生ずる。
　ただし，ハイパーリアルの含意するところはさしあたって2つあると思われる。統合失調症の幻聴は，えてして，声が聞こえてくるはずもない状況で馬鹿げた内容で語られたりし，常識的な観点からは，到底，現実味がないのだが，患者はその内容を信じ，それに影響されてしまうという意味で，ハイパーリアルといえるのが一点であり，他方，超越的な現実性という意味もある。日常的現実の中に神の声が圧倒的リアルさを持って出現し，世界を切り裂き，その意味を根本から変えてしまうような場合もあり，まさに現実「より高い」現実性を帯びており，緊張型の急性期などでは，そのハイパーリアルの侵入により，患者の体験する世界はまったくの混沌に陥る場合もあろう。同じく「より高い」現実といっても，後者のほうが強度の高い体験ということができるだろう。
　「顔貌随伴幻聴」に先行する幻聴体験においては，声というあり方からあふれ出る病的な現実性，すなわち幻覚の強度が，神の声のような超越的な形態を取らずに，感覚のモダリティを広げるという形で，顔の表象に仮託されたとみることができよう。その際，脳の諸感覚を統合する部位，共通感覚に関与する部位が「顔貌随伴幻聴」形成に一役買っているとも推測される。幻聴の強度が顔の表象に委譲されるという形態は，症例2において域外幻覚が生じたように，加藤のいう「非意味の力」が患者を圧倒するように露呈し，それが「より高い」現実性を持った，強度の高い幻覚体験に結実されて世界は変容し，聴覚領域の変容に巻き込まれて視覚領域にも変容が起こったというとらえ方ができる。しかし他方で，完全に世界を変えてしまうような超越的な体験ではなく，既知の人物が喋る姿を見つつ聞くという，ある意味で平凡な形態に押しとどめられているのは，脳の感覚を統合する部位が病的体験の修復を図ったとも推測される。
　Arieti[1]は，視覚は発生学的に聴覚よりも原始的な体験であり，夢など深い休息を求められる状況下では，より原始的な感覚現象でありつつも重要な感覚である視覚が主な役割を果たすと述べ，より体験が退行し原始的な層が顕在化すると幻視が優位になるのではないかと推測している。発達論的には生後間もない幼児の自我は自我境界を備えておらず，外的刺激を自我状態の一部として体験すると考えられている。知覚，運動機能の発達によって原始的な現実検討が可能になってはじめて，自我は内界と外界からの知覚刺激を識別することができるようになり，それに伴って自我境界が確立されるのだという。上に述べたように「顔貌随伴幻聴」における幻聴がかなり強度の高いものとして患者に体験され，「より高い」現実性をもった変容した世界が立ち現れることで患者の自我機能を著しく低下させ，Arietiの述べるような視覚体験に親和的かつ自我境界の緩んだ退行的状態をもたらし，記憶としては意識されない過去の経験などを素材として顔の自生視覚表象が立ち現れてくるといえるのではないか。幻聴内容が日常的・現実的内容に留まっているのも，記憶などのレディメイドの素材が動員された結果だとみることもできよう。しかしそこでも，声とそれを喋る顔という，より統合された体験が生じている点に脳の代償機能を推測しうる点もあることをもう一度強調しておきたい。

5．「顔貌随伴幻聴」の臨床的意義

　これまで考察してきたように，「顔貌随伴幻聴」は急性期の強度の強い幻聴に引きずられるようにして顔の自生視覚表象が出現した現象と位置付けられるが，同症状の臨床的な意義は経過とともに変遷していったように思われる。幻聴とその声の

主の顔という構造は同じでも，患者にとっての臨床的な意義は時期によって微妙に異なっていったようにみえる。

そこで最後に今回の2症例から推測される同症状の臨床的意義について考察してみたい。但し，ここでの推論は2症例を通しての仮説的議論であり，今後，同様の症状を呈する症例を通して更に検討を深めて行く必要があるが，敢えて踏み込んだ形で考察してみたいと思う。

1) 症状出現初期の現実回帰的側面

両症例とも急性期においては顔が付随しない幻聴も多く体験されており，患者を非難，嘲笑するなど中傷的な内容が多かった。特に症例2においては反社会的な行動が繰り返されており，「A教団の活動のために大金が必要である。どんなことをしてでも手に入れなければならない」などといった社会的日常から逸脱した幻聴体験に基づいて反社会的な行動へと誘われていた。

しかし「顔貌随伴幻聴」における幻聴内容に限っては，両症例共通して日常的・現実的内容に留まっており，病的体験に巻き込まれ翻弄されていても，非日常的な行動に逸脱することなく現実的な行動に患者を引き止めておく効果を持っていたようにみえる。すなわち，「(料理の最中に)お醤油はこれくらい使うのがいい」，「将来のためにはまじめにやったほうがいい」などという助言や「お前がきちんと説明しないから悪いんだ」とこれまでの患者の人間関係のあり方を責めるものなどであるが，内容は日常的・現実的なものであった。同症状が日常的・間主観的意味づけと大きく食い違い，逸脱していく精神病的破綻という場面から，擬似的ではあってもこれまでの個人の生活に根ざした日常的現実世界に患者を回帰させていたようにも思われる。

2) 慢性化過程での自我安定的・主体定立的側面

「顔貌随伴幻聴」では幻聴と顔が一つの意味単位を構成していたが，日常的な人物がありきたりのことを喋るというように，幻覚の内容としては現実からの逸脱性は高くなかった。さらに，ただ声だけが聞こえるという一般的な幻聴に比べ，顔が付随することで，より日常的現実を擬した病的体験になっているといえる。

症例1においては二度目の入院後半になって，特定の近親者や治療者に登場人物が限定されてきたことや，その幻聴内容が支持的・庇護的な傾向が強まっていた事実は，同症状が自我の安定化に寄与していたことを窺わせる。当時は離婚問題が表面化し，今後の生活に対する不安感が高まっていた時期でもあり，家人などから励ましや助言などが多くなっていた。先に筆者の発言内容が「顔貌随伴幻聴」の幻聴内容に取り込まれたことを記したが，同様のことが家人や特定の近親者からの発言に対しても起こっていたようである。例えば母親の顔が浮かんで，「夫にもう会わないと言っていいんだよ。私が悪いんじゃないんだからね。おもちゃにされているみたいだしね。はっきりしたほうがいいんだよ」などと語ってきた。この幻聴内容の主語は，母の意見と患者の思いがない交ぜになって，幻覚の母親が喋りつつも，「私」は患者自身を意味しており，まさに自我境界が曖昧になっているといえる。登場人物の中では特に叔母が頻回に出現したが，患者が幼少時に同居していた人物であり，患者にとってはある面では両親よりも信頼し頼れる人物であった。叔母の顔はいつも患者を支持し安心させるような庇護的な内容──「がんばれば大丈夫。しっかりしなくてはだめ。一生懸命やれば皆が認めてくれる」など──を語っており，病的な体験であるとはいえ，「顔貌随伴幻聴」は不安で崩れそうな患者を確かに支える一面をもっていた。

入院中に行なった心理テストからは，能力に比して著しく高い要求水準があり，ストレスや欲求に動かされやすい上に欲求充足への衝動統制の悪さがみられ，患者の対人回避的な傾向は一種の防衛として働いている可能性があると考えられた。こうした構造面での脆弱性を持つ患者にとっては，「顔貌随伴幻聴」が日常的な幻聴内容にとどまり視覚的にも実在感が高まることで，現実の他者にもまして患者の自我を伴侶的に支える側面を持つようになったといえる。その後の治療経過で，叔母の顔は形骸化しつつも最後まで残存し，伴侶的存在としての叔母の「顔貌随伴幻聴」が患者にとって特別な意味を持っていることが示唆さ

れた。

症例2においては症例1の叔母に当たるような特別の人物の存在はなかったが，嫌な内容が多くて顔との会話は嫌だった，どうにもならなかったと語る一方で，助言され，励まされて嬉しかったとも語っていた。顔は言いたいことが相手に伝えられないときに出ることもあるといい，症例1ほどではないにしろ，現実的な対人関係に代わる擬似的現実をつくり出し，代償的で対人回避的な防衛効果を形成することで自我の安定化に寄与したようにもみえた。

慢性化過程における「顔貌随伴幻聴」では，一方的に顔からまなざしを差し向けられるという要素は薄らいで，患者の側から顔をまなざし，話しかけるというように一定の能動性が回復されたとみられるとともに，擬似的な日常的現実に患者を留めおくことで，自我を安定化させる要素を含んでいるように思われる。

加藤[6]は，他人を傷つけることをいってしまう，あるいは考えてしまうという症状を，加害的自生発話ないし思考と名付け，寛解期におけるこの症状が，他者との一対一の対峙関係から，統合失調症によって障害された患者の能動性をまがりなりにもまとめることで，主体定立的な意味を持つとした。統合失調症の不可解な力に翻弄され，受動的な立場におかれた患者が能動性を集約して，現実的な他者との関係を回復する端緒となる点に，自己治癒的あるいは主体定立的な側面をみており，寛解過程を推進する力を持つという。通常の自我漏洩症状では能動性が外部全体に漏洩してしまうのに対して，加害的自生発話（思考）では能動性が面前の他者に向けられることで，能動性を取り集める傾きを持ち，主体定立の方向性を持つというのである。加害的自生発話（思考）は，不特定多数へ向けられる加害性といった形で拡散することがなく，面前の他者との一対一の関係に向けられているのが特徴である。

「顔貌随伴幻聴」における幻聴内容は多岐にわたっており，加害的といった一つの方向性に特化したものではないが，顔と交わされる幻聴内容は一つの意味単位として集約されており，他者一般に拡散することなく面前の顔との病的な一対一の対峙関係に収められている。2症例を通して，「顔貌随伴幻聴」における顔との一対一の対峙関係は，自我を安定化させ主体を定立させる側面をもつようにも思われる。「非意味の力」にさらされて，主体としての存在を危うくされる事態に抗して，「顔貌随伴幻聴」の顔に対して一定の能動性をもつ話者として患者が位置づけられる点に主体定立的側面が認められるようにも思われる。

しかし「顔貌随伴幻聴」における主体定立的側面は，加害的自生発話（思考）のように主体が能動性をとり集めたり，寛解過程を推進するようなものでないように思われる。「顔貌随伴幻聴」体験のなかでは患者は顔にいわれるままに行動していたり，会話がなされる場合であっても多くは話しかけられることに対する返事というように受動的な構造を持っている。また家人や主治医などの言葉をそのまま取り込むような構造をもっていることは，むしろ患者の主体性が損なわれていることを示している。時に患者から顔をまなざしたり，話しかけるという一定の能動性がみられてはいるが，話しかけるという主体的な行動であっても，顔が話しかけてこない場合に返事を求めるようにしてなされているのであり，願望充足的で受動的な姿勢が目立つ。「顔貌随伴幻聴」が現実に近い形で患者を支えているあり方は救済的な構造であって，患者はそこにすがりつくしかないという側面が強い。ここにみられる主体定立的な側面はかろうじて現実生活に適応できる程度のものと思われ，そこに十分に自己治癒的といえるほどの力は認められない。

澤[16]が青年期におけるimaginary companion（以下ICと略す）について考察する中で，ICは患者にとっては個人的で神秘的な体験だが幻覚とは一線を画したもので，概ね，患者の利益に沿う伴侶的存在であり，その時々の患者の必要性に従って機能しているとしている。「顔貌随伴幻聴」はICとは明確に区別される，幻聴から出発した病的体験であるが，同症状の一部には経過中にICと同様の伴侶的な機能が働いている側面があるといえる。

両症例ともに急性状態での「顔貌随伴幻聴」体験においては，身近な人物ではあるが多くの人物

が登場し，被害的・庇護的な内容が入り混じって語られ，患者は圧倒され蹂躙されて身動きが取れないような状態であったが，同症状が持続し慢性化していくにつれ自我を安定化させる側面がより強調されるような経過をとっている。「顔貌随伴幻聴」の臨床経過を振り返ると，症状出現当初の主体を圧倒しつつも，精神病的破綻のなかで日常的現実世界へ回帰する契機を保留するという役割から，慢性化過程での擬似的な対峙関係における自我安定的・主体定立的役割へと次第にその機能を変遷していったようにみえる。

3）「顔貌随伴幻聴」の両義的側面

「顔貌随伴幻聴」は幻聴という病的体験に源を置くものとはいえ，一定の現実性を持った病的体験という構造は一貫している。先の議論を顧みるならば，ハイパーリアルの中のリアル，「より高い」現実の中の「ありきたりの」現実といった構造をみてとることができる。それゆえここには治療的に両義的な側面を持っているように思われる。

すなわち「顔貌随伴幻聴」は一対一の対峙関係を介して患者を現実に回帰させ，自我を安定化させかろうじて現実生活に適応させる作用を有する一方で病的な擬似的現実から抜け出せず慢性化させる危険性も有するということである。顔貌を伴うことで，幻聴の実在性の感覚が高まり，あたかも現実のように患者を支えたともいえるが，実在性が高まるということそのものが他方では患者を幻聴にのめりこませる側面を備えていたように思える。「顔貌随伴幻聴」は，日常的現実からの逸脱性が低い病的体験という点で，自我安定化の要素を含んでいる一方で，自己庇護的な側面に患者が安住することで病的体験を慢性化させる危険を有しているのではないか。特に，現実的な問題に対して脆弱な患者にとって，幻覚との対峙関係に没入することは，擬似的現実の中での一定の安定を与えられることになり，現実にかかわるよりも容易で安全であることは想像に難くない。患者にとって庇護的であればあるほど「顔貌随伴幻聴」は容易に消褪せず，慢性化の方向へ進むのではないか。

従来，統合失調症の病的体験は，先に引用した加藤[4,5]の議論ならば「非意味の力」に当たる核たる事態があって，それに由来する病的産生物あるとともに，それに対抗する生体側の対処産物，もっといえば自己治癒的な営みの双方の要素を含むと考えられている[10,12]。「顔貌随伴幻聴」に先行する幻聴の強度の強さは，統合失調症の病的核心に由来するものと考えられるが，幻聴とその話者の顔の自生視覚表象の複合体をなすところに，代償的，対処的，自己治癒的要素をみいだすことができる。

このように，一般的に幻覚・妄想には病的側面とその病的側面への対処的側面があると考えられるのだが，「顔貌随伴幻聴」の場合は強度の強い病的体験の中に一定の健康さを備えた要素が生じているというのが，臨床的に重要な特徴である。たとえるならば，無政府状態の混乱を極めた地域の中に，一部，あたかも混乱などないかのように擬似的に日常的な生活を送っている家があり，その中に適応してしまったようなものである。無秩序状態の中に甘んじてしまうよりはましだが，その家から出て行くことは困難である。激しい幻覚・妄想状態に留まっているよりはましだが，「顔貌随伴幻聴」が現実的困難などから主体を救済するかたちで脆弱性を支え，そこに安住する傾向を生じさせてしまったと言えるのではないか。経過が進むにつれ患者は現実世界と病的世界とを二重に生きる形態を獲得していったようにもみえ，あえて病的な世界からの脱出を求める風でもない。「顔貌随伴幻聴」は患者にとって自我を安定化させ現実生活に適応させる面を持つ一方で，慢性化の可能性を強く持った両刃な刃のような現象であり，治療的にはその点を見据えた対応が必要になってくるだろう。

おわりに

患者の頭に浮かんだ人物の顔が喋り，それと内的に対話するという，幻聴と自生視覚表象が結びついた独特な幻覚を前景的に示した統合失調症の2症例を報告し，この幻覚を「顔貌随伴幻聴」と命名した。「顔貌随伴幻聴」は通常の幻聴の強度が高まることで，幻聴の声にその話者の顔貌が随伴するという発生機序をとるものと推測される。

聴覚と視覚という2つの感覚モダリティが協働する「顔貌随伴幻聴」は，一方で，より現実に近い病的体験として患者を日常的現実に引き留める機能を持ちつつも，他方で声だけや姿だけの幻覚よりも実在感が強まることで患者が幻覚に耽溺することを助長し，患者に対して一部，主体定立的に働きつつも，病的体験を慢性化させる傾向を有するものと考えられた。

本稿で提示したのは「顔貌随伴幻聴」が前景的に，相当程度の期間認められた判例的症例であり，「顔貌随伴幻聴」が一過性に認められたり，上述の「顔貌随伴幻聴」の特徴を十分満たさない症状を呈したり，「顔貌随伴幻聴」が主として慢性期に認められた症例も含めるとわれわれはさらに数例の自険例を有している。これについては別稿[13]をご参照いただきたい。

(永嶋秀明，小林聡幸，加藤 敏)

文　献

1) Arieti S : Interpretation of Schizophrenia. 2nd Ed. Crosby Lockwood Staples, London, 1974（殿村忠彦，笠原嘉監訳：精神分裂病の解釈Ⅰ．みすず書房，東京，1995）
2) Jaspers K : Allgemeine Psychpathologie. Springer, Berlin, 1913（西丸四方訳：精神病理学論．みすず書房，1971）
3) 加藤 敏：幻覚．土井健郎，笠原 嘉，宮本忠雄ほか編：異常心理学講座Ⅵ，神経症と精神病Ⅰ．みすず書房，東京，p107-170，1990
4) 加藤 敏：幻覚の精神病理．構造論的精神病理学—ハイデガーからラカンへ．弘文堂，東京，p36-73, 1995
5) 加藤 敏：分裂病における死と切断．構造論的精神病理学—ハイデガーからラカンへ，弘文堂，東京，p209-249, 1995
6) 加藤 敏：加害的自生発語（思考）の臨床—分裂病寛解過程における能動性亢進．分裂病の構造力動論．金剛出版，東京，p155-174, 1999
7) 小林聡幸，加藤 敏，岡田吉史：行為言表性幻聴を主徴とする老年期精神病．老精医誌，13 ; 405-413, 2002
8) 小林聡幸：加害的自生視覚表象の精神病理．臨床精神病理，25 ; 177-189, 2004
9) 小林聡幸：幻覚—このハイパーリアルなもの．松下正明，加藤 敏，神庭重信編：精神医学対話．弘文堂，東京，p35-50, 2008
10) 小出浩之：破瓜型（解体型）分裂病．浅井昌弘，牛島定信，倉知正佳ほか編：臨床精神医学講座3，精神分裂病Ⅱ．中山書店，東京，p27-40, 1997
11) Kraepelin E : Psychiatrie, Ein Lehrbuch für Studierende und Ärzte 8 Aufl, Barth, Leipzig, 1913（西丸四方，西丸甫夫訳：＜精神医学＞Ⅰ，精神分裂病，みすず書房，東京，1981）
12) 宮本忠雄：精神療法と自己治癒—とくに内因性精神病の場合．臨床精神医学，15 ; 1011-1017, 1985.
13) 永嶋秀明，小林聡幸：統合失調症の「顔貌随伴幻聴」—10症例の精神病理学的考察．精神経誌，112 ; 1185-1200, 2010
14) 中安信夫：初期分裂病．星和書店，東京，1990
15) 佐藤哲哉，飯田 真：分裂病の幻視症状について．高橋俊彦編：分裂病の精神病理15，東京大学出版会，東京，p97-123, 1986
16) 澤 たか子，大饗広之，阿比留烈ほか：青年期にみられるImaginary Companionについて．精神経誌，104 ; 210-220, 2002
17) 島崎敏樹：人格の病．みすず書房，東京，1976

第4部 統合失調症

5．加害的自生視覚表象

 統合失調症，幻覚，精神病理，加害的自生発話，加害的自生視覚表象

　統合失調症の病的体験においては，慢性期に少なからぬ症例で誇大妄想を呈するものの，被害的な体験が圧倒的に多いというのが一般的だが，ときに加害的な体験を呈する症例がある。加藤[2]はこのような症例のうち，とりわけ面前の他者に対して加害的なことを言ってしまう，あるいは考えてしまうという症状を訴える症例に注目し，この症状を加害的自生発話ないし加害的自生思考と呼んだ。われわれは，この加害的自生思考に似ているが，単なる思考ではなく，加害性の自生視覚表象を主症状とする稀少な症例を経験した。すなわち，われわれの症例では，自分が他者（とりわけ面前の他者）に対して危害を加える映像が頭に浮かぶという症状を呈した。統合失調症の幻覚の特徴として，幻視よりも幻聴が多いといわれるが，最近，統合失調症の考想化視[6]や自生視覚表象[4]など，視覚のモダリティを持った体験[5]に注目する報告がいくつかみられている。本例は加藤の加害的自生思考の変種であるとともに，視覚的病的体験を主として呈した症例としても興味深い。若干の考察とともに報告したい。

I．症　例

　症　例　初診時20歳，女性
　既往歴　著患を認めず。
　生活史　自営業の家庭に第2子として生まれた。同胞は4歳年長の兄と，6歳年少の妹である。幼時よりピアノを習い，高校は音楽科に進学した。X年（18歳）4月，音楽大学に入学し，大学の寮で生活を始めた。両親とともにある新興宗教に入信しているが，患者自身はさほど熱心ではない。
　病前性格　まじめで几帳面，ねばり強く，世話好きで，責任感が強い。
　現病歴　高校の頃から，右の頭が痛く，耳に膜が張っているような感じがしていた。大学1年のX年11月中旬から，特に誘因なく，勉強に身が入らず，意欲低下を呈するようになった。自分で何かをしている実感がなく，友人といても楽しいのか楽しくないのかわからない，何で勉強しているのかもわからない，という状態だった。「自分がおかしい」「精神科に行きたい」と実家に電話をするが，両親は取り合わなかった。X+1年1月中旬から不眠となり，ひとりでいるとおかしなことを考えるようになった（初診時にこの「おかしなこと」の内容について問診したが，患者は明確化できなかった）。1月下旬には実家に戻って，近隣のA精神科病院を受診した。「頭の中は発狂しそう」，「3人くらい自分がいて，頭の中で考えがぐるぐる回る」，「表面の自分と内面の自分が違う」，「何でもできるが，自分でないような感じ。自分が別にいる」などと訴えるが，幻聴や妄想などの明らかな精神病体験はなく，ひとまず神経衰弱状態とみて，amitriptyline 25 mg，cloxazolam 3 mgの処方が開始された。
　これにより，多少とも楽になったとのことだったが，4月になって，母の送迎で大学に通い始めるようになると病状は悪化し，多彩な症状が出現した。はじめは「テレビで殺人のニュースを見ると自分に結びつけるいろいろ変なことが浮かび，それを結びつけ喜んでいる」などと，いささか脈絡のないことを語っていたが，やがて"残酷なことが浮かぶ"という症状となった。「電車で座っている人の足をみると，それが切断され，血が噴き出す様子が浮かぶ」，「親を包丁で刺す場面が浮かぶ」，「妹をバラバラにして，頭を茹でてしまう場面が浮かぶ」，「友人宅に行ったら，友人を絞殺する場面が浮かび帰ってきた」といった，主として面前の他者に危害を加える場面が

浮かぶという症状がみられた。この"浮かぶ"現象を患者は"連想"とも表現したが，常に視覚的な場面が浮かぶというわけではなく，「学校で前の人の頭と首を見ていると切り裂きそうになる」，「子どもを見ると人殺し，誘拐の衝動がわいてくる」，「飼い犬の耳を切りそうで，散歩に連れて行けない」とか「（高いところから）飛び降りたり，（子どもを）誘拐してしまうのではないかと不安になる」と強迫観念のように訴えられる場合もあった。そうした場面が浮かぶ自分が嫌で死にたくなるとも訴え，「電車を見ていると飛び込みたくなる。自分がグジャグジャになるのが浮かんでくる」と自分に危害が加わる場面が浮かんでくることもあった。また，幻聴も出現した。「テレビのアナウンサーの声で『なぜ，××（幼女連続殺人事件の容疑者）のテレビを見ないのか？』とか頭の中で聞こえる。男女の声で会話しているときもある」，「頭の中で会話している。"やれ"，"死ね"とかはいってくる」，「3人くらい自分がいて，頭の中で考えがぐるぐる回る」などと訴える。

　処方はhaloperidolを中心としたものに変更され，3ヵ月の間に9 mgまで増量され，さらにlevomepromazine 50 mgが加えられた。この間，外来主治医は入院と休学を勧め，患者も入院を希望したが，両親は「考えないようにすれば治る」と取り合わなかったり，宗教団体の講話に連れて行ったり，「休学するなり退学するなり勝手にしろ」と怒ったり，疾病否認的な構えがあり，入院に対しては抵抗が強かった。haloperidolの増量で幻聴の頻度はかなり減ったが，"連想"が悪化し，「すべて殺す方向に"連想"してしまう」と切羽詰まった訴えとなり，幻聴と"連想"がひとつになったような「自分が人を殺したニュースが頭の中で聞こえる」という訴えも生じた。

　7月上旬，患者の強い希望に両親も折れて，A病院に入院することになり，閉鎖病棟に足を踏み入れたものの，その雰囲気になじめず，入院は取りやめられた。外来治療にてさらに抗精神病薬を増量した。"ニュース"はほとんどなくなったが，"連想"は続き，ときに「"死ね"とか"殺せ"とか頭に響いてくる」と幻聴がみられた。患者自身にも入院しないことには治らないという思いがあり，大学病院での入院治療が考慮されて，9月下旬，当科に紹介となった。入院予約のもと，当科にて外来通院となった。これ以降，幻聴がみられることはなかったが，"連想"の訴えと，そのようなことを考えてしまったことを忘れられるかとしきりとこだわって聞いてくるのが主たる訴えであった。ただし，そのような訴えをしつつも緊迫感には乏しく，にこやかに語るのも特徴であった。また，日中，「眠くはないけれど，何もしたくなくてふとんの中にいる」と，意欲の低下も著明にみられた。12月上旬に入院した。

　入院後経過　"浮かぶこと"あるいは"連想"と表現された症状は，その詳細を問うと，患者は"イメージ"とも言い換え，実際に見えるように体験されるかどうかという点については，「見えるといえば見える」というように，若干の感覚性を帯びており，定位としては右上視野くらいに見える感じということだった。しかし幻視というほどの強い実体性はなく，そのような内容を考えているのか情景をイメージしているのかは多少とも曖昧であるようだった。そして，「"浮かぶ"と死にたくなる」と述べた。また，たとえ現在，"浮かぶ"ことがなくとも，過去の"連想"を思い出してしまうといい，「"浮かんでくること"を早く忘れたい」，「記憶を消したい」などとも述べた。入院後は，"連想"という言葉よりも"イメージ"という言葉を使うことが多くなった。

　薬物療法としてはhaloperidol 12 mg，sultopride 150 mg，thioridazine 125 mgの併用などを行ったが，なかなか"イメージが浮かぶこと"は軽快しなかった。

　入院後は不眠も強く，zopiclon 15 mg，brotizolam 5 mg，levomepromazine 50 mg，flunitrazepam 4 mg，cloxazolam 4 mg，diazepam 10 mgを眠前に投与するも，入眠困難であった。"イメージ"よりもむしろ不眠に対して切迫感強く訴えてくるため，頓服薬を頻繁に追加した。そのせいもあってか日中眠気が強く，意欲の低下も相まって，終日，ベッドで過ごしていることが多かった。

　眠気が強くはあるが，他患とも穏やかな態度で交流をもっていた。本例の入院当時，病棟スタッフや一部の他患に対して攻撃的な中年女性患者がいたが，彼女とも特に問題なくつきあっていた。その患者が病棟ミーティングで攻撃的な発言をして場の緊張が著しく高まっても，自分の攻撃的な"イメージ"を訴える本例が，その傍らに座りつつ欠伸すらしているのが印象的だった。

　入院3ヵ月ほどすると，自然経過か，haloperidolにかえてtimipelone 6 mgに換えたのが効を奏したのか，"イメージが浮かんでくる"のが少なくなり，ま

た浮かんできてもあまり気にならなくなってきた。生活リズムも改善し，自宅への外泊を始めたところ，いまだ身なりに注意が向かず，だらしない格好をしているのを母親が口うるさく注意して，患者とケンカになったあと，"悪いイメージが浮かぶ"のが再燃するというエピソードはあったが，一過的だった。意欲の低下は残るものの，表情は豊かとなり，日中の眠気，不眠ともに改善した。ただし，時々，病棟のオルガンを弾いてみるのだが，指がまわらなくなったと述べていた。これが，音楽的能力の低下なのか，単なる練習不足なのかは不明であった。病棟の集団歌唱療法[10]では，音程はしっかりしているものの，クレシェンド，デクレシェンドなど音楽の表情づけには乏しいことが観察された。

その後，経過に大きな問題はなく，約7カ月の入院治療をへて，X+2年6月下旬，退院した。

退院後経過 退院後も「考えちゃうのはある」とのことだったが，映像的な性質は薄まり，頻度もかなり少ないということだった。次第にピアノの練習を再開し，外出，アルバイトなど活動の範囲を広げ，X+3年4月には復学を果たした。この時点で，bromperidol 9 mg，chlorpromazine 50 mgが主剤である。当初は集中力低下が多少とも認められたものが，徐々に改善し，ピアノの練習時間も増えていった。その後，服薬を続けながら，特に問題なく学生生活を続け，X+6年3月には卒業し，負担を軽減した形で就労した。抗精神病薬はbromperidol 3 mgのみが投与されており，間欠的な服薬で安定している。

II．考　察

高校生の頃から離人症状があり，大学にはいって，意欲低下と思考障碍と思われる症状を伴い，精神科受診した症例である。治療により多少とも軽快したものの，大学に復学して増悪し，面前の他者に対して患者が危害を加えるという場面の視覚表象が頭に浮かぶ症状を主として訴えた。この症状について患者は"連想"，"イメージ"などとさまざまな呼び方をした。ときに加害恐怖のような訴えになったり，自分に危害が加わる視覚表象になったりと若干の動揺は示したものの，おおむね他者に対する加害的な視覚表象の病像をとった。自身の頭のなかに定位するという意味での仮性幻覚が多かったが，一時は幻聴もみられ，入院時期を中心に意欲・自発性の低下も著明だった。以上のような臨床像から統合失調症と診断したが，DSM-IV[1]で統合失調症と診断とするにはいささか症状に乏しく，特定不能の精神病性障碍に分類されることになろう。しかし，破瓜型の経過を思わせる入院中の顕著な意欲・自発性の低下に反して，予後は良好な症例であった。

本例で特徴的なのは，患者が"連想"，"イメージ"などと呼んだ，他者に危害を加える視覚表象の症状が前景的・持続的にみられたことである。このような症状について中心的に論じた論考は，これまでみられないように思われるが，類似の症状としては，患者が他者に危害を加えるという内容の体験として，加害妄想[9]や加害的自生発話（―思考）[2]，視覚のモダリティをもった病的体験として幻視[8]や考想化視を挙げることができよう。

加藤[2]は寛解過程にある統合失調症患者において，主として面前の他者に対して危害を加えることを言ってしまう，あるいは考えてしまうという訴えをする症例があることに注目し，加害的自生発話ないし加害的自生思考と名付けた。いうまでもなく，「他者に対して危害を加えることを言ってしまう」のが加害的自生発話であり，「考えてしまう」というのが加害的自生思考である。現象的にはこの両者はわけられるわけだが，実際に患者が喋っていると主張したとしても，小林・加藤が報告した「独語幻覚」[3]のように，喋っている幻覚であって実際には発声していない場合もあり，実のところ患者の訴えだけでは加害的自生発話なのか思考なのか判然としない。加藤の観点からは，攻撃的な言葉が発声されているかどうかより，患者自身のリアリティのなかで，直接，面前の他者に攻撃性を向けてしまうと体験されていることが重視され，加害的自生発話（―思考）とまとめて扱われる。患者はこのためしばしば相手に対して罪責的な感情を抱く。

われわれの症例の呈した症状は，加藤の加害的自生思考が極めて視覚的・映像的に体験された特徴的な症状で，名付ければ加害的自生視覚表象ということになろう。加藤の報告[2]においても，「人が転んだりすると『ざまあみろ』とか言ってしま

う」といった訴えのほかに，「人を見ると，（その人の体をナイフで）切ってしまうことを想像してしまう」「人を見るとぶってしまうことを想像してしまう」といった訴えの記述がある。ただ，加藤の症例だと，今回の呈示例ほどに映像的に体験されているわけではなく，「切ってしまうこと」とか「ぶってしまうこと」は視覚的なイメージなのか，身体運動のイメージなのか，あるいは言語的にそのようなことを考えているのかはっきりしない。その点，われわれの症例は，持続的にある程度はっきりと映像的なものとして体験していたところが特徴である。また，加害的なイメージを思い浮かべてしまうことに患者は罪責的な感情を抱き，希死念慮さえ訴え，ときには自分を罰するかのように，自分が傷つくイメージが浮かんでくるなどというように，加害体験に対する患者側の反応も加藤の記載と同様である。

関は，「自分が実際には何も関係していないはずの出来事や事件に対して『自分がした』と主張し，自らを『加害者』とする罪責妄想の一種」[9]，すなわち加害妄想について考察している。関の症例は慢性期の統合失調症で，「自分のせいで戦争が起こる」とか社会的な大事件が報道されるたびに「自分が関係した」などと訴えるというものである。加害妄想における加害は面前の他者よりは，世の中や世界などに広がる傾向が強く，加害的自生発話（―思考），またわれわれの加害的自生視覚表象とは一線を画す。しかし，加害妄想においては，狭義の自我障碍や妄想的他者を欠く，不自然な影響力を持った自己の存在を否定し，世界の秩序の回復を図ろうとする思考をもつなど，中核的な統合失調症体験の主体侵襲的・世界没落的な特徴に対して，自我定立的・秩序回復的傾向を示す点が，加害的自生発話（―思考）とも通底する面がある。

加害的自生発話（―思考）を呈する症例の多くが，回復過程でこの症状を示し，良好な寛解状態に至っているというのが，臨床的に注目すべき点である[2]。幻聴が軽快するとともにそれに引き続いて出現することが多く，考想伝播を伴うこともある[2]とされる。通常，統合失調症体験においては，幻聴に端的に示されるように患者は受動的な立場におかれるわけだが，加害性自生発話（―思考）においては，患者の意図ではない発話がなされるにせよ，発話あるいは思考自体は患者に所属しているという点で，一定の能動性が回復されているとみることができる。また，その能動性が，加害妄想のように，不特定多数へ向けられる加害性といった形で拡散することがなく，面前の他者との一対一の関係に向けられるというのも特徴である。統合失調症の不可解な力に翻弄され，受動的な立場におかれた患者が，まがりなりにも能動性を集約して，現実的な他者との関係を回復する端緒となるという点で，自己治癒的あるいは主体定立的な側面をみてとることができる。

このような考えから症状経過を類型化すると，幻聴という受苦的な体験から，寛解過程が発動するなかで，まがりなりにも能動性を持った体験として加害的自生発話（―思考）が出現するというのが典型的である。加藤[2]は，加害的自生発話（―思考）の症状変遷について，この症状が幻聴と交替して出現することとともに，考想伝播すなわち自我漏洩性の症状とも密接に関連して，時には相互に移行することがあることに注目している。この症状の流れは大きくいって，外から内，他から自への方向性優位の症状系列から，内から外，自から他への方向性優位の症状への重点移動とみることができる。しかし，内から外，自から他への方向性といっても，通常の自我漏洩症状では，能動性が外部全体へと漏洩してしまうのに対して，加害的自生発話（―思考）では能動性が面前の他者や身近な他者に向けられて，まがりなりにも能動性をとりあつめる傾きを持ち，主体定立の方向性を持つと加藤は考察している。

ところが，本例ではそのような典型的な経過の図式にはうまく当てはまらない。まず，"イメージ"の症状，つまり加害的自生視覚表象のほかには，自我漏洩的な症状といえるような訴えがみられない。また，幻聴との関係も，幻聴が消褪しつつ，加害的症状に移行していくというのではなく，加害的自生視覚表象が出現してから，数カ月にわたって間欠的に幻聴が合併し，治療によって幻聴がなくなってからも，数カ月は加害的自生視覚表象の症状は続くというように，加害的自生視

覚表象の出現中の一定期間，恐らく病状の重い時期にのみ幻聴を合併したというようにみえる。本例の加害的自生視覚表象は大きくとらえると，加藤のいう加害性自生思考の変種であることに間違いはないが，病像全体を俯瞰すると本例は自から他へという加害的体験にほぼ留まり，他から自へという方向性の体験には乏しかった症例である。現在はほぼ治癒状態であり，予後が良好だったのは，圧倒的な力のまえで受動的な位置に置かれる典型的統合失調症体験に完全には足を踏み入れることがなかったという意味で，萌芽的なレベルに留まった統合失調症であったからとみることができるのではないか。加藤の挙げる症例の多くは寛解期に加害的自生発話(―思考)を呈しているが，われわれの患者の加害的自生視覚表象は，急性期にみられた症状である。加藤の症例が寛解過程の発動のもとで，能動性の集約として加害的自生発話(―思考)を呈したのだとすれば，われわれの症例は，ごく一時的に幻聴という受動的症状に陥ったものの，ほとんどは加害的自生視覚表象のもとで能動性を完全には奪われないままに留まったのだといえよう。

他方，本例において加害的自生思考ではなく，加害的自生視覚表象がみられたこと，換言すれば視覚のモダリティをもつ病的体験が出現したことをどうみればよいのか，若干の考察を付け加えたい。

臨床的にも，統合失調症の患者では幻聴の訴えが圧倒的に多く，幻視が前景的にみられた場合，統合失調症よりも，むしろ非定型精神病や覚醒剤精神病など意識障碍の関与が考慮されるような病態を考えるのが常である。しかし，背景的な訴え，あるいは一過的な訴えとして，幻視[8]や，自生的な視覚表象[4]などの症状がみられるのは実はそれほど稀なことではない。佐藤・飯田[8]は比較的幻視が症状の前景をなす，症状の固定した慢性期の統合失調症患者9名の検討をしている。幻視として見える対象は人物が多く，われわれの症例のような一定の意味を持った情景ではない。このような視覚性の体験を呈する症例は，心的イメージによる思考への親和性を有するものと把握でき，心的イメージによる思考が直感像素質とも深く関係している可能性があると彼らは述べている[8]。ところが，面白いことにわれわれの症例は，視覚芸術に親和性を持つどころか，音楽科の学生であり，直感像はもとより，日頃から特にイメージで何かをとらえる傾向などはないとのことだった。また，7カ月間の入院をしていながら，病棟のリクリエーションでは絵画に1回，コラージュ[7]に3回参加したのみでいずれも表現の乏しい作品を制作しているに過ぎない。つまり，本例に関するかぎり，視覚性の病的体験が出現したことについて，患者自身の思考の個人的な特性などからは説明することはできない。

そこで視覚的体験を呈したということについて，別の側面から，すなわち，加害的体験を他ならぬ視覚のモダリティで体験したことの意味合いという点から考えてみたい。加害的自生発話では，実際に発話されているかはともかくとして，面前の他者に向けられた攻撃的な言葉や思考が，患者のリアリティのなかでは，あたかも実際に他者を害するものであるかのように体験されている。ところが，本例の場合は，加害的思考が視覚的なイメージという形で体験されるために，相手に対する直接の攻撃という側面は緩和されていると考えられる。もっとも，単に他者を害する場面を思い浮かべるだけでは，無害なのにもかかわらず，そのことに対して患者が苦痛を感ずるのは，イメージのなかの攻撃でありながら，実際の攻撃のように体験される側面があることを示してはいる。しかしながら，やはりイメージとして体験される以上，加害的自生発話よりは直接攻撃をしてしまうという色彩は薄いといっていいだろう。

他方，加害的自生発話(―思考)と自我漏洩症状とが関連性を持ちつつも，能動性が無駄に外部へと漏洩してしまう自我漏洩症候群と比して，加害的自生発話(―思考)では，能動性がまがりなりにもとりまとめられて，現実的な一対一の対峙的人間関係のなかで発揮されるという点で，寛解過程を示すということを述べたが，われわれの症例の"イメージ"では，患者から漏洩した能動性はイメージのなかにとりこまれて，外界に広範に漏れ出すこともないかわり，加害的自生発話(―思考)ならば持つ，能動性をとりまとめるという主

体定立的な側面もまた希薄化しているといえるだろう。多少語弊はあるが、われわれの症例の"イメージ"では、あたかも描画のなかに攻撃的な題材を描いているかのように、一定の距離を持って体験されているということができる。それは病的体験から身を守る患者のある種の防衛能力ともいえるが、それゆえに一定の安定をみて、この症状が比較的長期に続いたのではないだろうか。

まとめ

面前の他者に対して自分が加害的な行為をしている場面が思い浮かぶという症状、すなわち加害的自生視覚表象を訴えた症例を報告した。この症状は加藤の加害的自生思考の変種と考えられる。経過においては、幻聴と交替して出現し、考想伝播としばしば移行するという、加害的自生発話（―思考）の特徴と異なっており、寛解過程での能動性のとりまとめという加害的自生発話（―思考）の臨床的意義とは異なり、われわれの症例では、そもそも病態が能動性を著しく冒す域にまで到達しなかったという意味で、精神病理的観点からの軽症例であったものと考えられた。予後のよさもこうした点から説明される。他方、視覚化によって体験が被覆され、自我漏洩性の要素が抑制されているとともに、主体定立的な側面も抑制されていたと考えられ、この症状が約1年にわたって安定化して続いたものと考えられた。

（小林聡幸，片山 仁，阿部隆明，加藤 敏）

文　献

1) American Psychiatric Association : Diagnostic and Statistical Manual of Mental Disorders. 4th ed. American Psychiatric Association, Washington DC, 1994（高橋三郎，大野 裕，染矢俊幸訳：DSM-IV 精神疾患の診断・統計マニュアル．医学書院，東京，1996）
2) 加藤 敏：加害的自生発話（―思考）の臨床―統合失調症寛解過程における能動性亢進．精神経誌，99；321-340，1997
3) 小林聡幸，加藤 敏：「独語幻覚」の精神病理学的検討―独語を主訴とした統合失調症の一例．精神経誌，100；225-240，1998
4) 森本陽子，濱田秀伯，千葉裕美ほか：視覚表象を訴える例について．臨床精神病理，23；55-56，2002
5) 永嶋秀明，小林聡幸，大塚公一郎ほか：統合失調症における「顔貌随伴幻聴」．臨床精神病理，24；68-69，2003
6) 小野江正頼，濱田秀伯，千葉裕美ほか：考想化視の概念について．臨床精神病理，23；55，2002
7) 大澤卓郎，日下部康弘，山下晃弘ほか：統合失調症2症例のコラージュと描画との比較―集団レクリエーションの作品を通して．日芸術療会誌，27；16-25，1998
8) 佐藤哲哉，飯田 真：統合失調症の幻視症状について．高橋俊彦編：統合失調症の精神病理15，東京大学出版会，東京，p 97-123，1986
9) 関 忠盛：統合失調症性加害妄想について．現象学的人間学と妄想研究，星和書店，東京，p 109-136，1994
10) 山下晃弘，加藤 敏，阪上正巳ほか：集団歌唱療法の精神病理学的検討―コラージュ的特質と社会技能訓練．日芸術療会誌，27；63-68，1996

第5部

老年精神医学

第5部　老年精神医学

1．うつ病−認知症移行領域

 うつ病，認知症，仮性認知症，アルツハイマー病，心理学的緊張

　進行する高齢化社会にあって，老年期うつ病，また初老期認知症が増加するとともに，うつ症状と認知症症状をともに示す症例の診断および治療に悩まされることが多くなった．最近の英米圏では，うつ病と認知症の鑑別について，気分変調症状，すなわち悲哀，罪責感，自己批判，無力感，絶望感によって，感情的な反応性を欠く認知症のアパシーからうつ病を区別できる[15]とか，悲哀，気分の日内変動，入眠困難，早朝覚醒は大うつ病でよくみられる[19]などといった診立てが出されている．しかし，個々の症例において，いつでもそう明快なわけではない．

　経過上，うつ病から認知症に移行してしまう症例，治療によってうつの成分が除去されたものの認知症が残存した症例，認知症と思われたが可逆性の認知症様状態，すなわち仮性認知症だった症例など，むしろうつ病と認知症は併存したり，相互移行したりすると考えた方が臨床的には実情にかなっている．そこで，本稿ではうつ病と認知症の移行領域という考え方を提出し，うつ病−認知症移行領域の代表的な病態といえる仮性認知症，またアルツハイマー病におけるうつ病に注意を向け，Janetの心理的緊張という概念を導きに，うつ病と認知症（様）症状発現の関係について大局的に論じたい．

Ⅰ．うつ病と認知症の関連

　まず，多少とも文献を渉猟したい．Jorm[7]はその総説の中で，うつ病と認知症の考え得る関連を次の6つにまとめている．

（1）うつ病治療が認知症の危険因子である．

（2）認知症とうつ病が共通の危険因子を持つ．
（3）うつ病が認知症の前駆症状である．
（4）うつ病が認知機能低下に対する早期の反応である．
（5）うつ病が認知症発現閾値に影響する．
（6）うつ病が認知症の起因である．

　まず，（1）は抗うつ薬の投与や電気けいれん療法の施行が認知症の原因であるという可能性，（2）は19世紀の「精神疾患は等しく変性degenerationの結果である」という考え方などに相当するだろう．Jorm自身は，この2つの可能性は低いだろうと述べているが，三環系抗うつ薬が認知障碍をきたすという知見[3]からすれば，初老期・老年期患者に対する抗うつ薬投与が，認知症の危険因子であるという可能性は否定できないだろう．（3），（4）は実際あり得ることだろうが，あり得る関連の1つでしかない．（6）はこのままでは受け入れがたい．（5）「うつ病が認知症発現閾値に影響する」という見解は，本稿の筆者の論点と若干関連する．この6つの関連性はどれが正しいものというのではなく，うつ病と認知症が共通の危険因子を持ったり，うつ病から認知症へと継起する要因を持っていたり，認知症から二次的にうつ状態が生じるなど，その関連は様々なものがあり得，しかもいくつもの関連がオーバーラップする可能性もあると捉えておくのが妥当だろう．

　認知症に伴ううつ病（状態）についていえば，LeeとLyketsos[13]はアルツハイマー病に合併するうつの病因を4つに大別し，しかもそれらが複数重なり合う可能性があるとしている．その4つとは，①認知機能低下に対する心因反応，②早期・中年期の大小うつ病性障碍の再発，③「血管性認

知症」,④アルツハイマー病の変性過程である。従来の代表的な病因論に即していうなら,アルツハイマー病に伴ううつ病では内因・外因・心因,いかなるものもあり得,しかもそれらが重複することもあるということになる。すなわち,英語の文献では,アルツハイマー病における"depression"と書かれているが,その内実は抑うつ症状であったり,非特異的なうつ状態であったり,操作的診断の大うつ病性障碍だったり,従来的な意味での内因性うつ病であったりするわけである。本稿でわれわれが主に問題にしたいのは,認知症様症状を呈する中年期以降,とりわけ初老期・老年期の内因性うつ病である。

その際,注意を向けたいのは,20代から30代のうつ病では,仮性認知症を呈することはまずなく,仮性認知症を呈するうつ病は,もっぱら中年期以降の年齢の患者であるという臨床観察である。

Jorm[7]はいくつかの研究をレビューしているが,前方視的にうつが認知症の危険因子であるかどうか検討した研究においても,うつ病が認知症の危険因子だとするものもあれば,否定的な研究もあり,一定の結論には達していない。

こうした研究では,認知症に先立って10年,あるいは25年といった以前のうつ病と認知症が関連しているとするもの,もっと最近のうつ病が認知症と関連するというものなどがある。臨床的に関心が寄せられるのは,老年期の症例にうつ病と思われる状態が生じて,その治療に四苦八苦しているうちに,どうやら認知症がはっきりしてきたとか,認知症にうつ病が合併して,病像が複雑になってきたといったものであろう。

すなわち,1つはうつ病の経過中に認知症(様)症状が加わってきた場合で,これが前景に出た時,うつ病性仮性認知症と診断される。この場合,潜行性の認知症がうつ病によって露呈するとわれわれは考えたい。しかしながら,仮性認知症と診断されて,抗うつ薬投与によりすっかり回復したこの種の症例が,何年かして明らかな認知症病像を呈することがある。ちなみに,うつ病性仮性認知症を呈した症例は1年につき9～25%が永続的な認知症に進展する[1]とする報告も出され

ている。もう1つは,認知症の初期にうつ病を合併した場合である。いずれの場合でも経過を追うと,認知症の病態が進めば抑うつ症状が形成されることはなくなるだろう。

II. うつ病－認知症移行領域

近年,アメリカでは,アルツハイマー病にうつ病を合併する頻度に関して,実に15%から50%というデータ[18]が出されている。こうした知見を踏まえ,比較的最近アメリカのこの方面の研究グループからアルツハイマー病におけるうつ病診断のための暫定的診断基準[18]が提出された。うつ病の症状として,臨床的に明らかな抑うつ気分,社会的接触や日常活動に応じた肯定的感情や喜びの低下,食欲や睡眠の乱れなどが挙げられているが,アルツハイマー病の部分症状として「うつ病」を認めようとするこの提案は,高齢社会をよく反映した迅速な動きといえる。

この診断基準には,当然のことながら,まず1)アルツハイマー病であるという診断がつけられていることが挙げられ,かつ,2)大うつ病性障碍の診断基準(DSM)は満たさないことといった留保がつけられている。それゆえ,アルツハイマー病に合併するうつ病ということで念頭に置いているのは,軽度のうつ病性症状ということになる。

われわれの見地からすると,このアメリカの提案には仮性認知症の考え方が考慮されていないように考えられる。アルツハイマー病の診断がつけられていることが第一条件になっているわけだが,厳密にいえば,これは,うつ病を基盤とする(治療により消褪する)仮性認知症が除外されなければならない。この点への明確な言及がないのは大きな問題といわざるを得ない。

もう一方で,「アルツハイマー病におけるうつ病」という考え方は,仮性認知症の診断に対しても反省を促す。つまり,仮性認知症とされる症例を臨床的によくみると,軽度認知障碍(MCI),あるいはアルツハイマー病の前駆症状が併存している可能性を頭に置いておく必要があるだろう。

いずれにせよ,われわれの臨床経験から確かなことは次の2つの知見である。明らかな内因性

1. うつ病－認知症移行領域

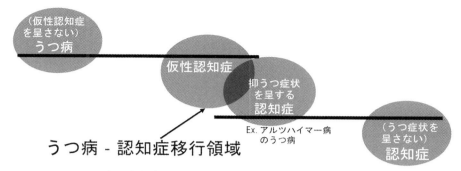

図1 うつ病と痴呆のスペクトラムとうつ病－認知症移行領域

うつ病の病像として抗うつ薬の治療により完全に消褪する仮性認知症が存在する。また、明らかなアルツハイマー病で、その初期に、うつ症状を呈し、しかも抗うつ薬に（ある程度）反応するものがある。

心身複合体としての人間の生が絶えざる動的平衡にあるというあり方[10]からして、われわれは認知症症状をまったく呈さないうつ病と、抑うつ症状をまったく呈さない認知症を2つの極とした段差のあるスペクトラムを想定可能で、その中間のうつ病－認知症移行領域に、仮性認知症、抑うつ症状を呈する認知症をプロットできるのではないか（図1）。周知の通り、脳は最も大きな予備能を持った臓器で、たとえ脳血管障碍や脳挫傷で脳が一部損傷されても、残った脳が代償して、かなりに機能を回復する潜在力を持つ。認知症症状の発現を考える上でも、動的平衡の視点が有用である。

つまり、初老期にはいれば、大なり小なり脳神経系も老化を余儀なくされ、最初の段階において、潜行性の認知症が想定されることになるが、通常は、潜行性認知症は不断の脳の修復機構により代償され、表面化しない。ところが、うつ病の発症によって集中力低下・決断不能などにより代償機能が低下することで、潜行する認知症が顕在化してくる。そして、うつ病が治り集中力がまた元に戻ると、認知症症状は隠れる。しかし、老化が進行すると、もはや代償がきかなくなり、潜行性認知症が日々の生活において顕在的なものとなってしまう。このように認知症発現の初期状態では、もの忘れや遂行能力の減退により本人が悩み、抑うつ症状が出る可能性がある。しかし、さらに老化が進むと、もはや抑うつ症状の出現はなくなり、認知症症状が中心的となってしまう。

こうした動的平衡という問題意識からわれわれは、老年期の精神障碍の理解のために、Janetに依拠して最近構築しつつある大局的な見方[11,12]によって、うつ病と認知症症状発現の関連について精神病理学的に見通しを立てたい。まず症例を呈示する。20年の経過を追った症例で、最初、初老期（後期）に妄想性うつ病として治療され、老年期に至って、うつ症状と認知症症状が混在し、診断・治療に苦慮したものである。

III. 症　例

症　例　初診時59歳、第2回入院時77歳、男性。

1）初老期うつ病エピソード

中学校卒業後、商店に勤めるかたわら農業を営んできたが、59歳時、妻ががんに罹患したのを機に、抑うつ気分、不眠、食欲不振を呈した。とりわけ「頭が働かず、どうしていいかわからない」ととまどってしまったり、同じことを何度も繰り返し言うようなことがみられた。罪責感、心気念慮、希死念慮、さらには、被毒妄想、被注察妄想が出現、不安焦燥が強まった。妄想性うつ病の診断で約2カ月間の入院治療が行われた。抗うつ薬（amoxapine 75 mg）を投与し、抑うつも妄想も消褪し退院した。なお、この時点では頭部MRIにて異常は認められなかった。

退院後は、低用量の抗うつ薬を継続し、糖尿病の発症や、妻のがんによる死を経験しても再発することなく、18年間良好な経過をとった。

2) 老年期うつ病エピソード

77歳になり，糖尿病の悪化を告げられたのを機にうつ病が再発した。今回もまた頭が働かなくなり，同じことを何度も訊いたりするということが頻回にあった。やがて「悪いことが起こるのではないか」「大事なものが盗まれるのではないか」などといい，人目を気にするなど，およそ18年前の状態と同じようになった。抗うつ薬の増量で，いったん軽快したものの，老人会の会計が合わず，再び落ち込んでしまった。車が止まっていると監視されている気がする。自分が散歩すると，大勢の人が出てくる気がする。パトカーの音がすると自分のところに来ていると思う，などと妄想が出現するのも同様であった。そのため，2回目の入院となった。

妄想性うつ病とみて，種々の薬物療法を行うが，効果は得られなかった。不必要に1日に何度も洗濯をする一方で，汚れた衣類をしまい込んだり，洗濯機のコイン挿入場所を何度も間違えたりなど，著しい物忘れが認められた。修正型電撃療法（mECT）を考慮したが，本人がひどく恐れることから施行を断念した。抗うつ薬の効果が得られないため，donepesil 5 mgを併用してみるも目立った効果はなかった。やがて，些細なことでひどく罪責的になり，希死念慮も生じた。病棟の水道水に毒が入っているという被毒妄想も出現，「食事を食べたら申し訳がない」と食事を摂らなくなった。希死念慮が強まったため，mECTに踏み切った。8回施行により，食事を摂るようになり，表情も明るくなった。毎日，不必要に繰返された洗濯もしなくなり，読書をして過ごすようになった。

入院まもなくの時期とmECTによる状態改善後に，改訂版長谷川式簡易認知症スケール（HDS-R）を行ったが，いずれも21点だった。また，頭部MRIでは，びまん性の皮質萎縮と，両側脳周囲に多発する虚血性変化およびラクネ梗塞を認めた。

IV. 仮性認知症と心理的緊張

59歳時発症した妄想性うつ病は，抗うつ薬にて奏効し，18年間良好な状態であった。認知症（様）症状を伴った77歳時の妄想性うつ病は，抗うつ薬治療に反応しなかった。妄想も含めて認知症の顕在化とみるべきか，妄想性うつ病に仮性認知症の症状を伴ったとみるべきか，判断に迷ったものである。

59歳ならばうつ病に被害妄想を伴ったと了解されるが，それが77歳となると，得てして認知症への進展が疑われることとなる。一般に老年期のうつ病では病像は非定型的となることが多く，妄想が出現する場合も，うつ病に典型的ないわゆる三大妄想以外の被害妄想を呈したり，妄想というよりも，思い違いや思い込みのような訴えに留まることもあり，認知症の印象が強まることになる。

翻って考えるならば，本例では59歳時にも，頭が働かないととまどったり，同じことを何度も訊いたりと，うつ病の診断で説明はつき，仮性認知症によると理解できる症状が認められていた。18年後の77歳時にも同様の症状があり，さらに不必要に何度も洗濯するなど認知症を思わせる症状が前景化した。このため，認知症が顕在化してきた可能性を強く疑った。MRI所見からして血管性認知症の可能性を考えた。

経過の途中でmECTも考慮したが，患者がひどく恐れたため，いったんは断念した。うつ病を伴う認知症（血管性認知症 55％，アルツハイマー病 13％，原因不明の変性認知症 32％）にmECTを施行し，気分と認知の改善をみたというRaoとLyketsos[20]の報告からして，mECTが認知症に悪影響を及ぼす可能性は低いと考えられたが，患者の状態像に関与しているうつの影響を測りがたく，mECTの有効性に確信が持てなかったこともこの時点での断念に影響している。

しかし結局，拒食や希死念慮の高まりから，mECTに踏み切ることとなり，これが著効した。mECTに踏み切る時点で，妄想やそれにとらわれた言動が強まったわけだが，その際，罪責的な構えが強かったことは，改めてこの状態がうつ病に由来する印象をもたらしていた。もっとも，mECT著効後も，長谷川式スコアの得点はカットオフ値ぎりぎりで変わらず，初期認知症の存在はあるものと思われた。脳器質的な変化が薬物療法への抵抗性と関連していた可能性もある。

本例の認知症様の症状はmECTで改善したことからして，仮性認知症の範疇で考えることができる。しかし，その基底に初期認知症が存在していたと考えられ，先のわれわれのスペクトラムからいうと，仮性認知症と抑うつ症状を呈する認知

症の間のうつ病－認知症移行領域に位置づけられる症例といえる。この症例のように，高齢社会にあって，うつ病－認知症移行領域で病像が展開するうつ病症例，ないし認知症症例が増えているということができるのではないか。

仮性認知症という概念は明確には定義されておらず，それぞれの著者がそれぞれの用法で使っており，その曖昧さゆえにこの術語の使用をやめようという論者もいる[5,17,22]。「仮性」という規定については，おそらく2つの含意がある。1つは真性の認知症は非可逆的なものであるからして，可逆的なものは「仮性」であるということ，もう1つは真の認知症ではなく，他の精神疾患からくる「仮性」の認知症様状態ということであろう。古くはWernickeが19世紀末，ヒステリー症例に対してこの用語を用いたのが最初[17]のようだが，同様の状態についてGanserの貢献はよく知られているところである。うつ病に基づく仮性認知症を，うつ病性仮性認知症（depressive pseudodementia）と明示する場合もある[5]が，これについては，すでに1883年にMairetがメランコリー性認知症（démence melancholique）なる概念を提示しており，当時の考え方が集約されているという[2]。Wernicke以降，いったん顧みられなかったこの概念は，1961年のKiloh[8]以来，うつ病に生じる可逆的な認知症様症状，あるいは可逆的な認知機能障碍として再注目される。うつ病の特殊型ともいえる仮性認知症の概念は，うつ病の治療により元に復する可逆性の認知障碍であることからして，臨床的には再評価に値する。Nussbaum[17]も，こうした可逆性認知障碍の存在を臨床家に警告する意義があると評価する。

そこで，われわれはJanet[6]の心理的力（force psychiatrique）と心理的緊張（tension psychiatrique）という概念を援用して，仮性認知症の病態に光を当てたい。Janetは人間の心的活動を評価するにあたって，心理的力と心理的緊張という2つのパラメーターを導入した。心理的力は各個人にもともと備わっている生物学的エネルギーであって，迅速な行動，長期におよぶ行動，多数の行動などをやり遂げる能力の基盤となる。他方，心理的緊張とは，ある状況に応じて，それにふさわしい社会活動をできるよう，適切に心理的エネルギーを用いる能力である。より複雑で相異なる多数の操作を遂行するには，より高い心理的緊張を要することになる。Janetは心理的力と心理的緊張を，兵力と戦略，あるいは資産とその運用に喩えている。心理的緊張には，「心理張力」という訳語[16]があてられることもあるが，確かに何らかの行動を人間が行う場合，心の「張り」と言い換えたほうが，直感的に理解しやすい面もあるだろう。

Janetの兵力と戦略のたとえはわかりやすいので，これに従って説明しよう。人が職場で仕事をしたり，近所の自治会で役員をするには，行動の基礎的エネルギーの供給源となる一定の兵力に加えて，どのように行動するのかというある程度，高次な戦略が必要になる。まず，戦略がしかるべきものであれば，手持ちの兵力を適切に配置して，効果的に，日常生活や仕事を遂行することが可能となる。ところが戦略が低次のものしかないと，せっかくの戦力を有効に使えず，兵力の配分が行き当たりばったりになってしまう。ちぐはぐな行動，ひいては妄想がこれにあたる。

年をとるということは，頭はしっかりしているが，筋力は低下するといった現象によくみられるように，一般にはまずもって兵力が低下する事態といえる。たとえ兵力がある程度に低くなっても，戦略が高度に保たれていれば，持てる力を効果的に配分して，エネルギーは高くないにしても，しっかりとした現実適応が可能となる。一般の人にはおよびもつかない卓越した現実適応を発揮する老人もいる。世にいう長老がこれにあたる。

他方，初老期・高齢者のうつ病とは，兵力の低下のなかで，この低下に比して戦略が著しく下がった事態と考えられる。うつ病の中心病態といえる集中力低下・決断不能は，Janetのいう戦略に直接関わることは容易にわかることだろう。呈示症例のように，うつ病における妄想は，戦略の質が下がったため，患者に備わっている兵力が誤った方向に動員された現象といえる。

そうするとうつ病における仮性認知症は，うつ病罹患により挿間性に心理的緊張，つまり戦略の低下が起こり，潜行性認知症が露呈した状態と考

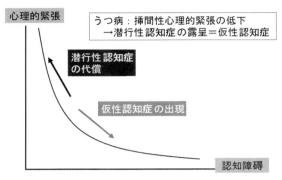

図2　うつ病性仮性認知症出現の機制

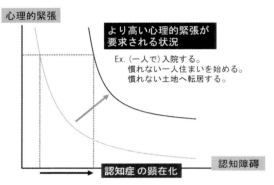

図3　より高い心理的緊張が要求される状況

えられる。当初，仮性認知症を呈した人が，最終的に明らかな認知症病像に至る歩みは，心理的緊張と認知障碍が反比例する形で進行し，認知症の進行に伴い，心理的緊張が低下していく連続的な過程と捉えられる(図2)。

もっとも認知症は，厳密にみれば老化がそうであるように，内因性の生物的過程として直線的に進んでいくというのではなく，様々な心理社会状況とからみあった形で増悪し事例化してくる。いわば認知症も，統合失調症やうつ病と同様，仔細にみるならDNAの二重らせんに，心理社会状況をもう1つのらせんに加えた三重らせん[14]によって事例化するとみる方が理にかなっているのではないか[8]。事実，より高い心理的緊張が要求される状況におかれて，初めて認知症が顕在化してくることがしばしば観察される。例えば，入院して一人で新しい環境に対処しなければならなくなるとか，配偶者を亡くして息子と同居するために慣れない土地に転居するとかいった状況が，それにあたる。こうした機微を図示したのが図3である。この図でいうと，心理的緊張と認知障碍との関連を示す曲線が右に移動し，同じ心理的緊張では，認知症の程度が強まってしまうわけである。

さらに，新たな環境に適応できないことで意気消沈して，二次的にうつを呈し，認知症症状がますます悪化することもある(図4)。

V．心理的緊張，うつ病-認知症移行領域を勘案した治療戦略

定義上，認知症は非可逆的で，仮性認知症は可逆的ということになるが，このようにみてくると，認知症といえどもある程度の可逆性，それゆえ治療可能性もみえてくるだろう。

まずは，若干低位の心理的緊張でも対処可能な環境に調整することである。人は新たな環境に置かれると，より高い心理的緊張を要求される。入院は，それだけでより高度の心理的緊張を要求されるわけで，できるかぎり入院は回避する，家族の付き添いのもとで入院させるなどといった対策はまず容易に考慮しうることであろう。さらには，なるべく普段の生活と大きな変化がないようにする看護上の細やかな配慮なども鍵となる。

そしてうつの改善をはじめ，可能な限り心理的緊張を上昇させる方策を講じることである。副作用を勘案しながらではあるが，一見うつ病の要素はないと思われる認知症にも抗うつ薬を試してみる価値はある。また，呈示症例のように薬物療法に不応でも，mECTが著効する場合がある。先に引用したRaoとLyketsos[20]を参照するならmECTが認知症に直接的に悪影響を及ぼすことは心配しなくていいようである。また認知症患者の自己効力感(self-esteem)を高める広義の精神療法的な対応も重要であろう(図5)。音楽療法，回想法などは，心理的緊張を高める効果をもつといえる。

操作的診断の普及によるあり得る弊害として，うつ病を基盤にした仮性認知症がアルツハイマー型認知症と診断されるおそれがある。うつ病性仮性認知症の治療には，抗うつ薬の投与が第一選択

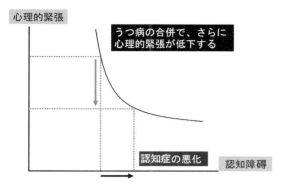

図4　うつの合併による心理的緊張の低下

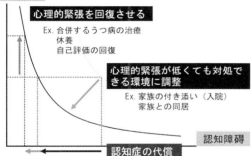

図5　心理的緊張からみた治療戦略

である．維持薬として抗うつ薬を続けるのか否か議論のあるところである．仮性認知症を呈した症例は，潜行性に認知症が始まっているとの認識から，もし投与するならできるだけ抗うつ薬は低用量とすべきだろう．認知症症状が顔をみせはじめたら，抗認知症薬（たとえば塩酸donepezil）に置換していくことを検討してよいだろう．実際，30年あまり外来でかかっているうつ病患者で，高齢になるにつれ，抗うつ薬から抗認知症薬（たとえばdonepezil）に置換していき，きわめて良好な経過をとる，うつ病－認知症移行領域の症例を経験している．

おわりに

認知症といえば，非可逆的で，治療法がないという発想に抗して，「治療可能な認知症（treatable dementia）」といった概念が提示され，ホルモン異常や硬膜下血腫による一見認知症と見える状態を見逃さないようにしよう，という臨床知がある．本稿でわれわれが主張したいのは，「治療可能な認知症」を除外してなお，認知症といえども，固定し，あるいは進行するだけの状態ではなく，ダイナミックな精神活動の1つの現れとみるのが肝要ではないかということである．その際に，個々の症状を仔細にみるだけではなく，心理的緊張のような大局的な観点が，臨床観察の厚みを増すのではないかと思う．

（小林聡幸，加藤　敏）

文　献

1) Alexopoulos GS, Chester JG : Outcomes of geriatric depression. Clin Geriatr Med, 8 ; 363－376, 1992
2) Berrios GE : "Depressive pseudodementia" or "melancholic dementia" ; A 19th century view. J Neurol Neurosurg Psychiatry, 48 ; 393－400, 1985
3) Burns A, Tune L : Amoxapine-induced cognitive impairment in two patients. J Clin Psychiatry, 48 ; 166－167, 1987
4) Dobie DJ : Depression, dementia, and pseudodementia. Semin Clin Neuropsychiatry, 7 ; 170－186, 2002
5) Fischer P : The spectrum of depressive pseudo-dementia. J Neural Transm, 47 (Suppl) ; 193－203, 1996
6) Janet P : La force et la faiblesse pasychologiques. Éditions medicales Norbert Maloine, Paris, 1932
7) Jorm AF : Is depression a risk factor for dementia or cognitive decline? A review. Gerontology, 46 ; 219－227, 2000
8) 加藤　敏：二重らせんから三重らせんへ．精神科治療学，16 ; 542, 2001
9) 加藤　敏：状況への関わりからみた統合失調症—裂開相と内閉相．岡崎裕士編：新世紀の精神科治療1，統合失調症の診断学．中山書店，東京，p 133－147, 2002
10) Kiloh LG : Pseudo-dementia. Acta Psychiatr Scand, 37 ; 336－351, 1961
11) 小林聡幸，恩田浩一，加藤　敏：初老期に生じた挿間性音楽幻聴．精神科治療学，14 ; 989－991, 1999
12) Kobayashi T, Kato S, Osawa T et al : Commentary hallucination in the elderly : three case reports. Psy-

chogeriatrics, 4 ; 96-101, 2004
13) Lee HB, Lyketsos CG : Depression in Alzheimer's disease: heterogeneity and related issues. Biol Psychiatry, 54 ; 353-362, 2003
14) Lewontin R : The Triple Helix ; Gene organism and environment. Harvard University Press, Cambridge, Mass, 2000
15) Marin RS : Differential diagnosis of apathy and related disorders of diminished motivation. Psychiatr Ann, 27 ; 30-33, 1997
16) 中井久夫編訳：エランベルジェ著作集2．みすず書房，東京, 1999
17) Nussbaum PD : Pseudodementia ; A slow death. Neuropsychol Rev, 4 ; 71-90, 1994
18) Olin JT, Schneider LS, Katz IR et al : Provisional diagnostic criteria for depression of Alzheimer disease. Am J Geriatr Psychiatry, 10 ; 125-128, 2002
19) Purandare N, Burns A, Craig S et al : Depressive symptoms in patients with Alzheimer's disease. Int J Geriatr Psychiatry, 16 ; 960-965, 2001
20) Rao V, Lyketsos CG : The benefits and risks of ECT for patients with primary dementia who also suffer from depression. Int J Geriatr Psychiatry, 16 : 919-920, 2001
21) Zapotoczky HG : Problems of differential diagnosis between depressive pseudodementia and Alzheimer's disease. J Neural Transm, 53（Suppl）; 91-95, 1998

第5部　老年精神医学

2．レビー小体型認知症における幻視と心理的緊張（Janet）の関係

キーワード　レビー小体型認知症，幻視，心理的緊張，認知機能の変動，ドネペジル

ありありとした具体的な幻視，および注意や明晰さの著しい変動を伴う認知機能の動揺は，レビー小体型認知症（dementia with Lewy bodies：DLB）の中核的な特徴である[1,2]。

McKeithら[11]は，コリンエステラーゼ阻害薬（rivastigmine）によってDLBにおける幻視の頻度および強度が注意機能の改善を介して減少すること，およびDLB患者において幻視が存在する場合に幻視が存在しない場合と比べて，コリンエステラーゼ阻害薬による認知機能の改善がより大きいことを示唆している。この知見は，DLBの二大症状である幻視と注意機能・認知機能に関する症状との密接な関係を示唆して興味深い。

この幻視および注意や覚醒度と関係すると思われる「心理的緊張」[7-9,13]（後述）というJanetによる概念は，DLBの動きのある病態を大局的に把握するうえで有用であると考えられる。

本稿では，範例的と思われるDLBの1例を提示し，Janetの「心理的緊張」を導きの糸として，提示症例における病態変遷，幻視が消長する状況，donepezilの効果について考える。

I．症　例

症　例　70歳，男性
主　訴　「家に人が入り込む」（幻視）
既往歴　左眼失明（幼少時から）
家族歴　特記すべきことなし。
嗜　好　60歳までは機会飲酒であったが，60歳の定年退職後から毎日，日本酒1合とビール350 mlを晩酌するようになった。
生活史　出身県で有数の進学校である高校を卒業後，国立大学に進学した。大学卒業後，公務員として勤勉に働き，中年以降は部署の管理職を60歳で定年退職するまで全うした。
病前性格　真面目，几帳面，神経質，誰とでも明るく和していく性格。
治療前までの病歴　幼少時から寝ぼけることが多かった。10代から寝言が目立つようになり，夢に嫌いな小動物が出てくるようになった。

55歳頃から，便秘と嗅覚の低下が始まった。嗅覚の低下に関し，耳鼻科を受診したが原因不明といわれた。嗅覚の低下と便秘は徐々に悪化していった。

65歳頃，気分の落ち込み，集中力の低下，億劫感，物忘れが出現し，趣味の家庭菜園にもほとんど行かなくなった。「認知症などの脳の病気ではないか」と思い，頭部CTを受けたが異常はなかった。

68歳頃から，これまでにないような日中の眠気に襲われるようになった。その眠気は，「後頭部が痺れるような不快感」を伴い，2時間以上も続いた。眠気があるときは「ぼうっとしてアンテナがなかなか立たず」，「例えば5,6秒部屋の出口がどこかということさえわからなくなった」，「靄の中に生きている感じになった」と語った。

異常な眠気が出現したのと大体同じ頃から，ネズミなどの嫌いな小動物が夢に現れるようになった。夢は現実と区別がつかないくらい鮮明であった。叫びながらネズミを追い払っているところまで夢に見た。妻によると，本人が夢で見たという通りに，深夜・早朝に叫び，戸を開け，棒で突いて，何かを追い出す素振りをしていた。そのときに話しかけると，我に返って夢の内容を語り「またやってしまったか」と反省するときと，「ネズミがいるんだから…何やってるんだ！逃げちゃったじゃないか」と怒る場合と，まったく会話が成り立たない場合があった。酒のせいかと思って断酒をしてみたが変化はなかった。この時期，昼間起きているときに小動物が見えることはなかった。

69歳頃，洗濯機の使い方を説明してもすぐに忘れてしまって使えないなど，物忘れが徐々に顕著になった。また，家に「人」が入り込むようになり，「人」のいる時間がだんだん長くなって「プライバシーがない」状態となったため，その年の夏に精神科を初診した。

初診時，本人と妻が陳述した幻視の「人」に関する発言およびエピソードを以下に記す。

- 「人」は「若いのから年をとったのまで入れ替わり立ち替わり，多いときは5人同時に，少ないときは1人で入ってくる」
- 「1人1人は違う人間で全員私服。長袖長ズボン」
- 「こういうことがあっていいのかわからないが，彼らは椅子にかけていて，椅子の背もたれの中に身体が入っている」
- 「彼らは顔を見せない」，「顔の目鼻が消えてしまっている」，「頭全体をマスクで覆っている」，「顔以外は鮮明に見える」
- 「口の近辺が動いてはいるが，一言も声を発しない」
- 「非現実的なところがあるが，見える姿は本物」
- 「1週間に4，5日入ってくる」，「平均すると1回1時間半はいる」，「昨日は3時間以上もいた」
- 幻視の「人」に向かって「私はこれから出かけますので皆さんもお帰りください」と真面目な顔でよく呼びかけていた
- 買い物に行く際，「人がいるのに家をあけてもいいのか」といって，なかなか外出できないことがあった
- 幻視の「人」に対する確信には変動があり，素直に妻の訂正に応じるときと口論になるときがあった。しかし次第に，「人」がいるかどうかをめぐって妻と口論になることが増えていった
- 家以外では「人」はあまり現れない。外出中に幻視を訴えることはない
- 幻視の「人」が出現する時間帯は一定しなかったが，朝起きたときや夕方以降に特に多い傾向があった
- ぼうっとしているときに幻視の訴えが多く，会話中や何かに集中しているときには幻視の訴えは少なかった
- 外来での診察中に幻視を訴えたことはなかった
- 患者は幻視の「人」を「お客さん」，「友達」，「出演者」と呼称した。幻視の「人」は「あまり迷惑ではない」と語り，食事やお茶を「お客さん」にも出すよう頼むことや，朝早く起きて幻視の「人」のために暖房をつけてあげることもあった

初診の数週間後の8月17日，精査加療目的に総合病院の精神科に入院となった。

入院時，「脳腫瘍なのではないか」，「認知症なのではないか」，「退院できなくなるのではないか」という不安を訴えていた。8月26日，「死にたい気持ちが増してきた」，「あと数ヵ月の命だと思っているので検査をするのは医療費の無駄だと思う」と目を潤ませながら語った。8月30日には外泊中の様子を快活に話した。

入院中の治療前において特筆すべきことは，入院当初は入院前と比較して幻視の訴えが顕著に少なかったこと，そして入院後日数を経るに従って幻視を訴える頻度が増していったことである。入院日には，「人」はあくまで「家にだけいるから病院では現れない」と語り幻視を訴えることはなかったが，数週間後には「家にいたのと同じ，おそらく黒人がいる。こんな離れたところまでやってくるとは驚いた」と述べるようになった。

入院中の検査所見（治療前）

[改訂長谷川式簡易知能評価スケール（HDS-R）] 19点から24点まで，学習効果なく変動した（表1）。

表1 改訂長谷川式簡易知能評価スケール（HDS-R）の点数と検査日時

HDS-Rの点数	日時
19	8/6, 13：00
24	8/18, 10：30
23	8/30, 14：00

表2 計算課題（100－7－7－…）の正答回数と検査日時およびそのときの幻視の有無

計算課題の正答数	日時と幻視の有無		
2	8/20	10：00	幻視（＋）
5	8/23	8：50	幻視（－）
1	8/23	15：00	幻視（－）
2	8/24	8：30	幻視（－）
1	8/24	17：30	幻視（－）
5	8/26	10：00	幻視（－）＊
1	8/26	11：00	幻視（＋）
1	9/1	10：00	幻視（＋）
0	9/7	9：00	幻視（＋）

＊「人が散った」直後であった。

2. レビー小体型認知症における幻視と心理的緊張（Janet）の関係

［計算課題（100 － 7 － 7 －…）の正答回数］0 回から5 回まで変動した（表 2）。

5 回の正答は，2 度認められたが，いずれも幻視がないときの結果であった。幻視がないときの平均スコアは 2.8 点，幻視があるときの平均スコアは 1.0 点であった。

［Mayo fluctuation scale[3]］19 項目中 13 項目において認知機能の動揺が示唆された。そのうち，「前の日に十分眠っても日中 2 時間以上昼寝をしてしまう」，「長時間虚空を見つめていることがある」など，DLB とアルツハイマー型認知症において有意差の出た 4 項目はすべて満たした[3]。

［ハミルトンうつ病評価尺度[4]（21 項目）］

8 月 18 日：11 点（抑うつ気分 2 点，仕事と活動 3 点，性欲減退 1 点，精神的不安 1 点，心気症 1 点，焦燥 1 点，妄想 2 点）

8 月 26 日：20 点（抑うつ気分 4 点，仕事と活動 3 点，性欲減退 1 点，消化器症状 1 点，罪悪感 1 点，自殺 1 点，精神的不安 2 点，心気症 3 点，病識 1 点，焦燥 1 点，妄想 2 点）

［神経所見］表情の動きは乏しかったが，明らかな上下肢筋の固縮，寡動，安静時振戦，姿勢反射障害を認めなかった。

［脳波］基礎律動は 8 ～ 9 Hz の diffuse slow α 波を呈した。全体に 5 Hz 程度の θ 波の混入が目立った。

［ポリソムノグラフィー］レム睡眠中にオトガイ筋および四肢筋の持続性かつ相動性の過剰な筋放電を認めた（REM sleep without atonia：RWA）。立ち上がって動物を追い出すような言動は認めなかったが，レム睡眠中に四肢を繰り返し素早く動かすことを頻回に認めた。レム睡眠中のてんかん性異常波を認めなかった。

［頭部 MRI］年齢相応の所見で，萎縮や梗塞を認めなかった（図 1）。

［嗅覚検査］完全な嗅覚脱失の所見であった。

［脳血流シンチ］両側後頭葉に著明な集積低下を認めた（図 2 左）。

［MIBG 心筋シンチ］心臓/縦隔比（heart-to-mediastinum uptake ratio：H/M ratio）が早期像で 1.34，後期像で 1.20 と著明に低下し，洗い出し率（washout rate）が 32.07 と顕著に上昇していた。これは，心臓に分布する交感神経の著明な脱神経を示す所見と考えられた。

診　断　DLB の国際ワークショップによる診断基準[12]に基づき probable DLB と診断した。以下にその根拠を記す。

本症例は HDS-R においてカットオフ値前後と認知機能の低下は比較的軽度であるが，国立大学を卒業後，長年公務員として管理職を全うしたという病前の生活史を考慮すると，本症例の認知機能および社会機能は，異常な眠気を生じた 68 歳頃から徐々に低下していったと考えられる。そして初診時には，認知機能の低下によって，ときに洗濯機が使えなくなるなど，日常生活における支障を認めている。したがって，進行性の認知機能低下という診断に必須の中心的特徴を満たす。

コア特徴としては，HDS-R の得点や計算課題における正答回数の変動，および Mayo fluctuation scale の所見から，認知機能の変動が確認された。また，上述のように「人」に関する具体的な幻視を繰り返し認めた。したがって，probable DLB の診断に必要な 2 つのコア特徴を満たす。

示唆的特徴のうち，レム睡眠行動障害を認めた。レム睡眠行動障害[1,2]と診断したのは，嫌いな小動物を追い払うという夢の内容と一致した夜間の異常行動を認め，さらにポリソムノグラフィーにおいて，てんかん性異常波を認めず，レム睡眠中に活発な筋活動を認めたためである。

治療後の経過　保険適応ではないが症状を改善する可能性があることを説明し，同意を得たうえで，donepezil を 3 mg から開始した。

Donepezil の開始から 4 日後には「頭がスッキリした」，「後頭部の痺れが軽くなった」，「元気になった感じがする」と語り，上機嫌に鼻歌を歌うようになった。

Donepezil 開始から約 20 日後に同剤を 5 mg に増量したところ，その 1 週間後以降に以下のような改善を認めた。

HDS-R は数回施行して 26 ～ 27 点と改善した。

10 月 15 日のハミルトンうつ病評価尺度（21 項目）は 0 点であった。

脳血流シンチにおいて両側後頭葉の集積低下が著明に改善した（図 2 右）。しかし依然として，DLB という診断に矛盾しない集積低下を呈していた。

また，「頭がスッキリした」，「後頭部の痺れ感がよくなった」と述べ，顔つきもはっきりしてきた。日中の眠気も軽減した。

目の輝きが増し，口数も増え，何をするのも嫌だという時間が減ったと語った。

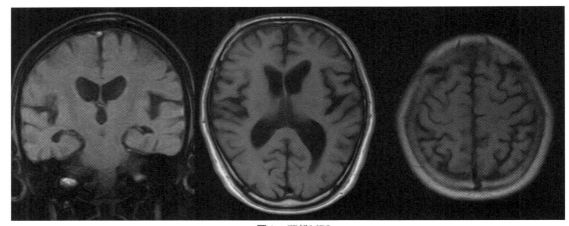

図1 頭部MRI
年齢相応の所見

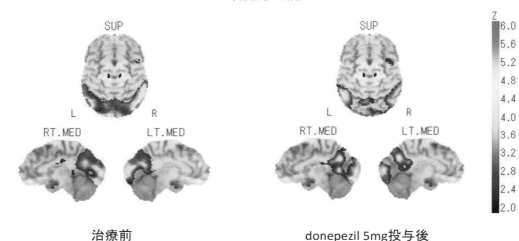

図2 脳血流シンチ
donepezil 5 mgの投与により，両側後頭葉の著明な集積低下が改善した。

以下のような，治療前には見られなかった行動が認められるようになった。
・新聞を読めるようになる
・以前の日課だった，毎朝30分から1時間の散歩をする
・夕方，家庭菜園に足を運び，畑作業をする
・妻と泊りで国内旅行に出かける
・日記を毎日つけるようになる
・言葉に詰まることが少なくなる
・洗濯物を干して畳む
・スーパーに1人で買い物に行く
・野菜をゆでる

上述のように社会機能に著しい改善を認めたが，妻によると，退職直後に比べ，外出が少ないなど活動性は低かった。

幻視の「人」の現れる時間帯が入出眠時および夜間中途覚醒時に限定するようになり，昼間はほとんど幻視を訴えなくなった。昼間，ごくたまに訴える幻視に関して妻と口論することがなくなった。睡眠前後に出現する幻視は，「夢」ないし「虚像」であるから，気にしないようにしていると述べた。また，睡眠前後の幻視は「押しのけようとするとパッといなくなる」と語った。

このような幻視の改善はおおむね5ヵ月間持続し

た。その後，まず睡眠前後の幻視が増悪した。例えば，朝や夕暮れどき，夜間トイレに起きた際，「子どもがいっぱい来ている」と述べた。また，朝，「邪魔になるほど多くの人が椅子にかけている」ことが多くなり，朝食を「何人分作るのか」と妻に聞くようになった。そのおよそ1ヵ月後に昼間にも「人」が出現するようになった。

認知機能に関して，1年ほど良好な状態を維持した後，HDS-Rが23点〜24点と若干低下したが，依然として認知症のカットオフ値以上を保っている。

なお，昼間の幻視がほぼ消失すると同時に，歩行時，患者の側方に「人影」が出現するという現象を認めたが，これについては別稿[5]で詳しく論じたため割愛した。

II．考　察

1．症例のまとめ

本症例は，幼少期および学童期から，寝ぼけや寝言，嫌いな小動物の夢という睡眠の病理の萌芽的な所見を認めた。55歳頃から嗅覚低下と便秘が出現し，65歳時に抑うつを呈した。68歳頃から，日中の異常な眠気とともに，レム睡眠行動障碍と考えられる夜間の異常行動が始まった。70歳頃から，物忘れが顕著になると同時に，幻視が昼間に出現するようになった。幻視は，朝起きたときや夕方以降に多く，何かに集中しているときや外出中に少ない傾向があった。幻視が出現する時間が徐々に長くなったため，入院した。入院当初は幻視の訴えがなく，入院後日数を経るに従って幻視の訴えが増えていった。また，入院時から認められていた抑うつ状態は増悪していった。

Probable DLBと診断し，donepezilを開始したところ，覚醒度が高まった。抑うつ気分が消失し，意欲が向上した。さらに，認知機能および社会機能が改善した。加えて，幻視が日中にほとんど見られなくなり，もっぱら睡眠前後に限定して出現するようになった。約5ヵ月間改善した状態を維持した後，まず睡眠前後の幻視が増悪し，次いで日中の幻視が出現していった。

2．Janetの「心理的緊張」

村上ら[13]の解説に依拠してJanetの理論を手短に紹介する。

Janetの「心理的緊張（tension psychologique）」とは，「精神の総合能力」であり，心理的諸機能を統一し，より高次の行動を可能とする機能である。一方，「心理的力（force psychologique）」は，心理的緊張を保持するのに必要な生物心理学的エネルギー（潜在的心理的力）であると同時に，心理的諸現象の活動を可能とするエネルギー（顕現的心理的力）でもある。心理的緊張は心理的力の絶えざる供給によって支えられ，さらに心理的力の消費によってその心理的緊張の水準における行動が営まれている。したがって，心理的緊張はどこまでも動的な様態であり，心理的力の消長によって動揺しうるものである。

Janetは，進化論的見地から精神病理現象を把握しようとした英国の神経科医Jackson[6]と同様，人間の精神を階層的構造として捉え，心理的緊張の低下によって高級な心理的機能が障害され，これによって制御されていたより低級な心理的機能が顕現するという「派生現象（dérivation）」によって精神症状を理解しようとした。例えば，心理的緊張の低下により，心理的緊張の水準の高い順に，強迫観念，幻聴や妄想，幻視，夢幻様状態などの低級な心理的機能が段階的に出現する。

3．「夢の病理」の変遷―悪夢から昼間の幻覚へ

Janetの見地から考察するための導入として，「夢」という観点から本症例の病態変遷を大きく捉えておきたい。

本症例は幼少時に寝言や寝ぼけ，嫌いな小動物の出現という萌芽的な「夢の病理」を呈した。ここで「萌芽的」というのは，例えば，寝言がレム睡眠中の筋緊張の消失が起こらないことの萌芽的な所見と考えられるためである。

本症例は初老期になって，本格的な「夢の病理」と考えられるレム睡眠行動障碍を呈した。そこでは，現実と区別がつかないくらい鮮明であるという強い実体性を帯びた点，および夢の内容を行動に移してしまうという点で，夢自体の変容が加わっている。

次いで，夢が現実に挿入されたような日中の幻視を生じた。患者による幻視の仔細な描写は，心像(image)としての夢の性格を反映していると考えられる。

4. Janetの「心理的緊張」の見地から見た病態変遷

「夢」は，Janetの立場からは，心理的緊張が低下した際のより低級な心理的活動の解放であると考えられる。「夢の病理」という観点から光を当てた本症例の病態変遷は，Janetの心理的緊張の見地から考察を加えることによって，さらに柔軟かつ精緻に理解される。

Janetの心理的緊張の概念を導きとして本症例の病態変遷を考察するうえで，まずDLBの病勢の進行が心理的緊張の視座からどのように把握できるかということと，心理的緊張の日内変動について考える。

病勢の進行を心理的緊張の見地から大局的に捉えるならば，本症例は，年あるいは数十年の単位で，DLBの病的過程の進行により徐々に心理的緊張およびそれを支える心理的力が低下していったと考えられる。DLBの診断に必須の中心的特徴である進行性の認知機能の低下は，Janetの見地からは，心理的緊張および心理的力の低下として捉えられる。また，コア特徴である認知機能および覚醒度の動揺は，おおむね心理的緊張および心理的力の動揺と対応させて考えることができる。そのほか，例えば日中の眠気が出現して次第に増悪していったことは，心理的緊張および心理的力の低下が徐々に進展していったことを意味する。

さて，周知のように，睡眠中，われわれはレム睡眠とノンレム睡眠を周期的に繰り返している。ノンレム睡眠には4段階の深度があり，就寝してから徐々に深い段階に進み，そして再び浅い段階を階段状に経て，レム睡眠を迎える。通常，レム睡眠とノンレム睡眠のサイクルは一晩に4, 5回繰り返されるが，レム睡眠の時間は目覚めが近づくにつれて長くなっていく。この睡眠周期を心理的緊張という観点から捉えた場合，睡眠深度と心理的緊張は相関すると考えられる。つまり，睡眠

表3 幻視が出現しやすい状況と出現しにくい状況

幻視が出現しやすい状況	幻視が出現しにくい状況
明け方，夕方〜夜間，入出眠時	日中
ぼうっとしているとき	会話中，集中しているとき
在宅時	外出時
家族といるとき	他人といるとき
慣れた環境	新しい環境

深度が深いほど心理的緊張が低くなる。そして，覚醒すると心理的緊張が高まり，例えば公の場で人と対面する場合，心理的緊張は一層高まる。

病勢の進行により心理的力および心理的緊張が低下すること，および心理的緊張の日内変動を考慮すると，本症例が辿った病態変遷がよく理解される。すなわち，まず心理的緊張がきわめて低いレム睡眠時に病理を生じ，病勢が進むにつれて，徐々に日中つまり本来心理的緊張が高くなる時間帯にまで病理が及んでいったと考えられる。日中の幻視体験は，病勢の進行に伴って心理的緊張が低下することにより，通常，日中には意識に上らない低級な心理的活動としての夢のような心像が，幻視として出現したと考えることができる。

本症例は，幻視の出現が睡眠前後にほぼ限定される状態を5ヵ月ほど維持した後，まず睡眠前後の幻視が増悪し，次いで昼間の幻視が出現して徐々に増悪していった。したがって，再燃したときの幻視は，Janetの見地からは，発症時と同様，心理的緊張の低い時間帯から高い時間帯へ進展したと考えることができる。

5. 幻視が消長する状況

本症例において，幻視が出現しやすい状況と出現しにくい状況が認められた(表3)。すなわち，本人や妻の陳述および入院中の観察から，幻視が出現しやすいのは，明け方，夕方から夜間，覚醒時や就寝時，在宅時，家族といるとき，慣れた環境，ぼうっとしているときであった。一方，幻視が出現しにくいのは，日中，外出時，他人といるとき，新しい環境に置かれたとき，会話中や何かに集中しているときであった。このような幻視出現の状況依存性は，Janetの心理的緊張の見地か

ら考えると統一的に理解することができる。つまり，幻視が出現しやすい状況では心理的緊張が低く，逆に幻視が出現しにくい状況では心理的緊張が高いと考えられるのである。

具体的に個々の状況を見ていく。幻視が出現しやすい時間帯は，明け方および起床時，また夕方から夜間および入眠時であった。Janetは，「目覚めるとき心理的緊張は高まる」[7]，逆に「眠るとき心理的緊張は弱まる」[7]と述べている。したがって，明け方および覚醒時は低下していた心理的緊張が高まっていく時間帯であり，逆に夕方から夜間および就寝時は高かった心理的緊張が低下していく時間帯であると考えられる。

一方，幻視が出現しにくいのは昼間の時間帯であった。昼間は覚醒度が高まり，仕事などの活動をするときである。Janetによると，心理的緊張が上昇するのは覚醒度が高くなるとき，および「何らかの行動を始めるとき」[7]であるから，昼間は心理的緊張が高いと考えられる。

またJanetは，「休息し，親しい人々の間でくつろぐとき，心理的緊張は弱まる。逆に，何らかの行動を始めるとき，公衆の中にいるとき，闘いに備えるとき，心理的緊張は高まる」[7]と述べている。したがって，ぼうっとしているとき，在宅時，家族といるとき，慣れた環境という幻視が出現しやすい状況では心理的緊張が低く，反対に，会話中や何かに集中しているとき，外出時，他人といるとき，新しい環境という幻視が出現しにくい状況では心理的緊張が高くなることが理解される。

6．Donepezilによる症状の改善と心理的緊張

Donepezilの投与により，本症例の幻視，眠気，抑うつ，認知機能の低下などが改善した。コリンエステラーゼ阻害薬による幻視，覚醒度，アパシー，認知機能の改善についてはすでに報告されているが[12]，ここではJanetの心理的緊張の見地から若干の考察をする。

本症例では，donepezilによって昼間の幻視がほぼ消失した一方，起床時や就寝時，夜間中途覚醒時の幻視が残存した。また，睡眠前後において，幻視を「押しのけようとするとパッといなくなる」ようになったことから，幻視の強度が減弱したことがわかる。

幻視は，Janetによれば，心理的緊張が低下することによって発現した低級の心理的活動である。また，心理的緊張は，上述のように昼間に高く，睡眠前後に低い傾向がある。したがって，donepezilにより幻視が昼間に消失し睡眠前後に強度の減弱した形で残存した現象は，次のように理解することができる。すなわち，心理的緊張が上昇することによって，元来心理的緊張が高い昼間において幻視を生じない心理的緊張の水準となった一方，もともと心理的緊張の低い睡眠前後において幻視は弱まるが消えない心理的緊張の水準にとどまったと考えられる。

また，「眠るとき心理的緊張が弱まり，目覚めるとき心理的緊張が高まる」[7]ため，眠気が改善したとき心理的緊張は上昇したと考えることができる。

抑うつ状態は，加藤と小林によると，その中心的病態である集中力の低下や決断不能が心理的緊張の喩えである「戦略」に直接関わることからも理解されるように，挿間性に心理的緊張が低下した事態として捉えることができる[9]。したがって，抑うつ状態が改善するとき，心理的緊張は上昇すると考えられる。

認知機能の改善は，計算や記憶といった比較的高級な心理的機能の向上であり，Janetの見地からは，高い心理的緊張の水準における心理的活動の向上を意味する。したがって，高い心理的緊張の水準を保持し，その水準における心理的活動を可能とする心理的力が供給されたことになる。

以上から，幻視，覚醒度，抑うつ，認知機能の改善は，心理的緊張が上昇した事態として包括的に把握することができる。加えて，全般的かつ持続的な高い心理的緊張の水準は，高い心理的力に支えられて初めて可能となるため，本症例において心理的力もまた上昇したと考えられる。

おわりに

詳細な病歴が得られたDLBの1例を提示し，

Janetの「心理的緊張」を参照して，幻視を中心とした病態変遷，幻視が消長する状況，donepezilの効果について考察した。

　加藤と小林は，同じくJanetを導きに「うつ病-認知症移行領域」[9,10]について論じるなかで，「認知症といえども固定し，あるいは進行するだけの状態ではなく，ダイナミックな精神活動の1つの現れと見るのが肝要である」と主張しているが，このことはまさにDLBにおいて当てはまる。DLBは，中核症状である認知機能の動揺をはじめとするダイナミックな病態を呈し，かつ呈示症例のように治療が奏効することが少なくないためである。本稿で試みたJanetの「心理的緊張」という概念に立脚したDLBの理解は，DLBの動的な病態を柔軟に把握するうえで有用な見方であると考えられる。

（井上弘寿，加藤　敏）

文　献

1) American Academy of Sleep Medicine：International Classification of Sleep Disorders, 2nd Ed, Diagnostic and coding manual. American Academy of Sleep Medicine, Westchester, Illinois, 2005
2) Consens FB, Chervin RD, Koeppe RA et al：Validation of a polysomnographic score for REM sleep behavior disorder. Sleep, 28；993-997, 2005
3) Ferman TJ, Smith GE, Boeve BF et al：DLB fluctuations；specific features that reliably differentiate DLB from AD and normal aging. Neurology, 62；181-187, 2004
4) Hamilton M：A rating scale for depression. J Neurol Neurosurg Psychiatry, 23；56-62, 1960
5) 井上弘寿，加藤　敏：日中の幻視が「前の人」から「横の影」へとdonepezilにより変遷したレビー小体型認知症の1症例．精神医学, 54；1023-1032, 2012
6) Jackson JH（秋元波留夫訳編）：ジャクソン神経系の進化と解体．創造出版, 東京, 2000
7) Janet P：La médecine psychologique. Ernest Flammarion, Éditeur, Paris, 1923（松本雅彦訳：心理学的医学．みすず書房, 東京, 1981）
8) Janet P：La force et la faiblesse psychologiques. Éditions medicales Norbert Maloine, Paris, 1932
9) 加藤　敏，小林聡幸：うつ病-認知症移行領域—うつ病と認知症の症状発現の関連—．精神科治療学, 20；983-990, 2005
10) Kobayashi T, Kato S：Depression-dementia medius：between depression and the manifestation of dementia symptoms. Psychogeriatrics, 11；177-182, 2011
11) McKeith IG, Wesnes KA, Perry E et al：Hallucinations predict attentional improvements with rivastigmine in dementia with Lewy bodies. Dement Geriatr Cogn Disord, 18；94-100, 2004
12) McKeith IG, Dickson DW, Lowe J et al：Diagnosis and management of dementia with Lewy bodies；third report of the DLB Consortium. Neurology, 65；1863-1872, 2005
13) 村上　仁，萩野恒一：ジャネ．井村恒郎，懸田克躬，島崎敏樹ほか編，異常心理学講座10—精神病理学4—．みすず書房, 東京, p367-425, 1965

第5部　老年精神医学

3．一連の喪失体験ののち初老期に発症した強迫性障碍

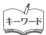 強迫性障碍，初老期，喪失体験，心理的緊張

　強迫性障碍（obsessive-compulsive disorder）は，男性で6歳から15歳，女性では20歳から28歳にかけての若年期に好発する精神疾患[22]であるとされる。高齢者の強迫性障碍は，老年期うつ病や脳器質性疾患に合併して出現することが多く，強迫性障碍自体が病態の主体となる症例は臨床的には少なく，日本および海外においても若干例が報告されているに過ぎない[14]。また，疫学的研究からも高齢発症の強迫性障碍は少ないと考えられる[1,10,14-16,26,28,31]。今回，われわれは50歳半ばに発症した強迫性障碍の男性症例を経験した。強迫症状が顕在化したのが50歳半ばだったため，その背景に何らかの器質的要因があると考えられ，入院に至った症例であった。入院時の印象では，やはり何らかの器質因が想定される病像だったが，明らかな器質因はなく，薬物療法の効果は限定的で，むしろ，担当医とともに将棋を指すという対応が一定の効果を示したと思われる。高齢者の精神障碍においては，病因ないし発病結実因子が多岐にわたり，単純に機能性疾患か器質性疾患か，割りきれない複合的な病態があることが，しばしばみられる。本例もまさにこうした生物‒心理‒社会的観点が不可欠の症例であったが，Janet[8]の心理的力と心理的緊張の概念を援用して本例の精神病理と治療について考えたい。

II．症　例

症　例　発症時56歳，男性，無職
主症状　頻回の確認行為，不安，焦燥感
家族歴・既往歴　精神疾患の家族歴・既往歴はない。
病前性格　真面目，几帳面，活動的で交友は広かった。
生活歴　関東にて出生し，高校まで地元の学校に通学，卒業後，有名企業に就職した。学校の成績は中程度であった。27歳で結婚，1男1女をもうけた。職場では実直な仕事ぶりで，労働意欲も高く，部長にまで昇進した。50歳代はじめに多くの社員をリストラ退職させる仕事を担い，その後，大勢の部下たちを辞めさせたのに，自分が会社に残る訳にはいかないと考え，自ら希望退職した。退職後，職業訓練校に半年通学，資格を取得し，X年，その資格を生かしてA会社に再就職した。X＋2年，B会社，X＋3年よりC会社に就職するもX＋5年3月に退職，現在は妻と長男の3人で生活している。

現病歴　X年（56歳），A会社に再就職した頃より，仕事柄多くの確認を要したが，次第にそれだけに留まらず，関係のない様々なものに対して確認をするようになった。例えば，通勤電車の最後列車両に乗り，駅のホームと電車の隙間に「人が挟まっていないか」を確認していた。本人によると，この頃は同僚や家族に確認を求めて，周囲を巻き込むことはなかったという。自ら近くのD精神科病院を受診，外来通院したが，転職に伴い通院を中断した。確認行為は続いていたものの，日常生活に大きな支障はなく経過していた。

　X＋4年，「頭がボーっとする」感じがして，7月にE精神科病院を受診，強迫性障碍との診断を受けて，薬物精神療法が開始された。Paroxetine 40 mg/日，sulpiride 100 mg/日投与されたが改善しなかったので，fluvoxamine 100 mg/日に変更したところ，「ボーっとする」感じは若干軽快したものの，確認強迫の改善は見られなかった。

　X＋5年3月，退職してからは，何か趣味をするということもなく，家の中で「ボーっとして」過ごす日々であった。X＋5年夏ごろより確認行為が増悪

し，ゴミ箱の中に何か落としたかもしれないと家人に確認を求めたり，浄化槽に物が落ちてしまったかもしれないと浄化槽の中に入り込んで自ら確認したり，新聞で見た尋ね人が見つかったかどうかの確認のために消防署に何度も電話をするようになった。家族にも頻回に確認を求めるため，家族も精神的に大きな苦痛を感じるようになった。12月には，近所の駐車場に物を落としたかどうか確認しようとして，敷地内に勝手に入って警察に通報されるというエピソードもあった。

X＋6年1月，治療効果が上がらないこと，年齢からして何らかの基礎疾患がないか再検討を要すると判断され，E病院からの紹介で当科に入院した。

入院後経過 確認行為で他患を巻き込む恐れがあるため，個室にて治療を開始した。

中背でやせた男性。言葉遣い，振舞いは礼儀正しく，その慇懃さはいささか過剰に思われた。また，声は大きく，視線の動きが乏しく，目がぎらついていたのも特徴的だった。

Clomipramine 75 mg/日での薬物療法を開始した。入院当初よりゴミ箱の確認や風呂場での確認を医療スタッフに要求し，医療者サイドを巻き込む確認行為が続いていたため，bromazepam 4 mg/日を追加したが，目立った改善がなかった。また，確認行為に対しても，患者自身は確認するのが当然と言う感じで，さほど苦痛に感じていないようであり，自分自身の症状に対していささか無関心という印象すらあった。ゴミが落ちていたのかどうかといった些細なことに執拗に確認を求めるのとは裏腹に，友人の連絡先のメモ書きを紛失しても，そのことに対してさほどのこだわりも見せずに，平然としている様子が印象的であった。普段の病棟生活では，個室を出ようとせず，ベッド上で無為に過ごしていることが多く，他患との交流もなかった。

初期認知症も視野に入れて中枢神経の検査を行った。頭部MRIでは，皮質下にラクナ梗塞が散在していたが，年齢相応の程度と考えられた。皮質の萎縮は認められなかった。脳のSPECTでは，左前頭側頭部の非対称性集積低下が認められたが，基底核，視床の血流の左右差はなく，脳幹・小脳領域の血流も保たれていた。脳波では特記すべき所見を認めなかった。髄液中Tau蛋白は112 pg/mLと基準値内であった。

心理検査では，WAIS-Rで，言語性IQ 96，動作性IQ 96，全IQ 96と正常範囲であった。Rorschach testでは，神経症圏の病態水準と思われ，強迫傾向が認められるものの，器質性疾患を疑わせる所見はなかった。

薬物療法と平行して，認知行動療法的なアプローチを試み，本人に確認行為の背景には不安が存在することを指摘し，強迫行為を自制することを促すことを続けてみた。患者はその場では不安が存在することを認め，治療に対して前向きな姿勢を示しはしたが，確認行為を自制することはできなかった。むしろ，強迫行為を自制することも必要と指示したことで，担当医は「自分のことを理解してくれない」と感じていたようである。

1月下旬，このような状態を鑑みて，治療方針を再検討した。認知行動療法的なアプローチよりも，元来，仕事もでき プライドも相当に持っていると思われる患者にとっては，支持的な対応の方が有効ではないかと考え，患者の将棋の趣味を利用することとした。将棋に誘ったところ，日常無為に過ごしていた患者は大いに乗り気となり，週2～3回，担当医が本人と将棋を指すようにしたところ，本人もリラックスして，担当医との間に自然な会話が出てくるようになった。将棋の腕は五分五分であったが，担当医に勝つことがしばしばあり，そのことで自信がついてきた様子であった。目がぎらぎらした表情も落ち着き，声の調子も以前のような強さは見られなくなった。それに伴い，強迫症状自体も次第に改善してきた。

状態の改善を踏まえて，次に自宅への外泊を試みることとした。本人は外泊中の生活ぶりを症状が改善したと評価していたが，家族は確認行為が以前と大きな差がないと感じている様子が家族の書く外泊連絡票からは伺われた。他方，患者は家族の自分への評価をかなり気にしており，家族の外泊評価欄を医療スタッフに提出する前にチェックしていた。数度の外泊を通して，強迫症状が残存していても家族で対応できる目途がついたことから，X＋6年3月末に退院した。なお，Y-BOCSでは，入院前：24点/40点，1月下旬：19点，3月下旬：12点と改善を認めている。

退院後は，E病院に通院した。Clomipramine 50 mg/日，bromazepam 6 mg/日を中心とする薬物療法で，1年半ほどの経過を追っているが，パソコンで趣味の将棋をやりながら淡々と日常を過している。確認強迫については，患者は「今は，ほとんどやっていない」と言うのに対し，家族は本人が散歩中にブロック塀の隙間を覗いたり，駅のホームと電車の隙間を覗いていることが依然として続いていると述べてい

るものの，日常生活に大きな支障はないようである。

II．考　察

　本例は，56歳で発症した強迫性障碍である。生来精力的で仕事の能力もあり，会社でも順調に出世して有名企業の部長までになった。初老期に至り，部下のリストラ，自身の退職というライフイベントののちに元来の強迫的傾向が強まり，ついには強迫性障碍の域まで達したものである。近医での外来治療で改善がみられず，当科にての入院治療が行われることとなった。高齢発症の難治性の強迫性障碍とのことで，前医では何らかの器質的要因の存在も疑われての入院であった。確かに，自分でも馬鹿げていると思いつつも考えてしまう，あるいはしてしまうという，典型的な強迫症状のあり方に対して，本例では確認行為について，馬鹿げているという意識は希薄で，ある意味，強迫症状に対して無関心とすらみえたために認知症の初期も疑う必要があると思われた。しかし，精査によっても年齢相応の加齢性の器質的変化しか認められなかった。Clomipramineを中心とする薬物療法を行いながら，認知行動療法的なアプローチを試みたが，かえって治療者に対して否定的な感情を持ち，治療関係が不安定であった。そこで，本人の趣味である将棋を週2～3回治療者とともに指すという対応をとったところ，治療関係の改善のみならず，強迫症状に対しても一定の改善がみられた。

　前述のようにDSM-Ⅳ収載のデータによれば，強迫性障碍の好発年齢は，男性で6～15歳，女性で20～28歳である。強迫性障碍の有病率はおよそ2～3％[11,26,28,31]というのが，近年の定説であるが，老年人口に限定すると，65歳以上での有病率は1.2％[1]，64歳以上での6カ月有病率は1.1％，さらに対象を75歳以上にしぼると0.6％[15]といったデータがある。つまり，高齢者の強迫性障碍の有病率は若年期の半分から3分の1の頻度ということになる。アメリカ合衆国の国立精神保健研究所（NIMH）の臨床調査報告であるEpidemiological Catchment Area Project（ECA Project）[16]によると，強迫性障碍の全年齢での生涯有病率は男性が0.39％，女性が0.92％，65歳以上の高齢者の有病率は，男性が0.12％，女性が1.00％であった。この結果からすると，男性については，高齢者の強迫性障碍の有病率は全年齢の約3分の1程度にあたるものと思われる。

　もっともこのようなデータからは，高齢者の強迫性障碍には，若年期に発症した強迫性障碍が高齢期に至っても持続している場合と，老年期になって初めて発症した場合とがある[13]という視点が抜け落ちている。Rasmussenによれば35歳以上の発症は全体の15％であり，強迫性障碍を老年期に初めて発症することは稀である[25]。

　とりわけ，若年期に強迫的傾向のまったくなかった者が，老年期にいたって，突然，強迫性障碍を発症するような場合，脳血管障碍などの器質的要因の関与が疑われるが，本例のように，元来強迫傾向を持った者が高齢に至って初めて臨床的に事例化する例でも，事例化に際して生物-心理-社会的な因子の関与を評価しなければならない。

　アルツハイマー型認知症やPick病などの老人性認知症の前駆症状，前頭葉症候群などの脳器質性疾患において，強迫症状が出現することがある[7,14]。本症例は，まず入院時の独特な表情からして，一般的な強迫性障碍とは違うのではないかという印象を与えられたが，強迫症状として主だった確認強迫について苦痛を感じている様子が認められず，ましてやそれで抑うつとなっている様子もなく，症状に対して深刻味に乏しいように思われた。強迫性障碍においては生活全般にわたって強迫症状が生じるわけではないが，ゴミ箱に大事なものを落としたのではないかとしつこく確認している患者が，友人の連絡先のメモ書きを紛失しても平然としていたり，患者の行動にはいささかちぐはぐな印象を受けたことも事実である。そのような様子からして，Pick病にみられる強迫症状の自我違和性の欠如[7,30]や「考え不精」[7]に通じるものがあるように思われた。そこで認知症を疑って精査したが，明らかな器質的要因を示唆する所見は認めなかった。

　入院中の脳血流SPECTでは，左前頭側頭部の非対称性集積低下が認められたが，基底核，視床の左右差はなく，脳幹・小脳領域の血流も保たれ

ていた。数井・田辺[9]や水野ら[16]の報告を参照するならば，左前頭側頭部の非対称性集積低下の所見は，強迫に反映されているというよりも，抑うつ状態を背景にする心因性の機能低下の可能性を考えるべきかも知れない。

というのも，臨床経過を追う中で，患者の症状に対する無関心な態度は，実は表面的なものであることが，次第にわかってきた。患者は，確認行為のために家族が患者本人に対して拒否的になっていることにまったく無自覚なのではなく，家族の意見を自分で事前にチェックしたりしていたことからも，確認行為に対する苦痛を自覚しつつ，取り繕うように強迫症状を隠蔽しようとしていたと考えられる。一見した症状に対する無関心さは，脳器質性疾患由来のものというよりは，むしろ極めて神経症的な態度であったようである。

心理学的な面からみていくと，強迫神経症という概念にはじめて理論的考察を加えたのはFreudであるが，彼は強迫神経症が初期のサディズム的肛門期に退行したリビドーの要求に対する，反動形成，分離や取り消しなどの機制を用いた自我の防衛[4,22]であるとした。さらにFreudは強迫神経症と関連深い性格傾向として，倹約，頑固，几帳面を3徴とする肛門性格（強迫性格）を記述[3,21]したことから，以来，強迫神経症は強迫性格の基礎の上に発展すると考えられてきた。

他方，Freudと同時代のJanet[2,8]はその神経症研究の集大成の1つである「Le force et la faiblesse psychologiques（心理的力と心理的弱力）」(1930)のなかで，心理的力(force psychologique)と心理的緊張(tension psychologique)という2つのパラメーターからなる概念を用いて，神経症の病態メカニズムを論じた。正常な状態では，心理的な力と心理的緊張の間には一種の平衡が成立しているが，この平衡はしばしば維持困難であり，そのために平衡の揺れが起こりがちで，これが様々な神経症症状に重要な役割を果たしているとJanetは考えた。Janetによると，強迫神経症は，心理的力は十分に持っているが，心理的緊張においては望ましい水準よりも常に下位にある状態であるという。彼らは，その心理的緊張を回復させるために刺激を求めている状態で

あり，その回復には刺激と訓練が有効であるとJanetは述べている。Janetは，刺激は潜在力を動員し，この潜在力をより高次の心理緊張段階に押し上げることを結びつけるものであり，訓練は段階的に一つの完結した行動をやりとげるようにすることであるとしている。

日本に目を転ずると，森田正馬[18,22]は，強迫観念の心理機制を次のように説明した。たとえば，ふとした拍子に赤ん坊をうっかり踏み殺してしまわないかという考えがよぎったとする。このような考えは「そうあってはならない」という拮抗心から恐怖をもたらし（精神拮抗作用），過敏な人では注意と感覚の悪循環からその考えが増強する（精神交互作用）と解釈した上で，とりわけ「かくあるべき」という心理的構えの強い神経質性格の人は，そのような恐ろしいことを考えてはならないとして，意識から排除しようと努める結果，かえってその考えにとらわれ，強迫観念（症）に発展すると述べている。

中村・舘野[20]は，森田療法による強迫性障碍の症例報告の中で，神経症的な強迫症状の特徴である自我異質性，非合理への洞察，症状に対する抵抗性の多寡は，治療へのモチベーション，精神療法への適合性，反応性に相関すると述べた上で，森田のいういわゆる神経質性格について，神経症水準のパーソナリティの典型であると指摘した。それは，内向的，自己内省的であり，小心，過敏，心配性といった弱力性要素と完全主義，理想主義，頑固，負けず嫌いといった強力性要素の共存する性格傾向であり，強迫の症状機制と密接な関連を有する[19,20]としている。中村・舘野はその報告の中で，神経質性格は，Salzman[27]のいう強迫パーソナリティとも重なる部分が大きいとも述べている。

ところで高齢者の強迫性障碍の場合，しばしばうつ病との関連が問題となるので，この点についても目を配っておきたい。

精神分析では，多くの場合，強迫症状は抑うつへの防衛である[22]とされている。Grinberg[6,22]によると強迫神経症は抑うつ態勢(depressive position)に起因する不安と罪責感に対抗して，これを修正しようとして生じるもので，他者を動か

3. 一連の喪失体験ののち初老期に発症した強迫性障碍

すことにより全能感を求める試みであるという。西園[21,22]は，執着性格を貪欲に対象にしがみつく傾向とみて，そのような人が対象喪失の不安を起こしたときに強迫症状を呈し，対象を喪失したときにうつ病が生じるという。また成田[22]は，強迫性障碍患者に生じる抑うつには，尊大な自己像喪失への反応とみなしうる場合があることを経験していると述べている。

人間学派のStraus[29]は強迫症状をうつ病の本質としての生成の抑止（Werdenshemmung）の1症候であると解釈した。von Gebsattel[5]は強迫を生成の抑止を基盤にした反形相（Antieidos）と述べている。中嶋[19]は，Strausやvon Gebsattelが取りあげた生成の抑止という概念を踏まえた上で，一般のうつ病者と強迫神経症者の症状表現の違いについて述べ，その理由を病前性格の差に求めた。中嶋によると，前者ではうつ病者ではメランコリー親和型性格が形成されているのに対し，後者では潜在的強力性，片意地の強さがあるためだとしている。中嶋が指摘した潜在的強力性という概念は，前述のJanetの心理的力（force psychologique）に共通するものがあり，興味深い概念である。

さらに笠原・古川[11]は，初老期以降に発症する強迫性障碍は純粋に強迫性障碍と診断できるような症例は少なく，うつ病との関連性が高いと指摘している。岡崎ら[24]は老年期に初発した老人の強迫の2症例について検討し，老年期の強迫性障碍の出現には，身体疾患の有無や家族社会的な背景が大きく関わっていることを示唆した。

本例も，もともと真面目で几帳面な性格で，強迫的な傾向があったとみていい。また有名企業の部長にまで出世し，粛々と部下をリストラし，そしてそれにけじめをつけるかのように自分自身も退職するという行動からは，潜在的強力性，片意地の強さをみてとることができる。退院後に家族から確認強迫が続いていることを指摘されても，「今は，ほとんどやっていない」と頑なに否定する頑固さにも強力性をみいだすことができよう。

他方，外泊の際に家族の評価を気にして家族の外泊評価欄を事前にチェックしていたという事実は，対人評価への過敏さや小心さを伺わせる。こうしたことから，本症例は元来の性格が几帳面で頑固である一方で，不安や緊張が強いという強力性要素と弱力性要素を併せ持った，強迫親和的な性格傾向の持ち主であったといえるのではないだろうか。

入院前に，通勤電車の最後列車両に乗り，駅のホームと電車の隙間に「人が挟まっていないか」を確認していたこと，ゴミ箱の中に何か落としたかもしれないと家人に確認を求めたり，浄化槽に物が落ちてしまったかもしれないと浄化槽の中に入り込んで自ら確認したり，尋ね人の確認のために消防署に何度も電話をするというように強迫症状がエスカレートしていくことの背景には，森田の精神拮抗作用がまさに本人の内面で展開していたのではないのだろうか。

また，自身に課せられた職務を全うしつつも，部下のリストラ，自身の退職は患者にとって社会的環境変化という以上に，不安や罪責感を伴った一連の「喪失体験」であったものと考えられる。そのような喪失を経た上で生じてきたのが，強迫症状であったことを鑑みるに，本例においても強迫症状が抑うつの防衛としての代理症状だったという観点も十分成立するのではないだろうか。入院時の時点で，礼儀正しい対応をとる一方で一種の尊大さを感じさせる過剰なまでの慇懃さをみせていたことは，抑うつ態勢に起因する不安と罪責感の防衛の表れと考えると，臨床像がよくみえてくるように思われる。その意味では，本例の強迫症状の背景にうつ病が潜在していたとみて，あながち見当はずれではなかろう。

そこで注目されるのが，薬物療法に不応だった患者が担当医と将棋を指すといった治療関係の中で一定の軽快をみたことである。この点に関して，上述のJanet[2,8]の心理的力と心理的緊張の概念を本例に援用して改めて考えてみたい。というのも，すでに小林ら[13]が初老期の一過性の音楽幻聴，加藤・小林[12]が老年期うつ病症例の病態理解に際してJanetの考想を導入しており，ことさらに初老期や老年期の病態理解にこの考え方が有用と思われるからである。Janetは人間の心的活動を評価するに当たって，心理的力と心理的緊張という2つのパラメーターを導入した。心理的力

は各個人にもともと備わっている生物学的エネルギーであって，迅速な行動，長期に及ぶ行動，多数の行動などをやり遂げる能力の基盤となる。他方，心理的緊張とは，ある状況に応じてそれにふさわしい社会活動をできるよう適切に心的エネルギーを用いる能力であり，より複雑で相異なる多数の操作を遂行するにはより高い心理的緊張を要することになる。Janetは，心理的力と心理的緊張を，兵力と戦略，あるいは資産とその運用にたとえている。

　本例は元来は心理的力が高く，また心理的力を適切に使う能力としての心理的緊張が高かったために，会社でも順調に出世し有名企業の部長にまでなる才覚を示したと思われる。それが初老期に至って，自ら部下をリストラする立場となり，最後は自分自身も退職するという一連の喪失体験を経験し，心理的緊張が低下したのではないのだろうか。しかし，生来的に心理的力は十分にあるので，心理的緊張が低下してもそれなりに再就職後の仕事をこなし，臨床的に抑うつを呈するには至らなかった。しかし，やがて仕事上多くの確認を要する仕事内容をこなそうとする中で，確認行為に向けられた心理的力が合目的的でない方向に振り向けられるという形で，強迫性障害を発症したと解釈できる。その後，強迫症状を抱えつつも仕事を続けねばならないという状況下で疲弊し，ついに退職という喪失体験を経て，さらに心理的緊張が低下し，強迫行為の更なる悪化を招いたと考えられる。ただ本例では入院時の時点においてもその心理的力の低下がみられず，依然として高い状態であった可能性が強い。本例は，入院時の時点で高い心理的力を維持しながらも，心理的緊張の低下が続き，本来の望ましい水準に達してなかったと思われ，Janetの強迫神経症の定義に当てはまっていたと考えられる。

　入院当初はclomipramineを中心とする薬物療法を行いながら，確認行為の背景には不安が存在することを指摘し，強迫行為を自制することを促す認知行動療法的なアプローチを試みたが，むしろこれは高卒ながらも，その高い心理的力と心理的緊張を用いて大卒の同期を押しのけ，最終的には有名企業の部長にまで出世した患者の自尊心を傷つけ，治療者に対する反感を惹起してしまったようである。患者は，心理的力も心理的緊張も十分にある壮年期の自分が失われてしまったことに対して，ある種の否認の姿勢をとり，確認強迫に陥りながらも，そのような症状を否認して無関心な態度をとっていたのではないか。そしてその一方で，外泊中の確認行為について家族から治療者に伝えられないように，家族から医療スタッフへの外泊評価票に事前にチェックを入れていたのではないか。また，入院時の大きな声やぎらついた視線，過剰に慇懃な態度などは，自分の壮年期のころの尊厳を何とか保とうという患者のコーピングの表れであろう。いずれも患者からすると心理的な緊張が低下してしまった状態への，コーピングであったものと思われる。

　そのような状況下で，治療の途中から本人の趣味である将棋を治療者が週2～3回共に指すという対応を試みた。患者が日頃，確認行為をする以外は病室で無為に過ごしている様子を見て何かやることを与えてみよう，というのが当初の目論見であったが，いわゆる医師−患者関係を離れた対等の立場で勝負したことは，患者本人にとって心理的緊張を回復する絶好の機会となったと思われる。言い換えると対等の立場で将棋を指したことが，高い心理的力を有しながらも心理的緊張が低下していた患者本人にとって，治療上有効な刺激になったと考えられる。担当医と患者の将棋の腕は互角か，多少とも患者が上という程度で，和やかな対局であっても真剣勝負という側面を有していた。患者は，しばしば治療者に打ち勝ち，そのことを鼻にかける様子はなかったものの，治療者に将棋で勝つということは，患者にとっては青壮年期において自らの高い心理的力と心理的緊張を有効に活用することで獲得した自信と尊厳を取り戻す一過程となったものと思われる。そうした自信と尊厳を取り戻すということは，患者にとっては心理的緊張を回復することであった。また将棋を通じて治療者と対等の関係を築き良好な治療関係を形成したことも，心理的緊張の回復に寄与したに違いない。担当医も手心を加えて対局するようなことはなく，むしろ患者の症状が軽減してくると患者のほうが手を抜いて担当医に花を持たせ

るような余裕すらみせるようになった．外泊を繰り返す中で，患者の症状に対する家族の否定的な評価は持続したものの，こうした心理的緊張を保つ治療関係が患者を支え，退院を可能にしたと考えたい．

まとめ

初老期発症の強迫性障碍の1例を報告した．

一般的に，初老期発症の強迫性障碍は，うつ病の合併や，脳器質性要因の存在，あるいは認知症の初期症状の可能性が示唆される．本例においては強迫症状の背景に，うつ病が潜在していた可能性が高いが，認知症の初期症状については否定的であった．

本例は，もともと強迫的な性格傾向を持っていた者が，初老期に至って種々の喪失体験のもと，心理的緊張が低下していくなかで，抑うつの代替症状として，一連の強迫症状が顕在化したと思われる．

治療については，薬物療法と共に患者の趣味である将棋を治療者が共に指すという対応が，患者の心理的緊張を一定程度回復させたものと推測された．

（安田 学，小林聡幸，上野直子，加藤 敏）

文　献

1) Bland RC, Newman SC, Orn H：Age of onset of psychiatric disorder. Acta Psychiatr Scand, 77；43-49S, 1988
2) Ellenberger HF：The Discovery of the Unconscious；The History and Evolution of Dynamic Psychiatry, Basic Books Inc, New York, 1970（木村 敏, 中井久夫監訳：無意識の発見．弘文堂，東京，1980）
3) Freud S：Charakter und Analerotik, Sigmund Freud Gesammelte Werke, Bd V. Imago Publishing Co, London, 1948（懸田克躬訳：性格と肛門愛．フロイト選集5，性欲論．日本教文社，東京，1953）
4) Freud S：Hemmung, Symptom und Angst, Sigmund Freud Gesammelte Werke, Bd. XIV, Imago Publishing Co, London, 1948（井村恒郎，小此木啓吾ほか訳：制止・症状・不安．フロイト著作集6，自我論・不安本能論．人文書院，東京，1970）
5) von Gebsattel VE：Die Welt des Zwangskranken. Mschr Psychiat Neurol, 99；10-74, 1938
6) Grinberg GL：Obsessive mechanism and depersonalization. Int J Psychoanal, 47；117-183, 1966
7) 池田 学，森 悦朗：Pick病における人格変化と行動異常．老精医誌，7；255-261, 1996
8) Janet P：Le force et la faiblesse psychologiques. Éditions medicales Norbert Maloine, Paris, 1932
9) 数井裕光，田辺敬貴：脳障害部位と記憶障害の特徴．老精医誌，8；166-174, 1997
10) Karno M, Golding JM, Sorenson SB et al：The epidemiology of obsessive compulsive disorder in 5 US communities. Arch Gen Psychiatry, 45；1094-1099, 1988
11) 笠原洋勇，古川はるこ：老人の強迫．最新精神医学，7；531-536, 2002
12) 加藤 敏，小林聡幸：うつ病－認知症移行領域．精神科治療学，20；983-990, 2005
13) 小林聡幸，恩田浩一，加藤 敏：初老期に生じた挿間性音楽幻聴．精神科治療学，14；989-991, 1999
14) 小林聡幸：高齢者強迫性障害の臨床．老精医誌，15；407-413, 2004
15) Kramer M, German PS, Anthony JC et al：Pattern of mental disorders among the elderly resident of eastern Baltimore. J Am Geriatr Soc, 33；236-245, 1985
16) Lindesay J：Neurotic disorder. Psychiatry in the elderly, 3rd Ed,（ed Jacoby, R Oppenheimer C），Oxford University Press, p 698-699, 2004
17) 水野雅文，吉益晴夫，村上雅昭ほか：Functional Amnesia-2症例の神経心理学的検討．失語研，16；44, 1996
18) 森田正馬：神経衰弱及強迫観念の根治法．森田正馬全集2，白揚社，東京，p 71-278, 1974
19) 中嶋 聡：強迫神経症のうつ病近縁性についての一考察．精神医学，30；1197-1204, 1988
20) 中村 敬：森田療法．臨床精神医学講座15，中山書店，東京，p 117-134, 1999
21) 中村 敬，舘野 歩：神経症と強迫．最新精神医学，7；557-563, 2002
22) 成田善弘：強迫性障害．医学書院，東京，2002
23) 西園昌久：強迫の意味するもの．精神分析研究，21；180-186, 1977
24) 岡崎公彦，久江洋企，久場川哲二：老人の強迫性障害の2症例について．神奈川県精神医学会誌，48；49-55, 1998
25) Rasmussen SA, Eisen JL：The epidemiology and clin-

ical features of obsessive-compulsive disorder. Psychiatr Clin North Am, 15 ; 743 - 759, 1992
26) Robins LN, Helzer JE, Weissman MM et al : Lifetime prevalence of specific psychiatric disorders in three sites. Arch Gen Psychiatry, 41 ; 949 - 958, 1985
27) Salzman L : The Obsessive Personality ; Origins, Dynamics and Therapy. Jason Aronson Inc, New York, 1975
28) Stein DJ: Obsessive-compulsive disorder. Lanset, 360 ; 397 - 405, 2002
29) Straus E: Ein Beitrag zur Psychopathologie der Zwangserscheinungen. Mschr Psychiat Neurol, 98 ; 61 - 101, 1938
30) 高橋克朗：痴呆と常同・強迫行動（Pick病など）．神経心理学, 7 ; 19 - 26, 1991
31) Weissman MM, Bland RC, Canino GJ et al : The cross national epidemiology of obsessive compulsive disorder. The Cross National Collaborative Group, J Clin Psychiatry, 55（Suppl）; 5 - 10, 1994

第5部　老年精神医学

4．緊張病様病像が挿間的に前景化する せん妄を繰り返した陳旧性脳塞栓

キーワード　緊張病症候群，脳塞栓，器質性精神病，ハロペリドール，せん妄

　緊張病[3,9,13]は拒絶症・自閉・筋強直・カタレプシーなどの症状と，興奮と昏迷の交替を特徴とする精神病であり，Karlbaum[9]によってひとつの病型(Typus)として記述され，のちにBleuler[2]によって緊張型として統合失調症に組み入られた。しかし同時代の趨勢の考え方では，たとえば昏迷(mental stupor)といっても疾患単位とは別に，昏迷自体の状態像に注目して，無力性昏迷(anergic stupor)と妄想性昏迷(delusional stupor)に分類されている[14]。むしろその後の歴史は緊張病という疾患単位の確立よりも緊張病症候群の疾患横断性のほうを明らかにしているともいえる。すなわち，うつ病で緊張病症状を伴ったり[1]，脳炎[12]や高カルシウム血症，悪性腫瘍などを基礎とする症状性精神病ないし器質性精神病でも緊張病症候群が生ずることが報告されている[7]。

　ことに高齢者が緊張病症状を呈した場合，緊張病症状を伴ううつ病[1]，身体疾患に基づく症状性ないし器質性精神病における緊張病症候群，遅発性緊張病の発症，若年時に発症した統合失調症の再燃など種々の可能性が考えられ，鑑別に苦慮することも少なくない。今回筆者らは，脳塞栓後に緊張病様病像が挿間的に前景化する，せん妄を繰り返しきたした老年期の女性症例を経験したので，若干の考察とともに報告する。

I．症　例

　症　例　65歳(当科初診時)，女性
　家族歴　特記事項なし。
　病前性格　元来明るく，社交的で友人も多く，さっぱりとして，こだわらない性格であった。
　既往歴　33歳ごろ結核を罹ったのを機に，抑うつ1

カ月ほど精神科に抑うつ状態で入院したことがある。詳細は不明である。以後，とくに精神科的治療は受けず，抑うつを呈することもなかった。

　現病歴と治療経過
　1）脳塞栓の発症　X年8月(64歳)，左後頭葉から側頭葉にかけての脳梗塞を発症した(図1)。心房細動による塞栓と考えられた。急性期には一過性に運動性・感覚性失語を呈し，点滴を自己抜去したり，治療者へ罵声を浴びせたり，幻視を認めるなどのせん妄を経過中に起こした。退院後は，家族のみるところ，時折ささいなことで興奮することがある程度で，ほぼ病前の状態に戻ったという。

　2）第1回緊張病様病像　X+1年12月，喘鳴・呼吸困難を呈し，当院呼吸器内科で気管支喘息と診断され，prednisolone 30 mgが処方された。3日後には20 mgに減量されたが，その日の午後10時ごろより突然，落ち着きがなく，暴れたり暴言を吐くようになった。しばらくその状態が続いたあと，その日は就寝したが，翌日より口をもごもごさせ両下肢を突っ張り，問いかけには応答しないが，体に触れたときには手で払いのけるという状態となったため，当院神経内科に入院した。

　問いかけに答えなかったり，身体接触に拒絶を示すという点で拒絶的といえるが，それ以外にはほとんど行動がなく，筋緊張も強く，一見して亜昏迷状態という印象であった。脳塞栓後の側頭葉てんかんが疑われ，脳波を施行されたが，基礎律動は9〜10 c/sのα波で，突発性異常波や徐波性の異常は認められなかった。入院第2病日には亜昏迷状態は解け，応答はするようになったが，ささいなことに興奮し，治療者の言うことに対して揚げ足をとるような意地の悪い態度で反論をするなど，攻撃的かつ非協力的であり，点滴管理や検査の施行に困難を生じる状態であった。そのためhaloperidolの点滴静注により鎮静をはかったが，

第5部　老年精神医学

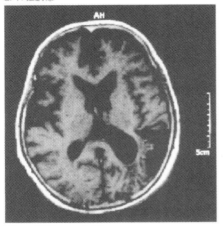
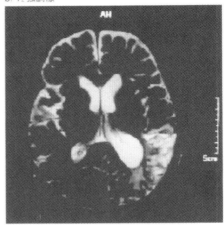

図1　頭部 MRI 画像

容易に鎮静が得られず，急速に増量され，50 mg/日の使用量となった．predonisolone を内服していたためステロイド精神病が疑われ，入院第4病日に当科紹介受診となった．

初診時には haloperidol による鎮静で傾眠状態であったため，状態像の把握ができず，応答できる程度まで haloperidol を漸減するよう内科主治医に要請したが，第6病日までに完全に中止されてしまった．再び投薬や食事に対して否定的で，治療者に対して暴言を吐くようになる一方で，第9病日の当科再診時には「姉と兄がそこに立っているが，知らない顔している」「ヘビ，ヘビ…」など幻視を疑わせるような発言がみられた．haloperidol 9 mg, chlorpromazine 75 mg, levomepromazine 50 mg, carbamazepine 600 mg を経口投与したところしだいに興奮はおさまり，意思の疎通も可能となったため，第22病日に退院となった．

外来での意識清明な状態では，若干の運動性失語があり，思った言葉がでにくかったり，細かいことの説明がいまひとつスムーズではなかった．入院前後の記憶は断片的であり，入院中のことを回想して「あのときは他人と話していても昔のこととか，頭に別のことがでてきた」などとも述べたが，それ以上詳細に説明することはできなかった．意識障碍を呈していたことは確かと考えられ，基本的な病態はせん妄であったと考えられた．しかし，筋緊張の強い昏迷様の状態と興奮の交替，拒絶的，反抗的な態度など，緊張病的な要素の強いものであった．

その後，入院中に処方された haloperidol や levomepromazine を漸減してもとくに変化はなく，chlorpromazine 50 mg, carbamazepine 400 mg で維持され，以後約1年間は大きく調子を崩すことはなかった．

3）第2回緊張病様病像

X＋2年11月（66歳）ごろよりとくに誘因なく，不眠とともに多弁な状態が生じてきた．当初，家族は元気がでてきたと喜んだが，2〜3日すると口数と行動が減り，話しかけると何とかうなずくもののほとんど自発的にはしゃべらず，ときにはまったく反応しないという寡動状態となった．何回か左側頭から後頭を指して「痛い」と言うことがあった．

さらに数日後，朝から食事もとらず，様子がおかしいということで当科外来を受診した．このときには閉眼し，全身に力がはいり，発汗著明で問いかけには応答せず，家族の手を必死に握っているところに多少とも意志の発動がみられたものの，緊張病性の亜昏迷状態と思われる病像であった．脳血管障碍の再発を除外するため，diazepam 10 mg の静注により鎮静したのち，頭部 CT を施行したが，あらたな病巣は認められなかった．diazepam 静注後30分くらいすると目を開けて起き上がった．診察室の寝台のシーツをつまんでみたり，主治医の白衣のポケットをまさぐってみたり，ぼんやりとしている様子であったが，声をかけると「大丈夫，大丈夫」と繰り返し言ったりと，それまでの緊張病的な状態にかわって比較的典型的なせん妄を思わせる病態となった．1時間ほどすると再び話しかけても顔をしかめたりする程度の意思疎通のとれ

ない状態となった。この状態変化は，緊張病様昏迷に diazepam interview を行ったかたちになり，その間，緊張病様病像は軽減し，せん妄が現れたと考えることができるであろう。その後 haloperidol 5 mg を静注し帰宅した。その晩は食事をとったが，翌日より顔を覆ったまま動かなくなり当科に入院となった。

　入院後経過　ストレッチャーで病室に入室する間も両手で目を覆って体を小刻みに震わせていた。発汗著明であり，導尿などの処理に対して看護師の腕を強く握って抵抗するような様子はみられたが，起きあがったり声を発することはなかった。拘束をすることを伝えると顔をしかめるだけで，何ら意思表示はなかった。若干の拒絶的な態度や行動はあるものの，一見して緊張病様病像を伴う亜昏迷状態と思われるものである。levomepromazine 25 mg の筋注後，少し眠ったが，夕方には一時的に覚醒し，いささかけんか腰で付き添いの夫とかみ合わない会話をしていた。準夜帯には入眠していたが，午前 0 時ころに覚醒し，身をよじりつつ「みんな平等なんだよ」「わかりました。私が悪かったんだよー」と同じ言葉を繰り返していた。再び levomepromazine 25 mg の筋注で鎮静したが明け方には開眼し，「ばか，ばか，ばか，ばか，ばかなんですよ」「みず，みず，みず，みず……」と語唱がみられた。

　心房細動を認め，脈拍は 100/分と頻脈傾向であるとともに脈の不整が著しかったため，循環器内科にコンサルトした。拘束下に輸液，ジギタリス，利尿薬等で治療を開始したところ頻脈は改善した。精神科的には haloperidol 10 mg/日の点滴静注を施行し鎮静をはかった。午前中は傾眠傾向で，午後になると覚醒し，治療者に突っかかるような意地の悪い態度で，まとまらない話を続けるという状態であった。その後，しだいに日中もぼんやりとし発語は減っていった。

　入院 7 病日を過ぎたころより，なにかにつけ「私が悪い」と自責的な発言を認めるものの応答に適切な答えが返ってくるようになり，表情も穏やかになってきた。入院第 10 病日には周囲の状況を十分理解できるようになったと思われたため拘束を解除した。入院時のことを尋ねるが，「なにをしていたのかよくわからない。ところどころは覚えている」とのことで，前回のエピソードと同様に，意識障碍の存在が推測された。入院第 30 病日には，ほぼ普段の状態に戻ったため退院となった。

　入院中の頭部CTではX年の古い塞栓巣が認められ

たのみであり，SPECT では前頭葉の血流低下が認められた。MRI では陳旧性の梗塞部位に加えて，深部白質に小梗塞巣を多数認めた。

　退院後経過　退院後は，ややろれつ緩慢が認められたものの，haloperidol 4.5 mg，etizolam 1.5 mg の処方で安定を保っていた。脈拍数も不整ではあるものの 90/分前後で安定していた。

4）第 3 回緊張病様病像

　ろれつ緩慢のため本人と家族に了解を得て haloperidol から quetiapine 75 mg に変更したところ，数週間で再び筋緊張の亢進を伴う易怒的な状態となった。不眠・拒食を伴い，多弁と寡黙の交替傾向が認められた。普段より話も通じにくく，的はずれな応答で，軽度の意識混濁があるように思われた。入院中の状態が再燃してきたものと思われたため，quetiapine を中止し，haloperidol 3 mg に変更すると 1 週間ほどで改善した。この処方で安定状態を保っている。

II. 考　察

　心房細動を基礎疾患として，左側頭葉・後頭葉の脳塞栓を呈した老年期女性が，その 1 年 4 ヵ月後，2 年 3 ヵ月後，2 年 7 ヵ月後に，緊張病様病像を呈した。1 回目は気管支喘息の発症とステロイドの投与が，2 回目は明らかなきっかけはないものの，心房細動のコントロール不良による頻脈傾向が影響していた可能性は否定できず，3 回目は薬物変更後に起こった。

　脳塞栓後遺症の高齢者に一過性に生じた病的状態で，haloperidol によく反応して短期間で終息し，健忘を残していることから，おそらくこの病態はせん妄ではないかと考えた。しかし，本例の病像は非常に特徴的なもので，日常的に経験するせん妄とはかなり異なったものであった。臨床的な印象からいうと，せん妄状態を舞台として，緊張病的な要素，躁うつ病的な要素などさまざまな要素が時には混淆しつつ出現して，単純な症候論ではとらえがたい病像を呈したように思われた。

　そうした印象をもたらした臨床所見として，たとえば 2 回目のエピソードの際，当科入院直前の外来において，緊張病様病像に diazepam を静注すると，緊張は緩んだかわりになにかをまさぐる

動作が出現したことをあげることができる。緊張病様病像のベールの下にせん妄が潜在していたということ、つまり、せん妄と緊張病様病像の重層的な出現が印象づけられた。

そもそも老年期の精神障碍の場合、病因および発病結実因子が多岐にわたり、単純に機能性疾患や器質性疾患と割り切れない場合が多い。本例はそうした老年期特有の病像であり、一元的に病態を説明しつくすことは困難と考えなければならない。ただし、症例の理解のためにある程度の図式化は必要であろう。意識障碍、緊張病様病像を含めた精神病像、躁うつ病的な要素などを総合的にとらえると、非定型精神病に類似した病像ということもできるが、せん妄を基礎的な状態として、種々の要因、種々の病態が混淆して出現した複合的病像という図式で考えてみたい。

健忘を残していることからして意識障碍の存在は明らかであるが、病状の一時期には著しい意識障碍よりも、むしろ、ある程度意識がはっきりしていて、医療者の言動に意地悪く刃向かうような態度が特徴的であった。それは統合失調症でみられるひねくれた態度ほど常軌を逸したものではないが、「ひねくれ」ともいってよいものである。動きが乏しい時期も、あとから考えると意識障碍があったものと考えられるが、横断的には意識障碍ではなく亜昏迷状態のようにみえた。

こうしたひねくれた態度も含めて、緊張病様病像と記述されるような症状が多々みられた。1回目と2回目は拒絶症や揚げ足をとるような意地の悪い態度、筋緊張が目立つ興奮と、発汗などの自律神経症状を伴い、多少の反応はみられるものの全体的には堅い印象の強い昏迷が認められ、2回目は緊張病においてよく知られている語唱も認められた。3回目は病状悪化の初期段階で薬物を変更したことで、明らかなせん妄にまでは至らず、緊張病様病像も萌芽的な状態を示しただけで軽快している。

33歳時の精神科病院への入院歴は、家族の話によると、抑うつ状態であったという。抑うつ状態はこのときのみであり、躁うつ病の診断がつけられるわけではないが、今回の病像には躁うつ病的な要素がそこここにみられており、潜在的な躁うつ傾向が病像形成に一部関与していたと思われる。とくに2回目のエピソードでは、まず軽躁状態とも思われる時期が2〜3日あり、引き続いてうつ的な状態を経て筋緊張の強い亜昏迷様の状態に陥っている。また、極期から回復期には「私が悪い」という罪責的な発言もしばしば認められた。

そうすると、本例の亜昏迷状態をうつ病性昏迷として一元的にとらえる可能性も考慮されるが、著明な発汗と筋緊張、拒絶的な態度を伴う亜昏迷状態はうつ病性昏迷とは性質を異にする。一見、罪責的にみえる発言も、「どうせ私が悪いんですよ」といったすねたような、あるいはむしろ攻撃的なニュアンスが強く、一義的にうつ病の罪責念慮だけでは割り切れない。本例の病態に反映するうつ病的な要素の存在は否定しないにしても、haloperidolの効果をみると、うつ病性昏迷とは考えにくい。

緊張病様病像の由来を説明することはなかなかむずかしい。老年期の緊張病症候群としては、遅発性緊張病も考慮される疾患である。古茶[10]によると、初老期精神病のなかで、抑うつ気分に始まり、経過中に緊張病症状を呈し、重度の欠陥状態や場合によっては死に至る一群の病態で、①人生の後半に始まり、②女性に多く、③初期は抑うつ症状で始まり、④経過中に緊張病状態を呈する統合失調症圏の疾患である。しかし、その成因は不明である。

他方、器質的要因により緊張病状態が引き起こされることもあるわけだが、脳のどの部位の障碍で緊張病状態を呈するのかという定説はない。われわれの症例では、MRIで深部白質に無症候性と思われる小梗塞巣を多数認めた。Millerら[11]は、45歳以上ではじめて精神病エピソードを発現した24例に対しCT、MRI検査を行い、健常者と比較した。その結果、患者群では器質的病変が認められたものは42％、正常群では8％と有意に患者群で器質的病変が多く認められた。脳白質病変がみられた10人の患者群のうち6人は血管病変であった。さらに白質病変の大きさを部位ごとに患者群と健常者群とで比較すると、側頭葉において患者群で最も大きな病変がみられた。

また，Pick病において側頭型で常同症状が多いという所見[5]があるが，われわれの症例でも側頭葉にかかる塞栓が存在したことは興味深い。以上のように，側頭葉が初老期以降の精神病エピソードに深くかかわる部位であることを考えると，本症例においても側頭葉の陳旧性塞栓が緊張病様病像の成立に関与していた可能性が推測される。何らかの要因によりせん妄が発症したとき，意識解体の程度が進行するにつれ，左後側頭葉の機能低下が関与して，緊張病様病像が出現したのかもしれない。

せん妄の誘因については3回のエピソードごとに異なっていたと思われる。1回目のせん妄では喘息発作による低酸素状態や，ステロイドの影響などが考えられる。2回目の状態は心房細動のコントロール不良から脳血流量の低下が生じたと推測するほかない。3回目は短期間であり薬物の変更直後に起こっているため，薬物が影響していたのであろう。

治療に関しては，従来いわれているせん妄の治療や緊張病症候群の治療を参照した。

緊張病の治療は，緊張病が過覚醒状態であるとの仮説から，その改善を目的とするものが多い。BrennerとRheuban[3]は緊張型統合失調症に対して抗精神病薬を投与すると神経遮断薬性緊張病をきたす緊張病ジレンマ（catatonic dilemma）の症例を報告し，緊張病患者では，たとえ錐体外路症状を呈する危険が少ないと思われる症例でも，高力価抗精神病薬は注意深く使用すべきだと警告し，Fink[4]は緊張病には電撃療法の施行をすすめている。しかし，haloperidolやrisperidoneなどの高力価の抗精神病薬が効果的であるとの報告[8]やlorazepamが有効であった症例の報告[6]もある。

本症例の場合，haloperidolの大量投与によっても，緊張病症状が悪化することはなく，むしろ有効であったことは，本症例の状態が基本的にはせん妄であり，せん妄治療薬としてhaloperidolが奏効したとみてよいだろう。

われわれの症例は第1回目のエピソード後，喘息は当院呼吸器内科，心房細動の治療と抗血栓薬投与は近医内科，精神症状については当科というように，いわば「縦割り」の診療がなされていた。本例の第2回エピソード前には，心房細動に対する管理が必ずしも循環器を専門としない開業医の手に委ねられており，心拍数のコントロールが十分ではなく，上述のようにそれが第2回エピソードの発症に関与していた可能性がある。老年期の精神障碍においては，身体的状況の関与が若年者よりもはるかに大きく，精神科的治療に専念しているだけではすまない場合も多いだろう。その意味で，「総合診療」の必要性が感じられた症例であった。現在は精神科的治療と喘息治療薬のキサンチン製剤の投与を当科で，心房細動の治療と血栓予防は当院循環器内科で行い，状況に応じて，連絡を取り合えるように留意している。

まとめ

左側頭葉から後頭葉にかけての陳旧性脳塞栓の老年期女性に，3回にわたって緊張病様病像が挿間的に前景化するせん妄を呈した症例を報告した。各エピソードについて，循環・呼吸等の全身状態，薬物の影響などの複合的な要因が関与したものと推測されたが，せん妄により意識解体が進むと，脳塞栓部の機能障害が関与して緊張病様病像を重畳したものと考えられた。治療面ではドーパミン遮断薬が有効であった。こうした症例の管理には，精神科だけでなく，内科など他科との連携をとった総合的な診療の必要性があると思われた。

（倉持素樹，小林聡幸，阿部隆明，加藤　敏）

文　献

1) American Psychiatric Association ; Diagnostic and Statistical Manual of Mental Disorders. 4th ed, text revision. American Psychiatric Association, Washington, DC, 2000

2) Bleuler E : Dementia Praecox oder Gruppe der Schizophrenien. In Asshaffenburgs Hundbuch der Psychiatry, Deuticke, Leipzig, 1911

3) Brenner I, Rheuban WJ : The catatonic dilemma. Am J Psychiatry, 135 ; 1242-1243, 1978

4) Fink M：Neuroleptic malignant syndrome and catatonia；One entity or two? Biol Psychiatry, 39；1-4, 1996
5) 福原竜治, 鉾石和彦, 池田 学, 田辺敬貴：前方型痴呆の病態と診断. 臨床精神医学, 30；269-278, 2001
6) Greenfeld D, Conrad C, Kincare P, Bowers MB：Treatment of catatonia with low-dose lorazepam. Clin Res Report, 144；1224-1225, 1987
7) Gugenheim FG, Babigan HM：Catatonic schizophrenia；epidemiology and clinical course. J Nerv Ment Dis, 158；291-305, 1974
8) 入江洋一, 西脇健三郎：リスペリドンが奏効した精神分裂病の2症例. 新薬と臨床, 46；727-731, 1997
9) Karlbaum KL：Die Katatonie oder das Spannungsirresein；Eine klinische Form psychischer Krankheit. Verlag von August Hirschwald, Berlin, 1874
10) 古茶大樹：遅発性緊張病. 精神科治療学, 15；623-627, 2000
11) Miller BL, Lesser IM, Broone KB et al：Brain lesions and cognitive function in late life psychosis. Br J Psychiatry, 158；76-82, 1991
12) Raskin DE, Frank SW：Herpes encephalitis with catatonic stupor. Arch Gen Psychiatry, 31：544-546, 1974
13) 武正健一：緊張病症候群. 臨床精神医学, 14；417-421, 1985
14) Tuke DH：Mental stupor. A Dictionary of Psychological Medicine (Tuke DH, ed). Vol Ⅱ, p 1208-1213, J & Churchill, London, 1892

第5部　老年精神医学

5．行為言表性幻聴を主徴とする老年期精神病

　一級症状，精神自動症，遅発性分裂病，幻聴，心理的緊張

　高齢化社会の急速な進展により，臨床の場に多くの老年期精神障碍患者が登場している現在，われわれは青年期から壮年期を対象に構築された従来の精神医学を，そのまま老年期症例に適用することの限界に直面しており，老年期に固有な精神病理学の構築を要請されているといってもいいだろう。そうした問題意識を見据えつつ，患者自身の行為について言表する幻聴を持続的かつ前景的に呈した老年期の女性2例を報告し，検討を加えたい。

　患者自身の行為について言表する幻聴は，ドイツ精神医学においては，Schneiderの一級症状であるところの「自身の行動と共に発言する幻聴（Hören von Stimmen, die das eigene Tun mit Bemerkungen begleiten）」[18]に相当する。通常，これは「行為を批評する幻聴」などと呼び慣わされているが，「批評」と訳されている「Bemerkungen」という語は「批評」「注釈」「言表」いずれにも訳しうる言葉であり，「批評する幻聴」では一面的になるきらいがある。de Clérambault[5]が精神自動症の中核症状のひとつとして，類似の症状を，「行為言表」（énonciation des gestes），「行為批評」（commentaire sur les actes），「意図言表」（énonciation des intentions）と記載していること，すでに加藤[12]がこうした幻聴について包括的に行為言表性幻聴という用語を用いていることから，本稿でも行為言表性幻聴の用語を用いたい。

I．症　例

〔症例1〕「幻聴」の訴えで受診した初診時65歳の女性

　病前性格　「困るほど几帳面」でしっかり者，神経質で完全にしないと気がすまない面がある。他人には気を遣い，「人付き合いは下手」，「自分を出せない」性格である。

　生活史　5人同胞の第4子，次女である。23歳で会社員と結婚し，3人の息子をもうけた。夫と次男（独身）と同居していた。人付き合いが下手という自覚に反して，多趣味で友人も多く，主婦として，母親として几帳面に家庭を取り仕切っていた。

　現病歴　患者54歳の年，長兄夫婦と同居していた母が嫁との葛藤を苦に86歳で自殺した。翌年，父が88歳で病死した。長兄は父の存命中から自分に有利な遺言書をつくらせ，財産の独占をねらっていたこともあって，患者は父の死に目に遭えないばかりか，葬式にも列席できなかった。父の死後，次兄が患者を巻き込んで，長兄と争うという遺産相続紛争が起こり，裁判所通いの日々が続いた。患者にとって，同胞と対立するこの裁判は非常なストレスであった。また，両親の死に目にあえなかったということも心残りだったようである。

　8年ほど続いた係争は，63歳時に患者の側が勝訴したが，そのあととくに夕方になると何か寂しい感じとなって，趣味のサークルなどもやめ，引きこもりがちとなった。また，戸締まりが気になったり，テレビに登場した俳優の名前がわからないとテレビ局に電話してまで聞くという確認強迫も生じ，その年の暮れには，抑うつ状態の診断にて某病院で治療を受けた。64歳の年の前半には，「クソ」「小便」など汚い言葉が聞こえてくるという幻聴が数回あったが，その後，約1年は抑うつも寛解し，治療も中断していた。

　65歳の5月にも一過性に上記の汚言的な内容の幻聴がみられたが，7月から幻聴が持続的となった。ある日，「電気をつけてはいけない」「外出しなさい」といった指示的な内容の自分の声が聞こえてきた。それ

は大きな声で，他人の声が聞こえなくなるほどだった。声の主は，「おかた様」と名乗り，自分自身を「わいが」という一人称で呼ぶ。他方，患者を「バカ○○ちゃん」と呼んで，「ぶっ殺す」とか脅したり，行為を批評する。すなわち，洗い物していると「なにやってるんだ。もっとよく洗え」，排尿中に手間取っていると「トイレは座ってるところじゃないよ」，米をとぐときいつも3回洗うのを「2回でいい」，あるいは知人の側を通りかかるとき「知らんふりするんだろう」などと「おかた様」が言うのである。また，「診察が終わったらトイレに行くんだろう」「どこそこが痒いんだろう」などと患者の行動や感覚を当ててしまう。さらに念仏のようなわけのわからない言葉（「ねなんてつくりべな」など）を唱えろと要求してきて，唱えないと「ひどい目にあわせてやる。一晩中騒いで寝かせない」などと脅すので仕方なくこころの中で復唱するなどということもある。現実の行動が幻聴に左右されることはなく，家庭では家事などもそれまでどおりこなしていた。8月に当科を初診した。

初診時現症 身なりは整然とし，礼節は保たれ，知的にも高く，上品な老婦人という印象である。主として「おかた様」の声について訴えたが，こうした病的体験についても，理路整然とした話しぶりで説明し，思考障碍や人格水準の低下は認めかった。しかし上述のような訴えを詳細に几帳面に語る様子からは，強迫的な人格傾向が強く印象づけられた。多少，抑うつ的な印象はあるものの，表情は穏やかで，表面的には強い苦悶の様子はうかがえなかった。強迫的傾向の強い老人の幻覚状態ととらえられ，診断的には，不安や強迫へと広がる広義のうつ病スペクトラムに属する症例と思われた。

治療経過 Haloperidolの2.25 mg/日までの漸増では，無効か，かえって増悪したので，diazepam 6 mg/日など抗不安薬を中心とした処方に切り替えたところ，いくらか改善をみたが，幻聴の完全消失にまでは至らない。診察時には礼節を保ち，感情的に不安定になることは一切なく，非常にしっかりした人という印象だった。「『おかた様』がうるさくて」などと毎回訴えるが，あたかも隣人の口やかましさを愚痴るような調子で深刻な印象は少なかった。初診後，3カ月ほどした頃，夫が癌を宣告され，心配はしたものの，放射線治療を受ける夫を看病しつつ，大きく調子を崩すことはなかった。頑固に「幻聴」を訴えるものの，日常生活は支障なく送っていた。

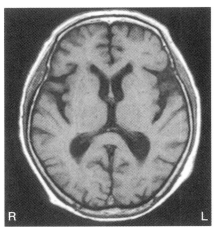

図1
症例1の精神科入院中の頭部MRI所見
皮質の軽度萎縮と，基底核・深部白質の血管周囲腔の拡大，および右視床の小梗塞巣を認める。

初診から2年を経た患者67歳の夏，夫が亡くなった。葬儀で甲斐甲斐しく立ち働いたあとから腰痛を訴え，整形外科に入院したが，明らかな他覚的所見はなく，半月ほどで痛みは腰から左股関節に移動した。整形外科を退院しても，股関節痛のため，ほとんど臥床して過ごし，時には「おかた様」といい争っているらしい独語が顕著にみられた。このため当科にて3カ月間の入院治療を行った。歩行のリハビリをしつつ，幻聴に対して薬物療法を試みた。Risperidoneを5 mg/日まで使用してみたが無効で，sulpiride 300 mg/日にして若干の効果を認めた。すなわち，問いただすと「おかた様」の声はまだあるというが，自発的に幻聴について訴えることはなくなった。股関節痛はほとんど改善しなかったが，歩行器を使って日常生活動作はほぼ自力で可能となったため，退院とした。

しかし退院後，2カ月もするとトイレまではって行く程度で，ほとんど臥床がちという入院前と同様の状態となってしまった。幻聴も次第に強くなり，68歳の夏頃には，診察のたびに，股関節痛よりもむしろ「『おかた様』がうるさくてしょうがないんですよ」と訴えるようになった。家族からみても，「おかた様」と言い合っているような独語（「うるせえ，畜生」）が増えているということだった。このため再度の精神科入院を考慮していた矢先，内科疾患で他院に入院し，急死した。この入院で初めて発見されたCrohn病によるイレ

ウスから急性循環不全をきたしたものであった。

　検査所見　頭部MRIでは，加齢によると思われる皮質の軽度萎縮と基底核や深部白質の血管周囲腔の拡大，右視床に1カ所小梗塞巣を認める程度で，正常範囲と考えられた(図1)。この所見は初診後まもないときと，精神科入院中の2回とも変化がなかった。

〔症例2〕　浪費のため家族に連れられて初診した59歳の女性

　病前性格　几帳面・生真面目で正義感が強く，世話好きの交際好きだが，思い込みが強く，よかれと思ってしたことが家族などに受け入れられないと，ひがみやすい面もある。

　生活史　裕福な職人家庭にて出生し，26歳で結婚，一男一女をもうけた。婚家は自営業で，家事とともに家業の経理を担当し，精力的かつ几帳面に働いてきた。干渉的な姑のもと，一度も口答えすることなく，自分の欲求は押し殺して家族に尽くしてきたという。

　現病歴　2年前から，誘因なく，「映写機のフィルムが回っているみたいなシャーシャーいう」耳鳴り様症状とともに，「インターネットの電波に乗った男の声」が「世界の規制緩和や仏教のことを言う」のが聞こえるようになった。同じ頃から次第に浪費が始まったが，声により買い物を命令されると理由づけていた。つまり，買いたい物があると「つまらない物を買わないで欲しい物を買え」，生け花など習い事に行きたいと思っていると「もっと女らしくなれ」などと，周囲からみると患者にとって都合のいいようなことを男の声が言う。ほかに「掃除しなさい」「お遣いに行け」など単純な命令や，患者の目にはいる物をすべて列挙するという幻聴もあり，「四六時中注釈されて辛い」。またテレビから話しかけてくる体験も時にあった。浪費が著しくなり，さらには小切手に「6兆円，天皇陛下」などと書いたりするようになったため，家族に連れられて来院したが，本人は上記のような幻聴体験を苦痛なものとして訴えた。

　初診時現症　疎通性は良好だが，病的体験について病識はなく，身を乗り出すようにして，まわりくどく細部に拘泥しつつ多弁に話した。病的体験以外の話題についても同様の話しぶりで，とりわけ姑をはじめとする家族への不満をくどくどと語った。診断は暫定的に老年期幻覚妄想状態とつけられたが，同時に軽躁状態を伴っているものと思われた。

　治療経過　Haloperidol 2.25 mg/日投与が開始されたが効果がなく，初診の1カ月後入院した。気丈で，ときに攻撃的な面がみられ，やや多弁で話がくどく，他患に過干渉な傾向があった。「宇宙に母船があり世界経済の組織がそこから2人の男性の声を通じて電波でいろいろと命令してくる」と言い，「日中の行動をあれやこれや指図して評論してくる」と述べた。また「危険があると電線から"カチャカチャ"という音で知らせてくれる」という訴えもあった。「なにかにつけて2人にそのつど勝手に議論されつらい」とは言うものの，訴えはどこか表面的で深刻味が伝わってこない印象があった。抗精神病薬は幻聴に対して有効性に乏しく，bromperidol 6 mg/日により，情動的な安定をみたことで退院とした。入院中の検査では軽度の難聴を認めたが，耳鼻科の見解では日常生活に支障のない程度とのことであった。外来でも幻聴の訴えを続けていたが，家庭生活は問題なくこなしていた。6カ月後，「幻聴がなくなった」と述べ，その日をもって外来通院が中断された。

　検査所見　ウェクスラー成人知能検査改訂版(Wechsler Adult Intelligence Scale-Revised：WAIS-R)では，言語性IQ 80，動作性IQ 101，総IQ 90であった。脳研式記銘力検査では，有関係対語で正答平均3，無関係対語で0，ベントン視覚記銘力検査では，正確数3，誤謬数11と著明な記銘力の低下を認めた。CT，MRI，SPECT，脳波では明らかな異常所見を認めなかった。

　なお，本例は別の観点で既報告の症例である[14]。

II．考　察

1．老年期精神病と一級症状

　老年期精神病についての従来の研究では，M. Bleulerの遅発統合失調症(Spätschizophrenie)[3]，Janzarikの高齢統合失調症(Altersschizophrenie)[11]，Rothの遅発パラフレニー (late paraphrenia)[16]などの概念が有名だが，若年発症の統合失調症と区分する際に，線を引く発症年齢を40歳ころとするか60歳ころに見定めるか，病態について，若年発症の統合失調症と本質的に異ならないものとみるか，統合失調症とは一線を画すパラフレニーとみるか，といった論点が浮かび上がってくる。

　臨床的印象をまず述べれば，われわれの2症例ともに，統合失調症とは一線を画す病態と思われ

たが，DSM-IV[2)]に基づくと，本来，若年発症例を典型とする統合失調症の概念を，いわば操作的に高齢の症例にも適応することになり，症例1は統合失調症，症例2は統合失調感情障碍と診断されることとなる。

DSM-IV[2)]では統合失調症とするには症状が妄想と幻聴など2つ以上必要とされるが，幻聴のみでも「幻聴が患者の行動や思考を逐一説明する」[2)]場合は症状が1つでもよいとの規定により，症例1は統合失調症と診断される。他方，幻聴に先立って強迫症状を伴う抑うつ状態を呈していた点からは，感情病症状と統合失調症症状が同時に存在するというDSM-IV[2)]の統合失調感情障碍には合致しないものの，より広義の捉え方では継起的統合失調感情障碍[1)]とみることもできる。

症例2は幻覚を伴った軽躁状態とみることができ，DSM-IV[2)]では統合失調感情障碍に該当する。軽躁気分と幻聴はほぼ同時に発症しているが，治療経過においては軽躁気分の改善後もしばらく幻聴は続いていた。そうした点からは，症例1に似た病態に，気分変調が加わった症例とみることもできよう。

また両症例とも詳細に検討すると，何らかの脳の老化性変化を想定せざるをえない面も指摘できる。症例1の知能検査は施行しえないままとなってしまったが，生活史や面接状況を鑑みるかぎり，知能は平均水準を超えていたと推測される。が，年齢からすると明らかな異常所見ではないものの，頭部MRIでは小梗塞巣を認め，潜在的な脳器質要因を想定しうる。また，発症に至る時期に，精神的な疲憊状態が顕著にみられ，それが脳の老年性変化を促進なり顕在化させた可能性がある。症例2では，IQ 90と正常範囲ながら，言語性と動作性IQのdiscrepancy（言語性IQが21低値）がみられ，器質的病変の存在可能性が示唆される。

つまり症例1・2とも「幻覚症」に継時的に，あるいは同時的に気分変調がみられた症例と，ひとくくりすることができ，その背景に軽微な器質的要因の関与が否定しがたい症例といえる。しかも，その病像は行為言表性幻聴が前景的だったことが特徴である。

近年の一級症状の統合失調症特異性に対する疑義を待つまでもなく，Schneider自身，一級症状がみられた場合，除外診断を経たうえで「臨床的に，ごく控えめに」[18)]統合失調症と診断すると述べているのであるし，Clérambault [5)]の場合も，精神自動症の基礎疾患にはアルコール中毒といった器質的な病変を持った精神障碍も挙げられている。行為言表性幻聴がみられたからといって即座に統合失調症と診断できるわけではないが，少なくとも青年期・壮年期にあっては行為言表性幻聴がみられた場合，臨床的にはまず統合失調症を疑わざるをえないことは確かであり，そうした立場はICD-10 [19)]でもDSM-IV [2)]でも基本的には踏襲されている。

濱田[6,7)]は「40歳以降に初発する幻覚妄想状態」に，一級症状，とりわけ「行為を批評する声の幻聴」が少なからずみられることを指摘している。濱田の研究では，全135例中，発症年齢60歳以上が15例，その中で「行為を批評する声の幻聴」がみられた症例は4例であった。濱田の研究で興味深いところは，一級症状がみられた症例群，および「行為を批評する声の幻聴」がみられた症例群において，短期予後（1年）も長期予後（5年以上）も良好な傾向がみられる[6)]という点，および青年期の統合失調症よりも一級症状を有するものが多い傾向があるという点である。こうした濱田の議論は，初老期・老年期においては「一級症状」がかならずしも「一級」の価値を持たない可能性を示唆する。

そこで，われわれの症例の行為言表性幻聴についてもう少し細かくみていきたい。

2．症例の示す行為言表性幻聴について

症例1は，行為にケチを付けたり，揶揄したり，命令したりする声とともに，直後にしようと意図していることや，体の痒みの部位を言い当てたりする声があり，Clérambaultの用語でいうと，「行為言表」「行為批評」「意図言表」すべてがみられる。痒みを言い当てるのは知覚の言表と記述されるが，「どこそこが痒いんだろう」が「どこそこが痒いから掻く気だろう」の変形とみれば，この幻聴は「意図言表」の変種である。

確かにこうした幻聴は統合失調症を思わせる症状ではあるが、むしろ強迫観念の幻覚化とみるのが適切ではないだろうか。幻聴の話者は「おかた様」という名前を持つが、声の質は自分自身の声であり、「おかた様」という思わせぶりな名前のわりには人格的な特徴をもたず、病的体験に妄想の成分はほとんどみられない。「なにやってるんだ。もっとよく洗え」「トイレは座ってる所じゃないよ」「2回でいい」「知らんふりするんだろう」といった患者の行為への批評は、行為の些細な瑕瑾についての非難や、些細ではあっても推奨されない行為にまつわるものであり、内容的には掃除や洗浄あるいは排泄などのテーマが圧倒的に多く、もしこうした幻聴が、幻聴ではなく、患者自身がばからしいと思いつつ考えたり口に出したりしているとすれば、強迫観念や強迫行為である。そうした意味で本例の行為言表性幻聴は強迫観念の幻覚化とみることができるのである。換言すれば、強迫観念という思考における考想化声、思考反響である。考想化声（Gedankenlautwerden）という用語は直訳すれば、「考えが音の大きなものになる」ということであり、フランス精神医学の思考反響（echo de la pansée）という用語と案外よく似た成り立ちをしている。症例1の行為言表性幻聴は、強迫観念というかたちをとった思考が、音として大きく響くという病的性格を帯びた症状といえよう。また初期にみられた汚言症的幻聴も強迫観念の幻覚化といえるし、幻聴に強要されて意味不明な言葉を唱えるというのも、幻聴による強要を介在させているにしても、馬鹿げたことをしゃべらずにはいられないという強迫症状の基本骨格を有している。

症例2の幻聴は、おおむね、しようと思っていること、しなければならないことを命令する声であって、それは患者にとって好都合なこともあれば姑や夫の小言のような小うるさいものでもある。患者が「いちいち批評されてつらい」と言うのは、いちいち、ああしろこうしろと幻聴によって命令される苦痛を表現していたようである。しかし、行為やその意図に付随して「ああしろこうしろ」と言ってくる点から、これは「行為注釈」のひとつとみていい。また、患者が見た物をすべて言うという、知覚の言表ともいえる、ある種の思考反響もみられた。買い物や習い事を勧める幻聴は、Clérambaultのいう「意図言表」と記述できるが、露骨に願望充足的な幻聴でもある。その点では、姑からの抑圧の反動として、軽躁的気分変調のなかから生じてきた幻聴とみることもできる。しかし、「いちいち批評されて辛い」と患者が訴える幻聴については、「掃除をしろ」などといったもので、強迫的な側面を指摘できる。

また、症例1、2ともに行為言表性幻聴に対してもっぱら「声がうるさい」と表現しており、統合失調症性の幻聴の場合とは違って、声が自我に侵入し、自我を一方的かつ全面的にまなざすことはなく、あたかも近所からの騒音のように距離をとった態度が特徴的である。注記しておくなら、症例2の幻聴は、宇宙から世界経済の組織がインターネットを通じて命令してくる、といったように物々しく、ともすれば、自我を一方的にまなざす超越的な声のように思えるが、軽躁状態のなかで物々しい描写が生じているだけで、患者はこの声に対して、実のところあっけらかんと対峙していることが多かった。また、行為言表性幻聴の持続期間は症例1で約3年、症例2で2〜3年とかなりの長期間だった。統合失調症性の行為言表性幻聴であればこれほど長期に続くことはまれで、続いたとしても徐々に病勢を落として形骸化した体験になるか、あるいは幻聴の長期持続によって自我構造が著しく崩壊していくことが考えられる。しかし、われわれの症例では幻聴の形骸化も自我崩壊もなく、われわれの症例の行為言表性幻聴は統合失調症性のそれのような自我侵襲性に乏しいものであることが推測された。

病前性格をみても、「困るほど几帳面」な症例1、やはり几帳面・生真面目で、ときにはそれが仇となって、周囲との認識の相違が軋轢を生ずることもある症例2ともに、強迫的な人格傾向は明らかである。なにより彼らは、しっかり者で働き者の主婦であったし、行為言表性幻聴が持続しつつも的確に家事をこなしていた。

もちろん、われわれは行為言表性幻聴がすべて強迫観念の幻覚化であると考えているわけではない。統合失調症症例の場合、行為言表性幻聴が患

者の行為にいちいち口を挟むというそのこと自体が，声が自我に侵入し，自我を一方的かつ全面的にまなざすという状況を示していることも多い。他方，加藤[12]は，一般に病的体験が日常世界から遊離してゆくのに対して，行為言表性幻聴は日常の些末なことをいちいち述べ立てる幻聴という点から，日常の些事へと主体をつなぎ止める効果を持つというLacanの考えを紹介している。これはこれで統合失調症性幻聴のひとつの特徴を示しているように思われる。

しかし，この2症例の行為言表性幻聴は，以上みてきたように統合失調症性の病的体験とは一線を画し，それゆえ「一級症状」とはいえないものである。両症例が統合失調症か否かという診断の問題や，老年期の精神病の疾病論的位置づけの議論にはこれ以上，深入りしない。ただ，症例1が強迫観念の幻覚化と思われる行為言表性幻聴をほぼ単一症状としたこと，症例2も気分変調を伴うものの，それにほぼ準じる幻覚優位の状態であったことは示唆的である。つまり，Schimmelpenning[17]が，遅発統合失調症(Bleuler)[3] 15例中，6症例が言語幻覚症(Verbalehalluzinose)の病像を前景的かつ持続的にとり，統合失調症性の人格変化はより軽かったとしていることを鑑みると，こうした非統合失調症性の幻覚症[13]が老年期の精神病のひとつの範例的症例であることが示唆される。

3．心理的緊張低下としての行為言表性幻聴

Clérambault[5]は「行為言表」を思考反響の変異型で，自己視を基底とした言語的合成であり，「行為批評」は自己視的思考の変形であると述べている。また，「意図言表」は発生しつつある思考(すなわち何らかの意図)の反響だとする。われわれも大筋でこのような考えに同意できる。自己意識とは意識についての意識，つまり自己言及的な意識なのであって，われわれの行為の背後には行為言表のコトバが潜在的にであれ常に存在しており，反省的な意識を向けることでいつでも顕在化するのである。行為言表性幻聴とは，このような潜在的な行為言表(あるいは意図の言表や感覚の言表)の内言が強く前景化し，幻覚化したもの，言い換えると，潜在的な行為言表のechoであり，Lautwerdenであるとみなすことができる。そして，このような病態は必ずしも統合失調症固有ではないという点については，たとえばLacanも述べているところである。彼は行為言表性幻聴に相当するものを，「主体の行為のすべてを二重化する，絶えざるディスクール」と述べているが，それがロビンソン・クルーソーのように無人島にひとり残された人間，あるいは山で道に迷った人などにも生じうることを示唆している[15]。

Janetは，幻覚や妄想の発生について統合失調症や躁うつ病といった疾病概念の構想の外で，いわば疾患横断的に論じる視点を提供しており，当面のわれわれの問題を考えるうえで参考になる。以下，Janetの考想[9,10]を参考にしつつ，老年期の行為言表性幻聴について考えたいが，疾患横断的なJanetの考想は，それゆえに正常の心理活動を包括的に説明するのにも，個々の症状，たとえば強迫症状やヒステリー症状を説明するのにも，同じ道具立てとなるという大まかさをも有していることは断っておかねばならない。

Janet[9,10]は人間の心的活動を力動的に評価するにあたって，心理的力(force psychologique)と心理的緊張(tension psychologique)という2つのパラメーターを導入した。心理的力はいわゆる心理エネルギーであって，迅速心理行動，長期の心理行動，多数の心理行動をやり遂げる能力を指す。他方，心理的緊張とは高級な傾向性が活動する程度を指す。傾向性(tendence)とはJanetの用語で，松本[9]は「心的傾向」と訳しているが，ある環境に応じて，それに対応する心的活動のありさま，心理活動の階層性の諸段階を指す。心理的緊張は「傾向性の階層秩序」において上位水準の心的エネルギーを用いる能力であって，傾向性が総合的であればあるほど，それは複雑で相異なる多数の操作を単一の行動に集約することができるのであり，それに対応して心理的緊張が高い。Janetは心理的力と心理的緊張を，兵力と戦略，あるいは資産とその運用にたとえている。

加齢という現象はこの両者が低下していくことであるが，認知症を老化現象の範例と考えれば，Janet[10]はこれを，いわば破産した一家のよう

に，心理的力の経済（心的力の獲得と消費）が低い水準で均衡している状態，すなわち低位均衡（les équilibres inférieurs）と位置づけている。もちろん加齢にともなって，つねに心理的力と心理的緊張の両者が等しく低下するとはかぎらない。たとえば，心理的力の低下が緊張の低下よりも著しい場合——これは英知に満ちた，しかし気力の失せた長老のような場合だが——，臨床の場に登場することは少ないだろう。心理的力は比較的保たれながら，著しく心理的緊張が低下した場合は徘徊や興奮する認知症老人が想定される。われわれの症例において心的活動に潜在的に随伴する内言が幻覚化するのは，心理的力に対して心理的緊張が若干低下した場合と推測される。つまり，心理的緊張のゆるみによって，潜在的な思考が，行為を秘かに裏打ちしているという，傾向性の高位の段階で活動しえなくなり，echoとなり，lautwerdenするという低次の心的活動に陥ったと考えられる。心理的緊張が低下する要因としては，画像診断では明らかにならない程度の脳の微細な老年性変化がひとつの要因であるが，心理的なストレス後の疲憊（épuisement）[9]も同様か，それ以上に重要であり，これらは協働することもあるだろう。後者は，具体的には症例1の裁判，症例2の姑との葛藤などである。

「心的活動に潜在的に随伴する内言が幻覚化」といった場合，「……している」という類の，いうならば「実況中継」型の行為言表性幻聴や，「……するつもりだろう」といった意図言表が想定される。これに対して，Clérambault[5]によれば，「行為批評」は「行為言表」の文の統辞的回転，つまり，動詞の二人称や三人称変化（もちろんこれはフランス語などの場合であるが），対話形式への変化であって，機械的起源による。しかし，われわれの老年期症例の場合，機械論的起源よりも言語論的起源を考えたほうがよかろう。Bakhtin[8]は，われわれの発話はすべて対話的なものであるという。われわれの発話がそれに先立つ他者の発話，あるいはその発話によって引き起こされる他者の発話にすでに浸透され，すでにモノローグ的なものではあり得ないというわけである。実際，われわれが自分自身の行為に内省を向けた場合，必ずしも「実況中継」的な内言ばかりが生起するわけではない。自身の行為を鼓舞するための命令調や，己のふるまいに対する批判的な自問自答など，他者の発話に浸透されたさまざまな発話が内的になされているはずである。そのような考えに立てば，「行為批評」という現象が，ごく自然にわれわれの発話に他者の発話が響きわたっているということから説明可能であり，特に統合失調症性の病態などを考えなくとも，正常な精神生活の延長線上に考えられるのではないだろうか。

もっとも，統合失調症における行為言表性幻聴が，ここで述べた「正常な精神生活の延長線上」にある行為言表性幻聴と，どの程度同じで，どのように異なっているのかは，本稿の考察の範囲を超えるものである。

まとめ

行為言表性幻聴を前景とした老年期の2例を報告した。心理学的には思春期・青年期と関連し，生物学的には思春期に至る神経発達の障害が推測される，中核的な統合失調症を考えると，われわれの症例は老年性の微細な器質的病変を基底とすることが推測される幻覚優位の精神病と考えられた。さらにJanetの心理的力と心理的緊張という考えを用いて，われわれの症例の行為言表性幻聴の精神病理を論じた。

（小林聡幸，岡田吉史，加藤 敏）

文 献

1) 阿部隆明，加藤 敏：分裂感情障害—内因性精神病におけるその位置．精神科治療学，15；629-635, 2000
2) American Psychiatric Association：Diagnostic and Statistical Manual of Mental Disorders. 4th ed. American Psychiatric Association, Washington, DC, 1994（高橋三郎，大野 裕，染矢俊幸訳：DSM-IV 精神疾患の診断・統計マニュアル．医学書院，東京，1996）
3) Bleuler M：Die spätschizophrenen Klankheitsbilder. Fortschr Neurol Psychiatr, 15；59-290 1943

4) Campbell RJ: Psychiatric Dictionary, 7th Ed, Oxford University Press, Oxford, 1996
5) de Clérambault GG: Automatisme mental. Œuvre psychiatrique, PUF, Paris, 1942（針間博彦訳：クレランボー精神自動症．星和書店，東京，1998）
6) 濱田秀伯：40歳以降に初発する幻覚妄想状態の臨床的研究―特に予後の見地から．慶応医学，55：111-132, 1978
7) 濱田秀伯：40歳以降に初発する幻覚妄想状態―特に精査，発症年齢と予後との関連について．精神医学，22：749-758, 1980
8) Holquist M: Dialogism: Bakhtin and His World. Routledge, 1990（伊藤誓訳：ダイアローグの思想―ミハイル・バフチンの可能性．法政大学出版局，東京，1994）
9) Janet P: La médicine psychologique. Ernest Flammarion, Paris, 1923（松本雅彦訳：心理学的医学．みすず書房，東京，1981）
10) Janet P: La force et la faiblesse psychologiques. Éditions medicales Norbert Maloine, Paris, 1932
11) Janzarik W: Über das Kontaktmangelparanoid des höheren Alters und den Syndromcharakter schizophrenen Krankseins. Nervenarzt, 44；515-526, 1973
12) 加藤 敏：幻覚．土居健郎，笠原 嘉ほか編：異常心理学講座 VI, p 107-170, みすず書房，東京，1990
13) 小林聡幸，恩田浩一，加藤 敏：初老期に生じた挿間性音楽幻聴．精神科治療学，14：989-991, 1999
14) 小林聡幸，岡田吉史，加藤 敏ほか：「インターネット体験」を呈した初老期分裂感情障害の1例．老精医誌，11：1257-1261, 2000
15) Lacan J: Le Séminaire, Livre III «Les psychoses». Seuil, Paris, 1981（小出浩之，鈴木國文ほか訳：精神病 下，岩波書店，東京，1987）
16) Roth M: The natural history of mental disorder in old age. J Ment Sci, 101；281-301, 1955
17) Schimmelpenning GW: Die paranoiden Psychosen der zweiten Lebenshälfte. Karger, Basel, 1965
18) Schneider K: Klinische Psychopathologie, 15 Aufl, mit einem aktualisierten und erweitererten Kommentar von Huber G und Gross G. Georg Thieme, Stuttgart, 2007（針間博彦訳：新版 臨床精神病理学．文光堂，東京，2007）
19) World Health Organization: The ICD-10 Classification of Mental and Behavioural Disorders: Clinical Descriptions and Diagnostic Guidelines. World Health Organization, 1992（融 道夫，中根允文，小見山実監訳：ICD-10 精神および行動の障害―臨床記述と診断ガイドライン．医学書院，東京，1993）

第5部 老年精神医学

6. 食べ物の色に関する妄想知覚を主症状とした高齢初発統合失調症

 統合失調症，高齢初発統合失調症，妄想知覚，慢性経過，一級症状

一般に，40歳以上で統合失調症を発症する症例では，Schneiderの一級症状を示す，定型的な症例は少なく，臨床経過は比較的良好であると言われている[2,5]。しかし，40歳以降で統合失調症を初発する高齢初発例の一部には，Schneiderの一級症状の出現から始まり，その臨床経過の中で，陰性症状が顕在化し，慢性化する症例が存在する。その経過は，若年で統合失調症を発症し，経過の中で人格水準が低下していく，いわゆる中核型統合失調症によくみられる経過に類似する。

今回，われわれは60歳代後半で「色のルール」を主題にした妄想知覚を主症状として発症し，数年の経過で陰性症状が顕在化し，病態が慢性化した症例を報告する。

I. 症　例

症　例　初診時　60代後半　女性。

病前性格は明るく外交的であるが，一方で神経質，心配症，完全主義で責任感が強い。

生育歴　東京で生育。戦争のため北関東の実家に疎開。高校を卒業後，地元の会社で8年間事務職を務め，結婚した。結婚後は専業主婦として，2人の子どもをもうけ，コーラス，フラダンスなどの多趣味な生活を送っていた。

現病歴　X-2年，「声が出ない」「食事がのどにしみる」と訴え，総合病院の内科や耳鼻咽喉科を受診，精査するも異常は認められなかった。X年6月に入り，食事の支度をしていたら，食材の「光沢」に強い印象をうけ，「赤色のものを使ってはいけない」という「指令」を受けた。その指令は声として聞こえる「幻声」ではなく，半ば「黙示」のようなものであったという。その指令を受けた後，赤色の食材を使えなくなり，かつ，食べられなくなった。こうした「指令」はその後も続き，黄色，白色，茶色，緑色と使うことを禁じられた食材が増えていった。「指令」の範囲はさらに広がり，食材のみならず飲み物や布巾といった日用品にまで拡大していった。その結果，体重は2カ月で10 kg減少し，日常生活に支障をきたすようになった。

X年7月に当科外来初診。同日に1回目の当科入院となる。入院時現症は，「指令」のためにやせが目立ち，発語が乏しく，亜昏迷状態であった。初診時の診断は，統合失調症妄想型であった。

患者は，小声で断片的ながら，指令の内容とされる「色のルール」について以下のように述べた。「各家庭に決められた"色"があり，その色を使うと，その家庭に迷惑をかけてしまう」「そうした"ルール"は，一度だけ頭に入ったものを覚えているだけで，詳細はわからない。だから，自分で判断しなければならず，この色（ある場面で本人が選んだ色）を使ってよいのかどうかわからずに悩んでしまう。」

入院後，早急な治療導入が必要と判断，主治医が抗精神病薬の内服を勧めるも拒薬したため，抗精神病薬を点滴で2週間投与したところ，「指令」が消失した。その後，入院中に行われた病棟症例検討会で，指令が幻聴によるものかどうかを確認したところ，本人が「"指令"が聴こえてきたかどうかはよくわからない」と診察の場で述べた。この時点での主要薬剤はrisperidone 3 mg/日のほか，biperiden 3 mg/日であった。

X年10月に当科退院した後，夫の同伴のもと，外来で経過観察されていた。このときは「色のルール」を主題にした妄想および妄想知覚は，表面上は消褪したが，心気症状と抑うつ状態が顕著になり，一時期，fluvoxamineを50 mg/日を追加投与していた。それでも抑うつ状態が改善せず，一日中部屋に閉じこもり，

家族の誰とも会話せず，思考や行動の活動性が減少して，家庭でも対応しきれなくなったため，X＋2年4月，当科に2回目の入院となる。この時点では，心気症状と抑うつ状態が主な病態であり，以前に生じた一次性妄想体験，つまり妄想知覚は出現せず，「色のルール」を主題にした妄想も認めなかった。5カ月後のX＋2年9月に当科を退院した。

当科退院後，外来で経過観察したが，抗精神病薬による薬剤性パーキンソニズムが悪化したこと，さらに抑うつ状態がまたしても再燃したため，risperidoneからperospirone 8 mg/日に切り替え，さらにはquetiapine 36 mg/日で対応したり，抑うつ状態改善のためにmianserin 40 mg/日を追加するなどの薬剤調整を行うも大きな改善が認められなかった。

さらにX＋3年3月に骨盤骨折をして，他院整形外科に2ヵ月半入院した。退院後，抑うつ症状の他に表情が硬く，手指の振戦がみられたことから，X＋3年6月，薬剤性パーキンソニズムに加えて本態性のパーキンソン病の可能性を考慮して，一時的に抗精神病薬を中止し，pramipexole dihydrochloride 0.25 mg/日を処方した。表情の硬さは少し軽減し，手指の振戦は消失した。しかし，抑うつ症状の改善が認められず逆に悪化したため，X＋3年7月，pramipexole dihydrochlorideを中止し，sertraline 50 mg/日を抑うつ症状改善のために処方した。その結果，2ヵ月後には消失していた妄想が再燃した。この時点でも，手指の振戦は認められず，表情の硬さは統合失調症性慢性化病態による部分が大きいと考えられる。よって，パーキンソン病に関しては薬剤性パーキンソニズムであったと考えられる。

X＋3年8月下旬，夫のほかに息子が同伴して外来を緊急に受診した。その時点での現症は以下のようなものであった。虚ろな表情で，小声で以下のように独語し，目の焦点も定まらない状態であった。

「知らない男の人に連れて行かれる」「夫が人を頼んで，自分を連れて行く」「夫が自分を売り飛ばす」「（息子に対して）私は違う世界の人だから，あなたに迷惑がかかるから，私に触ってはいけない」「他の人が入ってからでないと，私は湯船に入ってはいけない」

また，受診2日前に「自分が連れ去られるかもしれない」という恐怖感から，自宅近くの神社の森に逃げ込んだというエピソードもあった。今回は，被害妄想を主症状とした形での統合失調症の再燃と診断し，同日，3回目の当科入院となった。入院当初，担当主治医が「どこかに連れて行かれる」「夫が人を頼んで，自分を売り飛ばす」となぜ思ったのですかと質問すると，「なんとなく，そう思うんです…」という返事をした。入院後のX＋3年9月，被毒妄想から拒食，拒薬をするようになり，薬剤調整を行った結果，精神状態が安定し，X＋4年1月に退院した。

このときの主要薬剤は，haloperidol 6 mg/日のほか，biperiden 3 mg/日，risperidone液 0.5 mg/日であった。その後，精神症状改善のため，olanzapine 7.5 mg/日を追加した。

X＋4年5月時点での現症は，以下の通りである。1）表情硬く，小声で話し，感情表現が平板化している。2）全般的な動作が緩慢である。3）「誰かが絶えず"念じて"いて，それがどうしても気になってしまう」。4）「"指令"が聴こえてきて，それを無視できない」。5）「（○色のものは使ってはいけないという）色のルールの"指令"も続いている」。

2年後のX＋6年2月時点では，夫が同伴して，月に1回程度の割合で外来に来る。患者本人の表情はやや明るくなり，家事もある程度できるようになり，礼節も保たれている。しかし，一日中「誰かが絶えず"念じて"いて，夕方になってそれが昂じてくると辛くなる」と，今も訴えは続いている。本人によると「色のルール」に縛られて苦しいというよりも，「誰かが絶えず"念じて"いる」ことのほうが苦しいという。

使用している薬剤は，haloperidol 2 mg/日，biperiden 3 mg/日，risperidone液 1.5 mg/日，olanzapine 2.5 mg/日であり，比較的少量の薬剤で安定している。なお，X＋6年2月時点でも，X＋3年6月に認められていたパーキンソニズムはみとめられていない。

器質性精神障碍についての鑑別では，頭部MRI（X＋3年11月施行）では，年齢相当の所見であり，特記すべき異常は認められなかった。脳血流SPECTの検査も施行したが，レビー小体型認知症をはじめとした認知症を支持する所見はなかった。その後，X＋4年10月とX＋6年1月の2回にかけて，HDS-R（長谷川式知能スケール改訂版）を行ったが，それぞれ19点，21点であった。HDS-Rの下位項目（年齢，日時，場所，3つの言葉の記銘，計算，数字の逆唱，3つの言葉の遅延再生，5つの物品記銘，野菜の名前・言語の流暢性）は，X＋4年10月とX＋6年1月の各々で表1の通りになった。2回の結果を比較したところ，場

表1　HDS-R下位項目の比較検討

	X＋4年10月	X＋6年1月
年齢	1	1
日時	1	4
場所	2	1
3つの言葉の記銘	3	3
計算	1	2
数字の逆唱	1	1
3つの言葉の遅再生	3	4
5つの物品記銘	3	5
野菜の名前・言語の流暢性	4	0
合計（点数）	19	21

※HDS-Rは30点満点。一般に20点以下で認知症を疑う。

所，野菜の名前・言語の流暢性でX＋4年10月での点数が高かったが，日時，計算，3つの言葉の遅再生，5つの物品記銘でX＋6年1月での成績が良かった。1年以上のブランクがあったのにもかかわらず，点数上大きな変化は認められなかったこと，逆にいくつかの項目ではX＋6年1月の結果の方が良かったこと，さらに，X＋6年1月の点数21点であり，HDS-Rにおける一般的な認知症の診断基準としての20点を超えていた。なお，本症例でのHDS-Rが比較的低い点数であったことの背景には，統合失調症の慢性化による集中力の低下があったと考えられる。これらのことから，本症例は「慢性あるいは進行性」の脳器質性障碍としてのレビー小体型認知症をはじめとした認知症は否定的である。

II．考　察

1．病態の変遷

本症例において，その病態は，発症から現在に至るまで，おおよそ以下の4期に分類される。

①発症期：時に，食べ物の色に関する妄想知覚が出現し，この一次妄想体験から「色のルール」の"指令"という一種の妄想体系が形成された。

②抑うつ期：治療導入によって，妄想知覚が一時的に消失(潜在化)し，心気症状や抑うつ症状が表面化した。

③再燃期：被害妄想を主症状とする形で再燃をみ，罪責感を基調とした被迫害妄想が続いた。この際，色をめぐる妄想知覚，また「色のルール」の妄想は認められなかった。

④慢性期：「色のルール」の"指令"が再び出現したが，発症期における妄想知覚は認められず，陰性症状が顕在化，妄想は残遺性の性格を帯びていた。

本症例では，発症期に後述する，一次性妄想体験としての妄想知覚の際に，統合失調症が経過の中で「色のルール」と名付けられた妄想体系の発展となっていった。治療では比較的少量の抗精神病薬で精神症状が消失した。

抑うつ期では，妄想知覚が消失したのみならず，心気症状や抑うつ状態が顕著になり，抗うつ薬を追加したり，一時的にせよ，抗精神病薬を中止し，抗パーキンソン病薬が投与された。興味深いのは，この時期の病態は，急性期において抗精神病薬を投与された患者が，統合失調症の症状が消失して，軽い抑うつ状態や心気症状を訴える精神病後抑うつに通じるもので，一種の精神病後抑うつと捉えられた。通常は，こうした場合，再燃予防のために抗精神病薬を減量しつつ継続するが，本症例では，年齢や所見から薬剤性パーキンソニズムに加え，本態性パーキンソン病や認知症による抑うつ状態も疑われたため，いったん抗精神病薬を中止し，抗パーキンソン病薬を投与した。パーキンソン症状は消失したものの，抑うつ症状が続いていたため，抗うつ薬を投与し，抑うつ状態の改善を図ったところ，それに引き続く形で，幻覚妄想が再燃することとなった。

再燃期に入ると，被毒妄想が出現し，拒食，拒薬にまで至った。この時期に入ると，発症期における「鮮やかな」知覚異常は目立たなくなり，自

己が他者に連れ去られる状況への強い恐怖が前景化してきた。再び治療が再開され，こうした精神症状が目だたなくなるにつれて，「色のルール」の妄想が復活してきたが，統合失調症の症状自体が慢性化し，かつ「色のルール」をめぐる訴えは残遺妄想と把握できる。

　発症からわずか数年の経過で慢性の状態に至ったという点で，若年発症の重篤な中核型統合失調症に通じるものがある。認知症，特にレビー小体型認知症との鑑別では，頭部MRI，脳血流SPECTの検査のいずれにおいても，レビー小体型認知症を積極的に支持する所見がなかった。2回のHDS-Rでも1年4カ月余りのブランクにもかかわらず大きな変化がなかった。また，本症例ではレビー小体型認知症の臨床的な特徴である（動的な）幻視は一貫して認められていない。また，X＋6年2月時点で，リスペリドンをはじめとした抗精神病薬の投与によっても，薬剤性パーキンソニズムがでていないこと，そして現在に至るまで，際立った認知機能の低下が認められておらず，かつ人格水準もある程度保たれていることから，「慢性あるいは進行性」の脳疾患であり，「日常生活の個人的な活動を損なうほどに記憶と思考の働きがいずれも低下している」というICD-10[8]での診断ガイドラインに合致せず，「そのおのおの（認知欠損）が，社会的，職業的機能の著しい障害を引き起こし，病前の機能水準からの著しい低下を示す」というDSM-Ⅳ[1]の認知症の定義にも合致しない。従って，病態としては，本症例の色に関する妄想知覚は幻視とは症候論において質を大きく異にしていることから，レビー小体型認知症は考えにくく，現時点ではDSMでは分類不能型統合失調症の慢性期と診断される。

2．高齢初発の統合失調症

　概して高齢初発統合失調症では，治療導入後の転帰は良好なものとされている。本症例の場合，病前においては，若年初発統合失調症でよく見られる性格的な内向性もなく，外向的で明るく，友人も多かった。その病態も基本的には妄想主体であり，なおかつ臨床経過の中で抑うつ症状も認められた。これは高齢初発統合失調症に特徴的ともいえる病態である。本症例では，長期経過の中で，逆に慢性化の経過をたどっている。

　安田，加藤[7]は，40歳以上の高齢初発の統合失調症の発症について，入院患者を対象に大学病院精神科，精神病院で調査を行い，男女比が1：4.4で，女性に有意に多いことを明らかにした。次いで本症例もそうした高齢初発女性で，人格水準の低下をきたした統合失調症例にあたる。生物学的な見地からは，更年期における血中エストロゲン濃度の急激な低下もまた，高齢初発統合失調症の発症や病態の悪化に関与していると考えられている。

　こうした経過を踏まえて，今回は，本症例の妄想知覚について，Matussekの論考を参考にしながら精神病理学的な視座に立って，考察していきたい。

3．「色のルール」の妄想体系に結実する妄想知覚

　ドイツ精神病理学では，Jaspersが一次性妄想体験のなかでも最も注意をはらった妄想知覚を統合失調症の診断に際し，重要な診断基準としてきた。Schneider[6]によると，「妄想知覚(Wahnwahrnehmung)は，妄想着想(Wahneinfälle)よりも了解不能な概念である。妄想知覚の了解不能な点は，知覚にあるのではなく，それ自身正常な知覚の異常な意味付けにある」[3,6]とされる。Schneiderは，この妄想体験をその了解不能な体験様式から，統合失調症の一級症状として重視した。なお，ここで触れておきたいのはSchneiderは妄想知覚について，その個々の知覚自体は正常なものであるが，これを基にした妄想的な意味付けをしていることが重要であると指摘している。

　Matussek[3,4]は，知覚(Wahrnehmung)がもつ属性の1つとして，本質属性(Wesenseigenschaft)について述べている。それによると，本質属性は，知覚対象の表現属性(Ausdruckseigenschaften)である。例えば，「平穏な」たたずまいの村落とか，少女の「優しさ」，「尊大に」そびえる城郭などといった描写における「平穏な」とか，「優しさ」あるいは「尊大に」といったもの

が該当するとしている。

さらにMatussekは，統合失調症において，その知覚対象の「本質属性の顕著なそして広範な突出」が，妄想の初期段階に出現し，それが異常に優位になり，それに伴い，正常な知覚連関（知覚の相互な意味としての繋がり）が弛緩するとしている。この理解は，妄想知覚においては患者の知覚の在り方にも質的な変化があることに注目している点で評価に値する。

Matussekはその著作の中で，ある破瓜病患者の例を挙げた。その破瓜病患者は，病院の庭の白樺をじっと凝視し，「この樹は純潔をあらわしている」といった。主治医が「どうして」と尋ねると，その患者は「はい，それを紙に書くのは不可能です，お話することもできません…でもこの樹は純潔です…」と返答した。

このエピソードから，その患者は白樺の樹皮の白さに「純潔」の意味を見出しているが，彼は，この樹皮の色を純潔の象徴とただ単に「感じる」のではなく，白い樹皮にごく特定の本質，つまり「純潔」が体現されていると見ているのである。

このことから，統合失調症患者では，鋭敏な「本質属性の顕著なそして広範な突出」が認められるだけでなく，正常な知覚連関が弛緩していると考えられる。正常な精神状態では，白樺の白い樹皮から即座に純潔を連想することはない。しかし，病的状態にあり，知覚連関が弛緩している統合失調症患者では，白樺の白い樹皮をそのまま純潔という本質属性に直結させてしまう。それは，いわば「妄想知覚」というべき状態である。Matussekによると，統合失調症患者にとって「本質属性は視覚的にははっきりあらわれ得る…」ものであり，その知覚自体が患者自身に強い印象を与えることがしばしばある。

本症例では，料理の食材をみたことによって，その妄想知覚が出現したが，トマト，人参などの「赤い」食材が最初の「禁止対象」になった。いったい何故，「赤」が最初に挙がったのだろうか？まず赤は，色としての赤であるほかに，知覚的に熱い「思い」，女性，血，危険といった本質属性と連関しうる。健常人では，赤という色から，いきなり血，危険といった赤と連関している本質属性に結び付けるようなことはしないが，統合失調症を発症し，本質属性の領域が通常よりも幅広く展開されている状態にあった本症例では，赤色を即座に血，危険といった本質属性に結び付けていった。

さらに，「血」には，単に血液であるということのほかに，出血や血族といった本質属性が連関していると考えられる。その後，病状が進行し，患者の内面世界で，本質属性が顕著にかつ広範に突出していく過程で，"色のルール"も「使えない色」が赤だけでなく，黄色，緑色，茶色，白色と「拡大化」した。さらに「禁止対象」も食材から，飲み物や布巾などの日用品にまで「拡大化」していった。「使えない色」の数の増加，「禁止対象」の拡大化は，そのまま妄想知覚（一次妄想）をもとにした妄想の体系化であり，「拡大化」のなかで，未分化な妄想が秩序だって体系化していった過程でもある。

また，本症例では，妄想知覚の出現とともに「光沢」について言及しているが，「光沢」をvividに知覚することはまさに，Matussekのいう本質属性の異常な突出に他ならない。本質属性の領域が本症例の内面世界の中で拡大化し，妄想の体系化につながっていった。その過程は統合失調症に特異的なものであるが，一般的には若年発症者に認められることが多いが，本症例のように，高齢初発の統合失調症では極めて珍しいものである。

さて，妄想知覚は体験している当事者にとって，しばしば極めてvividなものであることは既に述べたが，「幻聴」という聴覚に関連付けて現れることはあまりないようである。本症例でも，食材の「光沢」には強い印象を受けていたが，「"指令"が聴こえてきたかどうかはよく分からない」と述べていた。ここから，本症例の初発時には，妄想形成の基盤となる病的体験は妄想知覚で，幻聴は認められなかったことが考えられる。

Matussekによると「本質属性は主体が拘束されていない時その他の全体属性よりも視覚的優位をもって」いることから，本症例の場合，発症当初の「色のルール」の"指令"は，「声」として聴こえるものではなく，「光沢」という視覚的に「鮮

やかな」本質属性を有したメッセージとしての「黙示」であったと考えられる。

4．妄想知覚の消失と再燃

　本症例では第1回目の入院治療導入後，抗精神病薬を中心とする薬物療法により，情動面では沈静化し，退院し，外来通院を続けることになった。しかし，骨盤骨折というアクシデントを契機に，潜行していた症状が「一気に」前景化し，病態が悪化した。

　この時点で，患者は自分自身を「夫や息子のいる現実世界に居住できない罪人」と規定し，「(自分は罪人なので)夫が自分を売り飛ばして，家(家庭)から追い出す」という妄想が支配的になった。それは，本症例のなかで，「色のルール」という妄想知覚を主題とする一次妄想の体系化から，罪責主題を中核とする被害的妄想主題(二次妄想)の体系化へとシフトしていったことを示唆している。

5．妄想体系の慢性化

　本症例では，3回目の入院治療後，陰性症状が顕在化し，統合失調症慢性型の病態を呈している。X+4年5月時点では，全般的な動作が緩慢で，陰性症状が顕在化している。「(○色のものは使ってはいけないという)色のルール」の"指令"が残遺妄想の形で「復活」している。注目すべきことに，「誰かが絶えず"念じて"いて，気になってしまう。」というこれまでの妄想的言表に加え，「"指令"が聴こえてきて，それを無視できない。」という訴えが繰り返しなされるようになった。さらに本症例のなかでは，もはや「色のルール」が主要なテーマではなく，「指令として聴こえてくる」ことが重要になっている。このことは，妄想知覚の消失に代わって，幻聴が病的体験の中心的な位置を占めるようになったことを示す。この慢性的に続く幻聴の存在，また残遺妄想の存続は，統合失調症に特徴的な慢性化徴候にほかならない。このような慢性化の在り方も若年初発の統合失調症のそれと精神病理学的な観点からは質的に同じといえる。また，表情硬く，小声で話しており，感情表現の平板化が認められるが，これらの振る舞いは，統合失調症の慢性化を示唆するものであり，病態としては典型的な妄想型というよりはむしろ解体型の要素が混合し，こちらが優勢になりだす徴候といえる。

まとめ

　今回は，食べ物の色に関する妄想知覚を主症状として顕在発症した，60代後半で高齢初発の統合失調症女性症例について報告した。女性症例の食べ物の色にかかわる妄想知覚について，Matussekの妄想知覚の理論をもとに精神病理学的視点から論じ，その上で妄想知覚を有する高齢初発統合失調症の症例では，若年初発統合失調症と同様な仕方で慢性化の経過をたどることがあることを示した。

（安田　学，加藤　敏）

文　　献

1) American Psychiatric Association: Diagnostic and Statistical Manual of Mental Disorders, 4th ed. Text Revision: DSM-IV-TR. American Psychiatric Association, Washington DC, 2000（高橋三郎，大野　裕，染矢俊幸　訳：DSM-IV-TR 精神疾患の診断・統計マニュアル．医学書院，東京，2002）

2) 林　直樹：女性の精神障害の特徴．実践・女性精神医学（油井邦雄，相良洋子ほか編）．創造出版，東京，p 285-294, 2005

3) Matussek P: Untersuchungen über die Wahnwahrnehmung, 1. Mitteilung: Veränderungen der Wahrnehmungswelt bei beginnendem primärem Wahn. Archiv f Psychiat u Nervenkr vereinigt m Ztschr f d gesamte Neurol u Psychiat, 189; 279-319, 1952（伊東昇太，河合　真，仲谷　誠訳：初期，原発性妄想における知覚界の変化．マトゥセック著，妄想知覚論とその周辺．金剛出版，東京，p 10-72, 1983）

4) Matussek P: Untersuchungen über die Wahnwahrnehmung, 2. Mitteilung: Die auf einem abnormen Vorrang von Wesenseigenschaften beruhenden Eigentümlichkeit der Wahnwahrnehmung. Schweiz Arch Neur, 71; 189-210, 1953（伊東　昇太，河合　真，

仲谷 誠訳：本質属性の異常優位に基づく妄想知覚の特徴．マトゥセック著，妄想知覚論とその周辺，金剛出版，東京，p 73-105, 1983)

5) Moldin SO : Gender and schizophrenia an overview. Gender and its Effects on Psychopathology (ed. Flank E). American Psychiatric Press, Washington DC, p 169-186, 2000

6) Schneider K : Eine Schwierigkeit im Wahnproblem. Nervenarzt, 11 ; 461-465, 1938（伊東昇太，河合 真，仲谷 誠訳：妄想問題のむずかしさ．マトゥセック著，妄想知覚論とその周辺，金剛出版，東京，p 135-145, 1983)

7) 安田 学，加藤 敏：高齢初発統合失調症の臨床精神病理的研究―大学病院精神科病棟入院患者を中心にして―．精神経誌, 111 ; 250-271, 2009

8) World Health Organization : The ICD-10 Classification of Mental and Behavioural Disorders : Clinical descriptions and diagnostic guidelines, World Health Organization, 1992（融 道男，中根允文，小見山 実監訳：ICD-10 精神および行動の障害―臨床記述と診断ガイドライン―．医学書院，東京，1993)

第 6 部

器質性・症状性精神障碍

第6部　器質性・症状性精神障碍

1. 全身性エリテマトーデス随伴精神症状の理解

 全身性エリテマトーデス，症状精神病，意識障碍，精神病理学，リエゾン精神医学

　全身性エリテマトーデス(SLE)はいわゆる膠原病のなかで最も高頻度に精神症状を呈するので，精神科領域における重要な身体疾患のひとつである[2,4]。しかしSLE随伴精神症状に関する従来の報告の多くは，諸症状の羅列的な分類・呈示に終始しており，精神病理現象相互の諸連関について触れたものはほとんど認められない。そこで我々は，SLE随伴精神症状の大きな枠組みを素描することを目的として自験例を検討し，諸症状の連関について考察した。

I. 対象と方法

　本研究の対象は，1998年9月から1999年8月までの1年間に自治医科大学付属病院において筆者が直接診療する機会を得たSLE患者30名である。

　患者の内訳は入院：24名，外来：6名で，いずれも内科担当医からの紹介により精神科を受診した症例である。SLEの診断は1982年のARA（アメリカリウマチ協会）改定診断基準に従った。

　SLEの精神科的状態像の分類に関しては，個々の精神症状エピソードについて，1．意識混濁群　2．気分障碍群　3．統合失調症様状態群　4．神経症様状態群　5．けいれん群の5つに区分した。その際，1回の精神症状エピソードにおいて，これら5群のうち複数の症状群にまたがる症候を呈している場合は，そのうち最も際立った症状に基づいて分類した。つまり持続期間のより長いもの，あるいは最も重症な症状群をとりあげた。

　各々の精神科的状態像の評価は，アレルギー膠原病内科での診察と詳細な病歴聴取とから総合的に判断した。「意識混濁」と「気分障碍」，「統合失調症様状態」の判断は，DSM-IV[1]の診断基準に基づいた。ただし，あくまで状態像の判断であるので，診断基準の全てをあてはめたわけではなく，症状の持続期間に関する規定や，身体疾患に基づくものを除外するといった制限は考慮していない。「神経症様状態」は，何らかの精神症状のため本人やその周囲の人物の日常生活に支障をきたしてはいるが，他の4群のいずれにも該当しない，いわゆる「軽症」の精神症状を意味する。「けいれん」群は病歴上明らかなけいれん，あるいは意識消失の発作があり，EEGで異常所見を呈し，それ以外の精神症状が認められないか，あっても軽微な症例である。

II. 結　果

　対象患者30例の概要を表1に示す。同一の症例で複数回の精神症状エピソードを呈したものは，2回のものが5例，3回のものが1例あったので，延べ37回のエピソードがあることになる。この37件の精神症状エピソードを，主要な症状に基づいて分類した結果を表2に示す。今回検討したなかでは，同一症例の複数回のエピソードが各々異なった症状群に分類されるケースはなかった。そこで重複を除いた症例の実数をみると，最も多いのは神経症様状態群10例(33.3%)であった。

　精神症状を呈した年齢，症状の経過期間，SLEの罹病期間の平均値を，症状群ごとに比較すると，意識混濁群とけいれん群は比較的年齢が若く，経過も短くなっている。原疾患の罹病期間が特に短いのは，統合失調症様状態群とけいれん群

であった。神経症様状態群はこの3項目のいずれにおいても値が最も大きくなっている。特に精神症状が長く続くケースでは，神経症様状態群に属する症例が多く，1年以上の経過を有する5例は全て神経症様状態であった（表3）。

このように神経症様状態群に属する患者が多く，幻覚や妄想などの重篤な精神病状態を呈した症例が少ないことから考えると，患者群の全体像はSLE随伴精神症状の軽症化・慢性化を表していると考えられた。

III. 考　察

1. 基底病態と複合病態

はじめに病因論的観点から，最も確実に「SLE精神病」と診断できる臨床像を考えてみよう。もとより精神症状を惹起する身体因子が不明確であり，原疾患自体のステロイドに対する反応性さえ一様ではないので，あくまで暫定的な域を出ないが，以下の条件を挙げることができる。

1. SLEの身体的病勢と精神症状が（時間的）平行関係を有する。
2. ステロイド（あるいは免疫抑制剤）が精神症状に奏効する。
3. 中枢神経系に粗大な器質的病変を認めない。
4. 原疾患に伴う臓器障碍による精神症状の修飾が（少）ない。
5. 合併症による精神症状の修飾が（少）ない。
6. 人格構造や生活状況による精神症状の修飾が（少）ない。

臨床的観察からの分析が最も容易なのは，身体的状況とある程度はっきりした精神症状との経時的関係なので，1の「SLEの身体的病勢と精神症状の平行関係」は重要な指標となる。2の「ステロイド（あるいは免疫抑制剤）が奏効する」も，精神症状がSLEに基づくことを示すための最も有力な臨床的根拠である。ただしこの条件を満たさないとしても，精神症状とSLEとの因果関係を否定するものでは決してない。3～6は精神症状を修飾する様々な因子を可能な限り除外して，SLE自

表1　患者群の概要

男：女	年齢（調査時）（歳）	年齢（初回精神症状発現時）（歳）	ステロイド投与量（調査時）（PSL換算mg/day）
5：25	38.6 ± 13.0	37.4 ± 12.0	26.3 ± 24.4

表2　精神症状エピソード（のべ37件）の内訳

分類	件数（％）	実患者数（％）
意識混濁群	6 (16.2)	6 (20.0)
統合失調症様状態群	5 (13.5)	5 (16.7)
気分障碍群	13 (35.1)	7 (23.3)
神経症様状態群	11 (29.7)	10 (33.3)
けいれん群	2 (5.4)	2 (6.7)
合計	37	30

同一症例における複数回のエピソードが各々異なった症状群に分類されるようなケースはなかった。2回の精神症状エピソードを有するものは5例あり，抑うつ状態：3例（症状12，14，18），躁うつ：1例（症例16），強い焦燥感を伴う不穏状態：1例（症例26）であった。3回の精神症状エピソードを有するのは症例15（1回目：意識混濁から抑うつ状態，2回目：躁うつ，3回目：躁状態）のみであった。

表3　年齢，経過，罹病期間

	精神症状発現時年齢（歳）	精神症状の経過期間（週）	精神症状発現までのSLE罹病期間（年）
意識混濁群（N=6）	27.2 ± 12.5	7.0 ± 4.8	9.4 ± 7.9
統合失調症様状態群（N=5）	39.5 ± 8.8	15.8 ± 9.7	1.8 ± 2.2
気分障碍群（N=13）	41.1 ± 9.9	23.8 ± 10.5	12.9 ± 14.1
神経症様状態群（N=11）	43.3 ± 13.5	40.8 ± 34.9	15.0 ± 9.5
けいれん群（N=2）	34.2 ± 16.5	3.5 ± 0.7	2.2 ± 1.9
全体（N=37）	38.9 ± 12.2	24.0 ± 23.6	10.9 ± 11.1
基底病態群のみ（N=3）	16.5 ± 1.3	11.3 ± 1.2	2.8 ± 2.6

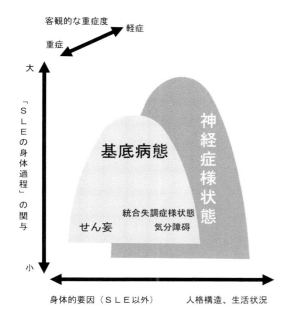

図1 SLE随伴精神症状の基本布置

体の作用に直接結びついた状態像を観察しようとする立場から必然的に導かれる条件である。

今述べた6つの条件を原則的に全て満たす状態像を，SLE随伴精神症状における「基底病態」と呼ぶこととする。これは言わば，「SLEの身体過程[5)]に直接基づく精神症状」と考えることができ，そのなかでもとりわけ急性の経過をとるものが該当する。これに対して，SLE随伴精神症状のうち「基底病態」以外のものを一括して「複合病態」と呼ぶ。今回調査の対象とした30例のうち，この基底病態に該当する患者は3例あり，いずれも意識混濁群に属していた。

2．基底病態の臨床像と精神病理学的特徴

自験例から抽出された基底病態3症例の共通項を挙げると，次のようになる。

1．年齢は16歳前後と若年
2．精神症状の出現時期はSLEの発症から5年以内
3．症状の中心は見当識障碍や困惑
4．激しい不穏や興奮状態に至ることは少ない。
5．精神症状の改善に要した期間はステロイドの大量投与開始後2カ月あまり

1．全身性エリテマトーデス随伴精神症状の理解

この3例を症候学的により詳しくみるならば，意識混濁主体の病態の中でも「せん妄」より穏やかな臨床像であって，むしろ「ドイツ語圏の意味でのアメンチア」に該当する。さらにこれらの症例には共通して，被注察感や，被害関係念慮があり，1例には考想伝播や作為体験も認められた。しかし，これらの症状はいずれも確固とした形で持続することはなく，病像の周辺で一過性に現れたに過ぎなかった。したがって基底病態の特徴として，精神病理学的観点からは次の3点を挙げることができる。

1．体験野における主題の選択・保持の障碍（比較的軽度な意識混濁）
2．基本的な気分様態としての困惑と情動不安定
3．統合失調症様体験は出現しても萌芽的・浮動的様態に終始する。

3．精神症状の諸連関

次に基底病態と種々の精神症状（すなわち複合病態）との連関を考えてみる。

まず意識混濁の要素が何らかの要因によって強められた場合，その程度に従って，思考散乱状態や，せん妄，そして最終的には昏睡に至る諸現象が認められるだろう。また，困惑や情動不安定が，その気分変調の度合いや持続時間を増して，ある程度のまとまりを有するようになれば，われわれはそこに気分障碍をみることになる。さらに被注察感や被害関係念慮や幻聴が，あるまとまった期間の体験として続けば，意識混濁の程度によっては統合失調症と区別のできない精神病状態とみなされる。

神経症様状態についてはどう考えられるだろうか。例えば「大きな音で音楽を聴いて周りから自分を遮断しないともたない」，「自分がわけわからなくなっちゃう」，「物事の順序がばらばらになる」，「テレビをみても頭に入らない」といった陳述に注目してみよう。健常者でも過密なスケジュールに忙殺されている時や，疲労困憊した時に同じような体験をすることが一過性にはあり得る。しかしこうした不快感が持続し，必ずしも身体や周囲の状況との関連を有していない場合が問

第6部　器質性・症状性精神障碍

題である。このような状態はConrad[3]が症状精神病の前駆現象として位置付けた諸現象のうち，「心的飽和の増大」に相当する。外界からの刺激や，ストレスに対する許容度が損なわれた患者は，自らのおかれた状況に対して批判的な視点を保持することが困難となり，無防備で受難的な立場を強いられるのである。

神経症様状態の症例においては，主観的な苦痛と精神症状の客観的な重症度とは必ずしも並行しないため，症状がさしあたり身体的基盤には結びつかない不合理な印象のものであっても，治療の観点からは決して軽視できない。

加えて神経症様状態群の症例の中にも，SLEの中枢神経系への微細な侵襲を疑わせる所見（血栓症のリスクや髄液中の自己抗体）を有する例は少なくない。このように神経症様状態には，通常の意味での神経症とは明らかに一線を画し，身体的基盤との関連を示唆する状態像が含まれていることがわかる。

4．SLE随伴精神症状群の症状布置

これまでの考察から，SLE随伴精神症状群における一連の症状布置が措定できる（図）。

「SLEの身体過程」は基底病態を形成するが，病像形成に関して「SLEの身体過程」以外の要因の影響が強くなるほど基底病態からはずれる。そしてSLE以外の病像形成的因子のなかでも「身体的要因」の影響が強ければ，いわゆる症状精神病，すなわち意識混濁の要素をより前景に有する病像となりやすく，逆に「人格構造や生活状況」の影響が強ければ，統合失調症様状態や気分障碍に近づくことになる。まとめると，「SLEの身体過程」は，自我の統合を緩めて種々の精神病理現象の生じる素地（基底病態）をなし，そこに様々な要因が加わることで複合病態が成立する。

このような病像形成因子に加えて，客観的な重症度に基づいた第3の軸を考えるならば，SLE随伴精神症状群は重篤な精神病状態や意識障碍を頂点にもつ山型をなしていると考えることができる。そして神経症様状態は，比較的軽症かつ高頻度で遭遇する精神症状として，広い裾野を形成していると捉えられる。

こうした症状布置を措定することによって，多数例における様々な精神症状の連関が理解される。さらに，同一症例における経時的症状変遷も同じモデルに当てはめることができる。例えば任意の症例を比較的短い期間でみたならば，意識混濁中心の病像から神経症様状態を経て回復していく過程をたどることができるし，より長い経過期間でみるならば，病初期にSLEの身体的病勢に一致して意識障碍の明らかな病像であったものが，統合失調症様状態や気分障碍に移行し，長い経過の後には神経症様状態を呈するといった大きな変遷が捉えられる。

以上の論点の大枠は，症状精神病ないし脳器質性精神病全般にもある程度当てはまると思われ，こうした精神障碍に関する精神病理学的理解のひとつの端緒となると考える。

まとめ

1．1998年9月から1999年8月までの1年間に，自治医科大学付属病院において筆者が診療したSLE患者30名の臨床像を検討した。
2．多彩なSLE随伴精神症状を包括的に捉える端緒として「基底病態」と「複合病態」という視点を提唱した。
3．基底病態の体験構造を踏まえてSLE随伴精神症状の連続体を措定するならば，SLEの身体的要因や人格構造，生活状況などが加わって複合病態が成立すると考えられる。
4．一見したところ神経症と思わせるSLE症例のなかにも，基底病態に通じる体験構造を有するものがあることを示し，こうした症例に対する治療的対応の重要性を指摘した。

（恩田浩一，加藤　敏）

文　献

1) American Psychiatric Association：Quick Reference to the Diagnostic Criteria from DSM-IV. American

Psychiatric Association, Washington DC, 1994（高橋三郎, 大野 裕, 染矢俊幸訳：DSM-Ⅳ 精神疾患の分類と診断の手引き. 医学書院, 東京, 1995）
2) 赤沢 滋：精紳症状を示した全身性エリテマトーデス―自験82例についての考察. 精神医学, 28；661-670, 1986
3) Conrad K：Die symptomatischen Psychosen. Psychiatrie der Gegenwart, 2. Aufl, Bd/2, Klinische Psychiatrie 2, (Kisker KP, Meyer JE et al, Hrsg). Springer, Berlin, Heidelberg, New York, S 1-70, 1972
4) Hanly JG：Evaluation of patients with CNS involvement in SLE, Bailliierels Clin Rheumatol, 12；415-431, 1998
5) 原田憲一編：症状精神病―身体疾患の精神症状. 国際医書出版, 東京, p 372-400, 1978

第6部　器質性・症状性精神障碍

2．パニック障碍との鑑別が問題となった脳脊髄液減少症

キーワード　脳脊髄液減少症，頭痛，鑑別診断，うつ病，パニック障碍

　脳脊髄液減少症とは，脳脊髄液の漏出などにより脳脊髄液量が減少し，脳実質の沈下，脳脊髄液圧の低下，代償性の脳内静脈拡張などが起こり，頭痛，めまい，耳鳴など多彩な症状を呈しうる症候群である[9,12]。早期診断，早期治療できれば予後は良好とされている[17]が，本疾患を念頭に置かなければ診断に至らず，諸症状は持続し，日常生活は著しく制限される。さらには，"診断困難の不定愁訴を繰り返し訴える患者"として精神科臨床の場に現れる可能性がある。近年，画像診断が進む中で，脳神経外科[15,16]，整形外科[1-3]，神経内科[7,8,12]，麻酔科[6,13]などの領域から報告が行われるようになってきているが，精神科領域からの報告は今のところ見当たらないようである。そこで，自験例を報告し文献的考察を加え，精神科医が念頭に置くべき点に注意を促したい。

I．症　例

精神科初診時　43歳，女性，主婦
精神科初診時の主訴　「動くと目がまわる」，「耳鳴がずっと続いている」，「頭がずっと"キーン"としている」，「今朝，後頭部が痛かった」，「集中力がなくなった」，「脳を掃除機で吸われる感じ」
既往歴・家族歴　特記事項なし。
病前性格　明るく社交的。大雑把だが几帳面な部分もあり，くよくよすることもあった。
生活史　短大卒業後，学校で数年間勤務し，結婚の後退職した。夫の転勤に伴いたびたび転居し，そのつど多く友人ができた。子育てが一段落してからはパートで働き，店の責任者を務めるまでになった。地域のスポーツクラブに所属し定期的に練習に参加していた。
精神科入院までの経過　X-1年11月のある朝，近所の交差点で出会い頭の交通事故を起こした。患者の車は側面から衝突されたが，意識障碍はなく外傷もなかった。動転しており，その日は疼痛を自覚せず，医療機関を受診しなかった。事故処理は穏便に進み，まもなく示談が成立し，その後相手との交渉はない。事故の翌日，頸部と背部の自発痛，頭部の回旋時痛を自覚し，翌々日に近くの整形外科医院を受診し，頸部単純X線で頸椎捻挫と診断された。その後は，患者の希望でかかりつけの整骨院で治療を継続した。事故後，「家族が事故にあったらどうしよう」などと家族のことをいつも心配するようになった。食欲が低下し疲労感が強くなった。事故から約1年が経過し，X年10月3日は，いつもどおり日中パートに出かけ，夕方は整骨院でマッサージを受けた。
　X年10月4日，午前3時に覚醒してトイレに行き，トイレを出たところで突然強い回転性めまいが出現した。悪心も伴っていた。その日は終日臥床して過ごしたが，覚醒しているときは常にめまいを自覚していた。4，5日経つと，臥床時にはめまいが改善するようになった。発症約1週間後にA総合病院耳鼻咽喉科を受診した。めまいと悪心は続いており，加えて頭痛，頭重感，耳鳴（「キーン，ピーン」など）が出現していた。頭重感は「脳を掃除機で吸われる感じ」，「頭の中でシュワンシュワンと鳴っている（金属音のよう）」などと自覚した。また，その後生活全般にわたって不安が強くなり，スーパーマーケットのレジや美容院など，すぐに身動きできないところでは，突然症状がひどくなったとき対処できないと思い，独りで行くのが怖くなった。10月下旬にB総合病院ペインクリニックを受診し，11月中旬に同院整形外科に入院した。当初は，Barré-Liéou症候群（頸椎疾患によって起こる交感神経障碍）と診断されていた。入院後も，めまい，悪心，耳鳴，頭痛，頭重感は持続した。「悔しい，どうして私がこうなっちゃったんだろう」と落ち

込み，涙を流してばかりいるようになった。意欲，集中力，食欲が低下した。

X＋1年1月中旬，B総合病院入院中に近くのC心療内科医院を紹介され受診した。抑うつ状態と診断され，抗うつ薬などで薬物療法が開始されたが改善しなかった。3月上旬に退院し，C心療内科医院外来で治療を継続した。この頃C心療内科医院の主治医は，患者について，「陽性症状はないものの，心気妄想，困惑状態，連合弛緩，現実認識能力の低下，人格水準の低下，認知機能の低下，不安耐性の低下などがある」と捉え，統合失調症と診断した。各種抗精神病薬を投与されたが改善しなかった。6月にD総合病院耳鼻咽喉科を受診し，メニエール病と診断されステロイド剤を投与されたが改善しなかった。全般的な不安がさらに強まり，社会生活が制限されるようになった。夏の暑い日は外出を避け，冷房の効いた部屋で臥床して過ごした。10月中旬にE総合病院精神科を受診し，抑うつ状態と診断され抗精神病薬などの減量を提案された。E総合病院精神科に転医し，薬物調整目的で12月中旬に任意入院した。

〔検査所見1（精神科入院時）〕

脳波：基礎律動は広汎性に7～8Hzでθ波が混入，過呼吸賦活試験でbuild upが遷延。

頭部CT，頭部MRI：extra-axial spaceが目立つ。

血液検査，尿検査，胸部X線，心電図：正常範囲内。

神経学的所見　特記すべき所見なし。

〔精神科入院後の経過1〕　入院当初，現病歴を聴取しようとするといつも，「どうしてこうなっちゃったんだろう」と泣き出してしまい，めまいなど身体症状の出現前後の様子については大まかにしか語れなかった。抗精神病薬などによる過鎮静と捉えてこれを慎重に漸減し，抑うつに対してamitriptylineの投与を20mgより開始したところ，めまい，悪心，耳鳴，頭重感，頭痛は，いったんは軽減したものの再び増強した。不安感，抑うつ気分が強まり，「どうして涙が止まらないんですか」などと涙ながらに訴えた。

現病歴を再検討し，ときに発作的に増強する身体症状，予期不安，恐怖症性の回避行動，抑うつといった症状構成から，遷延したパニック障碍，ないしその疲弊状態とさしあたり捉えた。X＋2年2月上旬，paroxetineの投与を10mgより開始し40mgまで漸増し，同時にethyl loflazepateの投与を1mgより開始し2mgに増量し，amitriptylineなど他の薬は中止または減量した。処方変更の数日後には涙がなくなり表情が明るくなり，1週間後には気分の改善を自覚した。1ヵ月後には，めまい，悪心，頭痛はほぼ消失した。しかし，耳鳴，頭重感，「頭の中でシュワンシュワンと鳴っている感じ」は若干は軽減したようであったが依然として続いた。さらには生活全般にわたる不安が目立つようになり，独りでいると「また悪くなるのでは」と涙を流した。あらためていくつか検査を施行した。

〔検査所見2（精神科入院約6カ月後）〕

脳波：基礎律動は広汎性に7～8Hzでθ波が混入，過呼吸賦活試験でbuild upが遷延（入院時と変わらず）。

頭部CT：extra-axial spaceが目立つ（入院時と変わらず）。

脳血流シンチグラフィー（SPECT）：前頭葉領域の血流低下。

心理検査①WAIS-R：全IQは82と平均の下レベル。言語性IQ＞動作性IQでdiscrepancyを認める。注意・集中は保たれているものの，視覚・運動の協応は悪く，提示された見本を忠実に模倣してパターンを構成する能力が悪い。②ロールシャッハ・テスト：情緒的な反応性が高く，情緒的刺激に巻き込まれて混乱しがち。感情表出のコントロール・衝動のコントロールは悪い。不安・焦燥の強さが目立つ。現実検討力の低下は著しく，内的な不安定さが目立つ。ただし，ある程度の公共性は保たれている。年齢に比して幼い傾向，依存欲求の高さも見受けられる。③風景構成法：構成の崩れが著しい。

〔精神科入院後の経過2〕　脳波における徐波の出現と，心理検査における構成能力の障碍を示唆する所見から，何らかの脳器質性の障碍が関連している可能性が考えられた。これまで不安や抑うつのため大まかにしか語れなかった，身体症状の出現前後の様子について，あらためてたずねたところ，めまい，悪心，耳鳴，頭痛，頭重感，「頭の中でシュワンシュワンと鳴っている感じ」が，立位や坐位で増悪し安静臥床時には軽減するなど，体位に関連していたことが明らかとなった。ここで脳脊髄液減少症を疑い，鑑別のためいくつか検査を施行した。

〔検査所見3（精神科入院約7カ月後）〕

頭部造影MRI：特記すべき所見なし。

RI脊髄・脳槽シンチグラフィー（図1）：胸腰椎移行部で核種の漏出を確認（核種注入の際に確認した髄

第6部　器質性・症状性精神障碍

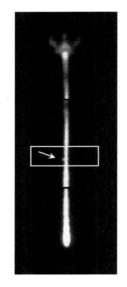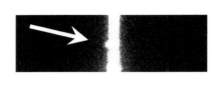

図1　RI脊髄・脳槽シンチグラフィー
胸腰椎移行部核種漏出。

液の性状は無色透明で，髄液圧は1 cmH$_2$O）。

〔精神科入院後の経過3〕　腰椎穿刺とRI脊髄・脳槽シンチグラフィーで，低髄液圧と髄液漏出を確認し，体位性頭痛の所見とあわせ，脳脊髄液減少症の診断を確定した。この時点で，入院から約8か月が経過していた。治療法である硬膜外血液パッチ（epidural blood patch：EBP）を受けるため，入院約9か月後のX+2年9月上旬に精神科を退院した。

〔精神科退院後の経過1〕　精神科退院翌日，D総合病院脳神経外科に入院し，同日EBPを施行された。6日間の入院の後，E総合病院精神科，D総合病院脳神経外科で，それぞれ外来通院継続となった。EBP施行後しばらくは，頭痛，頭重感，耳鳴，「頭の中でシュワンシュワンと鳴っている感じ」がむしろ増悪した。自宅で臥床して過ごし，精神科の担当医に電話して泣きながら不安を訴えた。日中の眠気が強く，paroxetine，ethyl loflazepateなど向精神薬を漸減した。EBP施行から約10週間経った頃から，少しずつ家事を行えるようになった。回避的な傾向を残しつつも，入院中に感じさせた自信のなさは徐々に薄れ，表情や声に張りが戻り，病前の快活さに少しずつ近づき，活動性を取り戻していった。次第に，頭痛，頭重感，耳鳴，「頭の中でシュワンシュワンと鳴っている感じ」は，独りでいる時や不安な時など機会限定的なものに移行し，ついには消失した。

EBP施行から約5ヵ月後，髄液のさらなる漏出がないか確認するため，D総合病院脳神経外科に数日間検査入院し，RI脊髄・脳槽シンチグラフィーを施行された。またこの頃，E総合病院精神科で脳波，頭部CT，脳血流シンチグラフィーを再施行した。

〔検査所見4（EBP施行約5ヵ月後）〕

RI脊髄・脳槽シンチグラフィー：髄液の漏出は確認されない。

脳波：基礎律動は10～11 Hzのα波（EBP施行前とくらべ改善）。

頭部CT：extra-axial spaceが目立つ（EBP施行前と変わりない）。

脳血流シンチグラフィー：前頭葉領域の血流低下（EBP施行前と変わりない）。

〔精神科退院後の経過2〕

RI脊髄・脳槽シンチグラフィーで髄液の漏出がないことが確認され，D総合病院脳神経外科の外来通院は終了となった。EBP施行から約2年経った頃には，生活の中でときおり不安を感じる程度で，その他の症状は自覚しなくなった。1ヵ月に1回程度，E総合病院精神科外来を受診している。患者の希望もあり，向精神薬はparoxetineを6 mgで継続している。

経過の小括　経過の概容を図2に示す。本症例では，めまい，悪心，耳鳴，頭痛，頭重感といった身体症状が突然出現して持続し，患者はいくつかの医療

2．パニック障碍との鑑別が問題となった脳脊髄液減少症

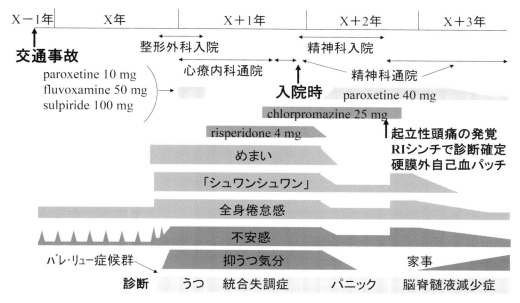

図2　症例の経過

機関を受診したが診断確定に至らなかった。「頭の中でシュワンシュワンと鳴っている感じ」，「脳を掃除機で吸われる感じ」など体感異常を疑わせる訴えから，一時，統合失調症と診断されていた。入院後，予期不安，空間恐怖，抑うつといった症状構成から，遷延したパニック障碍，ないしその疲弊状態と捉えて治療したが，部分的な改善にとどまった。その後，脳脊髄液減少症を疑い，諸検査によってその存在が明らかとなった。EBPを施行され，後に改善が得られた。

Ⅱ．考　察

まず，本症例における脳脊髄液減少症の診断について検討する。本症例では，めまい，悪心，耳鳴，頭痛，頭重感といった症状がまとまって出現し，立位や坐位で増悪し安静臥床時には軽減するなど，体位に関連していた。MRIでは硬膜増強など低髄液圧の証拠は認められなかったが，髄液漏出の証拠がRI脊髄・脳槽シンチグラフィーで認められ，髄液圧は1cmH₂Oと低値が認められた。これらの所見から，脳脊髄液減少症と診断した。硬膜穿刺その他髄液漏の原因となる既往は確認されていない。EBP施行後約10週間経過した頃から上記の症状が徐々に軽減し，ついには消失した。これらの症状や所見を，国際頭痛学会から

2003年に発表された国際頭痛分類第2版(ICHD-Ⅱ：The International Classification of Headache Disorders 2nd edition)[5]，同じく国際頭痛分類第2版日本語版[11]の中で提出された，"特発性低髄液圧性頭痛"の診断基準（表）に照らし合わせてみると，"頭痛は坐位または立位をとると15分以内に増悪する"，"EBP後72時間以内に頭痛が消失する"といった時間的規定は充たしていないものの，それらの点を除けば診断基準を充たしている。この診断基準は，おそらく頭痛発症後すぐの急性期の症例を想定して作成されていると思われ，慢性期の症例では，これらの時間的規定は充たしにくいと思われる。本症例がE総合病院精神科を受診した時点で，すでに頭痛発症から約1年が経過していたことをふまえると，本症例を急性期に診断を受けることなく経過した脳脊髄液減少症の慢性例と捉えることは妥当であると思われる。

本症例で確認された髄液漏出について，交通事故で受けた外力が関与した可能性があるが，明確な因果関係を証明するのは難しい。頸部マッサージ直後に脳脊髄液減少症を発症したという報告[4]があり，整骨院で受けたマッサージが影響した可能性もある。トイレから出たところでめまい，悪

表 「7.2.3 特発性低髄液圧性頭痛」の診断基準
〔ICHD-Ⅱ日本語版（文献11）〕

A. 頭部全体および・または鈍い頭痛で，座位または立位をとると15分以内に増悪し，以下のうち少なくとも1項目を有し，かつ，Dを満たす
　1. 項部硬直
　2. 耳鳴
　3. 聴力低下
　4. 光過敏
　5. 悪心
B. 少なくとも以下の1項目を満たす
　1. 低髄液圧の証拠をMRIで認める（硬膜の増強など）
　2. 髄液漏出の証拠を通常の脊髄造影，CT脊髄造影，または脳槽造影で認める
　3. 座位髄液初圧は60 mmH$_2$O未満
C. 硬膜穿刺その他髄液瘻の原因となる既往がない
D. 硬膜外血液パッチ後，72時間以内に頭痛が消失する

心が出現しており，トイレでの怒責が影響したかもしれない。

　患者は，夏の暑い日は外出を避け，冷房の効いた部屋で臥床して過ごした。これは，脱水を避け，脳沈下による血管，神経の牽引をできるだけ回避し，症状の軽減を図るという，患者が闘病生活の中で自然に身に付けた対処行動であったと捉えられるかもしれない。

　ちなみに，「脳を掃除機で吸われる感じ」という体感異常をも疑わせる陳述は，本疾患の病態生理を鑑みるとき，これ以上ない適切な表現であり，興味深い。腰椎穿刺の被験者が似たような感覚を訴えることがあるという。

　次に，本症例の精神症状について検討する。患者は，身体症状がときに発作的に増強しながら持続する中で，不安が強まり，突然症状がひどくなったとき，対処できないとして外出を控えるようになった。さらには，抑うつ気分，意欲低下，集中力低下，食欲低下が出現し，「悔しい，どうして私がこうなっちゃったんだろう」と涙を流してばかりいるようになった。この経過は，身体症状が発作的に繰り返し出現し，予期不安，恐怖症性回避などの時期を経て意気消沈し二次性の抑う

つ状態に至るという，パニック障碍の症状変遷と類似している。患者は以前から些細なことでくよくよしがちな性格であり，この性格は，予期不安や恐怖症性回避の形成に関与したと考えられる。ちなみにDSM-Ⅳ-TRの操作的診断基準に従うなら，本症例は，"大うつ病性障碍単一エピソード"及び"パニック障碍の既往歴のない広場恐怖"と診断される。ただし本症例では，脳波における徐波化，頭部SPECTにおける前頭葉領域の血流低下などの検査所見が認められ，心理検査所見からは構成能力の障碍，さらには何らかの脳器質性の障碍が関連している可能性が示唆された。今後，本疾患における検査所見と精神症状の推移についての詳細な検討が望まれる。

　最後に，脳脊髄液減少症を精神疾患の鑑別疾患として念頭に置くことの重要性について触れておく。一般に，本疾患が突然の頭痛などで発症したとき，患者が急性期に精神科を受診する可能性はおそらく低く，多くは脳神経外科，整形外科，内科などを受診し，体位性頭痛などの特徴から本疾患が疑われ，検査，治療が行われることになるだろう。ただしある報告では，本疾患の患者18例の94％は初期に診断がつかず〔片頭痛（11％），髄膜炎（6％），精神疾患（4％）など〕，確定診断が5週程度でつくことが最も多かったが，平均すると13ヵ月であったという[14]。本疾患の患者は，診断に至らないまま急性期を過ぎてしまうと，体位性頭痛などの特徴も次第にはっきりしなくなり，二次性の不安，抑うつを呈し，ついには遷延した状態で，"診断困難の不定愁訴を執拗に訴える患者"と捉えられてしまうかもしれない。そして，患者が精神科を受診するとすれば，おそらく多くの場合はこの時期であり，精神科医は患者を精神疾患として診断，治療してしまう可能性がある。

　例えば，多彩な身体症状が持続すると身体表現性障碍と診断してしまうかもしれない。また，頭痛，悪心，めまい，集中力低下，睡眠障碍，物忘れ，考えがまとまらないなどの症状から，うつ病と診断してしまうかもしれない。身体症状が発作的な増強を繰り返し原因不明のまま経過すると，予期不安，恐怖症性回避を経て二次性の抑うつ状態に至り，経過からパニック障碍の遷延例と捉え

てしまうかもしれない。身体症状を奇異な体感異常として捉え、統合失調症と診断してしまうかもしれない。2005年9月3日の毎日新聞[10]に、脳脊髄液減少症を抱えるある患者についての記事が掲載されたが、この患者は、歯科、整形外科、内科、精神科など40以上の医療機関を受診した中で、脳脊髄液減少症と診断される前に、統合失調症、うつ病などとも診断されたという。精神科医は、脳脊髄液減少症、特にその遷延例を精神疾患の鑑別疾患として念頭に置く必要がある。

まとめ

1. 発症から長く診断に至らず遷延する中で、不安、抑うつが前景化して難治性の経過をたどり、鑑別に苦慮した、脳脊髄液減少症の1例を報告した。
2. 本疾患は、遷延した状態で、"診断困難の不定愁訴を執拗に訴える患者"として精神科臨床の場に現れる可能性がある。さらにはその症状、経過から、うつ病、パニック障碍の遷延例、統合失調症などと診断されてしまうことがある。それゆえ、精神科医は本疾患の存在を念頭に置くべきである。本疾患を疑う臨床的徴候として、頭痛、めまいなどの身体症状が立位で増悪し安静臥床で軽減する点が挙げられる。

(岡崎 翼、日野原 圭、西嶋康一、加藤 敏)

文 献

1) 馬場久敏：外傷性頸部症候群："むち打ち損傷"に関する脊椎脊髄外科学的一見解．脊椎脊髄，19；369-377，2006
2) 銅治英雄，三枝 修，斎藤正仁ほか：特発性低髄液圧症候群の1例—ミエログラム，CTM，MRIの特徴的所見—．千葉医学，76；181-185，2000
3) 遠藤健司，駒形正志，山本謙吾：頭頸部外傷と脳脊髄液減少症．脊椎脊髄，19；362-368，2006
4) 藤村智恵子，木村文治：頸部マッサージが誘因と考えられた低髄液圧症候群の1例．神経内科，61；175-178，2004
5) Headache Classification Subcommittee of the International Headache Society; The international classification of headache disorders, 2nd Ed Cephalalgia, 24 (Suppl 1); 1-160, 2004
6) 石川慎一，溝渕知司，松崎 孝ほか：透視下硬膜外自家血注入法の実際．脊椎脊髄，19；378-385，2006
7) 加藤博子，安藤哲朗，杉浦 真：神経内科における低髄液圧症候群．脊椎脊髄，19；352-355，2006
8) 菊井祥二，中室卓也，島田京子ほか：硬膜外ブロック後の重度の低髄液圧症候群にステロイドパルス療法とテオフィリンが著効した1例．神経内科，63；295-298，2005
9) 喜多村孝幸：脳脊髄液減少症：疾患概念と病態に関する最新知見．脊椎脊髄，19；322-328，2006
10) 毎日新聞．2005年9月3日の記事
11) 日本頭痛学会新国際頭痛分類普及委員会：国際頭痛分類第2版日本版．日頭痛会誌，31；1-188，2004
12) 大塚美恵子：脳脊髄液減少症—神経内科の立場から．脊椎脊髄，19；347-351，2006
13) 佐藤和恵，蝦名佳子，安西範晃ほか：硬膜外持続生理食塩水注入療法で治癒した低髄液圧症候群の1例．日臨麻会誌，22；S346，2002
14) Schievink WI: Misdiagnosis of spontaneous intracranial hypotension. Arch Neurol, 60; 1713-1718, 2003
15) 高木輝秀，錦古里武志，井上紀樹ほか：外科的治療を要した髄液漏出症候群（低髄液圧症候群）の3例．愛知医大医会誌，32；77-78，2004
16) 登坂雅彦，齊藤延人："低髄液圧症候群（脳脊髄液減少症）"—脳神経外科の立場から．脊椎脊髄，19；356-361，2006
17) 安井敬三：特発性低髄液圧症候群の治療．神経内科，53；446-449，2000

第6部　器質性・症状性精神障碍

3. 心因性の昏迷状態との鑑別に苦慮した神経梅毒

キーワード　昏迷，神経梅毒，修正型電気けいれん療法，ペニシリン

神経梅毒はtreponema pallidumによる中枢神経感染症と定義され，感染後長期にわたって明確な症状を示すことはほとんどないにもかかわらず，初期症状が出現すると比較的短期間内に種々の著明な病的症状を次々と現しつつ進行し，ついには末期症状を呈し，その経過中に適正な治療を加えない限り早期に死に至るとされている[3]。また，発症時の症状の多彩さから，診断確定までに他との鑑別を要する例が多いことが特徴である。

第二次世界大戦終戦時における顕症梅毒の爆発的な増加が，進行麻痺の発生率を上昇させる危険が懸念されたが，ペニシリンをはじめとする諸種治療薬剤による早期梅毒の治療効果，公衆衛生の向上などから，戦後は世界的に減少傾向にあった。しかし2001年から現在にかけて，梅毒は再び増加傾向に転じている[10]。HIV感染症との合併も多く，非合併例と比較して，臨床的に重篤な症状や非典型的な経過をたどる症例が報告されている[10]。近年では，薬剤耐性の梅毒も報告されており[10]，今後も注目すべき疾患である。

今回，われわれは神経梅毒と診断され，いったんはペニシリン大量投与により改善したものの，5カ月後に昏迷状態に陥った患者を経験した。まず，神経梅毒悪化の証拠が得られず，臨床症状からも心因反応が疑われ診断に苦慮した。やがて，神経梅毒悪化も疑われ，ペニシリン大量療法を行うも昏迷状態は改善せず，修正型電気けいれん療法（mECT）が一時的には有効であった。興味深い症例であるので，若干の考察とともに報告する。

I. 症　例

症　例　50歳，男性
主症状　亜昏迷状態
既往歴　約20年前，献血時に梅毒を指摘されたことを，当科にて診断確定後に回顧している。そのときは医療機関に受診もせず，治療も受けなかった。
生活史　卒業後から発症までの32年間，工場に勤務していた。仕事に真面目に取り組み，ミスをしたことはなかった。
現病歴　X－3年までは二人組で作業をしていたが，その相手との人間関係の問題から辞職も考えたこともあった。しかし異動の希望が通ったため辞職は思いとどまった。

X年4月に特に誘因もなく，流れ作業現場でのミスが相次ぎ，またミスを犯した後に黙って現場を離れる，会議中ににやつく・キョロキョロするといった，不審な行動もみられるようになった。このため職場の同僚に連れられて当科を初診し，何らかの精神疾患が疑われ，緊急入院となった。入院時のスクリーニング検査にてRPR陽性が判明し，髄液検査結果では，RPR 4倍，TPPA 5120倍，髄液蛋白100 mg/dl，髄液単核細胞数139 /3 mm³，髄液多核細胞数3 /3 mm³と増加（図1, 2），また脳波においては，全体的に小振幅で，前頭部中心にδ帯域徐波の中等度混入（図3），SPECTでは右頭頂部と両側小脳に低還流域を認め（図4），神経梅毒と診断された。ペニシリン大量療法（benzylpenicillin potassium 400万単位×6回/日×14日）が施行され，血液・髄液検査，臨床症状ともに改善がみられた。ペニシリン大量療法前の長谷川式知能評価スケールは21/30点だったが，治療後24点へ改善している。ほぼもとの精神状態に戻り退院したが，その時点で，X－3年から付き合っている女性と結婚

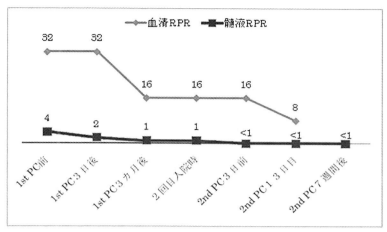

図1 血清と髄液RPR値の推移（1st PC：第1回ペニシリン大量療法，2nd PC：第2回ペニシリン大量療法）

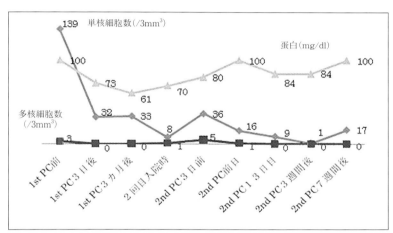

図2 髄液細胞数・蛋白値の推移（1st PC：第1回ペニシリン大量療法，2nd PC：第2回ペニシリン大量療法）

を予定していた。

X年9月より復職したが，関連会社へ配属が変わり，野外の作業を任され，班長のもと4人グループで作業をしていたが，復帰後であることから，患者の行動には注意が払われていた。しかし，仕事内容や対人関係で問題はみられなかった。同月の外来受診でも，仕事やその他に関する不満や悩みの訴えはなく，普段と変わらない様子だった。

X年10月上旬，出席予定だった会議に姿を見せないため，同僚が患者の携帯電話に連絡したが，「うん。うん」と短く返答するのみで要領を得なかった。待っていても現れる様子がなかったため2度目の電話をしたところ応答がなかった。その後，職場駐車場の車内で眠っているのを同僚に発見された。声をかけると時々開眼するが返答はなく，口をクチャクチャと動かし続けていた。会社の診療所スタッフが駆けつけ確認したが，バイタルサインは異常なかった。30分後に意識が戻り，スタッフに連れられて診療所へ移動した。見当識に問題なく，受け答えの様子も違和感はなかった。本人は意識レベル低下時の電話の音や人に声をかけられていたことはかすかに覚えているが，具体的な内容は覚えていなかった。翌日の当科外来を予約

第6部　器質性・症状性精神障碍

し，その晩は同僚の運転で帰宅した。翌日，同僚と診療所スタッフが患者宅に迎えに行くと，患者は外を眺めてボーっとしていた。声かけに反応しなかったが，しばらくすると急に我に返った様子で返答し始めた。車に移動する足取りはおぼつかなかった。車内では発語は少なく，会話がかろうじて可能な状態だった。車椅子で外来に移動し待合室で待っていたところ，突然周囲に対する反応が乏しくなり，脱力状態となった。意識レベルはGCS 200（痛み刺激で瞼が動く），眼球運動はあり，口をクチャクチャ動かしたり，咳をしたり，唾液を飲み込んだりしていた。arm drop testで上腕は顔を避けて落下し，強制開眼に対する抵抗がみられた。同日，精査加療目的に当科に第2回目の入院となった。

第2回入院経過　一般血液検査では異常なく，血清RPR，髄液RPRは横ばい，髄液細胞数は減少，髄液蛋白は微増していた（図1，2）。頭部CT（第1病日），脳波（第1病日：図5）は異常が認められなかった。SPECTでは前回入院中に認められた右中心前回の血流低下（図4）は消失し，新たに右上側頭回後部に限局性の血流低下が認められた（第14病日：図6）が，その病的意義は明らかでないものと思われた。以上より，亜昏迷状態の原因として神経梅毒の増悪や，その他の器質的疾患は否定的と考え，神経梅毒による脳の脆弱性を背景とした心因反応を疑い経過観察を続

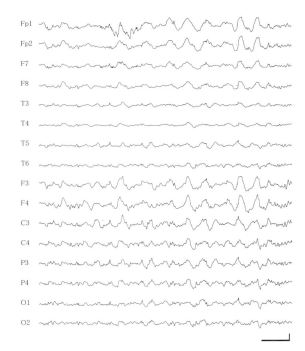

図3　第1回入院時の脳波。全体的に小振幅で，前頭部中心にδ帯域の徐波が中等度混入している。

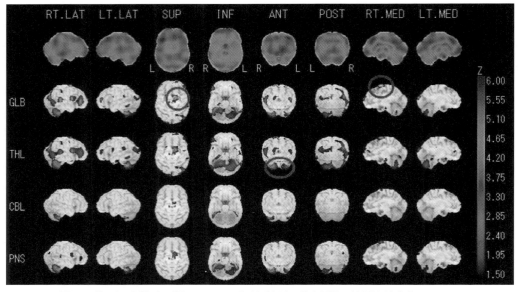

図4　第1回入院時の脳SPECT。右頭頂部と両側小脳に低還流域を認める。

けた．脳波は第9病日，第30病日にも再検したが，やはり異常所見は認められなかった．

　婚約者の働きかけに対しては時々かすかな反応がみられ，また自力で体交したり体を掻いたりすることは可能だったが，経口摂取はできなかった．看護師の介助に抵抗したり，開眼しているところにスタッフが話しかけると閉眼したり，経鼻胃管を抜去したりと，周囲の状況を伺っているような動作が観察された．入院3日目にdiazepamインタビューを行ったが反応はなかった．sulpiride 100 mg，diazepam 6 mgの投与を開始した．以降，介助に沿った動きはわずかに改善がみられ，diazepamを12 mgまで漸増した．一方で胃管の抜去が繰り返されたために，入院15日目には栄養注入時の身体拘束を開始した．家族や婚約者，職場同僚との人間関係が心因の背景にある可能性を考え，入院10日目より面会を制限したが症状の変化はみられなかった．また家族や婚約者，同僚に問診してみても，心因と思われるエピソードに思い当たる節はないということだった．

　脳波，MRIでは異常はなかったが，第35病日の髄液検査で単核・多核細胞数と蛋白の増加を認めたため，神経梅毒の再燃も否定できないと考え，第38病日より診断的治療として2回目のペニシリン大量療法を行った．同時にsulpiride，diazepamは漸減中止した．ペニシリン治療13日目で血清RPR，髄液細胞

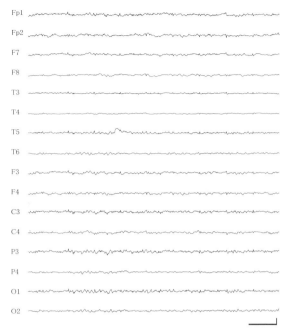

図5　第2回入院時の脳波．異常所見を認めない．

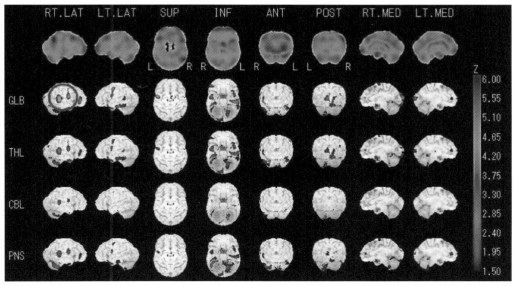

図6　第2回入院時の脳SPECT．右中心前回の血流低下は消失し，新たに右上側頭回後部に限局性の血流低下が認められる．

数，髄液蛋白が減少し(図1，2)，治療は有効と判断し，14日間(第51病日)でペニシリン投与を終了した。しかしペニシリン大量療法後も臨床症状は変化せず，第59病日よりサイン波治療器によりmECTを行った。初回は100V・7秒で45秒の痙攣が得られた。翌日，突然開眼し，周囲を見回したり，指示に従って病棟を歩いたりと行動の変化がみられたが，依然として発語はなかった。その翌日には再び治療前の亜昏迷状態に戻った。初回mECT4日後には発語がみられ，意志疎通はできるものの，テレビに文句を言ったり，家族に会えて嬉しいと涙を流したりと，脱抑制状態だった。また，入院3日前の出来事を「昨日」のこととして話していた。その後mECTを繰り返すにつれて，脱抑制状態も改善し，食事・排泄の自己管理ができるなど日常生活動作の回復がみられた。記憶も入院日，入院中のことと徐々に回復した。第77病日の長谷川式知能評価スケールでは23/30点だった。X年12月末でmECT1クール(全8回)を終了し，年末の外泊でも問題なく，X+1年1月に退院した。

退院後経過：ところが退院5日目にして，再び意欲が低下し，食事もとらず，入浴もせず，尿便失禁状態となった。mECTの途中からおよそ1カ月ほどは昏迷から回復していたことになる。10日目には歩行できなくなり，当科受診したが，満床のため，総合病院精神科に入院した。

入院時は自力歩行が可能であり，摂食もそのときどきでまちまちであり，やはり心因性の意識変容状態が疑われるような症状の変動を示した。ペニシリン療法にも不応のため，入院3週間後より，再度，mECTを5回施行したが，一時的な改善しかみられなかった。介助でも摂食を嫌がり，週に1食ほど食べる程度の状態が続くため，3月には胃瘻を造設した。以後，週に1回ほど「調子いい」「うん」などと発語がある程度で基本的には寝たきりで経管栄養の状態で推移した。

X+1年8月に療養型の病院に転院した。その後の経過の詳細は不明だが，昏迷状態は改善し，X+2年3月にはいったん退院している。1週間ほどは普通に生活したが，その後は寝てばかりとなり，5月には意味不明のことをわめき散らすようになり，再度，同病院に入院した。その後は昏迷には陥らずに入院生活を続けているようである。発症から4年近い経過となる。

II．考　察

精神医学は神経梅毒の診療により発展してきたと言っても過言ではない歴史を持つが，近年の感染症治療の進歩により，その頻度を減じ，鑑別疾患として臨床家の脳裏に浮かびがたくなってきている。しかしながら，入院時のルーチン検査に梅毒血清反応が残されているため，入院に至れば梅毒を疑うことはそう難しくはない。本例もそのようにして診断がつき，ひとまず治療によって軽快したものである。

しかし，それからおよそ5カ月で昏迷状態に陥り，神経梅毒があるということはわかっていながらも，昏迷の原因について診断に苦慮し，また神経梅毒と見極めてからも治療に苦慮した。

まず，1回目の入院でのペニシリン療法が十分ではなかったのではないかと考えられるが，神経梅毒におけるペニシリン療法の効果判定に難がある。神経梅毒治療の効果判定は6カ月ごとの髄液細胞数のフォローアップによって行われ，6カ月後に細胞数の減少が見られない場合，あるいは2年後に細胞数が正常化していない場合は，再治療の適応である[9]。本症例でも第1回目のペニシリン療法により髄液細胞数は減少し，また第2回目入院時にも低値をとっていたことから，ペニシリン療法は有効で，昏迷に陥ったときにも梅毒は悪化していないものと判断された。

髄液蛋白やRPRの値も効果判定の参考となるが，細胞数よりも遅れて変化するため，異常値が続くことがあり，再治療の検討材料としては，その意義はより小さいとされている[6,8]。本症例でも，表1にあるように1回目のペニシリン大量療法後のRPRは，血清，髄液ともに減少が続き，今回の梅毒の再燃に伴う増加はみられなかった。しかし髄液蛋白においては，指標となる細胞数の上昇がみられる少なくとも1カ月前から蛋白が上昇傾向を示しており，再燃に際しては細胞数よりも，より早期に上昇する可能性も考えられる。しかし，2回目のペニシリン大量療法では，治療13日目に蛋白が減少し，その3週間後には増加，7週間後には減少と，治療前後で一定の変化を示し

ていない。治療とは一貫した相関を持たず，それゆえ治療効果判定基準としては，やはり信頼度は小さいと考えられる。

そもそもペニシリン大量療法の効果判定には，ほとんどの症例において，血液RPR値のフォローアップで十分であるとの報告もあるが[6]，本症例では1回目のペニシリン大量療法後，血清RPRは減少を続けていることからも，より正確な効果判定には血液RPRに加えて髄液検査のフォローアップが必要だったかもしれない。また本例では，昏迷状態の原因が特定できずに診断に苦慮した。当初，身体所見，各検査所見からは神経梅毒の悪化は考えにくいと判断され，arm drop testの結果や周囲の状況に反応して昏迷の程度が変動する様子からみて，意識的な動作からも，神経梅毒による脳の脆弱性を背景にした心因反応と考え，治療を開始した。しかし家族や職場関係者からも心因が疑われるような情報は得られず，心因は特定できなかった。また，面会を制限するなど心因と思われる要素の除去や支持的精神療法や，抗精神薬や抗不安薬による薬物療法では，まったく変化は認められなかった。

症状の変化なく1カ月が経過し，髄液を再検したところ単核・多核細胞数，蛋白の増加を認めた。上記の再治療基準に従い，神経梅毒による昏迷状態と評価し直し，ペニシリン再治療に踏み切った。

本例は，第1回入院前には，集中力低下，記銘力低下，自発性の低下，感情不安定などの初期症状を呈し，ペニシリン大量療法が施されたにもかかわらず，約5カ月後には完成期症状と考えられる昏迷状態を示している。Kraepelinは神経梅毒は多様な病像をとるため，その中から特定の経過様式を取り出すことは極めて困難で，習慣的に①認知症型，②抑鬱型，③誇大型，④激越型の4型に分離されるも記述を容易にする価値を有するに過ぎないと述べている[5]。彼の記述では，麻痺を伴った進行性の認知症を特徴とするものを①に，沈鬱や妄想観念を伴う不安によって特徴づけられ，稀ならず昏迷状態を示すものを②に，陽気・多弁で誇大性興奮を呈したり，誇大妄想を示すものを③に，激しい精神運動興奮を示し，ときに突然虚脱して急速に死に至るものを④に，それぞれ含めている[5]。われわれの症例が属すると考えられる抑鬱型は，Kraepelinによれば，全症例の約12％である[5]。その後，Bostroem（1930）も独自の分類を行い，それぞれの出現率を発表した。その中で，本症例が該当すると思われる抑鬱型は全体の7％とされている[3]。Kraepelin[5]は，抑鬱型において「進行麻痺の経過中に，かなり持続する昏迷状態が稀ならず観察される」と述べており，本例のような症例は全体の1割程度にみられていたのかも知れないが，近年の報告では昏迷についての言及は乏しいようである。最近では，Timmermansの161例の神経梅毒の初発症状の報告があり，その中で昏迷状態を示したものは24例（約15％）である。その他の神経梅毒の報告でも，昏迷状態を呈した症例はみあたらず，またほとんどの例が抗生剤治療に反応し改善を認めている[1,4,7]。本症例は，心因反応を疑うような亜昏迷状態を呈した点，ペニシリン大量療法後も症状が遷延した点で特徴的である。

神経梅毒における昏迷状態の治療についても報告がない。本例では，1回目のペニシリン大量療法後，定期的な髄液検査を続けてきた。第2回目の入院で，上記の判定基準に従い2回目のペニシリン大量療法を行ったものの，症状の変化なく1週間が経過した。そこで一般的に昏迷状態への効果が期待される[2] mECTを施行したところ，施行翌日から症状の変化がみられ，1クール（全8回）で一般生活に問題ない程度まで回復した。神経梅毒による昏迷状態がペニシリン療法や向精神薬治療で改善しない場合，mECTの効果が期待できることは，注目に値する。しかし本例の場合，その効果は一時的であり，二回目には若干の反応しかなかった。

結局，本例の昏迷状態の背景について決め手となる所見はなく，推測するほかない。第1回入院時に，ペニシリン療法により精神症状や髄液所見が改善しているところをみると，駆梅は相当に成功していたとみるべきだろう。しかしながら，その時すでに梅毒の中枢神経破壊により，精神機能を保てるぎりぎりの程度まで脳の機能は低下していたのではないだろうか。第2回入院後に髄液所

見の悪化をみたところからして，残存していたトレポネーマが，さらに若干の神経障害を進めた可能性もある．ぎりぎりの脳機能がホメオスターシスを崩したのが，昏迷状態であり，当初はmECTにより一時的にせよ改善しうるような域に留まっていたが，総合病院精神科に入院してからは，ほとんどmECTにも反応しなくなり，胃瘻を造設するような亜昏迷状態が続いた．しかしながら，その後昏迷を脱し，退院するとまた病状悪化するというように，環境因にも影響を受けているようにみえる．Kraepelin[5]によれば，抑鬱型の58.6％は罹患後2年以内に死亡しているというが，本例ではその後も生命を維持しており，ペニシリン療法で駆梅は成功したものと考えられる．が，脳機能はぎりぎりのレベルにあり，器質因とも心因とも環境因とも特定できないような種々の要因で昏迷を呈していたと解釈されるのではないだろうか．

おわりに

神経梅毒に対するペニシリン大量療法後，心因反応を疑うような亜昏迷状態を呈した1例を報告した．心因反応と診立てて行った薬物治療，環境調整などへは反応せず，その後の治療経過から神経梅毒に起因する亜昏迷状態と診断された．神経梅毒の症状として，昏迷状態は頻度が少なく，また本症例のように抗生剤治療後も症状が遷延した例は稀である．神経梅毒の治療経過において，亜昏迷状態を含めた多彩な精神症状の正確な把握，評価が肝要であることを経験した．神経梅毒が再流行の兆しを呈しつつある現在，その症状・治療法に関して，いま一度知見を積み重ねる必要がある．

（星野美幸，菊地千一郎，阿部隆明）

文 献

1) Ide M, Mizukami K, Fujita T et al : A case of neurosyphilis showing a marked improvement of clinical symptoms and cerebral blood flow on single photon emission computed tomography with quantitative penicillin treatment. Prog Neuropsychopharmacol Biol Psychiatry, 28 ; 417-420, 2004
2) Ishimoto Y, Imakura A, Nakayama H : Practice of electroconvulsive therapy at University Hospital, The University of Tokushima School of Medicine from 1975 to 1997. J Med Invest, 47 ; 123-127, 2000
3) 懸田克躬：脳の梅毒性疾患．現代精神医学大系，第13巻A，中山書店，東京，p 15-40，1975
4) Kitabayashi Y, Ueda H, Narumoto J et al : Cerebral blood flow changes in general paresis following penicillin treatment ; A longitudinal single photon emission computed tomography study. Psychiat Clin Neurosci, 56 ; 65-70, 2002
5) Kraepelin E : Psychiatrie. Ein Lehrbuch für Studierende und Ärzte 8 Aufl, Verlag von Johann Ambrosius Barth, Leipzig, 1910（伊達 徹訳，《精神医学》5 老年精神疾患．みすず書房，東京，1992）
6) Marra CM, Maxwell CL, Tantalo LC et al : Normalization of serum rapid plasma regain titer predicts normalization of cerebrospinal fluid and clinical abnormalities after treatment of neurosyphilis. Clin Infect Dis, 47 ; 893-899, 2008
7) Sanchez FM, Zisselmen MH : Treatment of psychiatric symptoms associated with neurosyphilis. Psychosomatics, 48 ; 440-445, 2007
8) Timmermans M, Carr J : Neurosyphilis in the modern era. J Neurol Neurosurg Psychiatry, 75 ; 1727-1730, 2004
9) Workowski KA, Berman SM : Sexually transmitted diseases treatment guidelines, 2006. MMWR Morb Mortal Wkly Rep, 55（RR 11）；1-94, 2006
10) 柳澤如樹，味澤 篤：現代の梅毒．モダンメディア，54；42-49, 2008

4. ひきこもりと精神症状のため統合失調症が疑われた急性散在性脳脊髄炎

 急性散在性脳脊髄炎,統合失調症,ひきこもり,神経学的所見

急性散在性脳脊髄炎[11](acute disseminated encephalomyelitis,以下ADEM)は,先行感染や予防接種後に急性に発症し,脳や脊髄に散在性の脱髄病変をきたす二次性脳炎である。初期症状は,意識障碍,発熱,頭痛,脳神経症状,髄膜刺激症状,錐体路症状,けいれん,感覚障碍等であるが,精神症状の報告は散見されるにすぎない。

本稿では,発熱と尿閉のために内科に入院したが,約30年間のひきこもりと精神症状のため統合失調症が疑われ,精神科に転科となり,その後ADEMと診断された1例を報告する。精神症状を呈するADEMの報告は少なく,ひきこもりの人に発症したADEMという特異な布置からして,診断までに興味深い経過をとった。ADEMは,初発時に精神症状を呈する可能性のある神経疾患であり,精神科臨床のみならずプライマリーケアにおいても非常に重要な症例であると考えられるため,若干の文献的考察を含めて報告をする。

I. 症 例

症 例 50歳台前半,男性
主 訴 食べたくない。
既往歴 気管支喘息
家族歴および家族構成 両親は高血圧症だが,家族に精神科的遺伝負因はない。両親と3人暮らしであり,同じ敷地内に妹夫婦とその息子が住んでいる。
病前性格 母親によると神経質とのことだが,それ以上の詳細は不明である。
生活史 2人同胞の長男として出生。発達の遅れはなかった。地元の小中学校を卒業したが,怠業はなかった。

地元の高校に入学した約1カ月後,かすり傷程度の交通事故にあったのを機に学校に行かなくなり,入学約5カ月後に退学した。その頃から,家人の小言に反応して,皿を投げるなど家の中で暴れるようになった。退学1年後に,県外の高校に入学し,県外で下宿しながら学校に通った。1年間は通うことはできたが,遅刻の罰で頭を丸刈りにされたショックで学校に通えなくなり,入学1年半後に退学した。その後,地元の高校2年に編入したものの,3年生の冬頃に感冒を契機に学校に行かなくなり,退学した。

退学後から家の2階を占領し,家人に入らせず,母親からもらう1カ月の小遣いで生活するようになった。「2階に上がってくるな」と言う以外,異常と考えられる言動はみられなかった。最初のうちは家族と一緒に食事をしていたが,徐々に1人で食事を摂るようになり,会話はほとんどなくなった。週1回ほど近所のスーパーで買い物をしていた。また床屋にも行っていたが,30代頃からは自分で髪を切るようになり床屋にも行かなくなった。

現病歴 X年Y月17日頃から冷蔵庫の中身が全然減っていないことに両親は気づき,同月20日頃から2階で物音がしなくなった。同月23日に不審に思った妹と両親が様子を見に行ったところ,本人は部屋で倒れていた。本人の話では2週間くらい食事をしていなかったようである。そのためA病院内科を受診した。尿が出ないと訴え,38.7℃の発熱を認めたが,血液検査では炎症反応はなく,軽度の脱水,低ナトリウム血症を認めるのみ,胸部X線写真上も入院治療を要するような感染症を示唆する所見はなかった。このとき,本人によると妄想も認めたというが,その内容等の詳細は不明である。ウイルス感染による食欲不振と判断され,外来で点滴を施行後に帰宅した。帰宅後も食事が摂れず,同月25日にB病院内科にて点滴が施行されたが,その後,強い腰痛を訴えたためC病院

第6部 器質性・症状性精神障碍

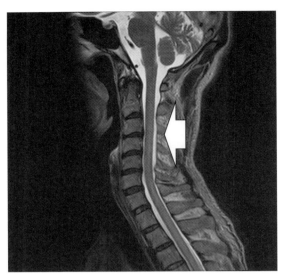

図1 脊椎 MRI（T2強調画像） 矢印部が病変

に救急搬送された．CTにて膀胱内尿貯留があり，導尿にて1300 ml 排尿し，腰痛は消失した．同日，食欲不振，尿閉の精査加療目的でD病院内科を紹介受診し，緊急入院となった．

D病院内科入院時現症 顔貌は不安げであり，うつむきがちで，話していても目が合わない．会話は成り立つが，やや脈絡がなく，「誰かがそばにいる」と言う．尿意は感じず，排尿しようとも思わないとのことである．体温は38.0℃で，心・肺・腹部の理学所見に異常はなかったが，左肋骨脊柱角叩打痛を認めた．下肢の筋力低下や感覚障害，病的反射は認めなかった．

D病院内科入院後経過 入院翌日の血液検査所見では，貧血と低ナトリウム血症を認めるほか異常はなかった．また胸腹部骨盤単純CTでは，水腎症や拡張した尿管といった所見はみられなかった．

入院時から食事摂取不良であり，疎通性があまり良好ではなかったため，入院翌日にD病院精神科（筆者勤務）にコンサルトされた．「そんなに食べないで体がもつのか．そんなに飲まないで体がもつのか」等と脅されていると本人は述べたが，誰に脅かされているのかとか，声が聞こえているのかと問うても答えはなかった．また「部屋に小人がいるんです．おじさんもいました．4日前にもいたんです．毒を入れられます．怖いんで施錠してください」との発言も認められたが，一方で小人については「入院していると退屈

だからちょうどいい」とも語った．入院3日目に全脊椎造影MRI撮影，入院15日目に全脳単純MRI撮影を行ったが，有意な所見はなかった．

尿閉についてD病院泌尿器科にコンサルトを行ったが，原因ははっきりしなかった．そのため入院21日目にバルーンを抜去し自己導尿を開始した．この頃には起き上がることもできなくなっており，廃用症候群による下肢筋力低下との判断でリハビリが開始されたが，臥床している状態は続いた．

食事摂取は進まず歩行も難しい状態であり，その原因として統合失調症等の精神疾患の可能性があると判断され，入院35日目にD病院精神科に転科した．食事摂取をほとんどしていないため，1500 ml/日の補液が転科時には行われていた．

D病院精神科転科時所見 ベッドで臥床しており，ほとんど動こうとしない．こちらの問いかけにのみ答え，自発的に話そうとしない．

D病院精神科転科後経過 転科時，小人について尋ねたが，「この部屋に移ったからもう大丈夫だ」と語った．また「便が出ていないからお腹が張って仕方ない．だから食べられない」と語った．そのため食事摂取量が増えなければ便は出ないと伝え，食事摂取を促した．その後，食事量には波があるが徐々に増えていったため，転科6日目（入院40日目）に補液を500 ml/日に減らした．転科14日目（入院48日目）に「寝ていたら3時位に男の人4人が来て，写真撮影をどうするとかの話をしていました．寝ぼけていたと言えば寝ぼけていたのかもしれません」と語った．転科15日目（入院49日目）も朝方「魚らしい魚」と言って，何かが見えているような発言をしたが，その後，魚について尋ねると覚えていないと言った．また転科してからは小人についての体験は語っておらず，脅されているという体験については「そんなことを言っていたような気がする」と語った．

歩行困難について「両足がしびれて力が入らない」と訴えており，転科後もリハビリを続けた．「便秘が強く，お尻が痛い」と訴え，リハビリには拒否的ではあったが，看護師による働きかけもあって車椅子に移るようになった．また内科で神経学的所見に異常はないとの記録があったが，入院時からしびれがあったと訴えたため，転科29日目（入院63日目）に神経学的所見をとった．その結果，左足振動覚低下，下肢の筋力低下，両足でBabinski反射・Chaddock反射陽性，指鼻指試験での振戦を認めたため，転科30日目（入院64

日目)にD病院神経内科にコンサルトを行った。神経内科医の指示でコンサルト当日に造影頭頸部MRI撮影(図1)を施行したところ，T2強調画像にて脊髄の軽い腫大と髄内の高信号域を認めたため，精査目的で転科35日目(入院69日目)に，D病院神経内科に転科した。

D病院神経内科転科後経過 血液検査では有意な所見はなく，神経内科転科翌日の髄液検査所見は36/3 mm³の細胞数(単核球)と糖低下(47 mg/dl)，蛋白増加(108 mg/dl)を認めた。慢性の経過ではないことや画像所見，対麻痺，膀胱障碍から脊髄炎と診断され，脊髄炎の原因としてADEM，HTLV-1関連脊髄炎，亜急性連合性脊髄変性症，梅毒性髄膜脊髄炎等が挙げられた。A病院初診時以前から食事摂取ができなかったことから先行感染の存在が考えられること，経過中に増悪した感覚障害がさらに増悪しておらず単相性の経過であること，血液検査から有意な所見はないためHTLV-1関連脊髄炎，亜急性連合性脊髄変性症，梅毒性髄膜脊髄炎等が否定されることから総合的にADEMと診断され，神経内科転科5日目(入院73日目)からステロイドパルス療法が施行された。施行後，筋力回復やしびれの改善を認め，立位ができるまで回復した。またステロイドパルス療法施行後からは異常な発言が認められなくなり，神経内科転科37日目(入院105日目)にリハビリ目的でE病院に転院した。

回復後の接触性は自然であり，病的体験を認めず，E病院退院後は徐々に外出もできるようになり，対麻痺は治り正常に歩行できる状態になった。

II．考 察

30年間ひきこもっていた患者が，2週間ほど食事の摂れていない状態で発見され，内科に入院した。発熱と脱水を認めたものの，内科的には軽微な理学所見・検査所見の異常しか認められなかった。他方，妄想様の言辞が認められたため，統合失調症疑いで精神科に転科となった。転科時にはほとんどベッド上ですごし，両足のしびれによる歩行困難を訴えた。転科後は明らかな妄想の訴えはなく，前医で訴えていた妄想様の訴えについても覚えていなかった。統合失調症という診立ては疑問視され，神経学的異常所見を認めたため神経内科にコンサルトし，ADEMの診断がついたものである。自宅で倒れていた時点では，先行感染とそれに引き続く神経障碍が生じていた可能性がある。内科入院時には全身状態が悪く，歩行困難の存在に気づかれず，状態が改善して歩かせようとしたところ，立ち上がれないことで廃用症候群と解釈された。しかし，すでにこの時点でADEMによる下肢の運動障碍が生じていたと考えるべきであろう。下肢の運動障碍が見過ごされたために，妄想様の症状のみが前景に立っているようにみえ，精神科への転科という経緯となった。もちろん，30年間のひきこもりという来歴が統合失調症という内科医の予断を後押ししたのは想像に難くない。しかし，後から問診した限りで，ひきこもっていたとはいえ，明らかに統合失調症を疑わせるエピソードはなかった。

本例の興味深い点は，まず，ADEMとしての初発症状が稀な組み合わせだったことであり，また，30年間ひきこもりの男性にADEMが生ずるという稀な経過をとったことであった。これらはいずれもADEMの診断に到達する障碍となった。

ADEM[16]は急性または亜急性に発症する脱髄疾患であり，脳や脊髄を散在性に侵す。その経過は単相性であり，再発や寛解を示すものはきわめて稀である。原因別に①ワクチン接種後，②感染後，③特発性の3型に分けられ，Young[23]らの報告によるとワクチン接種後や感染後にADEMを発症した割合は33〜100％である。有病率は文献により異なるが人口10万人あたり0.8[21]〜2.5[11]人であり，人種，年齢，性差にかかわりなく起こる。感染後のものは小児に多く，特発性のものは若年成人に多い傾向がある。感染後ADEMの発症機序としては，ウイルスが直接神経組織へ感染するのではなく，アレルギー反応により起こるものと考えられている。ワクチン接種後ADEMの発症機序としてはワクチンに含まれていた脳抗原や交叉抗原に対するアレルギー反応が原因と考えられている。臨床症状として，神経症状に先行して発熱，全身倦怠感，頭痛，悪心・嘔吐が出現する。病初期は，症状は不定で風邪症状として見逃される時もある[6,17]。また項部硬直等の髄膜刺激症状や痙攣をきたすこともある。頻度が多い症

候としては，意識障碍，痙性対麻痺や片麻痺，失調，脳神経障碍，視神経炎，痙攣発作等である[18]。一般に大脳(片麻痺，半盲，失語)，脳幹(眼振，眼球運動障碍)，小脳(運動失調，構音障碍)，脊髄(四肢麻痺，膀胱直腸障碍)の病変を示唆する神経症状が急速に進展してくる[16]。治療としては副腎皮質ステロイドのパルス療法，血漿交換，ガンマグロブリン大量静注が有効[3]とされている。ADEM全体としての予後[6]は比較的よく，50〜80％は完全に回復する。

本例は，血液検査で炎症反応を認めない発熱であることから，何らかのウイルス感染後に，尿閉と精神症状が生じたADEMと考えられる。Naseら[10]は1965年から1999年までの約30年間のメタ分析で，精神症状が初発であるADEMは9例と稀であることを指摘している。Krishnakumarら[8]は「数人に追っかけられる」や「複数人から攻撃される」という等の精神症状を認めた2症例を，小俣ら[12]が急に泣き叫ぶ等の精神症状を認めた1症例を，それぞれ報告している。また臨床症状を論じた研究や総説の中には，精神症状についてまったく触れていないもの[15,19,23]もある。一方，伊藤ら[4]のメタ分析ではADEMによる尿閉の報告は38例と，それほど多くはなく，発熱と尿閉が初発の報告は，寺尾ら[20]の調べでは本邦では10例のみであった。報告数の少ない理由として寺尾ら[20]は，①成人例では発熱を主訴とする症例は少ないこと，②脊髄にまで病変が及ぶ症例はADEMの一部にすぎないという2点を理由に挙げている。また，病態が異なる無菌性髄膜炎による尿閉(Elsberg症候群[2])の報告例もあるが，初発にElsberg症候群を呈したADEMの報告例[1,5]も散見される。本例のように初診時に発熱と尿閉に加えて精神症状を認めたADEMの報告はない。前述のように自宅で倒れているところを発見された時点で，軽度の対麻痺がすでに生じていた可能性もあり，発熱・尿閉・精神症状のみが初発とは断言しきれないが，少なくともそのようにみえたことは診断を困難にした一因であった。

ADEMの診断にMRI画像はきわめて有用[18]であり，喜多[7]，田中[18]のMRI画像は特徴的であると考えられるが，本例のように初期に病変がみられない例[7]もあり画像の経過観察が必要である。本例では，脳画像に異常がないことや内科での検査後の転院ということで身体疾患は除外されているという予断があったため，精神科転院後すぐに神経所見をとらず，診断が遅れたことが反省点である。また本例のように脊髄MRI画像のみに所見が見られる症例[1,5]はある。

とはいえ，D病院の内科医がいつから統合失調症と疑っていたか不明であるが，少なくとも転科を求めてきたときに，われわれは内科医が考えていたように統合失調症を強く疑ったわけではない。幻視[22]は，統合失調症にも認められる[14]という論者もいるが，通常は器質性精神病やアルコール・薬物による精神障碍などを示唆する所見とみなされる。本例の精神症状は主として小人の幻視と「脅されている」という幻聴を示唆する訴えであり，Schneiderの一級症状等の統合失調症を疑う所見は乏しく，こうした病像からは何らかの器質性精神疾患という印象が濃厚だった。しかしながら，長期のひきこもりが認められた点で，種々の症状を統合失調症から解釈する可能性を捨て去ることもし難かったのである。本例を振り返ると，幻覚妄想様の症状は今回のエピソードで認められたにすぎず，回復後の接触性は自然であり，今回の入院を機にひきこもりも徐々に改善していることから，入院前にすでに統合失調症を発症していたとは考えにくく，非精神病性のひきこもりであったと考えられる。もちろん，統合失調症にADEMが合併する可能性もあるが，その場合でも診断に疑問を抱いた段階で身体所見をとれば診断は可能と考えられる。また本例の精神症状は夜間や早朝に見られることが多いことからせん妄であった可能性も排除できないため，ADEMによる精神症状であるか，せん妄であるかについての鑑別は原理的に困難であろう。

他方，本例がひきこもっていたことが，診断を攪乱した一因となっていた。厚生労働省の「ひきこもりの評価・支援に関するガイドライン」[13]では，ひきこもりを「様々な誘因の結果として社会的参加(義務教育を含む就学，非常勤職を含む就労，家庭外での交遊など)を回避し，原則的には6カ月以上にわたって概ね家庭にとどまり続け

ている状態(他者と交わらない形での外出をしていてもよい)」と定義しており，本例もその定義に合致する．ひきこもり者の数は内閣府の調べ[9]で23.6万人とされており，こうした人々が疾病に罹患したときに医療機関への受診が遅延することは大いにあり得るし，受診時の情報不足が診断を困難にする可能性も大きい．本例のように内科疾患が見逃され，統合失調症疑いとして精神科医が診察する事態は稀ならず起こりうるものと思われる．精神科医が内科疾患を鑑別するためにもADEMのような疾患の存在はおさえておく必要がある．なお，内閣府の調べ[9]でのひきこもりの数と山口ら[21]の調べによるADEM罹患率から年間のひきこもりのADEM患者数を推測すると，約1.8人／年となり，本例のような症例は確率的に決して多いものではない．

まとめ

約30年間のひきこもりと精神症状のため統合失調症が強く疑われて精神科に転院となったADEMの1例を報告した．初診時に発熱と尿閉，精神症状を認めた点も稀である．ADEMは初発時に精神症状を呈する可能性のある神経疾患のため，精神科医はこれを知っておく必要がある．その診断には脳画像も有効であるが，神経学的所見がそれ以上に重要であると考えられる．

(齋藤陽道，小林聡幸，岡崎 翼，加藤 敏)

文　献

1) 濱田英里，岡本憲省，奥田文悟：Elsberg症候群を呈した急性散在性脳脊髄炎(ADEM)の2例．日内会誌，94；2379-2381，2005
2) 林 良一，大原慎司：Elsberg症候群．柳沢信夫，Annual Review 神経2004(岩田 誠，清水輝男ほか編) 中外医学社，東京，p 126-132，2004
3) 平野幸子：急性散在性脳脊髄炎．小児内科，36；1154-1157，2004
4) 伊藤祐二郎，内田康光，玉井伸明ほか：発熱と尿閉を主訴に受診した中枢神経系炎症性疾患2例の治療経験．泌尿紀要，55；655-659，2009
5) 加藤裕司，溝井令一，山元敏正ほか：無菌性髄膜炎の経過中に尿閉で発症し，遅れて小脳失調，ミオクローヌスなどを呈したEpstein-Barr virus関連急性散在性脳脊髄炎の1例．神経内科，68；194-198，2008
6) 吉良龍太郎：急性散在性脳脊髄炎の臨床と病理．内科，105；783-786，2010
7) 喜多成寸志：急性散在性脳脊髄炎の臨床像．神経内科，71；11-18，2009
8) Krishnakumar P, Jayakrishnan, MP, Beegun, MN et al：Acute disseminated encephalomyelitis presenting as acute psychotic disorder. Indian Pediatrics, 45；999-1001, 2008
9) 内閣府政策統括官(共生社会政策担当)：若者の意識に関する調査(ひきこもりに関する実態調査)報告書，2010
10) Nase JT, Andriola MR, Coyle PK：ADEM；Literature review and case report of acute psychosis presentation. Pediatr Neurol, 22；8-18, 2000
11) 温井めぐみ：急性散在性脳脊髄炎．小児科診療，72(増刊号)；192，2009
12) 小俣 卓，新井ひでえ，田邉雄三：精神症状が初発症状であった小児の急性散在性脳脊髄炎(ADEM)の1例．脳と発達，40；465-468，2008
13) 齊藤万比古 代表：ひきこもりの評価・支援に関するガイドライン「思春期のひきこもりをもたらす精神疾患の実態把握と精神医学的治療・援助システムの構築に関する研究」，厚生労働科学研究費補助金こころの健康科学研究事業，2007
14) 佐藤哲哉，飯田 真：分裂病の幻視症状について．，分裂病の精神病15(高橋俊彦編)，東京大学出版会，東京，1981
15) Schwarz S, Mohr A, Knauth, M et al：Acute disseminated encephalomyelitis；a follow-up study of 40 adult patients. Neurology, 56；1313-1318, 2001
16) 杉本恒明，矢崎義雄編：内科学，第9版．朝倉書店，東京，p 1840，2007
17) 武本環美，原 寿郎：急性散在性脳脊髄炎．小児内科，35(増刊号)；718-721，2003
18) 田中惠子：急性散在性脳脊髄炎．精神科治療学，24；1391-1396，2009
19) Tenembaum S, Chamoles, N, Fejerman N：Acute disseminated encephalomyelitis；a long-term follow-up study of 84 pediatric patients. Neurology, 59；1224-1231, 2002
20) 寺尾俊哉，林 哲夫，吉永敦史：発熱・尿閉を主訴とした急性散在性脳脊髄炎の1例．泌尿紀要，53；311-314，2007
21) 山口 結，吉良龍太郎，原 寿郎：我が国における小児

急性散在性脳脊髄炎, 多発性硬化症の現状. 脳と発達, 42; 227-229, 2010
22) 山内俊雄編：精神科専門医のためのプラクティカル精神医学. 中山書店, 2009
23) Young NP, Weinshenker BG, Lucchinetti CF：Acute disseminated encephalomyelitis; Current understanding and controversies. Semi Neuro, 28; 84-94, 2008

第6部　器質性・症状性精神障碍

5. 一級症状を呈した抗NMDA受容体脳炎

　抗NMDA受容体脳炎、一級症状、統合失調症、せん妄、精神病理

　統合失調症との鑑別が問題となる器質性疾患は数多いが、とりわけ近年では抗NMDA受容体脳炎(anti-NMDA receptor encephalitis)[4,5]が注目されている。本疾患は、卵巣腫瘍を併存する若年女性に好発する自己免疫性脳炎であり、経過中に精神病症状を呈することから、精神科を受診する症例も多い。しかし、痙攣発作や意識障碍、中枢性の低換気などの存在から、多くの症例で身体科的管理を要し、ときに人工呼吸管理を必要とするような重篤な病態となりうる疾患である。

　筆者らは、緊張病症状に加えて一級症状（妄想知覚）を呈し、当初は緊張型統合失調症と考えられたが、後に抗NMDA受容体脳炎と診断された一例を経験した。本例は統合失調症にみえたが、後から振り返ると若干の症候学的相違点もみられた。また、本邦では珍しい男性例[26]であるという点や、修正型電気けいれん療法(mECT)によって一時的な効果を得られたという点からも貴重な症例であると思われるので、若干の精神病理学的考察とともに報告する。

I. 症　例

　症　例　18歳、男性大学生
　既往歴　小学校時代にoseltamivir内服した際に、大声をあげて廊下を走りまわったことがある。
　家族歴　弟が中学より不登校で精神科に通院している。
　生活歴　2人同胞の第1子。生育歴に異常なし。高校3年生のときに一時的に引きこもり状態となったことがある。X年4月、大学に進学し独居を開始した。
　病前性格　積極的、活動的で自己主張が強い。
　現病歴　X年4月下旬より発熱と関節痛を認め、近医にてインフルエンザと診断されoseltamivirを内服し軽快した。1週間後頃より、倦怠感、めまいを生じ、電車を何度も乗り間違えるなど注意散漫となり、日常の行為をうまく行うことができなくなった。5月中旬より、不安、恐怖感、不眠が生じた。同じ頃から乱暴で攻撃的な口調となり、飲料水を口から吐き出して友人に吹きかけるといった異常行動がみられ、周囲からは急激に性格が変わったように思われていた。5月下旬のある日の深夜、突如としてインターネットに「今の政治が良くないので、世直しをする」などといった攻撃的な書き込みをした。また、友人に電話をかけたり、警察に通報したりすることを翌日の早朝まで繰り返した。

　翌日の早朝、「空が晴れているのを見て、テレビ局が仕組んだということがわかった」（妄想知覚）。つづいて、めったに電話しない父親の携帯に電話をかけた後に、友人宅にブロックを投げ込むなどの異常行動がみられた。

　翌々日、両親が本人を引き取ったが、本人の口調も普段とはまったく異なり、まるで別人のようにみえたという。実家へ戻って来る途上では、服や布をすべて結ぼうとずっと手を動かしており、常同症と思われる状態であった。声掛けに答える事もあったが会話にはならず、「バンド仲間が……」「ナナ（漫画の登場人物）が……」などと、あたかも漫画の物語のなかにいるかのような言辞を繰り返し、夢幻様状態を思わせた。

　同日、A病院精神科を受診したが、インフルエンザの既往や意識障碍の存在から脳炎などの器質性疾患を疑われ、総合病院であるB病院に搬送となった。到着時は見当識障碍と健忘に加えて、漫画に登場する固有名詞を含んだ意味不明な言辞や、「カメラで監視されている」等の注察妄想を思わせる言辞を認めた。興奮も著しかったが、すぐに亜昏迷状態となり、以後は興奮と亜昏迷のあいだを揺れ動いた。全身に筋固

第6部 器質性・症状性精神障碍

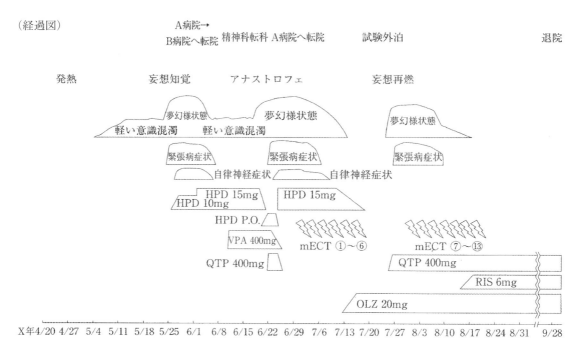

図　経過図　HPD：haloperidol, VPA：valproic acid, QTP：quetiapine, RIS：risperidone, OLZ：olanzapine, mECT：修正型電気けいれん療法

縮を認め，四肢は他動的に動かすとその位置を保持するカタレプシーを呈していた。舌を出したり，ひっこめたりを繰り返す軽度の不随意運動もみられた。しかし，それ以外の神経学的異常所見を認めず，項部硬直などの髄膜刺激徴候も認められなかった。頭部CT，頭部MRI，胸腹骨盤部CTでも異常所見なく，また髄液検査も初圧175 mmH$_2$O，終圧75 mmH$_2$O，細胞数2/3 mm^3，蛋白20 mg/dl，糖70 mg/dlと正常範囲内であった。脳波では徐波化やてんかん特異波を認めなかった。器質性疾患と精神疾患の両方を考慮して，精査加療目的にB病院神経内科入院となった。なお，入院時に髄液中の抗NMDA受容体抗体の測定を依頼している。

治療経過（図）　入院後，haloperidol点滴が開始されたが，亜昏迷と興奮状態を繰り返すことが続いた。会話による意思疎通は取れなかったが，ペンを持たすと「この苦しみはいつまで続くのか」「神」などと書き，病的体験の存在をうかがわせた。第12病日よりhaloperidol 10 mg/日を連日静注したところ，疎通性はやや改善したが，一方で「いつになったら現実に戻るんですか」「自分の身体が人形のよう。急に爆発しそうで不安です」などと述べた。第16病日より，

haloperidol 点滴を15 mg/日に増量したところ，次第に興奮状態の改善を認めた。

第19病日，抗NMDA受容体抗体の検査結果は未着であったが，その他に器質性疾患を積極的に疑う検査所見に乏しいことから緊張型統合失調症を疑い，B病院精神科に転科となった。転科時には明らかな筋強剛やカタレプシーなどの緊張病性の症状は軽減しており，以後は易興奮的な病像が中心となった。第21病日よりsodium valproate 400 mgを，第23病日よりlorazepam 1.5 mgを投与開始したところ，興奮状態となることは減少した。

第27病日より，haloperidolを注射薬から経口薬に切り替えたが，副作用と思われる排尿困難とふらつきがみられた。そのためにhaloperidolをquetiapineに置換したところ，再び病的体験が活発となった。「テレビ局に撮られてしまったので，損害賠償を求める」と妄想が活発化し，また「どうして俺が選ばれたのか，この世界の……」「この世界，俺がつくったんじゃ……」と語り，自らが世界の受動的な中心となるアナストロフェ（Conrad）[3]を思わせた。第31病日より，haloperidol 15 mg静注を再開したところ，改善を認めた。しかし，次第に閉鎖病棟のないB病院精神科では

対応困難となり，同日A病院に転院となった。

　転院時は全身の振戦と発汗が著明であり，やはり亜昏迷と興奮を繰り返した。緊張型統合失調症の診断のもと，haloperidolの持続静注を行ったが，わずかな改善に留まった。そのため，第35病日～第49病日までmECTを全6回施行したところ，疎通性が大幅に改善した。その後，haloperidol を olanzapine 20 mgに置換し，第59病日には試験外泊を行い，問題なく帰院した。

　しかし，第63病日に「朝食の牛乳パックに『県警』と書いてあった。ここは警察の施設なのか。主治医も警察の関係者なのか」「自分が世直しを計画したことで世の中が悪くなってしまったのではないか」などの妄想的言辞が再び聞かれるようになり，quetiapine, levomepromazineなどを追加投与したが効果なく，再び亜昏迷と興奮状態を繰り返すようになった。そのため，第68病日～第84病日まで，再度mECTを全7回施行したところ，速やかに改善を認めた。その後はolanzapine 20 mgに加えて，quetiapine 400 mg, risperidone 6 mgを投与し，症状再燃することなく経過し，9月下旬に退院となった。退院時の臨床診断は，DSM-IV-TRでは「統合失調症様障碍，予後のよい特徴を伴うもの(295.40)」であり，従来診断では緊張型統合失調症であった。なお，退院時には急性期の病的体験のほぼすべてについて健忘を残していた。

　その後A病院にて通院治療を行ったが，10月に抗NMDA受容体抗体陽性であることが判明し，フォローアップのためにB病院神経内科および精神科へ再紹介となった。腹腔内腫瘍の有無の確認のためにFDG-PETと胸腹骨盤部CTを行ったが，腫瘍性疾患を疑わせる所見は認められなかった。精神症状としては，妄想や幻覚などの産出性症状はみられなかったが，発動性減退と易疲労感，集中力低下が目立った。次第に抗精神病薬を減量中止するとともにそれらの症状は軽減されたが，それでも以前に比べて社交性が低下し，穏やかな性格となった。しかし，知的能力には大きな変化はみられず，X+1年4月より大学に復学し，再発なく経過している。

II．考　察

1．臨床的検討

　抗NMDA受容体脳炎は2007年にDalmauら[4]によって提唱された疾患概念であり，典型的には卵巣奇形腫を随伴し，NMDA受容体の細胞外成分に対する抗体（抗NMDA受容体抗体）による自己免疫性の機序が推測される傍腫瘍性脳炎である。また，これまで病因が不明であった脳炎7例のうち6例に抗NMDA受容体抗体が認められたという研究[19]が示すように，診断に至っていない潜在的な症例も数多いものと思われる。2008年にDalmauら[5]は100例の本疾患患者の臨床データを報告しているが，それによると，患者の91％は女性であり，年齢の中央値は23歳と，そのほとんどが若年発症である。また，腫瘍合併率は女性例で62％であり，ほとんどが卵巣奇形腫の合併である。男性例の腫瘍合併率は22％と低いが，睾丸奇形腫や肺小細胞癌などが合併することが知られている。本症例は男性例であるが，腫瘍非合併例であることは男性例では稀ではない。

　抗NMDA受容体脳炎の検査所見については，脳波異常は92％，髄液異常は95％と高頻度に認められるが，頭部MRIでは軽度の側頭葉内側病変が22％に認められるほかは画像所見に乏しいことが特徴である[5]。しかし本症例のように，画像検査，髄液検査，脳波のいずれにおいても異常所見が認められない症例もわずかながら存在し，抗体価測定を行わずに本疾患を否定することはやや困難である。なお，抗NMDA受容体抗体はとりわけ急性期に髄液や血清から検出することが可能であり，抗体価が臨床症状を反映するとの報告もある[23]。一方，現在(2011年)のところ本疾患には定まった診断基準はなく，抗体陽性だけをもって確定診断がなされているのが現状である。それゆえ，今後は抗体価のカットオフ値，臨床経過と抗体価の相関，あるいは健常人における抗体陽性率などの検討も今後必要となってくるものと思われる。

　抗NMDA受容体脳炎の症状経過について，飯塚[12]は前駆期，精神病期，無反応期，不随意運動期，緩徐回復期の5つに区分している。以下に，この区分に従い，また他の研究者による知見も交えながら，本疾患の典型的な症状経過を示す。

　まず前駆期では，発熱，頭痛，倦怠感など非特異的な感冒症状が出現することが多く，80％以

上の症例で前駆症状の発現をみる[5]。このことから，先行感染が免疫系を賦活するという病態仮説が考えられている[13]。

次に，神経組織を内に含む腫瘍（典型的には卵巣奇形腫）に関連した自己抗体が中枢神経系に対して攻撃を加えることによって，精神病期に至るものと考えられる[13]。精神病期は大きく二つに分けられ，初期には無気力，無感動，抑うつ，不安，孤独などの症状が出現するほかに，自動改札口が通れない，時計の見方がわからないなどの日常の単純な行為ができなくなる認知行動障害が出現するが，この時期には病識が保たれていることが多い。また，性格変化がほぼ全例にみられたとの報告[9]もある。この性格変化が何を意味するのかについては詳しく記載がないが，刺激性の亢進が70％の患者にみられる[9]ということからは，認知行動障害による状況把握の困難に加えて刺激性が亢進することによって，周囲の他者から見て性格が変化したかのように感じられると考えることも可能であろう。さらに，精神病期の極期には，幻覚や妄想，興奮などを中心とした急性精神病の状態に至る。さらにその後には著明な意識障害を来たし，次の無反応期に至る。また，この時期には痙攣発作も非常に多くみられ，痙攣発作を契機として緊張病性昏迷に陥ることも多い。

次に，無反応期に入ると，発語や自発運動が著明に減少し，無言症，無動の状態となり，外的刺激に対する反応が消失することに加えて，カタレプシーや筋強剛がみられる。これは典型的な緊張病症候群の状態である。また，多くはこの時期に中枢性低換気をきたし，ときに人工呼吸管理を必要とする[5]。

不随意運動期になると，意識障害は持続したまま，咀嚼，挺舌，開眼，開口，眼瞼攣縮など口や顔面を中心とした不随意運動が生じることが非常に多い[5]。他にも，一見目的をもったような動作や，あるいは後弓反張なども生じる場合があり，かなり多彩な運動異常が生じると考えてよい。また，この時期には頻脈，徐脈，発汗過多，唾液分泌亢進などの多彩な自律神経症状が随伴することも多い。

最後に，緩徐回復期では，意識障害と不随意運動が緩徐に回復していく。予後の面では，社会復帰可能になる例が大部分（75％）であるが，7％は死亡し，再発例も15％あるという[5]。ただし，小児や若年例では腫瘍合併や中枢性低換気，自律神経症状の頻度が少なく，比較的軽症に経過するとの知見[8]もある。全体の経過の長短に関する詳しい報告は少ないが，飯塚ら[12]の症例では入院期間は2〜14ヶ月となっており，これは中枢性低換気などの合併症の併存にも大きく左右されるものと思われる。本症例は，中枢性低換気を伴わずに治療された症例としてはやや長めの経過（約4ヵ月）であったが，これは妄想と緊張病状態の再燃があり，治療に難渋したことに関係があるかもしれない。

本症例の経過は，インフルエンザ罹患による感冒症状がみられた前駆期を経て，電車に乗り間違えるなどの行動異常が見られた。これは飯塚[12]のいう精神病期初期における認知行動障害と考えることができるが，精神症候学でいえば，原田[10]のいう症状精神病における「軽い意識混濁」に相当する。また，不安，恐怖感とともに急激な性格変化を来し，攻撃的な異常行動を繰り返したことも特徴的である。その後，妄想知覚を呈した後に精神病期の極期に至り，さらに夢幻様の興奮状態のなかで妄想的言辞が認められ，さらに筋固縮やカタレプシー，常同症といった特徴的な緊張病症状に加えて，舌の不随意運動が認められた。この時期は，精神病期に不随意運動期が併存している状態であろう。さらに，緊張病性昏迷を主病像とする無反応期に至ったが，この時期は安定せず，昏迷と興奮を繰り返した。その後，次第に興奮が主体の精神病期に戻り，次第に緩徐回復期に至るという経過をとったものと思われる。

抗NMDA受容体脳炎の治療は，腫瘍合併例では早期腫瘍切除と免疫抑制療法（ステロイドパルス療法，血漿交換，免疫グロブリン大量療法）が推奨されている[13]。特に，腫瘍切除は抗NMDA受容体抗体の抗体価を早期に減少させ，臨床症状を改善すると考えられている[13]。腫瘍切除を行わずとも抗NMDA受容体抗体の免疫応答は自然に消褪するが，回復までに長期間を要すると考えられている[23]。一方で，腫瘍非合併例では免疫

療法が主体となる。本例は，入院治療期間中に抗NMDA受容体脳炎の診断がなされず，また腫瘍性病変も合併していなかったため，統合失調症ないし急性精神病としての治療がなされた。

免疫抑制療法以外の薬物としては，とりわけ不随意運動を抑制する目的で，経静脈麻酔薬(propofol, midazolam)や，GABA作用増強薬(benzodiazepine, barbiturate, vigabatrin, gabapentin)，興奮性神経伝達抑制薬(topiramate)などの抗てんかん薬を使用することが推奨されている[13]。なお，抗精神病薬の投与は，diazepamの静注やmidazoram，propofolの持続静注に比べて効果が少ないといわれている[13]。本疾患に対してmECTを施行した症例の報告はまだ少ないが，本疾患の緊張病症状に対して効果があったとする報告がいくつかある[1,21]。一方，小林[18]が報告した卵巣奇形腫摘出後に精神症状の著明な改善をみた抗NMDA受容体脳炎疑い症例では，mECTはほとんど無効であった。本症例ではmECTによって著明な精神症状の改善が得られたが，比較的早期に再燃をみた。このような知見からは，mECTは本疾患で起こりうる幻覚妄想状態や緊張病状態に対して一時的な効果をもたらすことがあるものの，たとえ効果が得られたとしても脳炎の病勢が収まるまで再燃を繰り返すことが予想される。しかし，本疾患は症例の蓄積がまだ少ないこともあり，それぞれの治療の有効性を比較検討することは現段階では難しい。今後の検討が期待されるところである。

2．精神病理学的検討

抗NMDA受容体脳炎の患者が精神科を受診するのは，とりわけその精神病期の極期においてであろう。この時期には幻覚・妄想や緊張病症状といった統合失調症様の症状が現れることが注目されている[13]。しかし，統合失調症に特徴的な妄想や幻覚，つまり妄想知覚や考想化声，言い合う形の幻聴，自身の行動とともに発言する幻聴などのSchneiderの一級症状[22]が本疾患に認められたという報告はこれまでない。また，統合失調症と抗NMDA受容体脳炎の鑑別について，一級症状の存在を統合失調症の診断を支持する一つの指標と考える論者[24]もいる。

本症例では「空が晴れているのを見て，テレビ局が仕組んでいることが分かった」という妄想知覚が認められた。さらにこれは，「空が晴れている」という正常な知覚と，その知覚に対する異常な意味づけ(「テレビ局が仕組んでいる」)という二節性(zweigliedrig)の特徴をもつ真性の妄想知覚である。また，この妄想知覚は一時的なものにとどまらず，後に「テレビ局に損害賠償を求める」といったある程度の自己関係づけを伴った妄想形成に発展している。もちろん，妄想知覚を含むSchneiderの一級症状は，統合失調症のみならず器質性疾患にも等しく認められうるものであり，統合失調症の診断は器質性疾患が除外されるという前提のもとで「謙虚さを持ちつつ(in aller Bescheidenheit)」なされるべきである[22]。本疾患についてもこの原則を維持しなければならないことは言うまでもない。

興味深いことに，本症例の経過にはConrad[3]が統合失調症初回シューブに見出した発病過程を重ねることができる。すなわち，インフルエンザ罹患を契機として不安感が生じ，異常行動に至り(トレマ)，妄想知覚の出現(アポフェニー)を起点として急速に緊張病状態へ至り(アポカリプス)，その極期で自らが世界の受動的な中心となるアナストロフェないし世界支配体験が生じ，その後ゆるやかに寛解に至っている(固定化)。なお，Conrad[3]は脳炎を含む症状性精神病においても，トレマと区別できない初期段階が生じ，後にアポフェニー体験に代表される一次妄想や緊張病症状が生じるとしている。

また本症例は，統合失調症の陰性症状ないしエネルギーポテンシャルの低下との関連を思わせる性格変化を寛解後に残したことも特徴的である。Régis[20]は，自家中毒や感染を原因とする精神錯乱(confusion mentale)は身体的な回復の後も慢性化することがあり，ときに無気力，鈍麻を伴う早発性認知症(démence précoce)の状態に至るとしている。また，Finkら[7]は脳炎が推定されるカタトニアの一例に，寛解後なおも意欲の低下と表現の貧困化が持続的に見られたことを報告している

表 P. Chaslin[1] の原発性精神錯乱（1895）の特徴 ※本症例でみられた特徴を下線で示した。
- 感染，チフス，丹毒，脳リウマチによる<u>症状精神病</u>
- 潜伏期（数時間～数日間）：頭痛，<u>めまい</u>，<u>疲労</u>，異常感覚，食欲不振，消化不良，<u>不眠</u>，<u>不安</u>，刺激性亢進，<u>興奮</u>，無気力。しばしば自分がおかしいことに気づいており，思考困難や記憶障碍を自ら訴える
- 発病：<u>突然の興奮で発症し，急性精神病の状態に至る</u>。ときに緊張病状態となり，興奮と発動性低下の不規則な交代がみられる。病態の中心は<u>見当識障碍を伴う錯乱</u>であり，幻覚や妄想はみられないこともある。完全型では，<u>突然の暴力行動</u>や<u>性格変化</u>に加えて<u>常同症などの不随意運動</u>，同音語などを繰り返す言語使用がみられ，興奮期には<u>夢幻様に変動する</u>性的観念や<u>誇大観念</u>がみられる
- 経過は，①急速～緩徐に回復，②錯乱状態が数年持続し知的欠陥を残す，③痴呆化，④死亡などと様々

が，本症例の性格変化もこれと類似したものであったのかもしれない。なお，抗NMDA受容体脳炎とほぼ同一疾患であると考えられる[13]若年女性に好発する急性非ヘルペス性脳炎(acute juvenile female non-herpetic encephalitis)の全国調査[15]では，社会復帰が可能であった症例は全体の46％であったといい，本疾患は寛解に至る例が多いものの，機能的・社会的な予後に関しては必ずしも良好とは言えないのが実情であろう。

このように抗NMDA受容体脳炎と統合失調症（とりわけ緊張型）は，ときによく似た症状を呈するため，急性精神病の臨床においてその鑑別が問題となる。しかし，本疾患の経過を，幻覚や妄想といった明らかな精神病症状が出現する以前の段階から統一的にみるならば，むしろ意識混濁を背景として幻覚や妄想，興奮や昏迷といった精神病症状が急性に出現し様々に変動する急性錯乱状態（acute confusional state)を病態の中心として捉えたほうが適切であろう。さきに述べたように，飯塚のいう病初期の認知行動障碍は，症状精神病における「軽い意識混濁」[10]として捉えられるものである。小林[18]は前述の本疾患の疑い症例の特徴として，精神病状態に至るとしても妄想的言辞が状況依存的で，その意味で統合失調症というよりは急性錯乱(bouffée délirante)というべき病像を取っていたことを指摘している。本症例では，感冒症状にひき続いて認知行動障碍（軽い意識障碍）や不眠，不安感，性格変化などがみられ，その後に見当識障碍とともに漫画のなかに入り込んだような夢幻様状態を思わす言辞や，被害的言辞など

多数の主題にわたったまとまりを欠いた妄想的言辞がみられ，精神運動興奮から亜昏迷まで急転する急性の緊張病像を呈しており，概ねChaslin[2]が原発性精神錯乱(confusion mentale primitive)として記載したような，中毒や感染による意識障碍を基盤として錯乱状態から夢幻様状態に至る経過をとっている（表）。また，鈴木ら[25]も抗NMDA受容体脳炎の一症例の経過をWieckの通過症候群として捉えているように，本疾患の病態と経過は一括して意識の病理(Ey[6])として把握することが可能であるように思われる。

III. 統合失調症との症候学的な鑑別点

抗NMDA受容体脳炎と統合失調症の最終的な鑑別は，抗体の有無や器質性疾患を明らかに示唆する検査所見によるしかないが，症候学の見地からは，抗NMDA受容体脳炎をより疑う指標として，(1)初期の認知行動障碍，(2)急激な性格変化，(3)感冒症状の先行，(4)不随意運動，(5)自律神経症状の5つに注目することが臨床上有用であると思われる。なお，このうち前者2つは上述の意識の病理に関連した特徴であり，後者3つは本疾患が器質性疾患であることを示す特徴であると思われる。

まず，(1)日常の単純な行為ができなくなる認知行動障碍は，あきらかな精神病症状に前駆して現れることが多い。これは「折り紙の折り方が分からなくなる」「携帯の使い方がわからない」などといった，個々の身体動作はできるのに複合的

な行為ができなくなるもの[13]であり，ときにヒステリー様反応や観念性失行と判断される可能性がある。また，そのような状態に対して多くの場合で病識が保たれており，患者自身が困惑して症状を訴えることも多い[18,25]。こういった症状は，日常の行為はうまくできてもそれに現実感が伴わない離人症や，「自然な自明性の喪失」といった統合失調症圏の病理とは異質なものであり，むしろアメンチアや錯乱のような意識障碍を基盤とした心的な統合機能の障碍とみることができる。ただし，これまでの症例報告では「自分が自分でないような気がする」[25]，「自分の中に誰か別の自分がいる」[18]などのように離人症や自我障碍との区別が難しい訴えもみられており，注意が必要である。

(2) 急激な性格変化は，本疾患にほぼ必発するとの意見[9]もある。また，Chaslin[2]の原発性精神錯乱においても，元来の本人とは異質な性格の発現や発作的な暴力行為がみられるとの記載がある。ただし，統合失調症前駆期から病初期にかけても，妄想気分を背景とした不機嫌で乱暴な振る舞いが目立ち，行動面での逸脱や不安定性がみられることもあり[16]，性格変化のようにみえる症例もある。

(3) 感冒症状の先行は抗NMDA受容体脳炎に特徴的であり，また先行感染によって免疫系が活性化することが病態に関与している可能性が指摘されている[13]。

(4) 不随意運動は，本疾患の86％に生じる。特に舌や顔面の不随意運動が非常に多く，55％の症例で認められる[5]。なお，Kahlbaum[14]の緊張病症例にも舌の不随意運動を示した症例の記載があるが，これが緊張型統合失調症だったのか，器質性疾患を含むそれ以外の疾患による緊張病症候群だったのかは今日では確認する術がない。

(5) 自律神経症状は本疾患の69％でみられ，とりわけ不整脈，頻脈，徐脈，高血圧，発汗過多，唾液分泌亢進などが多い[5,12]。一方，統合失調症でも自律神経症状は観察される。例えばHuber[11]は発作性頻脈・徐脈，呼吸促迫，若年性高血圧，唾液過小・過多，悪心，嘔吐，睡眠・覚醒障碍，体温調節障碍などを統合失調症の基底症状(Basissymptom)に組み入れている。しかし，抗NMDA受容体脳炎の自律神経症状は，その多くが精神病症状の発現後にみられるのに対して，統合失調症の自律神経症状は発病前駆期からすでにみられ，挿間的かつ発作性に出現すること，および過剰と低下のあいだで動揺することが特徴的であり[11]，この点は症候学的な鑑別点となろう。

まとめ

一級症状(妄想知覚)を呈した抗NMDA受容体脳炎の一症例を報告した。さらにその臨床症状と経過について臨床的，精神病理学検討を行い，病態の中心を原発性精神錯乱に代表される意識の病理として捉えることを試みた。

器質性精神病において一過性に統合失調症症状が出現することから，統合失調症の成因に身体的要因が関与しているとの見方は以前からある[17]が，とりわけ近年では統合失調症症状の発生に関してNMDA受容体の関与を重視する見方が広まっており[27]，本疾患は統合失調症の病態に関しても何らかの示唆を与えてくれるだろう。ただしその場合，我々が本論で考察したように，「意識の病理」という観点からNMDA受容体の機能と精神病症状の関係を捉える試みも今後必要となってくるのかもしれない。その際には，生物学的な研究結果の解釈に関して，精神病理学が少なからぬ寄与を果たすことができるように思われる。

臨床においては，急性精神病が疑われる症例を診たとき，とりわけ発症の前駆期から初期にかけての病歴聴取が重要であると言えるだろう。精神病症状に前駆して感冒症状の先行や初期の認知行動障碍(「軽い意識混濁」)，急激な性格変化がみられたり，急性期において不随意運動，自律神経症状などの症状がみられた場合には，積極的に腫瘍性疾患の検索や抗体価の測定を行うことが，本疾患の診断，治療および臨床研究に寄与するものであると考えられる。

(松本卓也，松本健二，小林聡幸，加藤 敏)

文 献

1) Braakman HM, Moers-Hornikx VM, Arts BM et al：Pearls & oysters；Electroconvulsive therapy in anti-NMDA receptor encephalitis. Neurology, 75；44-46, 2010
2) Chaslin P：La confusion mentale primitive. Asselin et Houzeau, Paris, 1895
3) Conrad K：Die beginnende Schizophrenie；Versuch einer Gestaltanalyse des Wahns. 2. Auflage, Thieme, Stuttgart, 1971（山口直彦，安 克昌，中井久夫訳：分裂病のはじまり．岩崎学術出版社，東京，1994）
4) Dalmau J, Tüzün E, Wu HY et al：Paraneoplastic anti-N-methyl-D-aspartate receptor encephalitis associated with ovarian teratoma. Ann Neurol, 61；25-36, 2007
5) Dalmau J, Gleichman AJ, Hughes EG et al：Anti-NMDA-receptor encephalitis；Case series and analysis of the effects of antibodies. Lancet Neurol, 7；1091-1098, 2008
6) Ey H：La conscience. PUF, Paris, 1968（大橋博司訳：意識 1，2．みすず書房，東京，1969）
7) Fink M, Taylor MA：Catatonia；A Clinician's Guide to Diagnosis and Treatment. Cambridge University Press, Cambridge, UK, 2003（鈴木一正訳：カタトニア―臨床医のための診断・治療ガイド．星和書店，東京，2007）
8) Florance NR, Davis RL, Lam C et al：Anti-N-methyl-D-aspartate receptor（NMDAR）encephalitis in children and adolescents. Ann Neurol, 66：11-8, 2009
9) Gable MS, Gavali S, Radner A et al：Anti-NMDA receptor encephalitis；Report of ten cases and comparison with viral encephalitis. Eur J Clin Microbiol Infect Dis, 28；1421-1429, 2009
10) 原田憲一：症状精神病の症候学への一寄与―「軽い意識混濁」について―．精神経誌，69；309-322, 1967
11) Huber G：Das Konzept substratnaher Basissymptome und seine Bedeutung für Theorie und Therapie schizophrener Erkrankungen. Nervenarzt, 54；23-32, 1983
12) 飯塚高浩：抗NMDA受容体抗体脳炎の臨床と病態．臨床神経学，49；774-778, 2009
13) 飯塚高浩，坂井文彦，望月秀樹：抗NMDA受容体脳炎―臨床徴候とその病態生理．Brain Nerve, 62；331-338, 2010
14) Kahlbaum KL：Die Katatonie oder das Spannungsirresein, Eine klinische Form psychischer Krankheit. Verlag von August Hirschwald, 1874（渡辺哲夫訳：緊張病．星和書店，東京，1979）
15) Kamei S, Kuzuhara S, Ishihara M et al：Nationwide survey of acute juvenile female non-herpetic encephalitis in Japan：relationship to anti-N-methyl-D-aspartate receptor encephalitis. Intern Med, 48；673-679, 2009
16) 加藤 敏：分裂病急性期の症状と病態．分裂病の構造力動論，金剛出版，東京，p42-83, 1999
17) Klages W（保崎秀夫ほか訳）：精神分裂病と脳器質性症状の類似性．精神分裂病と躁うつ病―臨床経験と問題点―．医学書院，東京，p174-182, 1974
18) 小林聡幸：卵巣奇形腫摘出後に劇的に回復した緊張病．精神科治療学，25；113-118, 2010
19) Prüss H, Dalmau J, Harms L et al：Retrospective analysis of NMDA receptor antibodies in encephalitis of unknown origin. Neurology, 75；1735-9, 2010
20) Régis E：Précis de psychiatrie. Doin, Paris, 1906
21) Sansing LH, Tüzün E, Ko MW et al：A patient with encephalitis associated with NMDA receptor antibodies. Nat Clin Pract Neurol, 3；291-296, 2007
22) Schneider K：Klinische Psychopathologie, mit einem aktualisierten und erweiterten Kommentar von Gerd Huber und Gisela Gross. 15. Aufl, Thieme, Stuttgart, 2007（針間博彦訳：新版臨床精神病理学．文光堂，東京，2007）
23) Seki M, Suzuki S, Iizuka T et al：Neurological response to early removal of ovarian teratoma in anti-NMDAR encephalitis. J Neurol Neurosurg Psychiatry, 79；324-326, 2008
24) 鈴木映二：抗NMDA受容体脳炎の精神症状―統合失調症との比較―．最新医学，64；1565-1570, 2009
25) 鈴木悠史，栗田紹子，櫻井髙太郎ほか：統合失調症を疑われた抗NMDA受容体脳炎の一例．精神経誌，111；1479-1484, 2009
26) 筒井 幸，德永 純，森 朱音ほか：抗NMDA受容体脳炎と診断された男性例．精神科治療学，26；235-239, 2011
27) Watis L, Chen SH, Chua HC et al：Glutamatergic abnormalities of the thalamus in schizophrenia：a systematic review. J Neural Transm, 115；493-511, 2008

第6部　器質性・症状性精神障碍

6.「心の問題」として見逃されたナルコレプシー

 ナルコレプシー，反復睡眠潜時検査，ポリソムノグラフィ，診断

ナルコレプシーは睡眠発作，情動性脱力発作，入眠時幻覚，睡眠麻痺を4主徴とする睡眠障害である。睡眠障害国際分類第2版(ICSD-2)によると情動性脱力発作(カタプレキシー)の存在により二型に分類されるが，カタプレキシーを伴うナルコレプシーの有病率は，米国と西ヨーロッパで0.02〜0.18%[1]，日本人では0.16〜0.18%[5,6]とされている。例えば，自治医科大学の所在する栃木県の人口は約200万人であり，そのままあてはめれば県内に3,200〜3,600人程度存在すると考えられるが，これは実際に認知されている患者数より遥かに大きい数字である。日中の過剰な眠気が主症状であるため，重篤感がなく，医療機関を受診していないケースも相当数あること，あるいは，何らかの症状があって医療機関を受診してもナルコレプシーとして認識されないことが理由として考えられる。しかし，この疾患は学業・仕事・人間関係に対して大きな障害となるため早期に治療することが重要であり，ナルコレプシーの啓発と診断技術の浸透が重要である。

ナルコレプシー治療薬の一つであるmethylphenidateは乱用が社会的問題となり，厚生労働省は2007年10月，難治性うつ病を適応症から外す方針を決定した[8]。今後は，より正確にナルコレプシーを診断する必要があり，客観的な評価のために2008年4月より保険適応となった反復睡眠潜時検査(multiple sleep latency test：MSLT)が重要である。

MSLTとは，眠気を入眠潜時(入眠するまでの時間)を用いて時間として定量化する方法である(ICSD-2におけるナルコレプシーの診断基準を表1として示す[1,10])。

今回我々は，精神科を受診しながら長期間見逃されてきた18歳女性のナルコレプシー患者を経験したが，発症，受診，診断までの経過が非常に示唆に富んでおり，またMSLTの早期導入が有用であったと考え，ここに報告する。

I．対象と方法

症　例　18歳，女性，専門学校生
主　訴　突然眠くなる，笑うと体の力が抜ける。
既往歴　特記すべきことなし。
家族歴　精神疾患，神経疾患の遺伝負因はない。
生活史　同胞2人中第2子長女。高校まで地元ですごし，専門学校に入学して現在に至る。
病前性格　明るい，おもしろい。
現病歴　小学校6年生(12歳)頃から笑うと体の力が抜けるようになった。笑った拍子に道路の真ん中でランドセルを背負ったまま，後ろに倒れるほどであったが，当時は本人も家族も病的とは考えず，本人の「個性」だと思っていたという。

しかし，授業中もよく眠ってしまうことが続いたため小児科を受診した。検査入院し脳波検査やMRIを試行したが，器質的異常はみつからず，「自律神経失調症」と診断され特に治療を受けることはなかった。

中学2年生の終わり(14歳)になって高校受験が近づいても眠気は続いたため，脳神経外科を受診した。再び検査入院し脳波とCTを施行されたが異常はなく，結局，精神科を紹介された。問診の末「心の問題」と告げられ，月に1回カウンセリングを受けることとなったが，3〜4回カウンセリングを受けたものの，効果がないと思い自ら通うことをやめた。高校でも眠気は続いたが，同級生たちも眠っていたので目立たなかった。

高校卒業後，専門学校に入学したが，そこで受けた睡眠障害の講義で，ナルコレプシーが自分に当てはま

表1 ナルコレプシーの診断基準（文献1, 10より引用）

カタプレキシーを伴うナルコレプシー
（Narcolepsy with cataplexy）
A. 日中の強い眠気がほぼ毎日みられ，少なくとも3ヵ月以上持続する．
B. 明確なカタプレキシー（感情によって誘発された，突然で一過性の筋緊張の消失）のエピソード．
C. 可能な限り，終夜睡眠ポリソムノグラフィ（PSG）と反復睡眠潜時検査（MSLT）を施行し，最低6時間以上の十分な夜間睡眠を確認し，MSLTで平均入眠潜時が8分以下，かつ入眠時REM睡眠期（SOREMP）が2回以上認められること．もしくは，脳脊髄液（CSF）ハイポクレチン-1値が110 pg/ml以下または正常値の1/3以下であること．
D. 過眠症状が，他の睡眠障碍，内科・神経疾患，精神疾患，治療薬や薬物濫用によって説明できない．

カタプレキシーを伴わないナルコレプシー
（Narcolepsy without cataplexy）
A. 日中の強い眠気がほぼ毎日みられ，少なくとも3ヵ月以上持続する．
B. 典型的なカタプレキシーを伴わない．ただし，疑わしい，もしくは非典型的なカタプレキシー様のエピソードはあってもよい．
C. PSGとMSLT検査は必須であり，最低6時間以上の十分な夜間睡眠を確認し，MSLTで平均入眠潜時が8分以下，かつSOREMPが2回以上認められること．
D. 過眠症状が，他の睡眠障碍，内科や神経疾患，精神疾患，治療薬や薬物濫用によって説明できない．

るのではないかと思い当院を受診した．

日中の持続する強い眠気が3ヵ月以上続いており，情動性脱力発作の存在を認めたため，ICSD-2よりnarcolepsy with cataplexyと診断した．外来にてmodafinilを200～300 mg処方することにより一定の自覚症状の改善がみられたが，実習中に眠ってしまうといった症状は完全にはコントロールできなかった．

このため，睡眠時無呼吸症候群（SAS）の合併の除外，ナルコレプシーの診断の補強，眠気の質の評価目的で当院入院となった．

入院時現症 身長154 cm，体重51 kg，BMI 21.5．明らかな身体的異常なし．

初診時，一日中続く眠気が存在していた．専門学校の授業でもハサミを使用している最中に入眠してしまい，そのハサミを落としてしまったエピソードがあり，通常は起こりえない場面での入眠エピソードであることから，睡眠発作と判断した．本人によると，眠気の強さは小学生時と比べて強くなっているが，情動性脱力発作は，小学生時より改善しており，笑うと顎の力を中心に力が抜けてしまうものの，「歩いている途中に足の力が一瞬抜けたとしても，次の一歩を踏み出す時には耐えられる」とのことであった．なお，この脱力は笑った時のみにみられ，怒ったときなど他の情動では出現せず，また脱力に引き続き入眠することはなかった．

入眠期の視覚・触覚に関する幻覚を本人は語らなかったが，入院後のMSLT施行時に「寝ると同時に牢屋にいるような夢をみた」「室内の丸いものを見ていたらドクロに見えてきた」「（MSLT検査をした）部屋の中の棚にビニール袋みたいのがあって（実際にはない），目玉がいっぱい入っていてびっくりした」と述べ，鮮明で生々しい幻視様の体験が認められた．また，この時の状態は「起きているのか寝ているのかよくわからなくて，いつのまにかまた寝ている状態」と話しており，入眠時幻覚と考えた．なお，いわゆる金縛りの訴えはみられず，睡眠麻痺の存在は確認できなかった．

検査所見 血液検査では貧血を認めず，電解質，肝腎機能に異常所見なし．血糖99 mg/ml

初診時 自己評価式抑うつ性尺度（self-rating depression scale）48/80点（神経症圏）

外来初診時 エプワース眠気尺度（Epworth sleepiness scale ESS）：17/24点（重症），入院時ESS：14/24点（中等症），HLA-DNAタイピング：DQB1 0602（+）/DRB1 1501（+）

入院後検査 入院第1夜に終夜睡眠ポリソムノグラフィ（PSG）を行い，翌日にMSLTを施行した．ICSD-2の診断基準に沿うと，カタプレキシーの存在があればナルコレプシーの診断は可能であるが，その場合も可能な限りMSLTを施行すべきとされている（表1）．また，MSLTの結果を信頼性のあるものとするためには，PSGで6時間以上の睡眠がとれていることを確認する必要がある．なお，本来MSLT施行に際しては理想的には2週間前から服薬を中止すべきであるが，学業への影響を考慮しmodafinilは入院3日前からの中止とした．

PSGでは，脳波を左右の前頭部と中心部を測定し，眼球運動（EOG）は垂直・水平方向を記録，その他おとがい筋筋電図，心電図，鼻呼吸，胸・腹部呼吸運動，いびき，体位，動脈血酸素飽和度（SpO$_2$）をモニターした．ステージ判定は筆者が視察的に行い，総睡眠時間に対する各睡眠段階の割合を把握した．こ

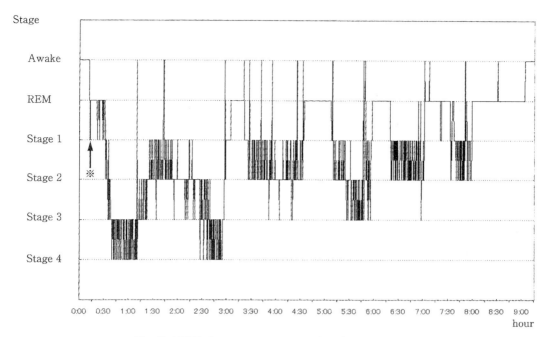

図　終夜睡眠ポリソムノグラフィ（PSG）
※ Stage1 が出現した1分後に REM 睡眠に移行した。

表2　PSGにおける各睡眠段階別睡眠時間と割合

	本症例	本症例(%)	健常人*（%）
覚醒	8分	1	5
stage 1	1時間29分	17	2〜5
stage 2	2時間45分	31	45〜55
stage 3	59分	11	3〜8
stage 4	25分	5	10〜15
REM	3時間5分	35	20〜25

PSGでの総睡眠時間（8時間44分）に対する各睡眠段階の出現割合を示す．覚醒については総睡眠エピソード（8時間52分）に対する割合である．健常人に対してREM睡眠期，stage 1の出現頻度が高く，stage 4の出現頻度が低い傾向がみられた．
* 対比のため，健常人の睡眠段階を記した[9]．

表3　反復睡眠潜時検査（MSLT）

回数	入眠潜時(秒)	REM睡眠が出現するまでの時間(秒)
1	30	30
2	30	0
3	0	0
4	30	0
5	0	60
平均	18	18

平均入眠潜時：18秒，入眠時REM睡眠期回数：5/5

の結果，PSGで全睡眠時間は8時間44分であり，6時間以上の睡眠が確認できたためMSLTの信頼性に問題はないと考え，MSLTを米国睡眠医学会（American Academy of Sleep Medicine：AASM）のプロトコルに沿って施行した[12]．すなわち脳波・眼球運動・筋電図に関してPSGと同様の記録方法で日中覚醒時，20分間の脳波記録を2時間おきに5回の睡眠ポリグラフ測定を行い，脳波上で入眠潜時を測定した．測定は暗い静かな部屋で，臥床・閉眼させて眠るように指示して行った[11,12]．なお，この測定の際に，前述のような入眠時幻覚が出現した．

II. 結　果

PSG：消灯時刻は22時18分，点灯時刻は翌日の7時26分，総記録時間はこの間の9時間8分であった．脳波上総睡眠時間は8時間44分，入眠潜

時は735秒で，REM潜時は65秒であった。PSGを図に，睡眠段階別睡眠時間を表2に示す。

ステージ1が出現した約1分後にREM睡眠期に移行しており，入眠から15分以内にREM睡眠期が出現する入眠時REM睡眠期(sleep onset REM period：SOREMP)を認めた。またナルコレプシーでは，頻回の覚醒反応により睡眠の分断と浅眠を認めるが，本症例でもREM睡眠の増加と深睡眠期の減少を認めた。

平均SpO_2は99％であり，4％ODI (oxygen desaturation index 酸素飽和度低下指数：1時間あたりのSpO_2低下回数)は0.1，3％ODIは0.4であった。また，AHI (apnea hyponia index 無呼吸低呼吸指数：1時間あたりの無呼吸と低呼吸の合計回数)は11.1であった。

MSLT：結果を表3に示す。平均入眠潜時は18秒であり，健常人の平均に比べ，きわめて短いものであった。入眠時REM睡眠期は5回中5回とも出現した。

Ⅲ．考　察

本症例は12歳時より情動性脱力発作のある典型的なナルコレプシーであるにもかかわらず，約6年間未治療であった。12歳時に自覚症状が出現し小児科を受診したが，この時には「自律神経失調症」とされ，14歳時には脳神経外科で器質的疾患ではないとされた。精神科に紹介されたものの「心の問題」とされ，その後長く医療から離れてしまった。幸運にも自分が進学した専門学校で受けた講義の内容から，自らが「ナルコレプシーではないか」と疑ったことを契機に診断に至った。

典型的な本症は15～25歳の間に初発するといわれており[1]，報告では15歳未満の小児はナルコレプシー診断例の4～5％を占めるにすぎない[2,3]。本症例のような診断の遅れは，本症が小児期では，行動の問題・パフォーマンスの低下・不注意・やる気のなさ・不眠症などが前景に現れることが理由の一つと考えられる。これにより注意欠陥／多動性障害(ADHD)・統合失調症もしくはうつ病と誤診されたり，カタプレキシーをてんかん性もしくは非てんかん性の発作とされたりするこ とがある[1]。その他にも，幼かった患者自身が症状をうまく表現できなかったことや，症状が「日中眠ってしまう」「笑うと力が抜ける」など，重篤ではなく，家庭や学校などの周囲の人からも病気と認知されにくかったことも，積極的な受診を妨げた要因であろう。さらに，精神科受診前に複数の医療機関で器質因を否定されたことから，医師がナルコレプシーを想定し難かったのかもしれない。本症例に似て，当初ナルコレプシーの診断をされず，てんかんと診断され抗てんかん薬を投与されていた症例も報告されている[13]。我々精神科医は，睡眠障碍の診断に関してより積極的な姿勢で関わる必要があるのだろう。なお，本症例では情動性脱力発作と睡眠発作のどちらもが12歳時に出現していたが，本疾患では情動脱力発作が睡眠発作に遅れて出現したり，入眠時幻覚や睡眠麻痺はないことがあるため，これらも小児期での診断を遅らせることの要因になり得る。

PSGでは，覚醒の増加は認めなかったが，REM睡眠期の増加と深睡眠期の減少を認めた点はナルコレプシーに矛盾しない。また，AHIは11.1であり軽度のSASがみられた。ナルコレプシーではSASの合併が少なくないと報告されている[7]が，本症例のSASは軽症で，C-PAPの適応はなく，眠気への影響も軽微と考えられる。より正確に評価するなら，肥満の有無に加え，扁桃腫大の有無や下顎形状の耳鼻科的評価についても確認すべきであろう。

MSLTにおいて，睡眠が足りている健常人の平均入眠潜時は10分以上であるが，ナルコレプシー患者では平均5分以内に短縮するとされる[14]。本症例の検査結果はICSD-2の基準を十分に満たしていた。14歳での精神科受診時には，情動性脱力発作が把握し難かった可能性があるが，それでもMSLTが施行されていればナルコレプシーの診断がなされていた可能性は十分あるだろう。このことから，日中に過度の眠気をきたす患者をみた場合には，ナルコレプシーを鑑別に入れPSG，MSLTを施行することは，本症の早期診断に重要であるといえる。また，ICSD-2の診断基準に従えば，カタプレキシーが存在する患者はその時点で診断ができるため，PSG・MSLTは必須ではな

いが，現在問題となっているmethylphenidateの乱用を防ぐためにも，客観的な評価基準となるPSG・MSLTを施行することは望ましいと思われる。

本症例の鑑別疾患としては，特発性過眠症，反復性過眠症，レストレスレッグズ症候群などが挙げられるが，入眠時REM睡眠期の存在や臨床経過，「下肢を動かさずにはいられない」感覚がないことから否定された。なお，周期性四肢運動障碍も，その下肢の周期的な不随意運動によって中途覚醒を生じ二次性の過眠をきたすため鑑別疾患に挙げられる。患者には中途覚醒の訴えはなく，PSG上にも覚醒の増加がみられなかったことから否定的と思われるが，今回はICSD-2での診断に必要な前脛骨筋筋電図を施行していないため完全には除外できない。

ナルコレプシー患者はその睡眠発作により学業や仕事の能率が下がり，また周囲から「怠け者」と扱われてしまうため，劣等感を抱きやすい。また，前述したように家族や教師も医学的問題ととらえにくく，患者自身のQOLを低いものとしてしまう可能性がある。一方で，methylphenidate，clomipramineを用いIQの改善がみられた例も報告されており[13]，早期発見・治療を行うことでこのリスクを回避できる可能性もある。また，SASにおいても学業成績低下，多動などADHD様の行動異常がみられることが知られており[4]，その有病率の高さ（成人では男子4％，女子2％，小児2％）を考慮すると，小児期に上述した症状を認めた場合は，睡眠障碍について慎重に鑑別する必要があるだろう。

本症例は，精神科医から「心の問題」と告げられ，カウンセリングを施行された。その結果，治療の効果が感じられずに，以後何年も医療から離れることとなった。近年，とりわけ思春期青年期においては「心の問題」が注目されているため，ややもすると安易に青年期精神障碍と診断される症例が少なくないと思われる。「心の問題」と診断する前に，身体的疾患を除外することはもちろんであるが，ナルコレプシーを含む睡眠障碍についても，綿密な病歴聴取などをとおして，より慎重に除外する必要があることを思い知らされた。

また，このような症例であっても，PSG・MSLTのような客観的な指標があれば診断に至っていた可能性は高く，今後より一層の普及が望まれる。

（松本健二，平井伸英，高山 剛，加藤 敏）

文　献

1) American Academy of Sleep Medicine : Hypersomnia of central origine. International Cassification of Sleep Disorders, 2nd Ed ; Diagnostic and Coding Manual. American Academy of Sleep Medicine, Westchester, Illonois, p 79-116, 2005
2) 藤井幸晴，亀井 淳，千田勝一：小児のナルコレプシー．小児科，45；2158-2164，2004
3) Guilleminault C, Pelayo R : Narcolepsy in prepubertal children. Ann Neurol, 43 ; 135-142, 1998
4) 長谷川 毅：睡眠時無呼吸症候群の関連疾患-7）小児科領域．治療学，40；653-657，2006
5) Honda Y : Cenus of narcolepsy, cataplexy and sleep life among teenagers in Fujisawa city. Sleep Res, 8 ; 191, 1979
6) 本田 裕：ナルコレプシーの研究．悠飛社，東京，2002
7) Inoue Y, Nanba K, Higami S et al : Clilical significance of sleep-related breathing disorder in narcolepsy. Psychiatry Clin Neurosci, 56 ; 269-270, 2002
8) 風祭 元：リタリン（塩酸メチルフェニデート）依存症と対策．日本医事新報，4386；62-67, 2008
9) Kryger MH, Roth T, Dement WC : Principles and Practice of Sleep Medicine. 4th ed. Elsevier Saunders, Philadelphia, p 19, 2005
10) 岡靖 哲，井上雄一：過眠症の診断における脳波検査の意義．臨床脳波，48；378-385，2006
11) 清水徹男，佐々木佳子，斉藤 靖：睡眠と脳波 2 multiple sleep latency test．臨床脳波，42；532-535, 2000
12) Standards of Practice Committee of the American Academy of Sleep Medicine : Practice parameters for clinical use of the multiple sleep latency test and the maintenance of wakefulness test. Sleep, 28 ; 113-121, 2005
13) 東條 恵：4歳10ヶ月発症のナルコレプシー女児例．小児科臨床，50；427-430，1997
14) 内山 真：ナルコレプシーの過眠と睡眠制御機構．臨床精神医学，27；159-165，1998

第7部

リエゾン精神医学

第7部　リエゾン精神医学

1. コンサルテーション・リエゾン精神医療における語りと聴取

 コンサルテーション・リエゾン精神医療，EBM，NBM，操作的診断，スピリチュアル・ケア

I. 現代医療におけるNBMの意義

医療の目的は，患者の健康問題にまつわる苦悩を除去，あるいは緩和することである．しかし，医療はすべて実験であるという言い方があるように，医療が著しい発達を遂げた今日においても苦悩の除去，緩和は，他の社会的営み，たとえば機械の修理に比して確実性の低いものにとどまる．そのためにわれわれは，医療行為を引き受ける際に，苦悩の除去や緩和を約束することはできず，その目的にかなうと考えられる治療を行なってみることができるにすぎない．したがって，医療契約は一般に請負契約ではなく，委託契約であるとされている．こうして医師は患者の委託を受けて医療を行なうわけだが，その際，できる限り目的を達成できる可能性が高い手段を吟味，選択するのが医師として良心的な態度ということができ，その選択の方法論は現場の医師が常に直面している課題である．

Evidence based medicine（以下EBMと記す）を広く世に知らしめるきっかけとなった1992年のJAMAに掲載された論文のなかで，EBM導入によって医療のパラダイムが大きく変わることが主張されている．従来の医療においては臨床経験からの非系統的観察や，疾患の基本的メカニズムと病態生理の原則とを学び，理解することが臨床実践に十分なガイドとなるとされていたのに対し，EBMではそれらに加えて，観察を再現可能でバイアスのない形で記録する系統的な試みと，文献を正しく解釈するためにエビデンスの規則を理解することが必要とされている[1]．このパラダイムシフトは，まさにこのよりよい手段を選択する過程として洗練されたものであり，医療の本質にかなった発想といえる．

しかしながら，実際の医療においては主として客観的，普遍的な地平で進められるEBMのみでは医療は困難で，普遍性には還元できない患者の個別性に留意しなければならない．その立場から提唱されてきたのがNarrative based medicine（以下NBMと記す）であり，1998年，GreenhalghとHurwitzにより編集されたモノグラフによってその名を知られるようになった[2]．加藤は，その問題意識を次のようにまとめている．①診断，治療の決定に際しては，客観化された知見のみならず，患者の生の言葉が重要な意義をもつことがあり，患者自身の病気についての語りが診断の決め手となることもある．②医学の研究自身，病気についての患者の特徴的な語りによって進められることが少なくなく，例外的かつ非定型的な症例は，新たな研究の糸口となる．③現代医学においては，苦悩や絶望といった患者の実存的次元に正当な場所が与えられていない．治療者が患者の語りに耳を傾け，聴取すること自体に治療的意義がある[3]．このように，客観的，普遍的なEBMに対し，主観的，個別的な領域を確保しようとする営みがNBMであるといえよう．

では，そうした主観性，個別性に沿った道筋としてのNBMとは，具体的にどのような営為なのだろうか．GreenhalghとHurwitzは，「医療の現場での『なぜ？』という質問とは，『その患者が体験している出来事の連鎖を最もうまく説明するものは何か？』ということである．」とし，Forsterの小説論を援用して臨床現場では単に出来事の時間的生起を追う「ストーリー」よりも因果関係を含んだ「プロット」の方が重視される，

としている[2]。その際,斎藤が論じているように,NBMの立場では「一つの問題や経験が複数の物語り(説明)を生み出すことを認め,『唯一の真実の出来事』という概念は役に立たないことを認める」ので,生物医学モデルに基づいたエビデンスも並立するなかでの一つのナラティブということができる[4]。

ところで,このように患者の主観的な地平での「出来事の連鎖」を理解することは,現象学的精神病理学が論じてきた発生的了解(genetisches Verstehen)の過程と驚くほど一致する。ヤスパースはこの概念を次のように説明している。「現象学はわれわれに実際体験された精神的なものの断片,要素をいくつも提供してくれる。すると今度はこういうものがどういう関連を作っているかが問題となる。ある場合には精神的なものが精神的なものから,はっきりそうとわかるように,明証性(Evidenz)をもって出てくることをわれわれは了解する」[5]。さらに興味を引くのは,その了解が成立する条件として明証性,ドイツ語のEvidenzという言葉があてられていることである。エビデンスをその語義通りに理解すれば,先ほどのテーゼとは逆に,了解を通して得られたナラティブもまた,一つのエビデンスだという言い方もできると思われる。

II. コンサルテーション・リエゾン精神医療におけるNBM

NBMは医療全般において重要な意味をもつもので,わが国でも主に内科領域でその意義が強調されている。精神医学においては,患者の語りに医師が十分に耳を傾けることが診療の基本になることはいうまでもないが,とりわけコンサルテーション・リエゾン精神医療はNBMがとりわけ重視されるべき領域といえる。その重要性は,以下の2つの点に集約される。

1. 病歴を聴取し,診断する過程

今日の精神科診断学には操作的診断基準が普及し,精神科領域のEBMも操作診断に基づいている。操作診断は,内的妥当性と再現性を高めるため,主として病歴聴取によって得られた情報から客観的特徴を抽出する手続きによってなされるが,それは同時にそこから零れ落ちる個別的な要素が診断に反映されない危険を孕んでいる。DSM-IVを例にとれば,診断基準は無理論的に構成され,大半では横断面の病像が重視されているため,ナラティブを「プロット」ならしめる因果関連は,多くの場合,時間軸に沿ったものであるゆえに,診療行為の決定の際,埒外におかれてしまいかねない。

さらに,コンサルテーション・リエゾン精神医療の対象となる問題は,典型的な精神疾患の形を取りにくく,操作診断になじみにくいことが多いように思われる。例えば,がん患者における精神障碍罹患率を調べた代表的な研究では,いずれも適応障碍が半数以上を占め,うつ病,不安性障碍を大きく上回っている[6,7]。がん患者の精神的問題では,疾患自体やその治療によりもたらされる心身のつらさや,そこから派生する経済的な問題,家族への負担といった社会的問題,あるいは将来への不安や絶望など,患者にとっての主観的な要因が大きな役割を演じる。こうした問題を,操作診断を用いて"適応障碍"とひとくくりにしてしまうと,進行がんというその原因を取り除くことができない以上,われわれの治療手段は制限されてしまう。こうした患者の主観的な苦痛に対しては,治療者もまた主観をもって患者の語りに耳を傾ける姿勢が何より重要であると思われる。

2. 医療行為を決定し,それを患者に伝え,同意を得る過程

一方,得られた情報を踏まえて医療行為を決定する局面にも,困難な課題が含まれている。SackettらのEBMの論説のなかで次のように論述されている。「外的な臨床エビデンスは,個々の医師の臨床専門性に情報を与えはするが,取って代わることはできず,この専門性こそが外的エビデンスを個々の患者にそもそも適応できるか,できるとすればそのエビデンスを臨床的決定にいかに統合すべきかを決定する」[8]。しばしばEBMはパターナリスティックな医療から患者の自己決定権を尊重する医療への転換にかなうものである,と

いわれるが，医療行為の決定は，エビデンスを示し，そこから患者に選択してもらうというような単純な過程ではなく，医師がその専門性をもってエビデンスを患者の状況に適用したものを提示したうえでなされる営為である。さらに，精神医療においては，しばしば患者の判断能力を考慮しなければならないし，患者の選択が常識に合致し，患者自身に危害を与えるものでないか，あるいは医療経済的な事情も考えなければならないかもしれない。

　コンサルテーション・リエゾン精神医療の現場では，特に問題になっているその疾患が，患者の人生のなかでいかなる意味を持つかということを考えることが重要である。患者は，重篤な身体疾患に罹患したことを嘆きながら，同時にそれを人生を振り返る機会ととらえ，その悩み自体を人間的なものと感じていることが少なくない。そうした事情からか，コンサルテーションの場では，患者が精神科治療にあまり乗り気ではなく，よく聞いてみると治療によって自分が変えられてしまうのではないかという怖れをいだいていることは，しばしばあるように思われる。こうした場合，精神医療の対象となる精神症状に関するエビデンスを適用するだけでは不十分なのは明らかで，その症状が意味するところを汲み取る必要がある。そのためには，患者の感情に寄り添い，患者の価値観を理解することが不可欠である。このようにいくつもの，必ずしも両立しない条件のなかで決定をなすことこそが，臨床専門性とよばれるものであり，これはまさにNBMの本質と合致するものと言えよう。

　古川は精神科領域のEBMのありかたをevidence-based psychiatryとしてまとめ，その手続きを4ステップに定式化しているが[9]，それを参照して以上の議論をまとめたものを図に示す。evidence-based psychiatryの各ステップが，個々の患者の病状・状況に応じた個別的なものか，多くの場合に妥当する普遍的なものかに着目すると，個別性の領域で得られた患者の情報から，普遍的な要素を抽出する形で臨床的疑問の定式化がなされ，それに基づいてエビデンスが検索され，

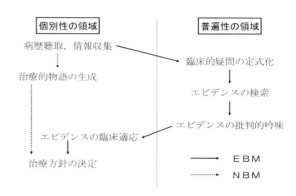

図　個別性 vs 普遍性からみたEBM・NBM

批判的に吟味された後，そのエビデンスが当該の患者に臨床適応できるかどうかを検討することによって，個別性の領域へ差し戻すのがEBMだといえる。したがって，第一段階でいったん患者の個別性を捨象した後，第四段階で新たに個別なものとしてとらえ返すという過程のなかで，患者の生の苦悩と，それに基づく価値観，人生観が零れ落ちてしまうのではないか，という懸念が生じる。これを補うためには，EBM実践の過程と並行して，患者の主観性，個別性に沿ったかたちで臨床判断にいたる道筋が必要と思われる。これを担うものが，患者と治療者の間で相互的に物語を生成するNBMであるということができよう。

　このような精神医療におけるNBMの意義を具体的に考察するために，症例を提示したい。この症例は他院から精神科病棟へ転院してきたので，コンサルテーション・リエゾン精神医療のケースというには語弊があるが，この領域の症例の特徴を十分に備えている。

III．症　例

　初診時　50歳，女性
　5人兄弟の末子として出生。高卒後，地元でいくつかの職を経験した後，28歳で上京した。やはりいくつかの職場に勤め，33歳時に安定した事務職に就き，48歳まで働いた。その間結婚することはなく一人暮らしで，45歳時にはマンションを購入した。

第7部　リエゾン精神医学

　X－2年6月，長年勤務した会社の支店が閉鎖され，突然解雇を言い渡された。失業保険を受けながら職業訓練に通い始めたが，次第に抑うつ気分，集中力低下，食欲低下，不眠，動悸などが出現し，精神科クリニックを受診した。うつ病と診断されて投薬を受けたものの，改善はみられなかった。

　11月に至り，発熱，倦怠感，体重減少のため近医を受診したところ，肺がん，癌性胸膜炎と診断された。地元に戻って大学病院に入院し，化学療法を受けたところ，がんが縮小したため，X－1年3月にがんセンターに転院し，右肺全摘術を受けた。手術後，術部に疼痛を自覚し，切開したための痛みだと考えていたが，時間がたっても軽快せず，4月末に退院した後も持続した。「鉄板が入っている感じ」「ねじれる，引きつる感じ」が続き，次第に抑うつ気分，食欲低下，体重減少，不眠が著しくなったため，がんセンターの心療科や精神科クリニックなどを受診。X年3月には精神病院に3ヵ月入院したところ，抑うつは多少軽減したものの，痛みは変わらず続き，硬膜外ブロックを受けても軽快しなかった。抑うつ，疼痛の緩和を求めてX年7月に当科を受診，8月に入院した。

　入院時は抑うつ気分，悲哀感，不眠，食欲不振が著しく，病歴を語ってもすぐに涙ぐむ様子が目立った。trazodone 100 mg中心の治療で不眠は改善し，さらにclomipramine静脈内投与によって食欲も増加したものの，術部の痛みはほとんど変わることなく続き，「私はほかの人より劣っている，みんなに迷惑をかけてきた」「結婚して子どもを作ればこんな病気にならなかったかもしれない」などと自責的に語った。若い頃に妻子ある男性とつきあっていたともらしたことがあったが，詳しく話すことは明確に拒否した。「リストラにあう人もいる，肺がんにかかる人もたくさんいる。でも両方になる人なんて私しかいない」と嘆き，さらにせっかく購入したマンションを手放さざるを得なかったことへの悔いも繰り返し語っていた。がんセンターの担当医に対しては，「大きな手術ができるとうれしそうだった。自分を実験台としか思っていなかった」と強い敵意を表した。

　次第に病棟での活動は増え，時折レクリエーションにも参加するようになったが，痛みの訴えと悲観的な言動に変わりはなかった。9月には骨シンチや脳MRIで転移が発見されて，X－ナイフによる腫瘍除去を受けた。徐々に悪い情報が増え，精神科的にも治療の見通しがたたなくなっていったが，患者の希望を問うとさらなるがんの治療を求めた。しかし，転移は左肺にも及んでおり，治療は困難と思われたため，X＋1年1月，呼吸器内科医を交えて相談を行なった。内科医からは転移が全身に広がっており，化学療法を行っても寿命が延びることは期待できない，と根拠を示しつつ丁寧に説明された。患者は涙を流しながら説明を受け入れ，その場でがんセンターの緩和ケア病棟への転院を決意，5日後に転院した。

　その後，患者との連絡は途絶えたが，約半年後の7月，筆者は緩和ケア病棟を訪問し，患者と面会した。転院当初は臥床していることが多かったものの，病棟のスタッフ，ボランティアの働きかけにより，徐々に売店へ行ったり，化粧をしたりするなど活動性が増したという。当初は手術の執刀医との面会を拒んでいたが，数ヵ月後には会い，和解を果たした。このころにはうつ状態は回復し，抗うつ薬も中止された。安定を取り戻した患者は，4月には兄のもとへ退院する予定だったが，その兄が心筋梗塞で急死するアクシデントに見舞われた。それでも一度は退院し，ボランティアの助けを借りて一人暮らしさえした。術部の痛みは持続してはいたが，さほど気にならないという。がんが徐々に進行する中で，「私は世の中で一番幸せな患者。いつ死んでも本望です」と語ったのが印象的だった。

IV．考察―操作診断／EBMとスピリチュアル・ケア／NBM

　われわれは患者をうつ病と診断し，抗うつ薬中心の治療を行った。治療はある程度の効果を挙げ，病棟での活動性は増し，他の患者との交流も増えていった。しかし，そうした客観的所見とは別に，患者の痛みの訴えは当科入院中ほとんど変わることはなく，これまでの人生を悔い，嘆く日々が続いた。そして，時折手術の執刀医に対して，それ以外の話題のときとは不釣合いに思えるほど強い敵意を見せていた。病棟で治療にあたったわれわれは，こうした患者の苦悩に対し，何もできないという無力感にとらえられ，そうした状態のまま患者は転院して行った。しかし，手術を受けたがんセンターで，執刀医に攻撃的な感情をぶつけ，和解していくなかで抑うつは消失し，あれほど強固だった痛みも患者を苦しめるものでは

なくなっていた。

　DSM-IVによれば，本症例は大うつ病と，その症状としては理解できない痛みが持続している点で，疼痛性障碍の合併と診断できる[10]。しかし，こうした枠組みでは，かつての執刀医との和解によってうつ状態が消失した経過や，抑うつと痛みとの内的関連は十分に理解できない。そこで，患者の語りをもとに，解釈学的ストーリーを構成してみたい。

　50代まで独身で過ごした患者は，それまでの人生において何らかの大きな悔いを残しているように思われた。それがどういう事情であるかは，患者が語るのを拒否したためわからないが，「私はほかの人より劣っている，みんなに迷惑をかけてきた」「結婚して子どもを作ればこんな病気にならなかったかもしれない」という陳述からは，患者がその問題に関して自責的であったことが伺われる。

　精神分析家であるRenaultは，緩和ケアに関する一連の講義のなかで，メランコリーの病態について次のように論じている。「親しかった人との関係はもともと愛情豊かなものであったのですが，この関係が偏見とか失望によって見直されてしまうと，その結果，他者との断裂や別離が『喪の悲しみ』を伴ってひき起こされる代わりに，その関係の中に備給されていたすべてのリビドーが温存されるのです。そして，このリビドーは，自分を失望させた対象との同一化を生じさせます。こうしたことにより，患者はその対象を非難することによって，その対象を維持しようとすることになります」[11]。

　患者の自責感とは不釣合いに思える執刀医への強い敵意は，過去の人生における他者への満たされぬ思いが反転した形で集約されたものであったのではないだろうか。そうした感情が固着する形で遷延した表れが術部の痛みであり，その自責に裏打ちされた怒りの対象を自らのうちに取り入れ，その対象を非難し続けることによって維持している姿が慢性疼痛だったといえよう。とすれば，執刀医との和解は，患者が非難しつつ自らのうちに維持していた対象との関係が変化し，患者が新たな意味世界へと組み入れられたことを象徴するもので，それによって痛みからの脱備給がなされたと解釈することができる。

　緩和ケアにおいては，身体的，心理的，社会的因子に加え，スピリチュアルな因子の重要性が強調されている。WHOの緩和ケアに関する報告書では，スピリチュアルとは，人間として生きたことに関連する経験的一側面で，人生の終末に近づいた人にとっては，自らを許すこと，他者との和解，価値の確認などと関連することが多いとされている[12]。本例の解釈学的ストーリーは人生の最後の段階にあった患者にとって，他者との和解がいかに重要であるかをわれわれに示してくれており，その意味でまさにスピリチュアルなものであるといえよう。われわれが患者を単にうつ病と診断するだけでなく，こうした理解をしていれば，より豊かで患者の生を支える語りが紡ぎ出せたかもしれない。幸いにして，患者は緩和ケア病棟に転院した後に実際に和解を果たし，そのことによってわれわれに，病の語りをもとにした理解がいかに重要であるかを示してくれたといえる。

　以上，進行がん患者の治療過程をもとに，精神科臨床においてEBMが立脚する操作診断の限界と，患者の語りを聴取し，主観的なレベルで理解することの意義を示した。しかし，それはEBMに対するNBMの優越を示すものではなく，診療に指針を与えるEBMと患者の心情を汲み取るNBMとは，いわば車の両輪にたとえられよう。このことは精神医療全般に妥当することとであろうが，本稿で示したように，コンサルテーション・リエゾン精神医療の場ではより明確に意識される必要があると思われる。

〔岡島美朗〕

文　献

1) Evidence-Based Medicine Working Group : Evidence-based medicine ; A new approach to teaching the practice of medicine. JAMA, 268 ; 2420-2425, 1992
2) Greenhalgh T, Hurwitz B : Narrative Based Medicine ; Dialogue and discourse in clinical practice. BMJ Books, London, 1998（斎藤清二ほか監訳：ナラティ

ブ・ベイスト・メディスン．臨床における物語と対話．金剛出版，東京，2001)
3) 加藤 敏：ナラティブ・ベイスト・メディスン（NBM）としての精神医学．加藤 敏編，新世紀の精神科治療．第7巻 語りと聴取 所収．中山書店，東京，2003
4) 斎藤清二，岸本寛史：ナラティブ・ベイスト・メディスンの実践．金剛出版，東京，2003
5) Jaspers K : Allgemeine Psychopathologie für Studierende, Ärzte und Psychologen. Verlag von Julius Springer, Berlin, 1913（西丸四方訳：精神病理学原論．みすず書房，東京，1971)
6) Dorgatis LR, Morrow GR, Fetting J et al : The prevalence of psychiatric disorders among cancer patients. JAMA, 249 ; 751 - 757, 1983
7) Massie MJ, Holland JC : Consultation and liaison issues in cancer care. Psychiatr Med, 5 : 343 - 359, 1987
8) Sackett D, Rosenberg W, Gray J : Evidence-based medicine. What it is and what it isn't. BMJ, 312 ; 71 - 72, 1996
9) 古川壽亮：エビデンス精神医療—EBPの基礎から臨床まで．医学書院，東京，2000
10) American Psychiatric Association : Diagnostic and Statistical Manual of Mental Disorders, 4th ed. American Psychiatric Association, Washington DC, 1994（高橋三郎，大野 裕，染谷俊幸訳：DSM-Ⅳ 精神疾患の診断・統計マニュアル．医学書院，1996)
11) Renault M : Soins palliatifs : Questions pour la psychoanalyse. Éditions L'Harmattan, Paris, 2002（加藤 誠訳：緩和ケア—精神分析になにができるか．岩波書店，東京，2004)
12) WHO : Cancer pain relief and palliative care. WHO technical report series, No 804, 1990（武田文和訳：がんの痛みからの解放とパリアティブ・ケア．金原出版，東京，1993)

第7部　リエゾン精神医学

2．昏迷における身体表出の諸相

 昏迷，ヒステリー，統合失調症，うつ病，身体表出

昏迷は，無言，無動の一見，意識のない，場合により，仮死様の状態を呈するため，一般の救急外来にまず受診となることが多い。器質性疾患に基づく意識障碍が否定され精神科に紹介されてくる時，精神科医は，その基底病態を探ることを要求される。しかし，昏迷は身体表出のみによって構成される症状のため，昏迷の鑑別はなかなか難しい。その一方で，昏迷は放置すれば死の危険がある急性（ないし亜急性）の病態である。昏迷についてJaspers[3]は「了解できるような精神過程の徴候を示さず，彼らとの関係に入ろうとしていろいろな試みに対して何も反応を示さない状態」と記載している。Jaspersが述べていることの要諦は次の二点である。

① 観察者にとって昏迷は，「運動」や「精神過程」として表れづらい。
② 昏迷患者への関与・介入はなされにくく，相互交流的となりづらい。

ここには，われわれ医師が昏迷を感知し，関係を持とうとする時，明確な手がかりを欠くことが述べられている。しかしながら，昏迷では，その淵源を推し測ることや，その淵源からの表出を捉えることにより，いくつかの色彩を異にする病像が感知される。あるものは運動的には静止しつつも，観察者たるわれわれに患者の心の動きを強烈に感じさせる。あるものは，外界との交流を全く欠き，その昏迷者の意識が関与していないことがわれわれに不安をもたらす。またあるものは，一連の生成的な活動の源泉たるエネルギーの枯渇の結果として運動を停止する。それはあたかも永遠の中断の様相を呈し，われわれに悲哀の感を抱かせる。

「生成する病像」としての昏迷には，その源泉としていくつかの支流がある。臨床のさなかで昏迷を鑑別することは，それらの色合いの違いを感知し，支流へと遡及していく作業に近しい。寡動や寡黙が病像を占める場合，非器質性のものとしては，ヒステリー性および統合失調症性，うつ病性の昏迷状態などが知られている。

われわれはこの際，次の二つの所見を鑑別のために活用したい。一つには，実際に観察される患者の状態の特徴である。これは状態像の客観的な観察であり，純粋な表出に属す。二つには，そうした客観的な診断をする際，われわれの心的内部に生じてくる印象性質である。これは表出についての主観的な印象であり，いわば，われわれの内部に自然に湧き上がってくる「反作用としての表出」といえる。

この主観的な印象は，昏迷の場合，言語的な交流によって得られる情報が皆無に等しいだけに，鑑別にあたって客観的な観察に劣らずその重要性が増すといえる。

昏迷は，それぞれの病態の尖端において，文字通り急性（ないし亜急性）の仕方で生じる，無言・無動の身体表出のみによって構成されている点で，精神科で扱う症状のなかでも特異な位置を占めるといえる。まず，われわれの経験した昏迷の具体例を記述してみよう。

Ⅰ．昏迷の具体例

〔症例1〕　ヒステリー性昏迷（20歳代後半の女性）

入院しており，退院を目前にひかえての週末の外泊に出かけていた。午後から気分がすぐれず部屋で休んでいたが，反応がなくなり様子がおかしい，と母親か

ら当直医に電話が入る。数十分して救急センターに搬送となる。ストレッチャーに仰臥位に寝ている。顔色は悪くなく，呼吸状態，血圧，脈拍，体温などバイタル・サインに問題はない。

声をかけても返答はなく，目を閉じている。力なく開口している。

両上肢は肘関節で屈曲しており，両下肢は膝関節と足関節で伸展している。全身の肢位は除皮質肢位に似ているが，手関節は屈曲しておらず，胸の前で両拳をきつく握り締め，下肢も緊張し突っ張っている。血圧を測るために他動的に上肢を動かそうとするが，かなりの力で肘を伸ばさなければならず，このためarm dropping testは施行できなかった。全身は強直しており，後屈傾向である。

瞼持ち上げ試験(lid lifting test)によって眼瞼を開眼させると，積極的な抵抗があり，指を離すと両瞼ともにすぐに閉眼する。眼位は固定しておらず，開眼させるたびにさまざまな方向をキョロキョロする。瞳孔の不正なく，対光反射も正常。視覚脅迫(visual threat：ある勢いを持って目の前に手をかざす)に対して，瞬目を認める。頭部の外傷のないことを確かめ頭位眼反射(oculocephalic reflex：OCR)を試みると，はっきりした反射は示さない(意識障碍があり，外眼筋に麻痺のない場合は，頭を受動的に，急に右に回転させると，両側の眼球は左に偏位する)。異常足底反射は認めない。

血液検査，パルスオキシメーター，頭部CTなど救急センターでできる検査にとくに異常はない。

ストレッチャーのそばで観察していると，担当医を含めた周囲に対する関心のようなものが漂っているのが感じられる。患者はストレッチャーに寝ているのだが，担当医をつぶさに見ている，さらに，こちらを窺っているような感じさえしてくる。規則的に唸り続ける声が，やがて顕示的に感じられてくる。それは器質疾患に際して感じる，そこに誰もいない感じとは明らかに異なったわずらわしさであり，「病気であろうとする」意志のようなものが感じ取られてくる。

この隠微な関係のなかで，担当医は医師(という役割)であることに気づかされ，あわせて，周囲に影響を与えたいという症例の願望によって生み出された，劇のような空間に誘惑され始めていることに気づく。

入院継続とし，翌日からはいつもの病棟生活に戻り，食事そのほかレクリエーションにも参加できていた。ところが，連日，夜勤帯になると救急センターで見られたような，40分前後の同様の「意識消失」発作が続き，「お父さんの声が聞こえる」「先生は来ないの？」と口にすることもある。「意識消失」発作はあるときふと解かれ，症例は消耗の気配も見せずに，喫煙のため自ら歩いてディ・ルームに出てくる。

〔症例2〕 統合失調症性昏迷(40歳代の男性)

会社の寮に単身で生活をしていた。「体調が悪い」と実家の母親に電話することがあり，このとき会話が途切れ，反応が無くなり様子がおかしかったため，救急隊を要請した。しかし，本人の拒絶があまりにも強いため，救急車は帰った。翌日，心配した母親が息子宅を訪れ，実家へ連れ帰った。この際，「大変なミスをしてしまい，会社に大きな損害を与えた」と漏らしている。その日は家人とも喋り，買い物に一緒に行くなど行動できていた。翌々日，水分や食事を摂らず，呼びかけに全く反応しなくなり，発熱もあるため夜間救急センターに搬送となった。

筋肉質でがっしりとした体軀である。ストレッチャーに部屋着で仰臥位になっている。

眼はつむり，両側に眼瞼痙攣があり，無精髭が見られる。呼びかけには答えず，前胸部をつねっても振り払おうとする様子はない。額に触れると熱があり，体温は38℃である。血圧・脈拍・呼吸は正常。

肢位を観察すると，上下肢ともじっとしており，異常運動はない。筋緊張を調べるため被動的に前腕を回内，回外させたり，膝をつかんで内旋，外旋させたりすると右半身のトーヌスが亢進しているのがわかる。膝の下に手を入れ，素早く持ち上げると抵抗が感じられる。枕を外し，頭部を持ち上げると抵抗はなく，項部硬直はない。頸部を左右に動かすと左方向への抵抗があり，ここでも右半身のトーヌス亢進がある。しばらくすると，唐突に肢位が変わり，右上肢だけ屈曲位をとり，両下肢を伸展させ強直となるが痙攣を欠く。異常足底反射は認めない。このとき右肢上を被動的に宙空に持ち上げ手を放すと，そのままの位置を保ちカタレプシーを呈する。

表情は眉間に皺が寄り，しかめている。両側性眼瞼痙攣を持続的に認める。目は閉じられている。瞳孔は左右同大，対光反射あり。視覚脅迫に対して瞬目しないことがある。頭位眼反射消失。眼位は固定せず，開眼させるごとに位置が異なる。よく観察すると鼻唇溝周囲の口輪筋もゆっくり律動的に痙攣している。この筋収縮は，随意にはできない性質のものである。

脳炎を否定するため神経内科医が髄液検査を行う際，背を丸くさせるよう抱えていると，強い抵抗があり，かがめた姿勢を保持することが困難である。顔面に発汗がみられ，顔を歪めている。

視覚脅迫に瞬目しないなど，外界との交通が大幅に遮断されているが，微視的に見ると無反応とはいえず，ひそめ眉，口輪筋の痙攣，カタレプシーを認める。これらは，通常の人間の表出全般のもつ自然さ，協調性を欠いており，不自然で硬く，冷たい感じがする。そこに，医師は独特な不可解さ，また無気味な印象を覚え，医師が患者から疎外されているという印象さえ受ける。要観察のためいったん内科病棟に入院とした。

夜間になり，急に動き出し「お父さんに会いに行く」とそわそわ落ち着かなくなり，病棟を出ようとする。診察のさなかにも反応が乏しくなり途絶状態に陥るので，数回の無痙攣性電撃療法を施行したところ，病状の軽快をみた。患者とのコミュニケーションができるようになってから，罪責妄想，幻聴の存在が明らかになった。

〔症例3〕 うつ病性昏迷（80歳代の女性）

昼食後の病棟のディ・ルームで佇立している女性がいる。今しがた椅子から立ち上がったばかりのように見えるが，もう5分間ほどもその姿勢でいる。側に寄り，話しかけても答えず，じっと動くことがない。皮膚につやがなく乾燥している。上眼瞼が弧ではなく，「フェラグートの襞」[2)]によって角をなしている。黄色い眼脂が目立つ。表情は悲しげであり，同時に，不安げでもある。呆然としていて，視線は遠方に力なく投げ出されている。悲哀に満ちているが眼は濡れていない。

よく見ると発語しようとしてか，咽喉頭の筋がわずかだが動こうとしているのがわかる。周囲に反応しようとする意志がうかがえ，こちらの話している言葉は確かに届いているように感じられる。病室へ促そうと手を取ると，戸惑いの気配があるが拒絶的なニュアンスではない。

一つひとつの動きが重く，時間の流れが苦痛のなかに堰き止められ，永遠に動き出せないように感じられる。看護師が「トイレですか？」と尋ね，手洗いの方向へ手を引くと，ゆっくりと歩き始める。下膳ができないため看護師が代わりに行っている。

これまで何度かうつ病の病相がある症例で，今回は夫の死を契機に抑うつ，不安・焦燥が出現し，これに引き続いて，横になったまま全く反応がなくなり，「仮死」状態となったため入院となった症例である。ここに呈示した昏迷は，当初の重篤な昏迷から脱し，少し動きが出始めた段階で，出現するようになったものである。

II．特徴的な身体表出

診断にあたっては，低血糖症状や脳炎，てんかん発作など，種々の身体的疾患の鑑別をまず行わなければならない。ここでは昏迷の色合いの違いを際立たせるために，3症例における身体表出の特徴について横断的に見てみたい。

まず肢位における表出特徴についてみよう。症例1では後屈傾向を認めている。全身を弓のように曲げて反り返る姿勢はヒステリー弓（後弓反張）へと移行する前段階の肢位と考えられる。体の強直はあるものの，次の統合失調症にみるような不自然さ，窮屈さはなく，むしろ患者の無意識（ないし前意識）の一つの意志が表出されている印象がある。症例2では，はじめ右半身に筋緊張が高く，のちに右上肢のみ屈曲した神経学的に理解しづらい奇妙な肢位を取っている。統合失調症とくに緊張病では，衒奇姿勢（Haltungsmanieren）や同じ姿勢を取り続ける常同姿勢（Haltungsstereotypie）をみることがある。いかにも窮屈な硬さという印象を与える，身体表出における不調和，不自然さが注意をひく。症例3では特別な肢位の特徴はないが，何らかの動作の途上で，その力がゆっくり減衰する形で，静止した肢位が認められることもある。

表情一般については次のことがいえる。症例1では，閉眼している状態に対し，強制的に開眼させた時の，様々な方向をキョロキョロする目の動きが注意をひく。これはヒステリー性昏迷によく認められる。症例2では眼瞼痙攣（blepharospasm），ひそめ眉（Gesichtsschneiden），口輪筋の痙攣などが特徴的である。Kahlbaum[4)]は，緊張病の診断にあたり「本疾患においては，（メランコリー，マニー，昏迷，錯乱などといった）精神的な諸症状と並んで，痙攣という一般的な特性を

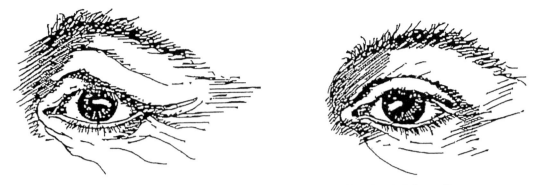

図　左)うつ病における上眼瞼のフェラグートのひだ，右)正常の上眼瞼のひだ

伴った運動性神経系における諸事象が本質的な症状として出現してくる」と記載している（傍点筆者）。彼はまた「痙攣的に上下の口唇をお互いに圧し合わせながら口唇部を前方に突き出す動き（作嘴痙攣：Schnauzkrampf）」について触れており，症例2の口輪筋の痙攣はその萌芽的な表出とみることができる。また奇妙に顔を歪めるしかめ面（Grimassen）も緊張病で見られる表情上の特徴である。ここにも，不調和かつ不自然な身体表出を見ることができる。

症例3の眼瞼は，うつ病者の特に目をひく表情上の特徴を示しており，Veraguth[1]は次のように述べている。「上眼瞼の皮膚のひだがそのうち3分の1の境界のところで，上方および後方に引かれるため，上眼瞼の作る弧が角に変わる」（図参照）

以上，症例に即してみたことを敷延して，ヒステリー，統合失調症，うつ病の昏迷にみられる身体表出について一般的に述べよう。

ヒステリー性昏迷では，患者はまず閉眼している。そして医療者が，目を開けようとすると抵抗をみせることが多く，強制的に開けられた目は，症例1のように，文字どおり目まぐるしくさまざまな方向に動く。筆者らは，この目の動きをヒステリー性昏迷に特徴的な徴候と考え，「強制開眼時の急速眼球運動」と名づけたい。

身体の緊張は弛緩し，ある時は，呼吸の動きもかすかになり，一見，死んでいるという印象さえ与える。次のような症例をわれわれは経験している。50代になって労災の問題を背景にして，ヒステリー性失神発作が出現してきた男性の症例で，入院してまもなく，主治医が患者の部屋に行くと，突然，体を海老のように曲げて叫び声を発したかと思うと，次に，ベッドに身を横たえたまま，全く動きのない状態に陥った。（まだ経験の浅い）医師にはショック状態が起きたと思われ，慌てて救急部の医師を呼ぶということがあった。しばらくした後，患者は眠りから醒めたようにぼんやりした表情でベッドから起き，廊下を歩き出した。

ヒステリー性昏迷をKretschmer[9]は動物の擬死反射になぞらえたが，この症例など，一見，急に死んでしまったのかと周囲の人に思わせるドラマ性をよく示した。

全く動きのないヒステリー性昏迷の状態から，急に過呼吸が始まったり，あるいはヒステリー弓（後弓反張）が出現する症例もある。そのなかには，オーガズムに通じる性愛的な振る舞いを想起させずにはおかないものもある。

こうした例にも示されるように，ヒステリー性昏迷においては，患者の一つの意志表出を窺うことができ，死の状態と，動きのある状態のあいだを往復する可動性を潜在的にそなえる。そして，統合失調症とは対照的に，身体表出は一つのまとまりある形をもち，一定の表情の表出をみてとることができる。とりわけ知的に高い症例では，昏

迷はある種の優美さをそなえる。

　他方，統合失調症における昏迷では，身体表出は一つのまとまりをもてず，特有の不自然さ，不調和が目立つ。開眼したままの時もあり，こういう時，鋭く硬い目付きをし，まばたきもせず，眼球は全く動かない。唾も飲みこまないままでいる時もある。不自然で窮屈な姿勢を直そうとせず，そのまま続く。

　Kraepelin[8]は，統合失調症の(緊張病性)昏迷は，「あらゆる衝動が，少なくとも同じくらい強い，しばしばそれどころかずっと強力な反対衝動を直ちに誘発する」ことにより生じるとみている。これは，昏迷における身体表出の不調和に対する一つの説明とみることができるだろう。

　しかし，統合失調症における昏迷でも，全身の筋肉の緊張が認められない場合がある。こういう時，開眼し，表情にも緊張がなく，文字どおり表情のない，茫然とした顔になる。

　統合失調症における昏迷には幻聴や妄想，作為体験などが背景にあり，そのため体が全く動きのとれない状態になっていることもある。Conradは，緊張病状態をアポカリプス(黙示録)期とし，分裂病において最も深い病態と位置づける。いずれにせよ，統合失調症性昏迷はこの病態の代表的な症状であり，それは主体としての(内的)死の直接的表現とみることができる[6]。筋緊張の有無にかかわらず，統合失調症における昏迷が，冷たく，硬い印象を与えるのは，主体としての内的死の直接的表現であると考えると理解しやすいのではないだろうか。

　うつ病性昏迷というと，精神運動性抑制の頂点で生じた，動きのない，筋緊張の弛緩したものが考えられることが多い。Dörr-ZergersとTellenbach[2]は，うつ病性出会いの障碍のあり方を先鋭的に示すものとして，うつ病の昏迷を挙げ，次のようにこの昏迷を描写する。身体は身(Leib)というより，むしろ単なる物体(Körper)といった方が正確で，ある点で人間の遺体に比較される。

　この指摘は，うつ病性昏迷に陥っている患者との出会いにおける医師の雰囲気的体験に根ざしているとみるべきである。たしかに，そこでは身体は生命活動，精神活動を停止した物体そのものとなり，他者の注意を喚起するメッセージ性や，周囲に対する不安，恐怖を帯びた過敏性は認められない。この場合，目は静かに閉じられている。

　もう一方で，うつ病にも，筋緊張の高い昏迷があることを忘れてはならない。このタイプは，不安・焦燥優位のうつ病でみられる。また，DSM-IVでも分類がなされているように，うつ病でも「緊張病性の特徴を伴うもの」がある。この病態において昏迷が生じることは十分予想できるところである。こうした，うつ病における緊張病性症状，ひいては昏迷は，不安・焦燥の延長線上で生じていると考えられる。

　この種の不安・焦燥，あるいは緊張病性要素によるうつ病の昏迷では，制止優位の場合とは異なり，身体は遺体に比較することはできず，不安・焦燥を感じさせる緊張感を漂わせている。目は開いていることもあり，その際，目が大きく，かつ鋭く，まばたきもせずに，かっと開かれているのが特徴的である。呈示症例にもみられたVeraguthのいう上眼瞼のひだは，その一つの例といえる。こうしたうつ病における緊張性昏迷は，筋緊張を伴うとはいえ，統合失調症のものとは質を異にし，緊迫感には乏しく，表情は深い苦悩，ひいては悲哀感を漂わせていることが多い。

　診察時の印象性質(反作用としての表出)についてまとめておきたい。

　ヒステリー性昏迷では，医師へと向けられる何らかの明確な意志，顕示性などが特徴である。緊張病性昏迷では，われわれの介入や関心がわれわれ自身へと撥ね付け返される感じ，不自然さ，奇妙さ，硬さ，冷たさなど「了解不能さ」「取り付けなさ」が指標となる。この印象は，Rünkeのいう，プレコックス感を先鋭化したものといえるだろう[6]。うつ病性昏迷では，苦痛のトーン，悲哀，むき出しの痛々しさ，重たさ，戸惑いなどが感知される。ここにはヒステリーで見られるような，意志の表出や，統合失調症でみられるような情動の硬直性は見られない。

　以上，ヒステリー，統合失調症，うつ病における昏迷の特徴を比較対照的に述べた。従来から，昏迷の鑑別点として硬い昏迷とやわらかい昏迷，あるいは緊張性昏迷と弛緩性昏迷が挙げられた。

われわれとしては，この区別を少し翻案して，昏迷の臨床的な病態像として，筋緊張が普通以上に認められる緊張性昏迷と，筋緊張に乏しい弛緩性昏迷に区別したい。そして，この二つの類型は基本的には，疾患横断的にヒステリー，統合失調症，うつ病のいずれにも認められることを指摘したい。

しかし，基底病態に応じて，それぞれ弛緩性昏迷と緊張性昏迷は身体表出において質的な違いをみせる。多少とも図式化のそしりをまぬがれないが，とりわけ弛緩性昏迷に注目すると，ヒステリー性昏迷は他者のまなざしのもとでの死の模倣，統合失調症性昏迷は黙示録的世界のなかでの主体としての死，うつ病性昏迷は孤独な身体的死と対比できるだろう。

また，昏迷からある動きが発動する可能性に注目すると，ヒステリー性昏迷は周りの人を観客に引き入れるドラマチックな動きの可能性を，また，統合失調症性昏迷は周りの人に不安と恐怖を引き起こすカオーティックな動きの可能性をそれぞれ潜在的にそなえる。これに対し，うつ病性昏迷では，そこからある動きが発動する可能性が奪われた，全く孤独な無言，無動状態である。それは，いわゆるうつ病性自閉の身体表出そのものということができる[5]。

もっとも，個々の症例についてみると，かなり多様性があり，ここで述べたようには明確に区別できない昏迷が少なくないと思われる。昏迷は低栄養状態を合併しやすいのも，病態の鑑別を困難にする一因となるだろう。

また，薬物治療中に生じた昏迷では，とりわけ初老期以後，薬の過剰投与，あるいは悪性症候群で，一見昏迷様と思われる病像を呈するので注意を要する。

以上を踏まえつつ，昏迷患者に接する時の望ましい病態別の対応について最後に触れておこう。ヒステリーと分裂病では，ともに周りの他者に対する患者の注意は亢進している。しかし，その質は全く違う。

自己の何らかの承認を求めるヒステリー性昏迷に対しては，医師はやや距離をおいた形で，かつ真摯な態度で，患者の苦悩に対し理解を示しながら語りかけることが望ましい。その際，とりわけ医師と患者が異性の場合に重要なことだが，看護師などの第三者に立ち会ってもらうことが望ましい。患者の体に触れ，検査をする場合はなおさらである。昏迷状態にある患者が治療者と2人だけで個室にいること自体，患者の性愛的幻想を満たし，治療関係が困難になる可能性をはらんでいるのである。

他方，極度の不安・緊張状態におかれている統合失調症性昏迷に対しては，患者に安心できる拠り所を与えるよう，ゆっくり静かに語りかけることが大事である。その際，ヒステリー患者とは別の理由で，無神経に患者の体に触れることは慎重であるべきである。患者にとって，これが身体への直接的な侵襲と体験され，ひいては興奮が発動される危険があるからである。

うつ病性昏迷に対しては，治療者はうつ病者の身体にのしかかる重圧に思いを致し，焦ることなく，ゆっくり休養することの意義をゆっくりした調子で話す態度が望ましい。

まとめにかえて

近代医学の初期にあって，認知症(dementia)という術語は精神活動が後天性にかなりの程度に欠落した状態を指したようで，老年性のものに限られるのは後になってからのことである。実際，昏迷は「急性認知症」(démence aiguë, acute dementia)と呼ばれることもあったようである。Tuke[10]の編集になる精神医学の事典(1892)をひもとくと，昏迷の項はTuke自身が担当しており，精神性昏迷(mental stupor)と呼ばれ，無力性昏迷(anergic stupor)と妄想性昏迷(delusional stupor)に大別されている。躁うつ病と統合失調症の2分法を導入したKraepelin以前の分類体系に基づいている関係もあり，昏迷は疾患単位とは独立に，まず昏迷自体の状態像に注目して分類されている。妄想性昏迷は筋緊張の強いものを指している。実のところ，小論でわれわれが導いた弛緩性昏迷と緊張性昏迷の区別はこのTukeの事典に着想を得ている。

この事典で驚かされたのは，昏迷についての観

察および記述が実に細かく，周到になされている点である．例えば，妄想性昏迷では洋服を着せたり脱がすことは大変困難であるといったことまで書かれている．一方，無力性昏迷は男性より女性に多いといった指摘もなされる．また，きわめて実践的で，昏迷患者は放置すれば死んでしまうこと，直ちに水分を補給し，食事を摂らせなければならないことが強調される．小論では触れなかったが，これは確かに重要な点である．

　昏迷の項目について，1800年代を中心とした精神医学揺籃期[7]と現代における教科書や辞書を比較すれば，現代よりも近代医学の初期の方が，病像の観察，記述は緻密になされ，数段優れたものであることがわかるだろう．精神医学揺籃期[5]における昏迷についての記述をあらためて読み返すことは，意義のあることだと思われる．あわせて，昏迷という症状を精神医学的史的に跡づけてみる作業も興味深いことだろう．

（日野原 圭，加藤 敏）

文　献

1) Bleuler E : Lehrbuch der Psychiatrie, 12. Aufl, von M Bleuler, Springer, Berlin Heidelberg, New York, 1972（切替辰哉訳：内因性精神障害と心因性精神障害．中央洋書出版部，東京，p 104，1990）
2) Dörr-Zergers O, Tellenbach H : Differential Phänomenologie der depressiven Syndroms. Nervenarzt, 51；113, 1980
3) Jaspers K : Allgemeine Psychopathologie. 5. Aufl, Springer-Verlag, Berlin, Heidelberg, 1948（内村祐之，西丸四方，島崎敏樹訳：精神病理学総論，上巻，岩波書店，東京，p 179，1961）
4) Kahlbaum L : Die Katatonie oder das Spannuungsirresein；Eine klinische Form psychischer Krankheit. Verlag von Augst Hirschwald, Berlin, 1874（渡辺哲夫訳：緊張病．星和書店，東京，p 92, 153, 1979）
5) 加藤 敏：躁うつ病の人間学．感情障害―基礎と臨床―（笠原 嘉，松下正明，岸本英爾編），朝倉書店，東京，p 163 - 173, 1997
6) 加藤 敏，急性期の症状と病態．分裂病の構造力動論．金剛出版，東京，p 42 - 83, 1999
7) 加藤 敏，阿部隆明，小林聡幸ほか：代表的な精神医学教科書―精神医学史への寄与．臨床精神医学講座 S1, 精神科データブック（松下正明総編集）．中山書店，東京，p 493 - 513, 2001
8) Kraepelin E : Psychiatrie. Achte Aufl. Bd 1 Allgemeine Psychiatrie. Verlag ven Johann Ambrosius Barth, Leipzig, 1909（西丸四方，遠藤みどり訳：精神医学総論．みすず書房，東京，p 164, 1993）
9) Kretschmer E : Hysterie Reflex und Instinkt. Georg Thieme, Stuttgart, 1948（吉益脩夫訳：ヒステリーの心理，みすず書房，東京，p 16 - 30, 1961）
10) Tuke DH : Mental stupor. A Dictionary of Psychological Medicine, Vol II, J & A Churchill, London, p 1208 - 1213, 1892

第7部　リエゾン精神医学

3．うつ病再発と診分けるのが困難であった緑内障発作

キーワード　緑内障発作，うつ病，抗うつ薬，認知症

　緑内障発作は，眼圧の上昇に伴う高度の視力低下，光輪視，霧視などの眼症状のみならず，頭痛，悪心・嘔吐などの全身症状を伴うため，全身疾患と間違えられることがある。われわれは，食欲不振，嘔気・嘔吐，活動性低下，意思疎通困難を呈したため，うつ病の再発として入院したが，入院後精査で緑内障発作が判明した1例を経験した。本症例では患者の自覚症状から眼疾患を想定することが困難であったが，身体診察が診断の糸口となった。緑内障発作の誘因となりうる薬剤を日常的に使用している精神科医にとって，重要な論点を含む症例であり，若干の考察とともに報告する。

I．症　例

　症　例　71歳，女性，無職
　主　訴　食事が摂れず，すぐ吐いてしまう。ぐったりとして動けない。
　既往歴　66歳時，子宮脱のため子宮摘出術が施行されている。
　家族歴　精神科的負因なし。
　生活歴　20歳で見合い結婚し，農家に嫁ぐ。子どもは3人で，次女は精神遅滞である。63歳のときに配偶者と死別し，受診時は患者，長女夫婦，孫，次女の5人暮らしであった。
　現病歴　X-9年(63歳)，直腸癌で夫を亡くした後より抑うつ気分，希死念慮が出現した。
　X-8年，農薬を飲んで自殺企図し，近医へ緊急入院した。退院後，当院当科を紹介受診し，うつ病と診断されて加療が開始された。通院は不定期でしばしば通院中断したが，amoxapine 100 mgやfluvoxamine 50 mg/日を内服しながら，おおむね安定して生活していた。

　X-2年(69歳)，自宅で患者が面倒をみていた精神遅滞の次女を施設に入所させた。この頃より食事摂取量が減少し，軟らかいものを少量食べるのがやっととなった。最低限の身の回りのことはできていたが，日中は臥床がちであった。この頃，外来通院は中断されていたままだった。定期的な内服は行わなかったが，以前処方されて余っていたamoxapineやfluvoxamineを不定期に内服していた。

　X年(71歳)7月初旬より嘔気・嘔吐が出現し，水分や食事の摂取がままならなくなった。7月中旬に当科外来受診し，うつ病の再発と診断され，milnacipran 30 mg/日やmaprotiline 25 mg/日が処方されるも，嘔吐してしまい内服不可能であった。外来で点滴加療を続けるも症状改善を認めないため，7月下旬に当科に入院した。

　入院時現症　呼びかけに対して，苦しそうに返答をしようとするが言葉にならない。意識障碍を伴う器質的疾患を疑い，診察を行おうとするも，特に頭部・顔面部の診察を非常に嫌がり，拒否する。入院1週間前より，腹部の膨隆が認められていた。

　入院後経過　患者の訴えからは抑うつ症状ははっきりしなかったが，過去にうつ病エピソードがあったこと，嘔吐・食欲低下が存在していること，ぐったりして動けないという状態が精神運動制止として捉えられることから，うつ病の再発と診断し，maprotiline 25 mg/日を開始し，補液を開始した。入院2日目，腹部の膨隆が著しかったため，腹部造影CTを施行した。尿による膀胱の著明な拡大が認められたため尿閉状態と診断し，尿道カテーテルを留置した。泌尿器科医の診察により抗うつ薬による薬剤性尿閉と診断され，maprotilineは中止した。頭部MRIでは，脳室周囲白質の高信号域が著明に認められた(図1)。収縮期血圧170 mmHg前後の高血圧を認めたためolmesartanを導入し，40 mg/日まで漸増した。

304

3. うつ病再発と診分けるのが困難であった緑内障発作

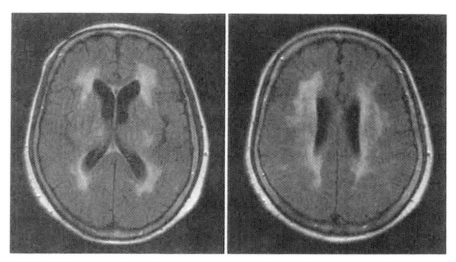

図1　頭部MRI FLAIR画像によって示された脳室周囲の高信号域

入院5日目，尿閉が解除され全身状態が多少改善されたためか，診察に対する拒否が多少弱まった。意識障碍を伴う器質的疾患も疑っていたため，頭頸部を診察すると，右瞳孔散大（6.5mm），右対光反射消失，右視力低下（光覚弁），右角膜の浮腫が認められた。即座に眼科にコンサルテーションを行ったところ，右眼の症状が激しいためか，目を開けていることが難しく，詳細な眼科的診察は困難であったが，右眼の角膜浮腫および浅前房，触診での右眼の眼圧上昇から，右眼の緑内障発作と診断された。Glycerin fructose 300 mlの点滴静注を行い，眼圧を降下させ症状を緩和させたのち，非接触式眼圧計で右眼の眼圧を測定すると，38.3 mmHgであった。レーザー虹彩切開術を試行しようとするも開眼状態を維持することが困難であり，全身麻酔下での虹彩切除術の適応と判断された。

入院8日目，全身麻酔下で両眼の虹彩切除術が施行された。右眼の視力を救うことはできなかったが，術後速やかに嘔気・嘔吐，食欲低下は改善し，意思疎通が可能になった。入院9日目より，補液を中止した。

消化器症状および意思疎通の困難さは，手術後改善したが，意欲低下は残存し，終日ベッドに臥床した状態が続き，日常生活には介助を要した。明らかな抑うつ気分，希死念慮，不眠などは認めなかったが，まずはうつ病による症状を考慮し，入院13日目よりfluvoxamine 50 mg/日を開始した。入院28日目までに150 mg/日に漸増するも，意欲低下は改善せず逆に過鎮静状態をきたしたため，50 mg/日まで漸減した。

入院35日目に施行したHDS-R（改訂長谷川式簡易認知症スケール）は15点であった。頭部MRI所見と併せて脳血管性認知症の可能性を考慮し，入院42日目よりamantadine 50 mg/日を導入し，入院48日目までに100 mg/日まで増量した。

その後，日中臥床がちで活気に乏しい面は変わらないが，日常生活を自立して行えるようになったため，入院67日目に自宅へ退院した。尿閉に関しては，自尿が十分に得られなかったため，在宅での間欠的自己導尿を導入した。薬剤性の尿閉が遅延していると考えられた。退院時処方は，fluvoxamine 50 mg/日，amantadine 50 mg/日，olmesartan 40 mg/日であった。

II. 考　察

緑内障発作では，主に片眼の急性かつ高度の眼圧上昇に伴い，非常に強い突然の眼痛が自覚され，この際に悪心・嘔吐を伴った頭痛がみられ，また同時に角膜の浮腫に伴う霧視，視力低下，羞明，虹視症を自覚する。ときには腹痛などを伴い，受診時には症状の激烈さからぐったりしていることが多いことから，本症の2/3は最初に眼科以外の科を受診するとされる[5]。問題なのは，本症が典型的な症状を呈する場合には，診断は比較的容易であるが，頭痛，腹痛，全身虚脱などの全身症状が前景に出ると，誤診および診断の遅れの

危険性が生ずることである。実際，Siriwardenaらの報告によると，眼科専門病院に紹介され，後に本症だと診断された患者38名のうち，紹介時点で本症だと正しく診断されていたのは15名（39.5%）であり，残りは誤診されていた[8]。誤診例として，結膜炎といった眼科疾患のほか，片頭痛，側頭動脈炎，くも膜下出血，急性腹症などが挙げられる[2,8,9,12]。

本発作が生じた場合，発作の持続時間が長いほど視機能の予後は悪くなるとされ，数時間以内に適切に眼圧を下降させる治療をしないと，視神経に高度な障碍が加わり，視機能が永久的に失われてしまう[1,4]。前述したSiriwardenaらの38症例において，緑内障発作発症から適切な治療が開始されるまでに要した時間は，正しく診断された群では平均9.9時間であるのに対して，誤診された群では平均5.8日であった[8]。したがって，誤診および診断の遅れは視機能にとって致命的となる。

本症例においては，残念ながら患者の視機能を救うことはできなかった。診断の遅れの原因としては以下の事項が考えられる。第一に，過去に大うつ病エピソードが存在していたことが，診断を下す精神科医の眼にバイアスをかけ，うつ病の再発として即断させてしまったことである。第二に本症例は，全身状態が落ち着いた後に施行されたHDS-R，頭部MRIでの慢性虚血像，自発性低下が前景に出た臨床像から，基底に脳血管性認知症が存在していた可能性が高く，そのため発作時に，適切に病歴や自覚症状を伝えることができなかったことも理由として挙げられる。69歳時の次女の施設入所後からの臥床がちな生活は，抑うつではなく認知症による自発性低下だったものと思われる。認知症患者に緑内障発作が生じた場合，単に精神的な混乱がみられるのみで，他の訴えがはっきりしないこともあるとの報告もある[11]。第三に，認知症による意欲低下に緑内障発作による全身虚脱や消化器症状が加わったために，うつ病による病像にみえてしまい，この身体疾患の合併症の存在に気付きにくかったことが挙げられる。

最後に，おそらく唯一の診断の手掛かりであったと思われる患眼の診察が，速やかに行われなかったことが挙げられる。この点に関し，うつ病の再発だという即断が，十分な身体診察を怠らせてしまったという面も否定できないが，患者が――皮肉なことに最も診察を必要とされる――眼周囲の診察を強く拒否していたという現象は重要である。精神科医は，患者の入院導入時には，患者に極力侵襲を加えず嫌がることをしないよう配慮するのが普通であり，拒否する患者の身体診察はしないで済ませがちであるが，本症例のような見落としを避けるためには「患者が身体診察を嫌がる場合，そこに重大な身体的異常が隠れているかもしれない」と一度は立ち止まって考えてみる必要があるかもしれない。また後述するように，精神科医は緑内障発作の誘因となりうる薬剤を日常的に使用しているため，診察のたびにパーキンソニズムに気を配るように，眼の診察も怠ってはいけないのだと考えられる。

緑内障発作は，解剖学的に浅前房および狭隅角を形成しやすい眼に発症しやすく，男女比1：4で女性に好発し，50歳以上に好発しやすいとされる[5,6]。眼の解剖学的特徴は遺伝することが多いため，家族歴にも注意が必要となる[6]。このような素因を持った患者に，抗コリン薬や交感神経刺激作用を持つ薬剤が投与されることで，発作が誘発されることが多い。注意すべき点は，必ずしも過去に緑内障と診断された患者のみが発作を起こすわけではないということである。精神科医は，抗コリン作用を持つ抗うつ薬，抗精神病薬，抗パーキンソン病薬，抗てんかん薬，交感神経刺激作用を持つmilnacipranなどを日常的に処方している[7]ため，過去に緑内障と診断された患者でなくても上記素因を有する場合，経過中に緑内障症状をきたしてくる可能性がある。特に，高齢女性や緑内障の家族歴を持つ患者には注意を払うべきだろう。狭隅角の素因を持つ患者を見つけるための方法に，外側から角膜にペンライトで光を当てるペンライト法がある[10]（図2）。簡単に数秒でチェックできるので，精神科臨床において有用であろう。

本症例において，緑内障発作を引き起こした可能性のある薬物は，経過とその副作用プロフィールより，milnacipran, maprotiline, amoxapineが疑わしい。抗コリン作用のほとんどないfluvoxamine

3．うつ病再発と診分けるのが困難であった緑内障発作

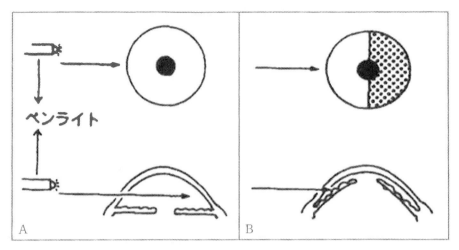

図2　隅角の狭い患者の見つけ方：ペンライト法(文献10, p155より転載)
外側よりペンライトにて角膜に光を当てる。隅角が正常の場合(A)，虹彩全体が照らされる。狭隅角の場合(B)，虹彩の鼻側に影(図のドットの部分)ができる。

も閉塞隅角緑内障を引き起こしたり，増悪させたりする可能性が示唆されている[3]ことから，被疑薬として数えておいたほうがよいと思われる。

まとめ

うつ病の再発の診断で入院したが，入院後精査で緑内障発作が判明した1例を経験した。緑内障発作は，典型的な症状を呈する場合には，診断は比較的容易であるが，頭痛，腹痛，全身虚脱，精神的な混乱などの全身症状が前景に出た場合には，診断の遅れの危険性がある。精神科医は緑内障発作の誘因となりうる薬剤を日常的に使用しているため，急性の，非特異的な全身症状を呈した場合は，身体診察においてはとにかく「眼を診ること」が重要であると考えられる。

(齊藤慎之介，吉田勝也，小林聡幸，加藤　敏)

文　献

1) David R, Tessler Z, Yassor Y et al : Longterm outcome of primary acute angle-closure glaucoma. Br J Ophthalmol, 69 ; 261 - 262, 1985
2) Galloway G, Wertheim M, Broadway D : Acute glaucoma with abdominal pain. JR Soc Med, 95 ; 555 - 556, 2002
3) Jimenez-Jimenez FJ, Orti-Pareja M, Zurdo JM : Aggravation of glaucoma with fluvoxamine. Ann Pharmacother, 35 ; 565 - 566, 2001
4) 三嶋　弘：緑内障．大野重明，沢　充，木下　茂編：標準眼科学 第8版，医学書院，東京，p71 - 86, 2002
5) 宮本和明：頭痛を訴える眼科疾患．京都医学会雑言，55 ; 134 - 136, 2008
6) 樋口昭一：原発急性隅角緑内障．総合臨床，53 (増刊：救急マニュアル2004); 766 - 769, 2004
7) 塩田勝利，西嶋康一：緑内障と精神科医が用いる薬剤．精神科治療学，24 ; 787 - 792, 2009
8) Siriwardena D, Arora AK, Fraser SG : Misdiagnosis of acute angle closure glaucoma. Age Ageing, 25 ; 421 - 423, 1996
9) Tan BBH : Migraine versus glaucoma—A diagnostic dilemma. Ann Acad Med, 19 ; 856 - 858, 1990
10) 寺沢秀一，島田耕文，林　寛之：眼科の救急研修医当直御法度 第4版，三輪書店，東京，p 153 - 157, 2007
11) Thomas P : Beware the demented patient. Aust Fam Physician, 23 ; 694 - 695, 1994
12) Watson NJ, Kirkby GR : Acute glaucoma presenting with abdominal symptoms. Br Med J, 299 ; 254, 1989

第7部　リエゾン精神医学

4. 脳炎に続発した二次性躁病

 脳炎，二次性躁病，器質性精神障碍

　感染性脳炎は，原因病原体およびその程度により精神症状は非常に多岐にわたる。今回われわれは感染性脳炎に続発した躁状態を呈した症例を体験した。この経過を提示し，欧米圏で近年注目されつつあるsecondary maniaの概念を参照しながら考察してみたい。二次性躁病は欧米では近年注目を浴びつつあるが，本邦では安宅ら[1]による交通外傷後，小林ら[4]による血液透析後による報告があるが，脳器質的疾患後の躁状態の発症については，あまり注意が払われていない。

I. 症　例

　症　例　43歳，男性
　家族歴　精神科的遺伝負因なし。
　既往歴　40歳時喉頭蓋炎で入院治療歴あり。
　生活史　A町に3人同胞の第2子として出生し，A高校卒業後に官庁に就職し現在も勤務している。妻，娘2人の4人家族。
　病前性格　人あたり良く穏やか，仕事に関してもまじめで同期より出世も早かった。
　現病歴　X年2月11日より頭痛が出現した。2月13日，近医で頭部CT施行されるも異常なしとのことで帰宅したが，2月21日より38℃台の発熱が出現した。2月23日午後6時頃駅の階段をふらふら歩き，その後，道で寝ているところを発見され救急車でB病院に搬送される。B病院でlumbar puncture実施され，髄液所見で細胞数480/3 mm³（リンパ球437，好中球43），糖57 mg/dlが認められ，同日家族の希望によりC病院に転院した。
　C病院では各種検査でウイルスの同定はできなかったが，ウイルス性脳髄膜炎と診断して同日よりaciclovir，cefotaxime sodium，ampicilin等各種抗菌剤および全身管理を開始した。2月26日より痙攣発作出現しphenytoin投与を開始した。2月27日には舌根沈下，頻回の吃逆が出現して呼吸状態が悪化したため人工呼吸管理開始となった。3月10日に気管切開術を実施した。その後，痙攣発作頻回になり3月12日よりthiopental sodiumによる静脈麻酔開始となる。その後は徐々に改善し，8月9日には気管カニューレをスピーチカニューレに変更したところ発語あり，8月末には意識がはっきりし会話もほとんど問題なくなり10月18日に退院となる。
　退院後明らかな麻痺はないものの筋力の低下があったため，リハビリテーション目的で11月1日にD病院に入院となる。リハビリテーションは順調でX+1年1月18日に日常生活動作（ADL）自立となり退院した。以後D病院外来通院となるが本人はほとんど通院せず，妻が薬を取りに行っていた。
　以前に比べ物忘れや作業能力の低下はあったが，特に日常生活に問題はなかった。そこで本人は6月からの復職を希望していたが，勤務先がまだ早いと判断し復職は延期になった。この頃から睡眠時間の減少（1日5時間程度），家人の行動をすごく気にする（感覚過敏），不機嫌ですぐに怒る（易刺激的），仕事の同僚に何回も電話する，知り合いの家を1日数軒訪ね歩く（過活動性）等が出現した。6月26日の外来でも多弁，易刺激性が認められD病院で躁状態が疑われた。
　7月に入ると脳炎以前にしていた株の取り引きを再開する，朝の散歩のときに駐車違反の車を見つけると警察にすべて通報する，自分の娘がイジメにあっていると思い込み娘の中学校の校長室に乗り込んだため，警察に保護される等の行動があった。
　7月18日，D病院より当科紹介受診となった。受診時多弁で，身体的にも精神的にも健康であると主張し，自分は特に問題はない，駐車違反の車を警察に通報するのは当然だと話す。
　躁状態と診断し，D病院の処方に加えcarbama-

4. 脳炎に続発した二次性躁病

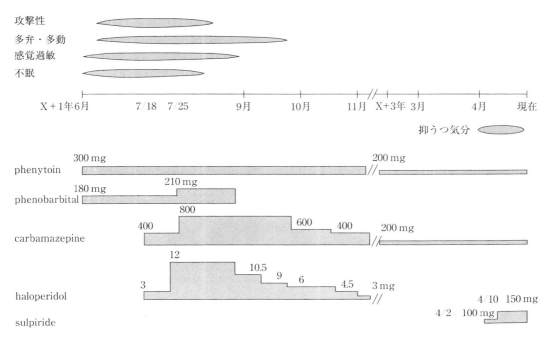

図1　臨床経過

zepine (400 mg/日), haloperidol (3 mg/日), 塩酸biperiden (2 mg)で治療を開始した。しかし不眠, 多弁, 不機嫌, 勤務先に早く復職させてくれと頻回に電話するといった焦燥感, 駐車違反の車に「違反する車」と張り紙をするなど攻撃的な面が持続し, 入院の適応と診断されたが, 入院施設が見つからず外来で治療を継続した。7月25日からcarbamazepine (800 mg/日), haloperidol (12 mg/日), 塩酸biperiden (6 mg/日) に増量し眠前に塩酸chlorpromadine (12.5 mg), 塩酸prometadine (12.5 mg/日), phenobarbital (30 mg/日) 追加した。1週間ほどで熟眠できるようになり, 外出もあまりしないようになった。1ヵ月半ほどで落ち着き, 多弁, 問題行動はなくなり, 集中して本やテレビを見ることができるようになった。また眠気が日中にも強くなったため眠前薬とphenobarbitalを中止し, haloreridolを減量 (10.5 mg) とした。以後経過順調で2ヵ月後には実家の農作業を手伝うなどし, 妻からはもう復職できるのではとの言葉も聞かれた。躁症状もみられなくなったため復職を目指すこととした。X+1年11月1日より勤務地を自宅近くにしてもらい, 短時間労働とし仕事内容も以前より負担を軽くしてもらうことで復職した。復職後は以前より作業能力低下しているものの特に問題なく, 順調に仕事時間, 内容を増やしていき, 内服薬も漸減した。X+2年10月にはphenytoin 200 mg/日, carbamazepine 200 mg/日まで減量することができた。

しかしX+3年7月より異動が決まり, それを契機として抑うつ気分, 食欲不振等出現し抑うつ状態と診断し, X+3年4月よりsulpiride 150 mg/日を開始した。ほどなく睡眠, 食欲は改善し休職せずに勤務できている。またこの間, 活気がいつも以上に出てきてドライブをよくするようになり, 軽躁的となることが2週間ほどみられた。

なお躁期間に症例については, 意識障碍, 健忘をみることはなかった。

検査結果：
＜末血(X年2/24)＞
　WBC 11,700/μl, Hb 13.3 g/dl, Plt 26.0万/μl
＜生化学(X年2/24)＞
　GOT 17 IU/l, GPT 26 IU/l, BUN 12.0 mg/dl, Cr 0.9 mg/dl
＜免疫血清(X年2/24)＞
　CRP 0.22 mg/dl

第7部　リエゾン精神医学

＜髄液＞

X年3/5；細胞数8/3 mm³（リンパ球8，好中球0），蛋白36 mg/dl，糖66 mg/dl，ADA 6.0IU/l，HSV-IgM 1未満，HSV-IgG 1未満，VSV-IgM 0.04，VZV-IgG 2.0未満，一般細菌培養（－），結核菌PCR（－），結核菌培養（－）

X年4/9；細胞数37/3 mm³（リンパ球36，好中球1），蛋白83 mg/dl，糖50 mg/dl，HSV-IgM 1未満，HSV-IgG 1未満，VZV-IgM 1未満，VZV-IgG 1未満，CMV-IgG 1未満，CMV-IgM 1未満，インフルエンザA（CF）1未満，インフルエンザB（CF）1未満，日本脳炎（CF）1未満，麻疹（CF）1未満，風疹IgM 0.03，風疹IgG 4.7，ムンプスIgM 0.02，ムンプスIgG 2.0未満

＜頭部MRI T₁画像＞

X年2月24日；特に異常なし

＜脳波＞

X+1年9月26日；基礎律動は8～9Hzのslow α波でθ波が散在する徐波異常を認める。

X+2年8月14日；基礎律動は10～11Hzのα波で特に異常を指摘できない。

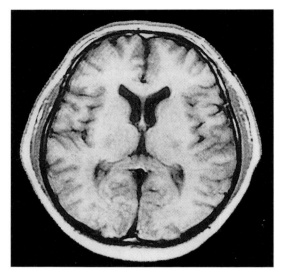

図2　頭部MRI T₁画像（X年2月24日）

II．考　察

本例はウイルス性脳髄膜炎の回復過程で，不眠，感覚過敏で始まり，爽快気分より，むしろ不機嫌，焦燥感，攻撃性が目立った躁状態を呈した症例である。診断的には，その後の経過でうつ病相および軽躁エピソードを認めており，もし仮に脳炎の影響がないとみなすことができるならば，DSM-IVでは「双極I型障碍」に分類される。確かに脳炎の発症から躁病期まで1年4ヵ月の期間があり，頭部CT，MRI（図2）上は異常所見を示していない。しかし脳炎の治療中，痙攣が長期間続き，復職後も以前の作業能力までは戻っていないこと，躁病期の脳波（図3，4）で内服薬の影響は完全には否定できないものの徐波の混入が多いことから，脳炎の影響はやはり無視できず，従来の考え方での通過症候群の側面を持ち，「DSM-IV」では「293.83ウイルス性脳炎による気分障碍」とするのが妥当であろう。また，側頭葉てんかん発作後に躁状態を呈する例もあるが，本例では痙攣発作から1年以上あき，躁状態も3ヵ月以上持続していたため，いわゆる発作後精神病とは一線を画すと考えられる。

内因性の躁病に対する二次性躁病（secondary mania）の概念は，1970年代後半にKrauthammerら[5]が「身体疾患・薬物によって引き起こされる躁病」と定義した。このときに脳炎後のsecondary maniaも3例報告されている。

Seconday maniaの特徴としては①発症年齢が内因性躁病に比べ高い，②感情障碍の家族負因が少ない，などが指摘されている。またCuminings[3]やStarksteinら[7-10]の外傷，腫瘍，血管障碍によるsecondary mania[6-9]の研究によると，大脳半球右側，特に大脳辺縁系およびその周辺領域，眼窩前頭部，基底側頭部の障碍と相関するものが多いとする報告が多い。

他方で，本例では自分が脳炎に罹患したことそのものが状況因として働いている可能性は全く否定するわけにはいかない。Blankenburg[2]は，躁病発症の状況的誘因はそのほとんどが急激な心的負荷の増大であると述べている。元来，生真面目で仕事熱心な本例にとって6月の仕事復帰が叶わなかったことは，かなりの心的負荷になっていたことは想像できる。このようにみるなら重篤な疾病に罹患したことが状況因となって躁病の発症をみたと考えられる。

4. 脳炎に続発した二次性躁病

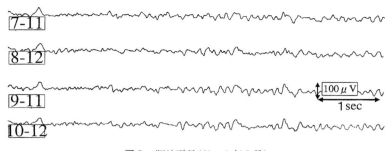

図3　脳波所見（X＋1年9月）

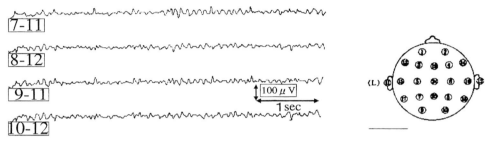

図4　脳波所見（X＋2年8月）

しかし脳波で徐波異常が認められ，作業能力も脳炎以前には回復しておらず，脳炎の回復過程に躁状態が出現している点をふまえると，脳炎による脳の器質的な変化を基礎にして生じた二次性躁病と考えるのが妥当である。また，40代発症，家族負因みとめず，爽快気分よりも焦燥，不機嫌，攻撃性が目立つ[6]といった二次性躁病の臨床上の特徴に合致する。また本例では躁病相が出現後，軽度のうつ病相，さらには軽躁病相がみられている。この現象は，脳炎を基礎に自律的な経過を呈する気分障碍の発症をみたことを示しており，興味深い。つまりいったん発症した二次性躁病は，通常の気分障碍と同様の自律的な変動をきたすのである。

今回われわれは脳炎後に発症した二次性躁病の男性例について報告した。躁状態は内因性の機能的障碍によるものばかりでなく，脳炎を含む脳器質的疾患から二次性に発症することを示した。

（塩田勝利，西嶋康一，加藤　敏）

文　献

1) 安宅勝弘，加藤　敏，丸山裕司ほか：交通外傷後に躁うつ病性経過を生じた一症例．精神医学，40：987-989，1998
2) Blankenburg W : Lebensgesichchtliche Faktoren bei manischen Psychosen. Nervenarzt 35 ; 536-539, 1964
3) Cummings, JL, Mendez MF : Secondary mania with focal cerebrovascular lesions. Am J Psychiatry, 141 ; 1084-1087, 1984
4) 小林　薫，畑下　光，中村　眞ほか：血液透析中に二次性躁病が生じた一症例．最新精神医学，3：269-271，1998
5) Krauthammer C, Klerman GL : Secondary mania. Arch Gen Psychiatry, 35 ; 1333-1339, 1978
6) Shukla, S, Cook BL, Mukherjee S et al : Mania following head trauma. Am J Psychiatry, 144 ; 93-96, 1987
7) Starkstein SE, Pearlson GD, Boston J et al : Mania after brain injury ; A controlled study of causative factors. Arch Neurol, 44 ; 1069-1073, 1987
8) Starkstein, SE, Boston JD, Robinson RG : Mechanisms of mania after brain injury. 12 case reports

and review of literature. J Nerv Ment Dis, 176 ; 87 - 100, 1998
9) Starkstein SE, Mayberg HS, Berthier ML et al : Mania after brain injury ; neuroradiological and metabolic findings. Ann Neurol, 27 ; 652 - 659, 1990
10) Starkstein SE, Federoff P, Berthier ML et al : Manic-depressive and pure manic states after brain lesions Biol Psychiatry, 29 ; 149 - 158, 1991

第7部　リエゾン精神医学

5．長期透析経過中に現れた妄想性障碍

キーワード　透析，被害妄想，身体イメージ，語りの収奪，ナラティブ

腎不全・透析に伴う精神障碍については，透析に伴う脳障碍，すなわち，尿毒性脳症，透析不均衡症候群，透析脳症などが知られており，これらは症状性精神障碍の枠組みのなかで論じられてきた[4,7,16]。しかし，近年の透析技術の進歩により，軽度な意識障碍を伴う尿毒性脳症は比較的よく遭遇されるにせよ，重篤なレベルのこれらの病態は減ってきたとされる[7]。

一方で，透析導入によって生じる様々な心理的反応，すなわちショック，不安，怒りなどの心理的反応や，病いの受容の問題についても多くの報告がなされてきた[1,15,16,19,20]。また，透析患者の平均的な生存期間が伸びるにつれて，身体機能という点では比較的安定している長期透析者の様々な心理的問題も注目されるようになっている。たとえば春木[8]は，患者が病いとともに生活するなかで遭遇する中年以降のライフサイクル上の危機について言及している。

透析患者の医療者への攻撃性についていえば，病気になった自己の運命の不条理性に対する怒りが，医療者に向けられ，いままでそれなりの治療関係にあった医師や看護師に，敵意や恨み，攻撃までが表出される場合があると指摘されてきた[20]。さらに医療者への被害妄想を呈した症例も，いくつか報告されている[15,16]。妄想患者のケアこそ，透析に関わる内科医や看護師から精神科医の関与が要請される事態であり，コンサルテーション・リエゾン精神医学の場における重要性は高い。しかし，これまで精神科医療者の治療的役割についての具体的な提言につながるような，透析医療の特殊性を考慮した被害妄想の発生機序についての考察は，十分になされていないように思われる。

本論では，20年以上にわたり透析治療を受けながらも，健康者とほぼ同様の社会生活を送った後で，医療者に対する被害妄想と幻聴が出現した妄想性障碍の一例を報告し，精神病理学的検討を加えたい。患者自身による病いの語り[14]を尊重かつ傾聴することを通して得た病態の理解と治療的対応が，透析患者のみならず，高度な医療技術に依存したうえで生存が可能になる慢性の身体疾患患者における医療者への被害妄想の発生機序の解明と，その治療において精神医療に携わる者の果たすべき役割の理解に貢献するものと考えられる。

I．症　例

症　例　精神科初診時　50歳，女性
主症状　幻聴，被害妄想，抑うつ気分，希死念慮，睡眠障碍
既往歴　30歳，慢性腎不全
病前性格　自分の意見をもっていて，しっかりしている。勝気。慎重，まじめで，もともと正義感が強い。なお，透析を開始してから，自分の性格が「人の言うことの裏をよんだり，他人のことばかり気にするようになった」という。
生活史　地方都市にて，商店を営む両親の家庭に3人同胞（弟，妹あり）の長女として育つ。幼少時は仕事で多忙な両親に代わり，祖母に世話をされたという。親戚に教師が多いこともあり，厳しく躾けられた。高校時代は運動部に所属し，楽しく活発に活動していた。卒業後，会社に就職したが，24歳で結婚を機に，退職して専業主婦になった。26歳で男児出産。育児を楽しみにしていた患者は，子に夢を託して，育児に励んだ。30歳にて慢性腎不全発症。倦怠感，血尿，浮腫など自覚症状出現したが，育児が忙しく放置した。そのため腎機能悪化し，近所のAクリニックにて透析導入となった。

第7部　リエゾン精神医学

透析導入後は，「子どもが大きくなるまでは弱い所は見せてはいけない」「健康なお母さんと同じようにしなければ」とますます育児に力を入れた。ＰＴＡの役員を務めたり，朝5時に起きてお弁当を作り続けたりした。父兄との会食で，皆と同じものを食べてしまうぐらい病気を気にしないようにふるまっていた。長男の所属する少年サッカー団の会長になり，夜間に透析を行いながら「特訓」をサポートし，チームを優勝に導いたこともある。この頃，夫や長男が，患者の体を気づかい練習に参加しないように泣いて懇願しても，患者は言うことを聞かなかったという。長男は，文武両道にすぐれた少年に成長し，有名大学に進学。卒業後も，一流企業に就職したため，患者は大変喜んだ。長男は気が強く，家庭内では最も発言力がある。患者によれば，夫は優しすぎて，少し頼りないという。しかし，患者は，腎不全になった自分を見捨てずに連れ添ってくれたので感謝していると語った。

現病歴　X年(47歳)，それまで17年間Ａクリニックにて透析治療を受けていたが，「他にいいクリニックがある」との情報を得て，親しい透析友達と共にＢクリニックに転医した。しかしその友人は約1年後に脳幹部くも膜下出血にて死亡。それを受け「自分もひどい病気では」と不安が募り，その後，頻繁に転医するようになった。

X＋1年(48歳)，長男が大学を卒業し就職して自立した。入社1年目のうちは楽しそうに仕事の話をしてくれたが，2年目になると多忙になり，あまり話してくれなくなった。

X＋3年の3月(51歳)，透析を受けていた某クリニックで，偶然に，医師らが，透析器械が少ないので，できるだけ多くの患者さんに回したいと話しているのを聞いてしまった。このエピソードがあった後，次第に，自分だけ生きのびて申し訳ないと思うようになった。また，時々透析中に看護師に「○○さんは，透析あと2, 3年でいいよね」などの悪口を言われるように感じるようになった。気分が落ち込み，不眠が出現し，家事も最低限のことしかできなくなった。

同年6月下旬，透析中に，「自分の血がまだ透析器械に残っているのに戻してくれなかった」ことがあった。そのことは黙っていたが，ベテランの看護師に「たまには何か喋れよ，コラ！」と「ひどいことを言われた」ため，透析先を変わった。7月には，新しいクリニックで透析を始めたが，「前の病院から私のカルテとが情報が(転医先に)送られていて，それを見る

と透析医が『変なのひいたな』と言った」。

同年7月に，それまで近所の人には人工透析を受けていることは隠していたが，長男も自立したので，隠す必要はなくなったと考え，周囲に打ち明けた。するとまもなく，近所の人が自分のことを噂している声が聞こえてくるようになった。内容は「あの人は透析している人だ」「仕事しないで国のお金を透析に使っている」「生きている意味がない」「死ね」などであった。患者自身おかしいと思い，夫や周りの人に確認すると，否定されることがしばしばであった。さらに，透析治療を受けていることを申し訳ないと一層強く感じるようになった。

同じ頃，新しい透析先での第3回目の透析中に発汗があり，それを見た医師から「○○(患者の苗字)をキル，弁護士を呼べ」と言われた。発汗があるにもかかわらず医師に報告せず，もし透析中に重大な合併症を起こしたら，病院の責任になる，だから患者をクビにして，さらに弁護士を呼ぶと言われたのだと考えた。そして帰りにすれ違った「ニコニコ笑っている男性」を「弁護士なんだ」と思い，「お医者様と弁護士さんがタッグを組んだら，象と蟻みたいなもの」と感じた。気分の落ち込みや不眠が強くなり，睡眠剤の大量服薬，カリウムの過剰摂取，透析やめて死のうとも考えた。実際に，何度か透析に行かないことがあった。また，聞こえてくるのもひどくなり，日常の買い物もわざわざ知り合いの少ない遠くのスーパーでするようになった。自分としても，透析するクリニックを変えたかったのと，透析の先生から勧められたこともあり，透析だけでなく，精神科にも診てもらえるとのことで，X＋3年9月上旬，この病院(筆者らの大学病院)に来院した。

外来受診後の経過　透析にて通院中のＣクリニックより当科紹介され，単身で受診した。医師の紹介状には，「最近，被害妄想的な発言があり，透析中も監視されているような感覚があるようで，透析そのものも中止したいそうです」とあり，「透析そのものはとても順調に経過している」とのことであった。

筆者(筆頭)が診察した。主訴は，「人をみると死ねとかいろんな声が，言われてないのに聞こえてきて，落ち着きません」とのことであった。透析をはじめてから現在までの病歴を，多少は前後するものの，時間の順序どおりに語ることができた。不安，焦燥に駆られつつ，被害的幻聴，被害妄想と考えられる訴えをする一方で，病気による罪責感とそれによる希死念

慮も強く訴えた。ときおり，言葉につまり，嗚咽することもあった。話を傾聴したが，外来担当医を「神様にあったようです」という患者の言葉が印象的であった。掃除，洗濯，家事はできているし，睡眠もとれている。空腹感もあり，食事もまあまあ食べられるという。幻覚，妄想をともなう抑うつ状態とみてparoxetine 10 mg/日の処方を開始するとともに，治療意欲も十分にあるとみて，患者の同意を得て，任意入院の予約をとり，9月中旬加療目的で当科入院となった。なお，患者は当科初診後に，当院の透析センターを自発的に受診し，しばらくの間，そこで透析を受けることになった。

入院後経過 夫と実母に伴われた入院時面接では意識清明で，思考障害や人格水準の低下はまったく認めない。疎通性は良好で，礼節は保たれている。希死念慮は消失していたが，幻聴と思われる訴えは認められ，患者自身も「幻聴が一番つらい」と訴える。表情はやや硬いが，時々笑顔もみられた。その場で，病歴を語ったのは，もっぱら患者本人で，夫，母はほとんど話さず，病的体験を除いては患者の言うとおりであることを認めているようであった。

入院後はparoxetine 20 mg/日に増量して経過をみた。幻聴は当院での透析中にも強く自覚され，透析器械の音が「人の声に聞こえてつらい」と訴えた。透析後に精神科病室で確認したが，時間場所の見当識や計算力も保たれており，会話しても応答性は迅速で的を射ており良好であった。時として，頭痛を認めたが，悪心，吐き気，四肢振戦，けいれんなどは認めなかった。paroxetineの薬効もあり，抑うつ気分，不安，焦燥感は徐々に軽快。入院後2週間程で当院での透析中の幻聴は消失した。

外来通院時，および，入院後のわれわれとの面接で，患者は，現在の状態についての訴えに加えて，先ほど，生活史，現病歴として呈示した生い立ちから精神科受診までに至る経緯を何回かに分けて語った。

とりわけ，現病歴の部分の回想を語るとき，患者は，時に泣き出すほど，つらそうな様子であった。われわれには，患者が透析クリニックの医療スタッフ，近所の人々から聞いたとする悪口，自分を殺そうとしている計画などは，明らかに幻聴あるいは妄想であるような内容を一部に含むように思われた。しかし，患者の話を聞いていたその場において，筆者らが，それらの非現実性を指摘して，患者の話の腰を折ることはなかった。現実か非現実かの判断は，われわれにとってさしたる関心事ではなく，むしろ，患者の語りを尊重する態度をとった。もし，患者の妄想的な問わず語りが，あまりにも長く続いたら，筆者らは止めようとしたかもしれない。しかし，さほど長い時間もかからず患者の話は自然に止まっていた。筆者らは，透析患者の苦しい生活の現状や，さらに，そこから抜け出そうとする患者の苦闘に心を動かされつつ，最後に，「つらい思いをしましたね」といったごく短い言葉で，面接を締めくくっていた。

一方，患者は，生活史に関する部分，とりわけ，長男の話題になると，いきいきと楽しそうに話し，時に誇らしげな表情もみせた。こういったときには，われわれは，患者の話が現実であることに疑いをもたず，患者の健闘に率直に感心し，誉めたりした。すると，患者もわれわれの賛辞に素直に喜んでいる様子であった。

「先生から一筋に光がさしてきたようにみえた」と担当医らを過剰に理想化する発言が入院当初より聞かれた。抑うつ気分はほぼ軽快し，透析や病棟での生活を問題なく行えるようになった。そのため10月中旬には自宅に外泊するが，そのさいに，近所の人からの悪口が聞こえたとの訴えがあった。抑うつ症状がほぼ改善しても，幻聴が持続すると判断し，10月下旬より，risperidone 0.5 mg追加し，やや効果みられ，11月中旬退院となった。

退院後経過 退院後は，患者の希望を受け入れて，透析医を変え，Dクリニックで透析を行うようになった。同時に，筆頭筆者が担当医となった月1〜2回の精神科外来通院ではparoxetine，risperidoneの少量の維持による薬物療法に加えて，1回に20〜30分ほどの面接が続けられた。抑うつは入院中に消失して，退院後はほとんど問題にならなかった。退院後3ヵ月ほどで，近所の人々からの幻聴や被害妄想は消失した。その理由を，患者は，自分の病気のことを近所の人が受け入れてくれて，むしろ，病気なのにがんばっていると肯定的な評価もしてくれるようになったためだと述べた。それに対して，通院している透析クリニックで，透析を受けている最中やその前後の日に，透析のスタッフから受けるように感じる幻聴とも，被害妄想，被害念慮とも考えられる体験は，弱まりながらも長く続いた。しかし，これらの体験は，退院後，1年10ヵ月経ったX＋5年9月には消失したと判断されたため，risperidoneの投与を中止した。

患者にとって透析を続けていくことの苦しさは，そ

れとして口に出されなくても，常にあるように思われるが，「今は，先は長いので(透析を)受け入れている」という。さらに，しばしば，患者は，「自分ひとりで生きてこられない，生かされていると思うようになった」と医療者を含めた周囲への感謝の念，さらに，病気を医療者に任せることができるようになったと表明する。

けっしてなげやりというのではなく，むしろ，肯定的な意味での開き直りの印象をこちらに与えつつ，「もう長く生きたいとは思わない。でも，自分に満足のいく生き方，死に方をしたい」というのが患者の最近の心境である。

検査所見 血液検査：WBC 4700 /μl, Hb 11.5 g/dl, Plt 12.9×10^4 /μl, 透析前/後　BUN 91 /32 mg/dl, Cre 16.91 /7.29 mg/dl, K 5.7 /3.9 mEg/l, P 8.8 /3.6 mg/dl, 血圧(透析前後) 180 /120→150 /90 mmHg
胸部レントゲン：CTR 51.5 %(透析終了後8時間)
頭部CT：異常所見なし(透析終了後9時間)
脳波(透析終了後8時間) 9〜10 Hz のα波の基礎律動にθ波が中等度混入
心電図：異常所見なし(透析終了後8時間)

II. 考　察

1. 診断と症状論的検討

症例は30歳で腎不全となり，20年余にわたり血液透析を受け続け，50歳を過ぎて，幻覚・妄想および抑うつのため，精神科的な事例化をきたした症例である。患者の病的体験の出現は，必ずしも，腎障碍による身体状態の悪化とは相関していなかった。すなわち，身体状態が改善している透析中，あるいは，透析を受けた日が，もっとも症状が悪化していた。そもそも，患者は基本的に規則的な透析習慣を有しており，現在の透析技術の高い水準も考慮すれば，従来報告されてきた尿毒症性脳症，透析脳症[7,16]にみられるほど腎機能が低下せず，明らかな意識障碍がない状態で，幻覚，妄想，抑うつが出現していた。透析前後での検査所見や血圧の変動がみられたこと，維持透析患者にかなりの割合で観察されると報告されてきた基礎律動の全般性徐波[17]が，本例にもθ波が中等度混入というかたちで存在することなども考慮

すれば，この患者においても，生理学的，生物学的，脳器質的レベルでの腎不全および透析の影響が，幻覚・妄想などの病態発生に何らかの形で関与していることは否定できない。しかし，頭痛，悪心，血圧上昇，四肢振戦，けいれんなどの透析不均衡症候群[16]にみられる症状は確認されなかったし，この症候群がよくみられるとする透析導入後のまもない時期には，患者には問題となる精神症状はなかった。この症例では，透析患者であることの心理社会的な要素が精神科的事例化に，より強く関与していると考えられた。

当初は内因性の気分障碍も疑ったが，経過全体をみると，内因性の気分変調というよりは，患者の訴えにもあるように妄想，幻覚による二次的なものであろうと考えられる。

この症例の病理の前景に出た，2年半ほど持続した幻覚や被害妄想は，その主題をもっぱら透析に関連したものとしていた。さらに，これらの病的体験の持続が，患者の社会機能や人格水準の低下を招くことはなかった。本症例の診断に関しては，ICD 10[21]では，F22.持続性妄想性障碍が該当すると判断された。従来診断でも，妄想状態と考えられ，抑うつはこれに伴う症状と考えられる。

これまでのわが国での透析患者の妄想についての報告をみてみると，まず，皮膚寄生虫妄想についての報告[7,18]がある。春木[7]は，この病態を，透析患者にみられることがある皮膚掻痒症の存在などの身体因や，何らかの脳器質性変化を基盤にして生じるが，そこには，透析という特殊な限界状況や家族からの疎外された状況など，心因的側面も関与して成立すると述べている。また灘岡ら[18]も，夫の死などの喪失体験が，皮膚寄生虫妄想の発生に関与したとしている。

それに対して，本症例にみられたような透析患者の持続性の被害妄想についての報告は，ごくわずかである。松村[15]は，被害妄想を呈した2症例を報告しているが，そこでは，本来存在した幻聴に，透析にともなう急性外因反応型の精神症状であるせん妄が加わり活発化したもので，幻覚の内容が被害的な内容のもので，透析のたびに現れたため，被害妄想は強固で系統化されることになっ

たと述べている。これらの症例では，被害妄想の対象は，おもに自分が治療を受けた病院の医師，看護師などの病院職員であり，幻聴の内容も含めた妄想内容として，「自分の噂，悪口を言われる」「透析中に医師から毒を盛られる」などが認められたという。

われわれの症例では，今回の精神科入院時に，透析を受けている最中やその直後に，せん妄を思わせる病状は確認されなかった。ただ，過去に軽度の意識混濁や変容体験のなかで幻聴を聞き，それが患者の慢性的な心理的苦境のなかで，被害妄想に固定したという可能性は否定できない。これまで報告された心理的要因と身体的要因が互いに絡み合って特有の精神症状を形成するというメカニズムは，本症例にもあてはまるように思われる。

しかし，われわれの症例には，医療機関，透析治療スタッフに向けられた被害妄想と近所の人々に向けられた被害妄想の2系列が存在しており，この点では，松村らの症例とは異なっている。

病的体験の持続期間については，透析スタッフを対象とする被害妄想・幻聴の系列は，途中に短い断続期間はあるが，X+3年3月からX+5年9月頃までの約2年半続いたと考えられる。この系列の病的体験は，主として透析中や透析日の前後に観察された。それに対して，近隣の人々からの幻聴・妄想体験は，時間的に前者の系列に挿入される形でX+3年7月からX+4年1月頃までの約半年続いた。病的体験の内容に関していえば，前者の系列では様々な表現をとるが，結局のところ，透析スタッフが患者の治療を拒否して，患者を死に至らしめるという被害主題で一貫していた。後者の系列では，透析患者である患者には生きている価値がないとの他人の批難という点に共通点がみられた。これらの主題は，それに先立つX+3年3月に，患者が透析医らの会話を偶然聞いてしまったというエピソードを契機として，患者自身が強く意識するようになった「自分だけ生きのびて申し訳ない」という罪責感を反映している点が注目される。

以上のように，症状出現の場所，時間的順序，持続期間，幻聴や妄想の内容，さらに次に検討するような透析治療の特殊性と病的体験との結びつきなどを考え合わせると，症例における病的体験は，医療機関・透析治療スタッフを対象とした被害妄想・幻聴の系列が，1次的で中心的な意義をもち，近所の人々に向けられた被害妄想・幻聴の系列は，基本的には前者の体験様式と内容をほぼ同様に踏襲しつつ，体験野が医療機関から近隣へと拡大した2次的なものであると考えたい。

さらに，これまでの症例報告と比較したときに，この患者において特筆すべき点は，患者が自発的に，病いとともに生きた自分の半生についての物語を，筆者を含む担当医らに，積極的に語ることができたこと，さらに，この患者の病いの語りをわれわれが傾聴することが，治療的に大きな効果をもたらしたと思われた点であった。そして，その語りの解釈は，医療者への被害妄想の発生機序を，透析患者としての生活史に織り込まれた身体イメージの問題から理解させるものであったので，以下で考察してみたい。

2．透析治療における身体の収奪と復権要求としての被害妄想

1）透析治療の拘禁的，感覚遮断的状況

透析を受けている状態は，身体の自由を奪われている拘禁状況のように感じられることがある。たとえば，春木[9]は，透析治療用のベッドに横たわることが，普通の病室にいる場合と異なり「寝かされている」という強い感覚を惹起すると述べている。さらに，一生透析をしなければならない不自由さ，被拘束感が，無期懲役のような刑罰でたとえられることもまれではない[9]。すなわち，透析現場での拘禁状況だけではなく，患者は自分の今後の人生全体を拘禁状況に感じることすらありうるという。

また，透析を受けている数時間のあいだ，じっと沈黙したままで透析器械の音しか聞こえない状況で過ごすことが，感覚遮断に類似した体験をもたらすことも考えられる。症例にみられた「器械の音が人の声のように聞こえた」という機能性幻聴の出現には，こうした背景を考慮する必要がある。

さらに、自分の身体が透析器械に繋がれるという体験は、患者の身体感覚に直接影響を及ぼすとされてきた。たとえば、Abram[2]は、透析における人工器官への依存が、独特の身体イメージの変容を引き起こすことを、自験例やそれまでの報告例を引用しつつ強調した。たとえば、自分を「ばらばらになった人間」と描写した患者、「生きている死人、ゾンビ」、ひいては、「フランケンシュタイン」であると述べた患者の例をあげている[2]。また、わが国でも透析後に、「抜け殻だが、どこかで抜け殻で無い自分の体」といった独特の身体感覚に襲われたという記述[9]がある。

このように、透析によって生じる身体イメージの変容は、自己身体の統一感や身体の自己所属感に大なり小なり損傷を与える可能性が考えられる。これは、たとえ、あからさまに他人に語られることがなくても、全ての患者によって体験のふかいところで共通して存在するのではないだろうか。

2）医療の権力性と身体の収奪

近代以後の医療は、科学的な根拠をもとに、病人に対して医師の治療に身を委ねることを要求する。そこには、ある種の権力関係が含まれていることは、すでにしばしば指摘されてきた[11,12]。とりわけ、専門家である医療者の高度な医療技術によってはじめて、延命が可能になる重篤な身体疾患の患者にとって、医療という制度は、基本的なあり方をつきつめると、従属しなければならない絶対的な他者として登場している。透析患者の場合には、透析間隔を守らなければならないことや透析を担当する医師からの水分の摂取や食事内容のコントロールについての細かな指示などがある。これらの行動までを規定する処方は、透析を受けている時間と場所の枠を越えて、患者の日常生活の微細な局面までも支配する性格をもつ。そこに、医療が患者に対し、「患者の振る舞いを決定しようとする」[12]権力関係の構図をみてとることは容易である。

Abram[1]は、慢性透析の受容にとって問題となるのは、患者の著しい独立-依存葛藤dependency-independency conflictであると述べ、この葛藤は、臍の緒であると幻想されることすらある透析器械への依存のみならず、透析職員への依存と同時に、透析ユニットの外での正常な生活を導くという意味での独立を要求するという。われわれの症例においては、元来の性格にみられた自己主張の強さ、負けず嫌い、精力性など傾向からして、透析患者として、医療者のみならず、社会に対して、依存的な人生を送ることを受け入れるのが困難であったように思われる。それだけに、透析に関わる医療者が、感謝の対象となる一方で、自分が服従しなければならない絶対的な他者として強く意識されていたのではないだろうか。

また、現代では改善されつつあるが、かつては透析治療を提供できる医療機関が少ないという事情があり、そのなかで十分な治療が受けられず死んでいった患者もいたという[8]。この場合、自分が生きられるか否かは、医療者の裁量次第であったともいえるわけで、患者が、透析医を含めた医療者に嫌われることを、一貫して恐れてきたという心理の背景には、透析医の拒否が自分の死に直結するという恐怖があると推測され、このこともまた透析に従事する医療者を患者にとって自分の生殺与奪の権利を握る絶対的な存在に高める。それは、われわれの患者の、医師と弁護士を「象」、自分を「蟻」とした比喩や、患者が聞いたとする「（医師が）もう（患者には）透析をやらない」といった内容の幻聴にみられるとおりである。

ここで述べたような絶対者と感じられた医療者との人間関係を舞台として、透析治療の技術的条件から直接生じうる上述した身体の自己所属感や身体の統一感の損傷、長期にわたる拘禁状況に類似の体験が、元来、独立心の強い性格傾向の個人に生じるとき、患者が、医療者によって、自己の（想像的）身体（の一部）が不当に奪われていると感じる体験が、提示症例にみられたように、出現することがあるのではないだろうか。透析患者に起こりうるこの体験は、身体の収奪と呼べる事態によって特徴づけられる。本症例では、この身体の収奪は、自己の身体および生命の象徴ともいえる自己の血液を「透析器械から返してもらえなかった」という被害妄想になって表現されたと考えられる。

3）想像的身体の損傷としての喪失体験

われわれは，身体の収奪という事態が，患者の実存的な苦悩が織り込まれた生活史のなかでの独特な身体イメージの変容から生じてくることを示すために，患者の半生を，病いによる自己身体の喪失体験とその修復といった観点から振り返ってみたい。

その際，われわれは，Lacan[10,11]による「想像的身体」（corps imaginaire）の概念を援用することにしたい。Lacan[10]は，鏡像段階論において，身体が自己の鏡像および他者の形姿をみることを通じ，一つの統一を獲得し，想像的自我が形成される過程を明らかにする。彼によれば，他者の心像が自己身体の心的容器の役目を果たし，その結果，自己身体はひとつのまとまりとして構成される。加藤[11]は，この想像的身体が，解剖学的―生理学的身体や生きられる身体，さらには，Lacanのいう象徴界がそれにあたる言語的身体などの身体の諸次元と分かちがたく結ばれながら，これらとは一線を画して固有な次元を確保すると指摘している。

しかし，この主体の想像的な統一性が他者をよりどころにして構成されるにもかかわらず，この事実は意識には明白な形で認められず，他者性の契機は無視される。この無視の機能が暗黙のうちに働いていることにより，自己身体は，一つの自己愛性のまとまりを確信する[10,11]。

慢性の透析患者になるという事態は，他者である透析器械や医療への依存を自己の生存のための絶対的条件とすることからして，患者にとって，自己の想像的身体のまとまりが損なわれたという感覚を強く誘起するといえよう。これは，透析患者に限らず，医療の助けを借りなければ，一日たりとも生存することが不可能な慢性疾患の患者に共通しているのではないか。先にあげたAbramの提示した透析患者たちの様々な自己身体の変容，たとえば「ばらばらになった人間」などは，Lacanのいう「寸断された身体の心像」[10]とそれに伴う不安に通じる想像的身体の損傷の具体的な表現とみなすこともできよう。

われわれの患者の場合，妄想性障碍の発病に至るまでは，この想像的身体の損傷を何らかの形で修復できていたように思われる。患者の病いの語りをふまえると，その修復は，他者の心像ないし社会的役割への同一化をとおして行われたのではないかと推測される。

まず，その修復は，健康な母親の果たすべき社会的役割に過剰に同一化することによってなされた。透析導入から長男の独立までの半生において，患者は障碍された身体であることを否定し，健康な身体をもっていると自らに言い聞かせて，「ふつうのひと」以上に理想的な母親として活動しようと試み，実際に行動できていた。すなわち，患者は母親としてPTAやスポーツ少年団などの社会的活動に，健康を気遣った家族がやめてくれと頼んでも，打ち込んだ。このような熱中性は，社会からの承認を与えられる理想的な母親の身体への同一化に裏づけられていたのではないだろうか。しかし，この理想的な母親の身体への同一化は，息子の独立とともに機能しなくなったと考えられる。

さらに，長男への想像的同一化も，想像的身体を修復するうえで，重要な意義をもっていたと思える。彼女は長男が幼い頃から，彼女自身の身体的健康を省みず，息子の身体的鍛錬に献身した。患者は，いつも，われわれに彼を文武両道に優れているという点で誇らしげに語っていた。とすれば，長男もまた，患者自身が理想とし切望した健康な身体自己の担い手として機能していたのではないか。言いかえれば，患者は，自分にとって自己身体の完全さの感覚を与えてくれる長男の身体に対して，彼を熱心に養育する限りで，想像的に同一化していたともいえよう。

透析患者にとって，同じ透析治療を受けている仲間が，明るく元気に活動している姿が，どれほどの慰謝や希望を与えてくれるかは，多くの体験談が語るところである[8,9]。患者にとって，元気でいる透析仲間もまた，自分が想像的に同一化する肯定的な意味での鏡像的身体自己の担い手であったと考えられる。そして，透析仲間の死は，自己の身体が医療者によって奪われたという被害感を醸成するのに貢献したに違いない。

このように，息子の独立，仲間の死という喪失

体験は，透析導入による自己の想像的身体の損傷を修復するための，他者の身体への想像的同一化の破綻であったとみることもできよう。これらの喪失体験の後に，医療機関への不信感が強まり，患者は転医を繰り返し，やがて，透析医療者に対する被害妄想が産み出された。このような妄想的展開には，身体の収奪という事態を土台に生じた自己身体の復権要求をみてとることができる。

現代医療の技術的発展は，かつては死ぬしかなかった患者たちを救命したどころか，ことによると，彼らに健康者と同様な余命を生きたり，限局された生活局面を別にすれば，健康者と同様の社会生活を行うことを可能にした。そのとき，患者及び周囲の人々が，健康者か病人の二分法にとらわれるならば，患者は高度な医療によってみずからが完全な健康者になること，すなわち，理想的で完全な身体を獲得することを幻想し，かつ，希求するであろう。このときの身体は自己愛的性格を帯びており，医療という文脈における想像的身体の問題が浮上してくるといえる。すなわち，医療者が，健康で完璧な身体を自分に与えてくれる理想化された他者として想像されるとともに，反転して，健康な身体を自分から奪い取り，自己を抹殺しようとする憎悪の対象としての他者になる危険があるように思われる。症例にみられた，復権要求的な性格をもった被害妄想は，皮肉にもこのような現代医療の進歩を背景にしているともいえよう。

3. 現代医療と語りの収奪

現代医療の権力性は，病人が医師に身を委ねることに由来する生物学的な身体の支配にとどまらず，人びとが日常世界においてものごとを理解する枠組みとしての「ことば」，すなわち，言説（ディスクール）のレベルにも及ぶことは，すでに様々な論者によって指摘されてきた。たとえば，社会学者Frank[6]は，「病む人間が，単に指示された医学的治療法にしたがうことに同意するだけではなく，同時に自らの物語を医学用語で語ることについても暗黙のうちに同意することになる」事態を，「語りの譲り渡し（narrative surrender）」と名づけた。この語りの譲り渡しは，医療の現場における患者の個人的な語りの無視や軽視につながる危険をもつ。

個人，とりわけ，病人の主体性，能動性は，各人が，病いの経験を，個人的な物語へと構成し，他者に語るなかで，確保されるとする今日の構成主義的な観点[6]に従うならば，「語りの譲り渡し」は，患者の自立性を奪うことにつながる。

加藤[12]は，一般医学が人々に対して過剰な管理を向けることから帰結する大きな問題点を，病人が本質的には自律性をもった実存的主体であるという認識が稀薄になることととらえ，現代医療のもつ退行促進性を指摘しているが，患者が，個人的な語りを捨て，医学的言説を型どおりに受け入れることは，一見，医学的啓蒙の成果であるかにみえて，その実は，退行促進性である危険もある。

われわれの患者では，腎不全，透析導入といった人生を揺さぶった出来事が起こってからの現在に至る物語が語られた。この一連の語りは，「ある出来事についての言語記述を何らかの意味連関によってつなぎ合わせたもの」[6]であり，患者にとっての「病いの物語」[6]であったといえよう。しかし，患者によれば，精神科を初診するまでは，このような話を他人にすることはほとんどできなかったという。

彼女にとって，透析に携わる医療者に個人的な語りを聞いてもらうことは難しかったようである。一つには，聞く相手にとって負担となる深刻な話をすることによって，自分が厄介な患者という烙印を押されはしないかという患者の側の懸念がいつもあったからだという。患者が透析現場で聞いた幻聴と思われる「たまには何か喋れよ，コラ！」という看護師の叱責は，身体のみならず，病いについての個人的な語りをも奪われているという患者の思いを表わしていると考えられる。このように考えると，本例では，個人的な語りが奪われること，すなわち，患者が病いの物語を語り，かつ，その物語が社会のなかで受け入れられる機会が奪われるといった事態が存在していたと考えられる。この事態は，語りの収奪と呼ぶことができる。先ほど，症例にみられる医療者を対象

とした被害妄想に，自己身体の復権要求が認められることを指摘した。そこで，われわれは，この被害妄想に，もう一つの復権要求の側面をみてとることができる。つまり，語りの収奪という事態に対する自己の語りの復権要求である。

4. 被害妄想の治療における語りの聴取の有効性——語りの復権と想像的身体の修復——

患者のわれわれに対する理想化は，患者の治療にとって大きな意義をもったが，これは彼女が，われわれが自分の個人的な語りの聞き手になったと感じたことから生じたように思われる。この治療者への陽性感情が，どのように生じたのかをふりかえってみたい。

われわれは，透析治療そのものに関与するわけではなかったので，患者の生理学的身体を支配する絶対者というイメージを免れていた。このことは，被害妄想の対象とならないために重要なポイントの一つであったと考えられる。さらに，透析医の紹介はあったが，透析医があくまでも精神科受診は本人の同意のうえであると患者に伝えていたことも，患者のわれわれへの反発を抑えたのではないか。この意味で，患者には一種の自立性が保証されていた。さらに，治療の出発点から，担当医らが，重篤な病いにもかかわらず，それを克服しようと懸命に生きてきた患者に対して，敬意の念を抱き，それを率直に伝えることができた。このことによって，われわれは患者にとって精神科受診が新たなスティグマとなることを防ぐことができたし，陽性の転移を促すこともできたと思われる。

患者は自分の幻聴について「聞こえるはずがないのに，でも聞こえているのは事実です」と述べていた。また，患者は医療者に対する被害妄想に苦しみながらも，近所の人々に，自分が透析を受けていることを告白していた。われわれは，この行為を，患者が私的かつ排除的な妄想的世界から，世間の人々の承認の得られる公的な語りをとおして，共同世界へ回帰しようとする試みとしてとらえた。そのため，われわれは，患者が幻覚や妄想のなかにあっても，構造的二重見当識（加藤[13]）をもっていると判断し，患者の苦悩については一定の共感を送りつつ，一方で距離をおきながら話を傾聴した。そして，この態度は，結果的にみれば，患者の語りの復権をとおしての患者の損傷された想像的身体の修復につながったのではないかと思われる。

Lacan[5]は，鏡像段階において，子どもが鏡に映る自己の身体像を，自らのものとして認知するためには，その鏡像が彼であることを認める，彼の背後にいる母親の言葉による承認を必要とすると述べている。すなわち，子どもが，単に，鏡に映った自己像と想像的な関係にあるだけでは，その像は，主体にとって本質的に疎外されたものにとどまる。ここで，子どもに承認を与える母親は，象徴的次元にある大文字の他者（l'Autre）としてはたらく。大文字の他者とは，想像的相手の彼岸にあり，主体に先立ち主体の外部にありながらも，主体を決定づけているものを位置づける場（審級）とされ，この審級への準拠はパロール（話）のなかでなされる。つまり，大文字の他者は，言語の領域にあり，主体が自らの身の置き場を求める，シニフィアンの場であり，想像的領域を越えた象徴的領域にある。

象徴的な他者による支えを失うとき，想像的身体を含む自己イメージは，自らにとって疎外されたものとなるわけで，そこでは，想像的他者とのあいだで，自己の存在を賭けたはてなき闘争が繰り広げられることになる。このことは，成人となってからも主体にとっての危機的状況で生じることが考えられ，われわれが指摘した想像的身体の収奪や損傷も，このような事態に相当するとも考えられる。

構造論的精神分析[5]においては，このような想像的な自己疎外にある患者に対して，治療者は，患者の想像的ディスクールには応じず，また自らの介入によって想像的領域に属することがらを浮き立たせることなしに，象徴的他者として一個の主体としての患者に承認を与えることが求められる。われわれは，患者の語りを傾聴するなかで，妄想的成分を多く含んだ想像的関係のなかで展開する語りに対しては，距離をとる一方で，共同世界への回帰の契機をもつ語りにおいては，患者

に対して積極的な支持や賞賛を与えた。このことは，図らずも象徴的他者としてわれわれが患者に承認を与えることとなり，患者の損傷された想像的身体の修復をうながしたと考えることができる。

加藤[13]は，統合失調症の妄想をもった患者に対して，治療者が患者の語りの宛先となることによって，患者が妄想的世界から共同世界へと重点移動させることを精神療法的接近の基本にあげている。この場合に，「語りの宛名となること」は，治療者が大文字の他者ないし，象徴的他者として，患者を支えることも含意する。それゆえ，統合失調症とは幾分ちがった意味で，「患者の個人的な語りの宛名」を引き受けることは，透析患者にみられるような重度な身体疾患をもつ妄想性障碍の患者への治療的接近にとって，大きな意義を有すると考えられる。

そもそも，慢性の身体疾患，とりわけ高度の医療技術の恩恵によって生存が可能になる重篤な疾患の患者にとって，身体的治療に直接関わる医師などの医療者が，生物学的な意味での身体を修復する任務を負うだけに，理想化されることは，大いにありうる。しかし，それだけに，医療者が患者の想像のなかで，愛と憎しみの双数的関係のなかにまきこまれ，時として，患者の被害妄想の対象となり，コンサルテーション・リエゾン精神医学の現場で精神科医療者の出動が要請されることは今後とも増えるのではないだろうか。その際に，ここで述べたような身体と語りの収奪という事態の存在を検討することは有益と考えられる。本稿の暫定的結論からいえば，その場合の精神科医療者の役割は，患者の個人的な病いの語りの宛名を引き受けることによって，患者の想像的身体の損傷の修復を助けることにあるといえる。この知見がどれはどの有効性をもち，一般化できるかどうかは，今後の治療的実践のなかで確認していきたい。

（大塚公一郎，山内美奈，加藤　敏）

文　献

1) Abram HS : The psychiatrist, the treatment of chronic renal failure, and the prolongation of life I. Am J Psychiatry, 124 ; 1351-1358, 1968
2) Abram HS : The psychiatrist, the treatment of chronic renal failure, and the prolongation of life II. Am J Psychiatry, 126 ; 157-167, 1969
3) American Psychiatric Association : Diagnostic and Statistical Manual of Mental Disorders, 4th ed, text revision. American Psychiatric Association, Washington, DC, 2000（高橋三郎，大野　裕，染谷俊幸訳：DSM-IV-TR　精神疾患の分類と診断の手引き．医学書院，東京，2002）
4) 浅井昌弘，保崎秀夫，武正健一ほか：人工透析の精神医学的諸問題．精神医学，15；4-17, 1973
5) シェママ R 編：精神分析辞典（小出浩之，加藤　敏，新宮一成ほか訳）．弘文堂，東京，1995
6) Frank AW : The Wounded Storyteller ; Body, illness, and ethics. University of Chicago Press, 1997（鈴木智之訳：傷ついた物語の語り手―身体・病い・倫理．ゆみる出版，東京，2002）
7) 春木繁一：腎不全・透析に伴う症状精神障害．臨床精神医学講座 10，器質・症状精神障害（松下正明総編集）．中山書店，東京，p 437-461, 1997
8) 春木繁一：長期透析患者の精神，心理．腎と透析，57；733-738, 2002
9) 春木繁一：透析とともに生きる―腎不全からの再生精神科医自らを語る．メディカ出版，東京，2005
10) 加藤　敏：ラカン．臨床心理学大系 16（小川捷之，福島　章ほか編）．金子書房，東京，p 281-305, 1990
11) 加藤　敏：分裂病の構造力動論．金剛出版，東京，p 93-96, 98-104, 1999
12) 加藤　敏：医療機関への人格障害の登場．新世紀の精神科治療，第 5 巻，現代医療文化のなかの人格障害（加藤　敏編）中山書店，東京，p 3-21, 2003
13) 加藤　敏：統合失調症の語りと傾聴―EBM から NBM へ．金剛出版，東京，p 53-88, 2005
14) Kleinman A : The Illness Narratives ; Suffering, Healing, and the Human Condition. Basic Books, New York, 1988（江口重幸，上野豪志，五木田紳訳：病いの語り―慢性の病いをめぐる臨床人類学．誠信書房，東京，1996）
15) 松村　裕，守田嘉男，三好功峰：透析治療に伴い妄想反応をみた 2 症例．腎と透析，23；379-381, 1998
16) 松村　裕：人工透析における精神科的問題．臨床精神医学講座 S7，総合診療における精神医学（三好功峰，前田潔責任編集）．中山書店，東京，p 343-351, 2000

17) 松岡洋夫, 千葉 健, 青木恭規ほか：維持透析における背景脳波の臨床的意義. 臨床脳波, 31；701-706, 1989
18) 灘岡寿英, 東谷慶昭, 佐川勝男：人口透析治療の経過中に精神病状態を呈した2症例. 精神医学, 31；1073-1075, 1989
19) 成田善弘：患者の心理はどう働いていくのか. 腎と透析, 53；703-706, 2002
20) 藤堂 惠：透析導入期の心理的問題. 腎と透析, 53；711-714, 2002
21) WHO：The ICD-10 Classification of Mental and Behavioral Disorders. WHO. Geneva, 1992（融 道男, 中根允文, 小宮山 実監訳：ICD-10 精神および行動の障害—臨床記述と診断ガイドライン. 医学書院, 東京, 1993）

第7部　リエゾン精神医学

6. その経過中血清 creatine kinase が正常範囲で推移した悪性症候群

キーワード　低栄養，悪性症候群，血清 creatine kinase

悪性症候群は抗精神病薬の重篤な副作用の一つである。その主要症状は原因不明の発熱，著明な筋強剛，多彩な自律神経症状，意識障碍からなる。血液検査では悪性症候群に特異的ではないが，血清 creatine kinase（CK）の上昇が 90％以上で認められ，白血球の増加は 70％以上で認められる[1,3]。特に，血清 CK の増加は，悪性症候群の初期に認められ，悪性症候群の早期発見の指標になると思われる[8]。しかし最近著者は，悪性症候群の経過中に血清 CK の値が正常範囲で推移した症例を経験した。

血清 CK が正常範囲であった報告例は，著者の調べた限りでは 2 例のみである[7,10]。本邦において，抗精神病薬服用中で原因不明の発熱があり血清 CK の上昇を認めた場合，悪性症候群を疑う精神科医が多い。しかし，悪性症候群を診断する上で，血清 CK の上昇が重要な所見と考えてしまうと，今回の症例のように血清 CK が上昇しない場合，悪性症候群の診断が遅れ，適切な薬物治療がなされない可能性もある。今回の経験は，われわれ精神科医に，悪性症候群の診断は臨床症状からなされねばならず，血清 CK は悪性症候群に特異的に上昇するわけでなく，補助的な所見と認識すべきであることを教えてくれる。ここにその経過を報告し，なぜ本症例では血清 CK が上昇しなかったか考察したい。

I. 症　例

患者は 51 歳の男性である。17 歳の時より，妄想が出現し，同時に躁うつ状態も加わり，統合失調感情障碍と診断され治療を受けてきた。患者は，精神症状が改善すると服薬を中断し，精神症状の再発を示すため，入退院を繰り返した。34 歳の時に 7 回目の入院をし，以後退院することなく A 病院に入院中であった。この時，患者の身長は 172 cm，体重は 63 kg であった〔Body mass index（BMI）は 21.3 kg/mm^2〕。入院中は，興奮するため保護室に入室されることを繰り返していた。この時期の投薬内容は，lithium carbonate 600 mg，zotepine 150 mg，haloperidol 9 mg，biperiden 6 mg であり，拒薬することも多いため月 1 回 fluphenazine decanoate 25 mg の筋注も行なわれた。一年を通じて，妄想にくわえて，躁状態とうつ状態が繰り返され，その精神症状に一致して食事摂取量の増減があり，体重は 63 kg から 53 kg の間で変動を認めた。

X－2 年の前半は体重は 55 kg であったが，X－1 年 1 月は体重は 63 kg であった。その後患者は元気がなく食事摂取も減り，X－1 年 12 月の時点では体重は 49 kg に減少していた（BMI 16.6）。患者から特別の訴えはなかったが，これまでになく体重が減少したため，何らかの身体疾患も疑われたが，血液検査では以下のとおり正常であった。

WBC 7,900/mm^3，RBC 344 万/mm^3，総蛋白 7.6 g/dl，cholesterol 169 mg/dl，AST 12 mU/ml，ALT 9 mU/ml，CK 51 mU/ml（正常範囲：48～248）。

X 年 1 月 31 日，患者の体重は 48 kg となっていた。血圧は，96/60 mmHg，脈拍 58/分，体温は 35.5℃。この時の投薬内容は，valproic acid 600 mg，lithium carbonate 800 mg，zotepine 150 mg，risperidone 6 mg であった。患者は抑うつ的で，一般病棟に出ていたが問題行動は認められなかった。2 月 11 日，患者はすれ違った他の患者に因縁をつけられたと興奮し殴りかかろうとしたため，個室に収容された。2 月 12 日，毎月行なっている fluphenazine decanoate 25 mg の筋注が行なわれた。2 月 13 日，患者は個室で静かにしており，食事は自分で摂ることができ

6. その経過中血清 creatine kinase が正常範囲で推移した悪性症候群

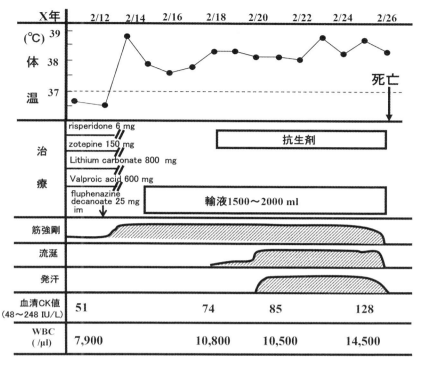

図　臨床経過

た。2月14日，看護師が朝の巡回をしたが，患者は自分の力で立ち上がることができなかった。トイレに誘導したが途中で失禁した。食事は時間をかけ全量摂取した。この時，体温36.0℃，血圧106/72 mmHg, 脈拍102/分。その後医師の診察が行なわれ，上下肢の筋強剛が認められた。嚥下に時間がかかっており，昼からの食事摂取は中止され，輸液が開始された。また，抗精神病薬の投与は中止された。同日午後，体温は37.5℃に上昇。夕方になり，体温は38.5℃に上昇した。翌日，肺炎，尿路感染を疑い，緒検査が行われたが異常は認めなかった。2月17日，筋強剛は著明となり，発語が不明瞭であった。この時点では発汗は認められなかった。2月18日，血液検査を行ったところWBCは10,800/mm^{3}であり，何らかの感染が疑われ，抗生剤の投与が開始された。血清CKは74 mU/mlと正常範囲の値であった。患者の意識状態は，呼びかけにわずかに反応する程度で，無動緘黙の状態にあった。2月20日，前額部と胸部に発汗を認めるようになった。筋強剛の程度は，鉛管様といえる状態にあった。原因不明の発熱，著明な筋強剛，嚥下障碍，手指の振戦，意識障碍，発汗・頻脈などの臨床症状から悪性症候群が疑われたが，2月21日の血清CKは85 mU/mlと正常範囲にあった。そのため，補液，体温冷却，抗生剤の投与は行われたが，dantroleneやドパミン作動薬の投与はなされなかった。2月24日，体温は38.4℃，脈拍110/分，著明な流涎を認め，呼吸数は34/分となっていた。2月25日，再び血液検査が行われたが，血清CKは128 mU/mlと正常範囲にあった。唾液分泌が著明で，2月25日の夜間帯にはいり，SpO$_2$が89%と低下したため，マスクを通しO$_2$ 3 l/分の投与が開始された。SpO$_2$は，95%に戻ったが，翌2月26日にはいり，呼吸数は1分間30回から45回となり，SpO$_2$が90%を下回ったため，O$_2$は5 l/分に増加された。午前4時15分，収縮期血圧が78 mmHgと急激に低下し，SpO$_2$もO$_2$ 10 l/分にしても90%にならず，4時20分心停止となった。心マッサージを行なったが改善なく，死亡が確認された。家族の希望で剖検は行なわれなかった。その経過は図に示した。

II. 考　察

患者は抗精神病薬服用中，38℃を超える発熱，

著明な筋強剛，振戦，嚥下障碍，発汗，流涎，頻脈などを認め，第13病日に死亡した。発熱の原因となる身体疾患は否定的であった。この症例の注目すべき点は，経過中血清CKが正常範囲で推移した点である。

　悪性症候群の診断基準はいくつも提案されているが，そのうち血清CKの上昇を重要視しているのはLevensonの診断基準（1985）である[6]。それによれば，高熱，筋強剛，血清CKの上昇を3大症状として，頻脈，血圧変動，頻呼吸，意識変容，発汗，白血球増加の6症状を小症状として挙げ，大症状3つか，大症状2と小症状4つがあれば悪性症候群と診断できる，という内容である。本症例では，血清CKの上昇は認めなかったため，大症状は発熱と筋強剛の2つであるが，頻脈，頻呼吸，意識変容，発汗，白血球増加の5つの小症状を認めており，血清CKが正常であっても悪性症候群と診断できる。その他の診断基準，たとえばPopeら（1986）[9]，Caroffら（1993）[4]，DSM-Ⅳ-TR（2000）[1]の診断基準では，血清CKの上昇は診断基準の中では下位項目に位置づけられており，悪性症候群の診断は発熱，筋強剛，自律神経症状などの臨床症状が重要視されている。これらの診断基準でも，血清CKが正常であっても本症例は悪性症候群と診断できる。

　悪性症候群の発症は，まれではあるがこれまでに多くの症例が報告されている。そのほとんどは，程度の差はあるが血清CKは上昇している。なぜ，悪性症候群で血清CKが上昇するのか，いくつかの説はあるものの確定してはいない。一方，なぜ今回の症例のように血清CKが上昇しなかったかという点も納得のいく解答はえられていない。著者が調べた限りでは，血清CKが正常範囲にあった報告例は次の2報告のみであった。SinghとHassanally（1996）の報告[10]では，「悪性症候群では血清CKが上昇しない例もある」ということを報告しているだけで，血清CKの上昇しなかったことに関して考察はなされていない。NielsenとBruhn（2005）の報告例[7]では，その症例に認められた筋強剛が著明でなかったことがその血清CKが上昇しなかった理由ではないかと考察している。しかし，著者の経験した症例では，筋強剛は鉛管様の著明な状態であり，それでも血清CKは正常範囲にあった。したがって，本症例において血清CKが上昇する，しないを筋強剛の程度に求めることはできない。ところで，甲状腺機能亢進症，クッシング症候群，SLE，肝障碍，特別の薬物治療（コルチゾール，エストロゲン，がんの化学療法）を受けている，などで血清CKが低下するといわれている[5,11]。たとえば，本症例にそのような状態があり，上昇するはずの血清CKが上昇しなかった可能性があるかもしれない。本症例に対して，甲状腺ホルモンやコルチゾールなどのホルモン測定は行っていないため，上記身体疾患が合併していたことを完全に否定することはできないが，患者から上記身体疾患を疑わせる訴えはなく，症例の項で記載したように，一般的血液検査でこれらの身体疾患を疑わせる所見は認められなかった。また，本症例は上記の特別な薬物療法は受けていない。以上から，患者が甲状腺機能亢進症などの身体疾患を悪性症候群時併発していた，あるいは特別の薬物療法を受けていた，といった点は血清CKが上昇しなかった理由ではないと思われる。次に，悪性症候群の経過中血清CKの測定は3回行なわれているが，図に示したように正常範囲ではあるが血清CK値は徐々に上昇している。第13病日以降血清CKが測定されたならば，血清CKが正常範囲を超えた値になった可能性は残るが，残念ながら本症例は第13病日に亡くなったため，この可能性も推測の域を出ない。

　最後に，"muscle wasting"や"low body muscular mass"などの身体状態が存在する場合も，血清CKは低値をとる[5,11]。もともと本症例は精神状態により，その体重が53kgから63kgぐらいの範囲で変動していたが，患者が悪性症候群を発症したときの体重は48kgであった。したがって，この患者が悪性症候群を発症したにもかかわらず血清CKが上昇しなかった理由としては，患者の低体重が原因であったことが考えられる。

　悪性症候群の発症するさまざまな要因が指摘されている。高温・多湿な状況の時や，患者の身体状態として脱水・低栄養・疲弊などがある時に悪性症候群が発症しやすいといわれている[4]。患

者は34歳のときから長期に抗精神病薬の投与を受け，また月1回のfluphenazine decanoateの筋注を受けてきたが悪性症候群を発症しなかった。しかし今回，同じ薬物治療を受けて悪性症候群を発症した。このとき体重は48 kgとこれまででは最も低い体重であり，この身体状態が関与して悪性症候群が発症したという推測もなりたつ。いずれにしても，本症例で血清CKが上昇しなかった理由として，あえて関連する要因を挙げるとすると，患者の悪性症候群発症時の低体重ではないかと考えられる。

著者は24例の悪性症候群の血清CKと筋強剛との経時的変化を後方視的に検討し，悪性症候群の早期発見に，血清CKの上昇が有効な指標になると報告した[8]。また，本邦の精神科医の中では，悪性症候群と血清CKの上昇を密接に考える傾向があるように思われる。しかし，今回の症例を経験し，血清CKの上昇しない悪性症候群も存在すること，血清CKの上昇を重要視しすぎると悪性症候群の診断が遅れること，最終的に悪性症候群の診断は臨床症状からなされねばならないこと，を強調しておきたい。また，今後血清CKが上昇しない症例を集積し，その原因としてどのようなものがあるか検討する必要があろう。

（西嶋康一，塩田勝利）

文　献

1）Addonizio G, Susman VL, Roth DS：Neuroleptic malignant syndrome：review and analysis of 115 cases. Biol Psychiatry, 22；1004-1020, 1987
2）American Psychiatric Association：Medication-induced movement disorders：neuroleptic malignant syndrome. Diagnostic and Statistical Manual of Mental Disorders: DSM-Ⅳ-TR. American Psychiatric Association, Washington DC, p 795-798, 2000
3）Caroff SN, Mann SC：Neuroleptic malignant syndrome. Psychopharmacol Bull, 24；25-29, 1988
4）Caroff SN, Mann SC：Neuroleptic malignant syndrome. Med Clin North Am, 77；185-202, 1993
5）Gran JT, Myklebust G, Johansen S：Adult idiopathic polymyositis without elevation of creatine kinase. Case report and review of the literature. Scand J Rheumatol, 22；94-96, 1993
6）Levenson JL：Neuroleptic malignant syndrome. Am J Psychiatry, 142；1137-1145, 1985
7）Nielsen J, Bruhn AM：Atypical neuroleptic malignant syndrome caused by olanzapine. Acta Psychiat Scand, 112；238-240, 2005
8）Nisijima K, Shioda K：Temporal changes in serum creatine kinase concentration and degree of muscle rigidity in 24 patients with neuroleptic malignant syndrome. Neuropsychiatr Dis Treat, 9；853-859, 2013
9）Pope HG, Keck PE, McElroy SL：Frequency and presentation of neuroleptic malignant syndrome in a large psychiatric hospital. Am J Psychiatry, 143；1227-1233, 1986
10）Singh R, Hassanally D：Neuroleptic malignant syndrome with normal creatine kinase. Postgrad Med J, 72；187, 1996
11）Rosalki SB：Low serum creatine kinase activity. Clin Chem, 44；905, 1998

第7部　リエゾン精神医学

7. 高カルシウム血症による末期がん患者のせん妄

キーワード　高カルシウム血症，せん妄，緩和ケア，ゾレドロン酸

　悪性腫瘍患者ではさまざまな理由によりせん妄の出現を認め，終末期には80％以上の患者がせん妄を呈する。せん妄は悪性腫瘍に最も頻度の高い精神疾患である。終末期にせん妄を呈した場合，自分自身で治療法の選択をすることや治療そのものができなくなる場合もある。また，末期の場合には残されたわずかの時間も有意義に過ごすことができなくなるだけでなく，家族や医療スタッフにも多大な負担を強いることになる。このように，せん妄は本人だけでなく家族や医療スタッフにも臨床上大きな問題である。末期がん患者のせん妄の原因は多岐にわたるが，悪性腫瘍による高カルシウム（Ca）血症は，せん妄の重要な原因の一つである。今回われわれは，胆管細胞がん末期の症例が高Ca血症による暴力的なせん妄のため外科病棟や緩和ケア病棟で入院を拒否され，精神科病棟に入院となり，ゾレドロン酸により高Ca血症を是正され，せん妄が改善した例を経験したので，ここに報告し，高Ca血症によるせん妄についての知見および治療法を症例を通じて紹介する。

I. 症　例

　症　例　67歳，男性
　既往歴　45歳時，高血圧。56歳時，アルコール依存症と診断され精神科病院入院歴あり。60歳時，大腸ポリープ切除，病理検査で大腸がんと診断。64歳，66歳時，脳梗塞でA病院入院。
　アルコール摂取歴は15～65歳まで焼酎4合/日。
　家族歴・生活史　妻と2人暮らし。子どもは長男と長女。長男は1人暮らし。長女は近所に嫁いでいる。長男はアルコール依存症の父に反発し断絶状態であ

る。長女はなんとか介護に協力してくれる。キーパーソンは妻。中学卒業後板前となり，妻の実家である料理店を夫婦で経営してきた。
　現病歴　X−2年5月，A病院に脳梗塞で入院した。明らかな麻痺を残さず退院したが，入院時の画像検査で肝腫瘍を指摘された。そのため，B病院に紹介され受診した。B病院では画像上肝細胞がんと診断されたが，アルコール依存症を理由に開腹手術の適応がないとされ肝動脈塞栓術が選択され同年9月に実施された。手術施行後，当院消化器内科へ紹介され通院した。X−1年6月，新たな肝腫瘍が指摘された。当院消化器外科では手術適応ありと診断され，同年8月に拡大肝左葉切除を施行された。病理検査では胆管細胞がんと診断された。術後ICUに入室し，せん妄となったが比較的速やかに軽快し，身体的にも重篤な合併症なく退院した。しかし，X年2月には多発骨転移が発見され，以後は緩和ケアが中心となった。3月には骨転移に対し放射線治療およびストロンチウムの投与が行われた。4月以降食欲不振，全身倦怠感でB病院に3回入院したが，いずれも暴力的なせん妄状態となり退院。当院外科にB病院から入院希望で紹介となったが外科的には入院適応はないと判断され，緩和ケア部に紹介された。しかし，緩和ケア部でも暴力的なせん妄状態であり入院治療困難と判断された。そのため，当院外科より6月15日当科を紹介された。末期がんであり全身状態も悪いことから身体科に入院すべきであったが，暴力的なせん妄状態のため精神科病棟に入院とした。入院時，「皆に殺される。警察を呼べ」など大声で叫び医療者に暴力を振るおうとし，病識もないため妻の同意で医療保護入院した。
　せん妄の原因検索のため血液検査を行ったところ補正Ca値13.9 mg/dl [注1] と高値を認め，食欲不振や全身倦怠感もあることから高Ca血症によるせん妄と診断した。せん妄の原因が高Ca血症で，肺炎，脱水な

ども合併していたことから，この時点で身体科への転科を打診したが，身体科では入院は困難と判断され当科で入院治療継続とした。ただちにゾレドロン酸の投与を考慮したが，歯科コンサルトで抜歯の必要な残歯があるため見合わせてほしいとの意見を受けた。そこで，まずは生理食塩水補液，抗生剤投与，カルシトニン製剤で治療を行った。生理食塩水は3,000 ml/日を中心に行い，エルカルシトニン 40単位/回を朝夕で投与開始した。また，不穏にはhaloperidol，不眠にはflunitrazepamの点滴で対応することにした。

翌6月16日（補正Ca 13.7 mg/dl）：傾眠傾向であったが，「カメラが仕掛けられている」，「皆殺そうとしている」と述べ興奮し暴れ，止めようとする医療者を蹴ろうとする。

17日（補正Ca 13.0 mg/dl）：「車のカギを出せ」と怒鳴り点滴ラインを抜去し，医療者に暴力を振るおうとする。日中はやはり傾眠傾向であったが，この日から食事を摂取するようになる。

18日（補正Ca 11.8 mg/dl）：傾眠傾向であるが前日までの暴力行為はほとんどなくなり，内服薬も摂取できるようになる。歯科に再度コンサルトしたところ，末期がんであり，ゾレドロン酸投与はリスクよりベネフィットが上回るであろうと判断され，同日ゾレドロン酸4 mgの投与を実施した。また，脱水も軽快してきたため補液は生理食塩水2,000 ml/日に減量した。

19日（補正Ca 10.9 mg/dl）：表情が穏やかになり，会話も成り立つようになる。食事も十分摂取でき，さらに生理食塩水は減量した。

20日：傾眠傾向改善。医療者へ疼痛を自ら訴え，鎮痛薬を希望する。

21日（補正Ca 8.0 mg/dl）：せん妄は軽減し，家族と院内散歩が可能となった。カルシトニン製剤，補液は終了となる。

以後せん妄状態は順調に改善し，6月末にはせん妄や食欲不振はなくなり，本人家族の希望で7月17日に緩和ケア病棟に転棟した（図1）。

II．悪性腫瘍とせん妄，高Ca血症について

精神科医が末期がん患者とのかかわり合いを持つのは，緩和医療との関連を除けば主にせん妄の出現時である。末期がんの患者，特に終末期では，80％以上がせん妄を呈すると報告されている[1]。せん妄を体験したがん患者自身の80％，配偶者/介護者の76％，看護師の73％が，せん妄を呈する患者の対応は，非常に苦痛であったと報告されている。そのため，末期がんにおけるせん妄の治療は患者の人生最後の時を苦痛を取り除き意味あるものにでき，また，介護する家族をはじめ患者にかかわるすべての人たちの苦痛を取り除く非常に重要なものである。末期がん患者のせん妄の原因は，腫瘍そのものやオピオイドをはじめとする薬剤性，高体温，内分泌代謝障碍など多岐にわたるが，高Ca血症は重要な原因の一つである。

Moritaら[3]によると末期がんのせん妄の8.5％に高Ca血症が関与していると報告されており，さらに高Ca血症によるせん妄は治療により38％が改善し，他のせん妄に比べ治療反応性が良いと報告されている。しかし，高Ca血症では食欲不振，嘔気，傾眠も出現するため，今回のように原疾患の悪化やオピオイドによる副作用であると考えられ，見逃されやすい。そのため，悪性腫瘍を持つ患者のせん妄の場合には，高Ca血症の可能性を常に念頭に置くべきである。高Ca血症は代表的な腫瘍随伴症状の一つであり，末期がんでは10～20％程度に高Ca血症が認められる。高Ca血症は，細胞興奮を抑制し，食欲不振，嘔吐，多尿，多飲，便秘などをひき起こし，進行すれば腎機能障碍，徐脈が出現し，さらに重篤化すれば意識低下，昏睡，腎不全，不整脈脈などから死に至る。これらの症状は，臓器別に考えると理解しやすい（表1）[5]。悪性腫瘍に伴う高Ca血症の症状出

〔注1〕高Ca血症時に問題になるのは活性を持つイオン化Ca（Ca^{++}）濃度である。通常Caは半分がイオン化Caとして存在し40％がアルブミンと結合している。イオン化Ca測定は通常の施設では測定できないため，日常の診療では以下の式で求められる補正Caを使用する。Payneの式（血清アルブミン値<4.0 g/dlの患者でのみ補正する）：補正Ca mg/dl＝血清Ca mg/dl＋（4－血清アルブミン値）〔米国骨代謝学会では，補正Ca mg/dl＝血清Ca mg/dl＋（4－血清アルブミン値）×0.8を推奨しているが，ここでは一般的に用いられているPayneの式を用いる〕。

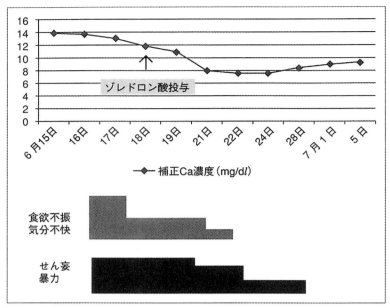

図1 症例経過
高Ca血症の是正とともにせん妄が改善している。

表1 悪性腫瘍による高Ca血症がひき起こす臨床症状

補正血清Ca濃度	14 mg/dl未満	14 mg/dl以上
中枢神経症状	41 %	80 %
食欲不振	47 %	59 %
便秘	21 %	25 %
疲労感・倦怠感	65 %	50 %
嘔気・嘔吐	22 %	30 %
多飲・多尿	34 %	35 %
疼痛	51 %	35 %

(文献[5]より引用)

現は,血中濃度との相関関係は乏しい。すべての臨床症状がそろうのは稀である。一般的には倦怠感が多いが,補正Ca濃度が14 mg/dlを超えると中枢神経系症状が増加する(表1)。がんによる高Ca血症は,腫瘍細胞から産生分泌される体液性物質(PTH-related protein, ILなど)により破骨細胞が活性化されるもの(humoral hypercalcemia of malignancy ; HHM)と,骨転移により骨吸収が促進するものがある(local osteolytic hypercalcemia ; LOH)。田中ら[6]の報告によると,終末期がん患者401例中92例に高Ca血症がみられ,そのうち25％にしか骨転移がみられていなかった。つまり,終末期がんによる高Ca血症の75％はHHMであったと報告している。近年,骨転移においても転移そのものや骨融解に破骨細胞活性が関与していると指摘されている。つまり,がん細胞が骨転移するにあたっては破骨細胞が骨を融解し,その融解されたスペースにがん細胞が定着,増殖することが必要であると報告されている。そのため,ゾレドロン酸は高Ca血症をはじめとする骨関連事象(skeletal-related event ; SRE[注2])中に有効であるだけでなく,乳がんの骨転移予防効果があるとする研究もある。ただし,骨転移予防効果については効果がないとの相反する報告もある。

III. 悪性腫瘍に伴う高Ca血症によるせん妄の治療法について

[注2]骨関連事象(skeletal-related event ; SRE):骨転移に随伴して発生した事象の総称で通常以下の症状で定義される。①病的骨折,②脊髄圧迫,③高カルシウム血症,④骨病変に対する放射線治療,⑤骨病変に対する外科的手術。

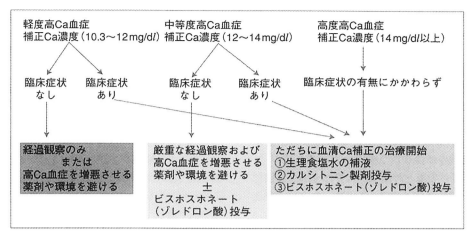

図2　悪性腫瘍による高Ca血症に対する治療方針

　悪性腫瘍による高Ca血症によるせん妄の治療については言うまでもなく血清Ca濃度の是正が基本である(図2)。そのため,精神科医も高Ca血症の治療薬についても知識を有しているべきである。もちろん血清Caの補正と並行して通常の薬物,非薬物的せん妄治療を行っていく。しかし,悪性腫瘍末期には治療を行っても高Ca血症の補正が困難になることは多々あり,せん妄がどうしてもコントロールがつかない場合,持続的に鎮静をかける場合もある。

1．高Ca血症の補正方針

　前述したように血清Ca濃度と臨床症状の出現には相関関係は乏しく,軽度から中等度の高Ca血症の場合,臨床症状を有しているかどうかで治療方針が異なる。筆者らは以下のように高Ca血症を血清Ca濃度により軽度,中等度,高度に分類し,その治療を行っている(図2)。

①軽度高Ca血症(補正血清Ca濃度10.3〜12 mg/dl)

①-1：無症状なら経過観察のみで可。またはCa上昇をひき起こすような以下の薬剤,環境を避ける。

〈避けるべき薬剤〉
・Ca製剤
・サイアザイド系利尿薬(腎でのCa再吸収を促進する)。
・リチウム製剤(副甲状腺の機能亢進によりCaを上昇させる)
・ビタミンD製剤(腸管でのCaの吸収を促進し腎での排泄を抑制する)。
　また,腎血流を低下させるNSAIDsの使用も避ける。

〈避けるべき環境〉
・脱水(脱水にならないように十分な水分補給を行う)。
・無動(安静は骨からのCa遊離を促進する。便秘なども避けるため適度な運動をする)。

①-2：せん妄をはじめとする臨床症状がある場合には,積極的に血清Ca低下を図る(高度高Ca血症の治療法を参照)。

②中等度高Ca血症(補正血清Ca濃度12〜14 mg/dl)

②-1：慢性的中等度高Ca血症の場合は臨床症状を伴わない場合もある。臨床症状を伴わない場合には,緊急的な治療は必要ではない。しかし,急激にCaの血中濃度が上昇した場合には臨床症状が出現しやすいため注意が必要である。

〈臨床症状を有しない場合〉
・厳重な経過観察(週1度以上の血清Caの測定)。
・前述した血清Ca濃度の上昇をひき起こすような薬剤,環境を避ける。
・血清Ca濃度の上昇が急激である場合や今後も上昇し続けると判断された場合は,ビスホスホネート製剤(ゾレドロン酸)の投与を行う。

②-2：せん妄などの臨床症状を伴う場合には，可及的に血清Ca低下を図る（高度高Ca血症の治療法を参照）。

③高度高Ca血症（補正血清Ca濃度14 mg/dl）ほとんどの例で臨床症状が出現しているが，臨床症状を伴わなくても速やかに血清Ca濃度の補正を図る。

以下の3つが基本的な治療となる。
- 生理食塩の補液
- カルシトニン製剤の投与。
- ビスホスネート製剤（ゾレドロン酸）の投与。

注：ループ利尿薬の投与は積極的には推奨されないが，生理食塩水過剰などにより心不全傾向になった場合は使用される。

2. 高Ca血症における補液について

高Ca血症においては，尿細管での高Caによる可逆性の尿細管障碍や浸透圧利尿により高度な脱水とNa喪失が起きる。そのため，大量の生理食塩水による補液（3～4l/日）が必要になる。

3. 高Ca血症における薬物療法

a．カルシトニン製剤

破骨細胞のカルシトニンレセプターに結合し破骨細胞の活動を抑制することで骨吸収を阻害し，腎でのCa再吸収を阻害する。4～6時間で効果を示すが効果は48時間程度に限られる。ダウンレギュレーションにより反復投与の効果は減じてくる。また，反跳性の高Ca血症を起こすことがある。欧米では4～8 IU/kgを12時間ごとに筋注または皮下注が推奨されている。日本の保険適応としては40 IUを朝夕に筋注または1～2時間かけて点滴注射であり，使用量は適時増減可となっている。カルシトニンとビスホスネートの併用は，血清Ca濃度低下を早めると報告されている[7]。

b．ビスホスネート製剤（ゾレドロン酸）

ビスホスネート製剤は悪性腫瘍による高Ca血症に対して中心となる治療薬であり，高Ca血症のみならず他の骨関連事象にも有効である。現在のところ，ゾレドロン酸が最も使用されている。骨に吸着したゾレドロン酸は，破骨細胞に取り込まれ細胞内のメバロン酸経路におけるファルネシル二リン酸合成酵素の活性を阻害する。これにより破骨細胞の機能喪失，アポトーシスが誘導され，骨吸収が阻害される。悪性腫瘍による高Ca血症84％が10日以内に正常化したと報告されている[8]。その効果は有意にパミドロン酸より有効[9]である。効果発現に1～3日程度要する。そのため，緊急的に血清Ca濃度を補正したい場合は，補液やカルシトニン製剤等他の薬剤との併用を必要とする。効果持続は4～5週間程度。

〈実際の使用法〉
商品名：ゾメタ® 4 mg.

2004年1月に「悪性腫瘍による高Ca血症」に対して承認。2006年4月に「固形がん骨転移による骨病変」に適応追加。

使用法「悪性腫瘍による高Ca血症」に対しては4 mgを生食またはブドウ糖に溶解して15分以上かけて静脈内点滴投与。再投与は1週間以上間隔をあける。

重篤な副作用としては歯科処置に伴う顎骨壊死があり，当院では使用前に歯科のコンサルトを仰ぐことが多い。

c．利尿薬

ループ利尿薬はCaの近位尿細管での再吸収を阻害することから，以前は高Ca血症の治療によく使用されたが，体液量が十分に補正される以前に使用されると利尿作用により体液が喪失し脱水が悪化しCaクリアランスが低下し，逆にCa血症を悪化させる可能性がある。また，低K血症や低Mg血症などの他の電解質異常をひき起こすこともあるため，必ずしも必要ではない。

4．その他の治療薬，治療法

リンパ腫，骨髄腫などのステロイド反応性腫瘍にはグルココルチコイドを使用する場合もある。グルココルチコイドは，ビタミンDによる消化管でのCa吸収を阻害し，尿中Ca排泄を増大させると考えられている。また，薬剤無効例の高Ca血症には人工透析を行い血清Ca濃度をコントロールする方法もあるが，末期がん患者に対しての人工透析の適応は，かなり特殊な例にしか推奨されず，実際に人工透析が適応されることはまずないであろう。

まとめ

　胆管細胞がん末期の患者で全身状態が悪く入院が必要であったが，外科，緩和ケア部では暴力的なせん妄を理由に入院を断られた。そのため，精神科紹介となり，身体状態の悪化および介護者の疲弊も高度であるため，胆管がん末期であるが精神科病棟で医療保護入院とし拘束のうえ入院した。当科入院時に高Ca血症が判明，高Ca血症が，せん妄の原因と判断し，生理食塩水の大量輸液，カルシトニン製剤およびビスホスネートであるゾレドロン酸の投与を行い，せん妄は改善した。患者は結局，同年8月10日に永眠したが，せん妄が改善した後から亡くなる直前までの時を家族と共有し，ほとんど絶縁状態であった長男とも和解することができ，人生最後の時を有意義に過ごすことができた。末期がんの患者であっても，せん妄コントロールが本人だけでなく家族，医療スタッフにも重要であると痛感した症例であった。

　近年は，精神科医も緩和ケアチームの一員としてがん患者の終末期に携わることが多くなりつつあるが，今回のような暴力的なせん妄は一般病棟や緩和ケア病棟では治療困難で精神科病棟において精神科医が中心となり治療せざるを得ない場合も少なくない。また，精神科単科病院でも長期入院患者が高齢化し悪性腫瘍が発見されることも少なくない。このような場合，さまざまな理由で積極的な治療を施されず終末期もそのまま入院継続する例は，よく経験することである。このような末期がん患者のせん妄は，一般的なせん妄治療のみでは症状を改善させることは難しく，せん妄の原因治療が必要である。もちろん他科医師との連携のうえ治療を進めるのが理想であるが，精神疾患患者が末期がんになった場合，他科医師の協力が得にくい場合や単科精神科では他科医師そのものがいない場合も多い。そのため精神科医も，ある程度せん妄の原因となる疾患の治療法を知っておくのは有意義なことである。特に高Ca血症は，末期がんのせん妄において改善率の高い病態であるため，高Ca血症に対する治療法について知識を有するべきである。特にゾレドロン酸については精神科領域ではなじみの薄い治療薬であるが，悪性腫瘍による高Ca血症に対し現在のところ最も有効性が高い薬剤であり，少数例での研究であるが末期がんの高Ca血症によるせん妄の40％を改善したと報告されている[10]。そのため精神科医も，その使用法について十分認識すべきである。

（塩田勝利，西嶋康一）

文　献

1) Lawlor PG, Gagnon B, Mancini IL et al：Occurrence, causes, and outcome of delirium in patients with advanced cancer；A prospective study. Arch Intern Med, 160；786-794, 2000
2) Breitbart W, Gibson C, Tremblay A：The delirium experience；Delirium recall and delirium-related distress in hospitalized patients with cancer, their spouses／caregivers, and their nurses. Psychosomatics, 43；183-194, 2002
3) Morita T, Tei Y, Tsunoda J et al：Underlying pathologies and their associations with clinical features in terminal delirium of cancer patients. J Pain Symptom Manage, 6；997-1006, 2001
4) Body JJ, Bartl R, Burckhardt P et al：Current use of bisphosphonates in oncology. International Bone and Cancer Study Group. J Clin Oncol, 16；3890-3899, 1998
5) Ralston SH, Gallacher SJ, Patel U et al：Cancer-associated hypercalcemia；morbidity and mortality. Clinical experience in 126 treated patients. Ann Intern Med, 112；499-504, 1990
6) 田中俊行，津久井利恵，土屋道代ほか：がん患者の高カルシウム血症の経験. 緩和医療, 10；63-68, 2008
7) Thiébaud D, Jacquet AF. Burckhardt P：Fast and effective treatment of malignant hypercalcemia. Combination of suppositories of calcitonin and a single infusion of 3-amino 1-hydroxypropylidene-l-bisphosphonate. Arch Intern Med, 150；2125-2128, 1990
8) Kawada K, Minami H, Okabe K et al：A multicenter and open label clinical trial of zoledronic acid 4 mg in patients with hypercalcemia of malignancy. Jpn J Clin Oncol, 35；28-33, 2005
9) Major P, Lortholary A, Hon J et al：Zoledronic acid

is superior to pamidronate in the treatment of hypercalcemia of malignancy ; A pooled analysis of two randomized, controlled clinical trials. J Clin Oncol, 19 ; 558-567, 2001

10) Marr HK, Stiles CR, Boyar MA et al : Feasibility of administering zoledronic acid in palliative patients being cared for in the community ; Results of a pilot study. Curr Oncol, 2 ; 69-74, 2010

第7部　リエゾン精神医学

8．妊娠／産科入院を機にメンタル不調を呈した人への支援

 リエゾン精神医学，育児支援，精神疾患合併妊娠，産科－精神科連携

　平成20年3月に厚生労働省から公表された子ども虐待による死亡事例などの検証結果から，育児不安や抑うつ状態などの母親の心理的・精神的問題と虐待との相関が指摘されている[8]。また，妊娠中の精神的問題は胎児の発育に悪影響を与える可能性が示唆されている[2,4]。少子化に喘ぐわが国にとって子どもは宝であり，このことは重大な懸案事項である。そのため，精神科的合併症や社会的・経済的問題による不安を抱える妊産婦に対する支援は社会的要請となっている。適切な支援体制を確立するためには，医療従事者間の緊密な連携，特に産科と精神科の連携診療が欠かせない。このような社会的情勢を背景に，筆者が所属する自治医科大学附属病院では，多職種間チームによる「育児支援の会」を立ち上げ，精神科疾患を合併する妊産婦や心理社会的問題を抱えている妊産婦を対象に，常時50症例以上について情報共有を行いながら連携して対応にあたっている。本稿では自治医科大学附属病院における育児支援の会の活動内容を報告し，妊娠／産科入院を機にメンタル不調を呈した人への支援について考察する。

Ⅰ．自治医科大学附属病院育児支援の会の活動内容

　自治医科大学附属病院は平成8年から総合周産期母子医療センターの指定を受けており，三次救急施設としての機能を果たすと共に，地域医療施設としての正常妊産婦診療も幅広く行っている。同院の年間の総分娩数は常に1,000件を超えており，栃木県の周産期医療の中心的役割を担っている。特に近年では，近隣医療機関の産科縮小の影響を受け，身体的・精神科的合併症や社会的・経済的問題を抱える妊産婦の受診の増加傾向が著しい。

　そのため自治医科大学附属病院では，平成21年度より多職種間チームによる「育児支援の会」を立ち上げ，月一回の定期的なカンファレンスを続けている。出席者には産科医，精神科医，助産師，看護師，社会福祉士が含まれ，対象となるのは精神科疾患を合併する妊産婦や，若年妊娠，シングルマザー，経済困難，妊婦健診未受診，虐待の既往などの心理社会的問題を抱えている妊産婦である。常時50症例以上について情報共有を行いながら連携して対応に当たっており，対象者については，養育態度，育児環境，家族背景，合併する精神疾患の状態に対するアセスメントを早期から行い，地域で行われている乳児家庭全戸訪問事業（こんにちは赤ちゃん事業）に携わる保健師とも連携を図りながら，適切な養育が行われるよう専門的支援を行っている。業務内容の中心は育児不安を有する妊産婦や，養育能力に問題があると判断された妊産婦に対する訪問看護などの支援体制の構築である。最終的に地域の支援体制が確立するまで，産後数ヵ月にわたり経過観察が必要となるケースも多い。

　次に自治医科大学附属病院における育児支援の会の現況について述べる。同院における平成22年4月から平成24年3月までの総分娩数は2,174件であり，その間の育児支援の会の対象者は235名であった。すなわち，全妊婦の一割強が何らかの支援が必要と判断された，ということになる。支援の対象となった主な理由の内訳を図1に示す。精神疾患の合併は54％に認められた。合併する精神疾患は，うつ病が27％，双極性障碍が

第7部　リエゾン精神医学

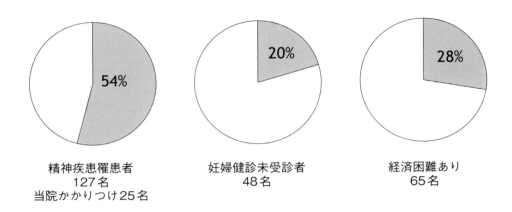

図1　育児支援の会対象者235名の内訳　（データの重複あり）

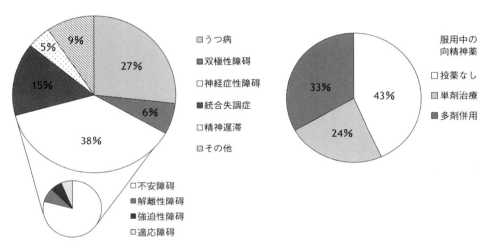

図2　育児支援の会対象者の精神疾患の内訳

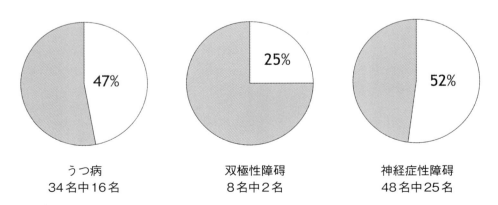

図3　精神疾患合併妊娠における未服薬者の割合

6％，神経症性障碍が38％，統合失調症が15％であり，気分障碍，神経症性障碍，統合失調症の占める割合が80％以上であった(図2)。これは，同院の一般精神科外来における疾患の内訳と同等である。また，57％の症例が薬物治療を受けており，33％に向精神薬の多剤併用が認められた(図2)。統合失調症合併の妊婦は全例薬物療法を受けていたが，気分障碍，神経症性障碍圏では妊娠中に服薬を中断している症例が比較的多く，うつ病合併例の47％，神経症性障碍合併例の52％は妊娠期間中に薬物療法を行わず経過観察となっていた(図3)。薬物療法を中断していた症例では，精神疾患の経過が比較的良好であり，寛解期にあったため妊娠に至った症例も少なくない。しかし，妊娠を機に精神症状が再燃する症例は後を絶たない。また妊娠を機に不安症状を呈する症例も多く，今回の調査期間で神経性障碍と診断された48例中の8例(17％)は妊娠を契機とした初発例であった。このようなケースでは治療導入のタイミングが難しく，特に産科と精神科の連携診療が欠かせない。次項では育児支援の会が関わった実際の症例について，詳細を報告する。

II. 症　例

〔症例1〕　30代，女性

精神科診断　身体醜形障碍

産科既往歴　1経産

　経過　精神科の既往歴はなし。X－1年，二回目の妊娠となった。A総合病院で定期検診を受けていたが，経過中に妊娠糖尿病を発症した。そのため，内分泌代謝科との並診で管理を行っていた。妊娠32週となったX年6月，血糖値の上昇のため同院産科に管理入院となった。しかし，入院後に「糖尿病になって顔つきが変わってしまった」という訴えが出現。次第に訴えは絶望的な内容に変わり，「こんな醜い顔では離婚されてしまう」「醜い顔をしていると子どもが学校でいじめられてしまう」と繰り返し訴えるようになった。妊娠糖尿病の管理が終了し血糖値は安定化したが，試験外泊の際に，「醜い顔で家族に迷惑をかけて申し訳ない」と言い残し，家を飛び出し近所の川で入水自殺を図ろうとしたため，育児支援の会を通じて精神科に紹介となった。初診時，顕著な醜形恐怖が認め

られ，「醜い顔になってしまったので，出産したら子どもは夫に預け，一人で生きていきます」という訴えを悲痛な表情で訴えることが続いた。明確な希死念慮の存在は否定したが，自殺企図の既往があり，その懸念が持続していると判断されたため，同年7月，妊娠35週の時点で産科から精神科に転科となり，医療保護入院となった。精神科転科後も醜形恐怖の訴えが持続し，本人の苦痛も顕著であったため薬物療法の導入が検討されたが，胎児への影響を心配する本人，家族の薬物療法への同意が得られず，出産まで入院管理の上で経過を観察することとなった。同年8月，患者は無事男児を出産した。しかし，出産後も醜形恐怖の訴えは持続しており，行動化が懸念されたため，授乳を禁止し，非定型抗精神病薬の投与を開始した。投薬開始後2週間で醜形恐怖の訴えは軽減し，笑顔が見られるようになった。希死念慮も完全に消失したと判断されたため，出産1ヵ月後に退院となった。その後の経過は良好であり，産後6ヵ月の時点では醜形恐怖の再燃はみられていない。

〔症例2〕　30代，女性

精神科診断　不安障碍

産科既往歴　2経産　狭骨盤があり，児頭骨盤不均衡のため過去2回とも帝王切開で出産した。

　経過　精神科の既往歴はなし。X年，三回目の妊娠となった。B総合病院で定期検診は受けていたが，妊娠30週より受診を中断した。X年11月，妊娠37週になり，状態を心配した産科担当医が電話連絡したが，「帝王切開が怖い，手術されるなら死ぬ」と訴え受診を拒否した。児頭骨盤不均衡のため自然分娩は不可能であり，分娩が進行してしまうと子宮破裂を起こし，母子共に致死的となるリスクが高いと判断され，担当医がその旨を説明したが，受診には至らなかった。そのため，担当医が自宅まで訪問したが，拒否が強く診察ができなかった。また，家族の受診への説得も全く受け入れない状態であった。そのため，A総合病院精神科に産科担当医からコンサルトとなった。身体的危機が迫っており，放置することにより致命的な状態に陥ることが懸念される状態であったが，病識なく治療の導入が困難であったため，措置入院の適応と判断し，いったん患者を移送し，措置鑑定後に産科的治療を開始する方針とした。B総合病院からのコンサルトの翌日，家族の同意を得て警察に保護を要請し，24条通報により患者はC病院へ措置鑑定のため移送され

た．措置鑑定の結果，C病院へ措置入院となった．その翌日，措置入院は解除され，A総合病院へ救急搬送し，精神科に医療保護入院とした．入院後，精神科医，産科医の粘り強い説得により患者の帝王切開への同意が得られたため，翌日緊急帝王切開を行い無事女児を出産した．B総合病院からのコンサルトから出産までの期間は3日間であった．出産後に患者の不安は急速に消褪し，その後の経過は母子共に良好である．

〔症例3〕　30代，女性
　　精神科診断　　パニック障碍，うつ病
　　産科既往歴　　特記事項なし．
　20代後半に動悸，過呼吸が出現．精神科クリニックへ通院しパニック障碍の診断を受け，薬物療法を受けていた．2年間の経過で症状は軽快し，その後の経過は良好であった．X年，初回妊娠となり，A総合病院で定期検診を受けていた．早期より妊娠悪阻が続き，次第に食事をとることへの恐怖が出現した．妊娠14週で妊娠悪阻は軽快したが，食事をとることへの恐怖は軽減せず，食事の時間が近づくと動悸，過呼吸発作が生じるようになった．さらに，妊娠18週に妊娠糖尿病の診断を受けたことで患者の不安は増悪し，過呼吸発作が頻回となったため，妊娠19週に育児支援の会を通じて精神科コンサルトとなった．過呼吸発作が頻回であり，妊娠糖尿病は軽度であり経過観察のみでよいとのことであったが，食事への不安が強く十分な摂食ができない状態であった．そのため，患者，家族に薬物療法のリスク／ベネフィットを説明した上での同意を得てsertralineによる治療を開始した．薬物療法の開始により過呼吸発作の頻度は減少したが，妊娠糖尿病，食事への不安は解消せず「何を食べていいのか分からない」という訴えを悲痛な表情で繰り返すことが続いた．抑うつ気分も次第に顕著となり，患者からの入院希望もあったため，X年11月，妊娠24週よりA総合病院精神科にて入院加療を行った．入院による支持的精神療法，食事指導により次第に患者の不安，抑うつ気分は減少し，動悸，過呼吸発作も軽快した．その後も精神科病棟で経過を観察し，自宅で生活する自信が得られため妊娠32週の時点で退院となった．しかし，不安，動悸，過呼吸発作は完全に消失していなかったため，抗不安薬の追加投与を行い，sertralineを減量した．X＋1年2月，妊娠40週で合併症なく無事男児を出産した．その後もsertraline，抗不安薬の投与を継続しているが，精神症状の増悪は見られず育児行動も行えている．

Ⅲ．考　察

　妊娠に関連した精神疾患では，産後うつ病，産褥精神病などの産後に出現する病態に注目が集まりがちである．しかし，妊娠中のうつ病の有病率は10～17％であると報告されており[1]，産後うつ病の有病率（10～20％）と大きくは変わらない[10]．実際に，1990年代に英国で行われた妊産婦の抑うつ気分に関するコホート研究では，妊娠中のエジンバラ産後うつ病自己評価（EPDS）の得点は産後よりも高いことが報告されており，うつ病罹患のリスクが危惧される症例は，妊娠中の方が多かった[5]．さらに近年では，産後うつ病と診断された症例の1/3は妊娠中から何らかの症状が出現していたことが報告されている[15]．また，動物実験でも妊娠中には不安関連行動が顕著となることが示唆されている[12]．

　これらのことから，妊娠中のメンタルヘルスの問題は決して看過できないことわかる．しかし，妊婦中の精神疾患に対する薬物療法は確立されておらず，そのことが多くの臨床家の目を背けさせる誘因となっている．すなわち，妊娠中は胎児への影響が懸念され，医学的問題，倫理的問題から薬物療法の臨床試験が十分に検討されていない[14]．さらに，患者側からも上記の懸念により薬物療法の同意が得られないことが多い．そのため妊産婦は"The last therapeutic orphan"と評されている[14]．妊娠中の選択的セロトニン再取り込み阻害薬（SSRIs）の使用については近年大規模な疫学研究の報告が続いているが，妊娠後期の使用と肺高血圧症との関連を指摘する結果[7]，自閉症との関連を示唆する結果[3]，児の頭囲の減少と早期産のリスク増加との関連を指摘する結果[4]が示されている一方で，SSRIsの投与と死産率や新生児期の死亡率の増加との関連を否定する報告も続いており[6,11]，その安全性については一定の見解が得られていない．しかしながら，未治療のうつ病を合併する妊婦では胎児発育の遅延傾向が生じるのに対し，SSRIsの投与によりうつ症状が改善した妊婦では胎児発育の遅延は生じないとの報告もあり[4]，

寛解していないうつ病は胎児の発育にとって有害である可能性が示唆される。したがって，臨床家には症例ごとにリスク／ベネフィットを考慮し，状態に応じた適切な薬物を選択するということが求められる。今回の症例3では顕著な不安，抑うつ気分が認められ，さらに糖尿病への不安から食事摂取量が極端に減少していた。うつ病によるリスクに加え，母体の低栄養による胎児発育への悪影響[13]が懸念されたためSSRIを使用したが，児は満期産で出生し，低出生体重も認められず経過は良好である。

先にも述べたが，妊娠中は患者側からの薬物療法の同意が得られないことも多い。今回の症例1，2でも薬物療法の適応はあったと考えられるが，実際に施行することはできなかった。その場合は，非薬物療法を行うということになるが，ここで非薬物療法の有用性についても触れておきたい。Kumarらは初産婦を対象として，産後うつ病の前向き研究を行っているが，その結果，研究による介入が産後うつ病の予防的効果をもたらしたことが示唆された[9]。また，産後うつ病は次回妊娠時に再発しやすいことが示されているが[12]，産後うつ病の既往を有する妊婦の妊娠中の通院回数の少なさは低出生体重，胎児発育遅延，早期産と関連することが報告されている[2]。すなわち，定期的に受診している妊産婦の方が経過は良好となる。これらの結果から，定期的な診察，介入は薬物療法を用いなくても，それ単独で意義があることが示唆される。したがって，精神疾患を有する妊産婦に対しては，たとえ薬物療法が適応とならなくても頻回に診察を繰り返すことが治療戦略上有用であると考えられる。症例1，2のように，希死念慮・自殺企図などの重篤な症状を有する症例では，時期を待たずに入院での管理を行うべきであろう。

おわりに

冒頭でも述べたが，わが国にとって子どもは宝である。妊娠中の精神的問題は児の健全な生育に悪影響を与える可能性がある。しかし，適切な支援により予後が改善することが期待されるため，これらの不安を抱える妊産婦に対する支援体制を確立することは急務である。しかし，産科―精神科の連携領域における人的資源の投入は十分と言える状況にない。今後の発展が期待される。

（須田史朗）

文　献

1) Bennett HA, Einarson A, Taddio A et al：Prevalence of depression during pregnancy；systematic review. Obstet Gynecol, 103；698-709, 2004
2) Chen CH, Lin HC：Prenatal care and adverse pregnancy outcomes among women with depression：a nationwide population-based study. Can J Psychiatry, 56；273-280, 2011
3) Croen LA, Grether JK, Yoshida CK et al：Antidepressant use during pregnancy and childhood autism spectrum disorders. Arch Gen Psychiatry, 68；1104-12, 2011
4) El Marroun H, Jaddoe VW, Hudziak JJ et al：Maternal use of selective serotonin reuptake inhibitors, fetal growth, and risk of adverse birth outcomes. Arch Gen Psychiatry, 69；706-714, 2012
5) Evans J, Heron J, Francomb H et al：Cohort study of depressed mood during pregnancy and after childbirth. BMJ, 323；257-260, 2001
6) Jimenez-Solem E, Andersen JT, Petersen M et al：SSRI use during pregnancy and risk of stillbirth and neonatal mortality. Am J Psychiatry, 170；299-304, 2013
7) Kieler H, Artama M, Engeland A et al：Selective serotonin reuptake inhibitors during pregnancy and risk of persistent pulmonary hypertension in the newborn；population based cohort study from the five Nordic countries. BMJ, 344；d8012, 2012
8) 厚生労働省．子ども虐待による死亡事例等の検証結果等について．社会保障審議会児童部会児童虐待等要保護事例の検証に関する委員会第4次報告. 2008（http://www.mhlw.go.jp/bunya/kodomo/dv20/dl/02.pdf）
9) Kumar R, Robson KM：A prospective study of emotional disorders in childbearing women. Br J Psychiatry, 144；35-47, 1984
10) Miller LJ：Postpartum depression. JAMA, 287；762-765, 2002
11) Stephansson O, Kieler H, Haglund B et al：Selective

serotonin reuptake inhibitors during pregnancy and risk of stillbirth and infant mortality. JAMA, 309 ; 48-54, 2013

12) Suda S, Segi-Nishida E, Newton SS et al : A postpartum model in rat ; behavioral and gene expression changes induced by ovarian steroid deprivation. Biol Psychiatry, 64 ; 311-319, 2008

13) Suda S, Takei N : Disturbed growth in early life and later neurocognitive development associated with psychiatric disorders. Handbook of Behavior, Food and Nutrition (Preedy VR, Watson RR, Martin CR, eds.). Springer, New York, p 1541-1555, 2011

14) Wisner KL : The last therapeutic orphan ; the pregnant woman. Am J Psychiatry, 169 ; 554-556, 2012

15) Wisner KL, Sit DK, McShea MC et al : Onset Timing, thoughts of self-harm, and diagnoses in postpartum women with screen-positive depression findings. JAMA Psychiatry, 13 ; 1-9, 2013

第8部

芸術療法・集団精神療法

第8部　芸術療法・集団精神療法

1．太陽体験を呈した統合失調症

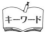統合失調症，妄想，精神病理学，絵画，幻視

　統合失調症患者が，日常の臨床場面で，ふとした拍子に，太陽のことを語ることがある。精神医学の歴史をひもといてみてもJaspersの『精神病理学総論』[5]では「私はじっと太陽に見入ることができるようになった」という症例シュレーバーの自己記述を引用しており，Conradの『分裂病のはじまり』[3]においても，「太陽は太陽を監視装置だとおもっていました」などと太陽について言及する症例の記載が複数ある。1974年，宮本[8]は，統合失調症患者が太陽についての体験を語ったり，太陽を絵に描いたりするのに，太陽が主題的にとりあげられたことが稀であるとして太陽体験を記述した。彼は，世界の中心としての太陽という観点から，統合失調症における主体と世界との関係の変化が太陽体験に如実に表れるとした[7,8]。すなわち統合失調症発症の初期において太陽は没落し，極期において患者は太陽の位置を占めてしまうが，再び太陽が登場するときには，むしろ好転の文字通り輝かしい兆しとなる場合が多い[8]。宮本も実際の臨床例を経過に沿って報告してはおらず，宮本以降，こうした現象を主題的に扱った研究がないばかりか，太陽体験の症例報告もみられない。本稿でわれわれは，太陽が分裂する体験を呈した症例と，複数の太陽を絵に描いた症例を報告する。宮本が，太陽体験について「かつて複数化したという例をわれわれは一度も経験したことがない」[8]と述べているにもかかわらず，両症例とも複数の太陽が主題となって現れているのが興味深い。太陽体験の臨床例を記述するとともに，太陽の複数化の臨床的意義について論じたい。

I．絵画レクリエーションの方法

　以下に提示する2症例はいずれも，筆者らの病棟の絵画レクリエーションにおいて太陽を描いたため，まず若干の説明をしておく。
　週に1回，1時間で行われ，担当医が提示する2つのテーマのうちどちらかを選んで描いてもよいし，2つともテーマに盛り込んで描いても，また，テーマ以外の自由画を描いても支障がない旨説明される。描かれた絵は1週間，本人の拒否がない限り，病棟の廊下に掲示される。
　なお，いずれの症例でも，幻覚妄想の活発な時期に制作しているが，本人が自発的に絵画レクリエーションへの参加を望んだものである。医師の付き添いのもと，必要時には参加を控えるよう指示することも含めて慎重に対応した。

II．症　例

〔症例1〕　40歳台前半，男性
　家族歴　特記事項なし。
　既往歴　41歳，II型糖尿病
　生活史　工業高校卒業後，工場に勤務。
　現病歴　19歳時，作業中の眼内異物で受診時，左眼の先天性白内障と診断され，眼内レンズ挿入術を受けた。これを機に職場の配置換えとなり，それに落胆し，体調不良を訴えるようになったが，仕事は継続していた。
　それから数年後のX－14年2月中旬，自身の将来への不安が募り，両手首，前腕，腹部を剃刀で切って自殺を図った。A病院で緊急手術が行われ，同院の精神科医より「安定剤」を処方されたというが，詳

細は不明である。退院後の3月中旬から問いかけに反応しなくなり，その数日後，当科を初診し，1回目の入院となった。昏迷に対し，diazepamは無効で，sulpiride点滴静注が奏効した。明らかな病的体験はなく，うつ病と診断され，10月中旬退院した。退院後，時折，内臓がねじれる等の訴えがみられたが，抗うつ薬の変更で改善した。X－11年以降，職場は転々としつつも就労は続いた。

X－1年7月，父親ががんの手術を受けた頃から不安定となり，10月初旬，緊張病性昏迷状態で2回目の医療保護入院になった。Haloperidol，diazepamの静脈注射により1週間程度で症状は改善した。幻聴や内臓がねじれるなどの体感幻覚様の症状について語り，一過性に反響言語も生じた。これらの所見より，診断は統合失調症に変更された。Risperidone 6 mg内服で，体感異常は残すものの，言動は入院前の状態にもどり，11月下旬に退院した。

X－1年12月頃より内職を始めたが，X年2月下旬，入眠困難が増悪した。考えがまとまらず，妄想も生じたが，そのことは主治医には報告せずに，夏から工場に勤め始めた。ある日，夕方，太陽から破片が2つ転げ落ちるのを見るという体験があった。後に述べるには「仕事をしていた時に夕日から2個の太陽の子どもみたいなのが降りてくるのを見たんです。その時，うつ病が治ったと思ったんです」ということであり，本人が治ったと思ったのとは裏腹に，その後，犬の命令を聞いて夜中の2時に他人の家に上がり，トイレを借りるというエピソードがあり，家族が心配して仕事を辞めさせた。後の述懐では「いざとなったらトイレに行きたくなくなっちゃって。その日の夜の天の川は本物みたいで綺麗でした。蛍も飛んでいて……。でも，その家にはある政党のポスターが隠してあったんです」。太陽の断片が落ちる体験はその後もう1回あり，「日中に白い太陽から白いものが一個左に落ちてきたことがありました」という。その頃から，だんだん浪費や空笑が目立つようになってきた。

X＋2年11月上旬に選挙ポスターにスプレーをかけ，「こういうことは悪いことなんでしょうか？」と警察に電話をし，出頭した。X＋2年11月末に3回目の入院(任意入院)となった。

入院後経過 入院時，両親は「ここ数年，通販で必要のないものを買うなど，浪費が目立ってきた」と怒っても，本人は，にやにやして「違うよ〜」などと話し，プッと吹き出したりした。入院当初はディルームにてひとりで踊っている姿がみられた。担当医との面接中も会話とは関係ないところで「むかし面白かった場面」を思い出して笑い出したりした。間食を控える勧めに応じてダイエット飲料をみせるので〈カロリーを気にかけているのですね？〉と返すと「気にかける？ 気？」と混乱してしまう。夜間は数時間しか眠れていなかった。

入院から1週間後risperidoneを6 mgから8 mgに増量すると不眠は改善したが「黒と緑の蛇が見えた」り，話もまとまらない状態が続いた。その頃描いた絵は，題こそ「SANTA」だが，赤と青をバックにして蛇行した紫と緑の線が上下方向に荒いタッチで描かれた抽象画様のいささかまとまりの悪いものであった。

入院から約2週間の12月中旬，「海の大自然」という題名で，海に沈む夕日を水彩で描いた。それまでの絵とは異なり静かな雰囲気であった。この頃から，面接でも会話にまとまりが出てきて，睡眠も安定してきた。

入院後3週間の12月後半になると，絵画は，以前の仕事で使っていた工具を描いたり，遊びに行った場所などを色鉛筆で淡いタッチで丁寧に描き，以前の生活を回顧しているかのようだった。Risperidone増量と入院による環境変化で症状は改善している印象であったが，再就労を強く望む家族の意をくんで，治療薬の変更を検討した。そのため，X＋3年1月初旬よりblonanserinに置換をはじめた。

入院後6週間後の1月半ばは「太陽」という題でクレヨンを用いてオレンジ色の太陽のみを画用紙いっぱいに描いた(図1)。外泊でも「お正月の時より良くなっている感じです。以前の息子に戻ったみたいです」と家族も評価していた。

1月後半には，作業所を紹介し，見学をすすめた。面接の中では，自ら「火花と一緒に夕日が転げ落ちるのをみたことがある。すごいものを見てしまったと思って」と話した。絵画は「自然の夕陽」と題して山に囲まれた湖に沈む夕日を色鉛筆で描いた(図2)。2月以降は，作業所の体験見学と自宅外泊を繰り返し，退院後に通う作業所を決めて，2月末に退院した。

退院間際，入院中に描いた絵画について「太陽は好きですね。特に夕日が。あの日の夕日が頭に残っているから」と話した。「あの日の夕日」とは前述の「夕日から2個の太陽の子どもみたいなのが降りてきた」体験である。また「太陽を見ると，最後はくるくるくるーと光を出すんです。太陽の周りが。そうする

1．太陽体験を呈した統合失調症

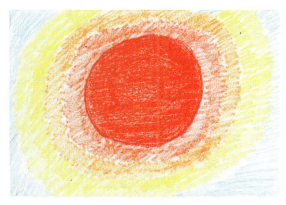

図1　症例1「太陽」

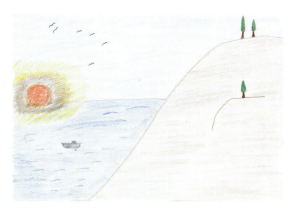

図2　症例1「自然の夕陽」

と今日は晴れじゃないかなって思う。くるくるくるくるが見えると調子が良いけれど，太陽の見すぎは白内障になりますから」と述べた。

退院後，患者は自分で運転し，作業所に週に2回通っている。外来にて入院当初のころを振り返り「太陽のくるくるくると自分の右眼がつながっていると思いました」と話すことがあった。

〔症例2〕　30歳代後半，女性

生活史　3人同朋の末っ子として出生した。成績優秀だったが，高校で成績は下降した。文芸・文化活動を中心に非常に多趣味である。

現病歴　高校3年，不眠・不安，痴漢につけ狙われているといった被害関係妄想が出現するも，1年浪人後に短大に入学した。その後，また違う地方の女子大学に編入した。大学卒業後，アジアB国に数年留学するが，そこで錯乱状態となり送還された。

帰国後（Y－12年），近医クリニックに初診となり，統合失調症の診断で治療を受けていたようだが詳細は不明である。Y－11年に一度目の結婚をするが，家庭内暴力があり，半年で離婚した。

Y－4年に知人の紹介で知り合った男性と再婚した。しかし，夫の金遣いの荒さから夫婦関係がうまくいかなくなった。「子どもができれば夫婦関係が改善するかも」という期待から，Y－2年の夏，不妊治療を受け，プロラクチン上昇を指摘され，抗精神病薬の自己中断に至った。

Y－1年の年末から不眠が悪化し，情緒不安定となり，「夫は目を合わせないし，テレビを見ていても笑うところが違う」「夫は心を閉ざしている」と訴え当科初診となり，perospironeが開始された。

Y年1月には「テレビや新聞は本物の情報を隠しており，無難なニュースしか流さない」「自分のことがマスコミに載ったりするのではないか」などと思うようになり，夫と雰囲気の似たC国の皇太子のことが気になるようになった。2月に入り，「夫とは心と心が通じていない」「C王子と結婚する」「王子が来るから寝ないで待つ」などと言い出した。2月上旬「王子が夜な夜な来るような気がする」「禅寺の僧侶に心が読まれて，その僧侶から医者や禅宗の人に知れたりする」などと確信的に述べる。改善がみられないため，blonanserinへの切り替えを開始した。しかし「夜に王子が来るような気がする」と話し，「王子と結婚させてくれ」と両親に頼み，無理だと言われると「母も父も本当の母と父ではない」と主張，夫の同意のもとX年2月半ばに医療保護入院となった。

入院後経過　男性医師が入院主治医，女性医師が入院担当医として治療に当たった。病的体験は活発で「王子の機嫌が潜在意識に働きかけてくる」「王子が夜来ている気がする」とC国王子に関する体験があり，夫は「刺客」「夫らしき人」であり，担当医は「政府のキャリア官僚」など人物誤認がみられた。他方，主治医をモデルにした恋愛小説の執筆を始めたと言って書き物をしている。「子どもは欲しいが夫の子はいらない」と述べ，誰の子どもが欲しいのか尋ねると「だれだろう」と考え込んだ。

入院5日後の絵画療法に参加し，描いた絵は，ぐるぐると稚拙な太陽を中心に描き，その時の絵画レクリエーションのテーマに沿って記号化されたような雪と子どもが，太陽の周りに描かれていた。

第8部　芸術療法・集団精神療法

入院して10日ほど経過し,「王子にはあきらめてもらって主治医と結婚したい。私を重症の統合失調症だと主治医に診断してもらえばC王家の人も諦めるのではないか。そうしたら主治医と暮らしたい。病棟は王室や警察の人がいっぱいいる」と話し,男性主治医に求婚するようになった。その頃に描いた絵画は,ぐるぐると稚拙な太陽が6個あり,テーマに提示された「空を飛ぶもの」に相当するUFOが描かれていた。太陽を描くことについては「小学校の頃の学習雑誌の『太陽の仕組み』っていうのが印象的で……燃えている太陽っていうか」と答えた。夫には「こんなにたくさん太陽があるはずないじゃないか」と言われて,喧嘩になったと話し,「これこそ岡本太郎の太陽なのに」と述べる。

入院2週間後,入眠困難となり,就寝時間頃に叫び声をあげる等,焦燥感の強い不穏な状態を呈したため,アカシジアを疑って,blonanserinを中止した。しかし,就寝前の不隠な状態は変わらず,日中も「C王室に監視されている」などと語り,切羽詰まった表情で何度もナースステーションに来た。Haloperidolとquetiapineを開始し,増量をしていった。これにより焦燥感の強さは和らいでいったものの病的体験は同様だった。入院後4週間頃の絵画療法では,「夢」というテーマに沿って,ぐるぐるの太陽と月が合体したものを7個描き,周囲に雲を描いた。

入院後6週間後の3月末に初外泊で家に帰ると,「夫らしい人がやさしいんです」とさも意外そうに話し,絵画では太陽は描かなくなり,「明るいもの」というテーマに沿って電球を描き,「裸電球がさみしい感じでしょ」とコメントした。〈太陽は描かなくなりましたね?〉と指摘すると「太陽は私の中で消えました。あのころはナーバスだったから」と答えるので〈今はナーバスじゃないんですか〉と尋ねると「何ていうか……もうよくわかりません」と答えた。その頃より,女性の他患とも交流する姿を見かけるようになり,担当医には「女性の大部屋って人間関係が大変そう」「王子のことって夢ですよね? 実際におこったことじゃないですよね?」と話した。

入院から7週間目の4月初旬には,毎日両親に電話をかけては「主治医との仲をとりもってほしい」と頼み,主治医本人が結婚指輪を見せても「うそばっかり」と否定していた。8週間にさしかかると,夫のことは「刺客」だとは言わなくなったが,あいかわらず主治医に求婚するので,担当医から〈主治医は既婚者だ〉と初めて強く伝えると,主治医に「先生が結婚していなければよかったのに」と,あきらめるような発言をした。同時に,担当医が政府のキャリア官僚であるとも言わなくなった。4月の末の絵画レクリエーションでは天使がハートを守っている絵を描いているが「この絵は貼らないでほしい」と述べた。

5月初旬には,以前から予定していた旅行に夫と出かけ,楽しめたと話す。「王子に似た人を見かけたんです」と話すので,担当医が〈似ている人は多いですから〉と答えると「そうですよね」と,それ以上は追求しなかった。夫についても「夫らしき人」という言い方はしなくなった。入院から11週間後の5月半ばに描いた絵は道が山に続いている絵であるが,なぜか太陽が線で区切られて右上に描かれていた。

5月下旬には「最近,夫と仲が良いんです」「夫はいい人です」と話し,今まで外していた結婚指輪もはめるようになった。退院間際に描いた絵は「平安時代の絵巻」を写したものである。6月初旬に退院した。

Ⅲ. 考　察

1. 太陽体験

統合失調症の病的体験において太陽が主題化したものを宮本[7]は太陽体験と述べるが,明確な定義を与えているわけではない。宮本[8]は太陽にまつわる実際の体験として患者から語られる場合や,エドヴァール・ムンクの「太陽」壁画のように芸術的表現に現れる場合も等しく太陽体験として扱っている。厳密にいうなら前者が狭義の太陽体験であり,後者は太陽表現と呼ぶのが妥当であろう。しかしながら,統合失調症においては,後述のように太陽表現の背景に何らかの太陽体験が想定されるものと考え,両者を併せて太陽体験と呼びたい。

太陽はこの世界の中心の表象,すなわち中心イマーゴであり,通常,統合失調症の急性期とそこからの回復は中心を巡って展開されるが,そこに中心イマーゴとしての太陽が導入されたのが太陽体験である。神や父など太陽以外に中心イマーゴがないわけではないが,「父や神が,一種の中心であるとはいえ,その唯一的位置がきわめて不安定であるのにくらべれば,太陽の中心性はほとん

ど絶対的であって，それがかつて複数化したという例をわれわれは一度も経験したことがない」[8]と宮本は述べている。

宮本は，太陽体験が3つの型で推移していくことを示している[8]。まず，1）病的世界への転機に際して，妄想気分の中で患者自身が世界の中心となる過程をたどり始めると同時に，ネルヴァルの「黒い太陽」[9]に象徴されるような太陽の衰弱ないし死を体験する世界没落体験が挙げられる。やがて，2）太陽はもはや世界の中心ではなく，自分を中心に世界がそのまわりを回っていることに気がつく段階となると，症例シュレーバー[10]にみられるように，太陽と合体した患者が世界の中心となって妄想が安定した構造をとる。最後は，3）やがてこの中心点から抜け出す段階であり，ボスの症例にみられるような昇る太陽もしくは太陽の復活を経験する[2]ことである。これは，患者自身が世界の中心としてふるまってきた境位から，太陽という本来の「中心イマーゴ」を媒体として中心ならぬ周辺の意識を回復するという脱中心化の過程と説明される。つまり太陽は統合失調症の転回点で出没する。

提示の2症例は，それぞれ統合失調症としての型は異なり，また知的水準や文化背景も異なる。それにもかかわらず，臨床経過中の太陽が主題として扱われていること，そしてその太陽がひとつではなかったことが興味深い。後述のように症例シュレーバーも2つの太陽をみる体験をしており，太陽体験が注目されない以上に，いわば「複太陽体験」はさらに見落とされている可能性がある。われわれの症例では，一方は複数の太陽を見たと述べ，一方は複数の太陽を絵に描いたという点で，表現の仕方も異なる。しかしながらいずれの症例でも，臨床的に，病状の悪化した時点で複数の太陽が出現していること，さらに寛解しつつある段階では逆に太陽は1個になって回帰しているという共通点を持つ。

2．破片を落としながら沈む夕日の太陽体験

症例1の太陽体験は，2回の入院ののちの，不全寛解状態からの再燃とそこからの回復の中でみられ，その経過は宮本の述べている太陽体験の推移にほぼあてはまる。「夕日から2個の太陽の子どもみたいなものが落ちてきた」太陽体験はラディカルな世界変容をきたす妄想気分の中で生じた一種の妄想知覚と考えられる。この一次性妄想体験は，2年後の入院中に，何度も夕日の絵を描くため，なぜ何度も太陽を描くのかという担当医の質問によって語られ，その陳述も当初は「火花と一緒に夕日が転げ落ちるのをみたことがある」という言い方から「夕日から2個の太陽の子どもみたいなものが落ちてきた」と若干言い回しが変化している。いずれにせよ，その体験を語る時の症例1は笑顔になり，生き生きとした様子を示した。

この太陽体験は，宮本が引用しているネルヴァルの「黒い太陽」[9]ほどの壮大さではないにしろ，一種の世界没落体験[6]といえる。すなわち，沈む夕日としての太陽，欠けて全一性を失う太陽という点で，太陽の衰弱ないし死の系譜を示し，その後に宗教的なことに興味を示していること，その驚きと昂揚感，そして「うつ病が治った」という妄想的確信，これらはいずれも世界没落体験と矛盾しない。こうした急性期の体験が，患者にとって脅威的なものであると同時にたいそう魅惑的なことはしばしば認められることである[11]。

この太陽体験の後から陽性症状が増え，独語や空笑も出てきて，言動もまとまらなくなった。この時点で，「右眼と太陽がつながっている」というように太陽との合一に近い体験をしていたことが推測される。もっとも症例1の場合は，シュレーバーのように太陽との合一に耐えて壮大な妄想を形成する力はなく，体験も言動も断片化してしまっている。

「夕日から2個の太陽の子どもみたいなものが落ちてきた」太陽体験は，清水らのいう発病の核心点[12]ともいえる特別の意味をもった体験で，回復期において，太陽の絵を描くという形で繰り返し想起された。しかし，絵画に描かれる太陽はいずれも単数であった。それは，入院して絵画を描いたころには，回復への転回点にあり，患者自身は世界の中心ならぬ周辺にあるという脱中心化の過程にあったからだと考えられる[8]。中心イマーゴとしての太陽は唯一のものだからである。

3．複数のぐるぐる巻きの太陽表現

症例2の妄想のテーマは「恋愛」「結婚」「妊娠」といった，女性としていかに生きていくかということと深く関わっているものであり，その相手として妄想的にC国王子を，そして陽性転移のなかで男性主治医を選ぶ過程を経て，夫という現実へと戻っていった。

彼女にとって，女性であるということは，結婚をしてよき妻よき母になること以外あり得ないのではないか。しかし，実際には離婚歴があり，2度目の結婚をしたものの夫婦仲が悪かった。おそらく患者は現実世界でそれを補おうとして様々な趣味に手を出しているのだと思われるが，当然それでは代償されない。また「子を為す」ことで自己の存在の可能性を切り開こうとするも失敗し，理想の男性に出会うことが彼女にとって，世界の中に自分の位置を見出す手段となっている。それも，現実にはうまくいかずに妄想が補うことになる。

この経過は，一見，全く太陽とは関係ないようだが，絵画を描く際には，指示したわけでもないのに幾度も太陽をテーマに選んだ。太陽にまつわる妄想も口にしたことがなかった患者が，太陽の絵を書くというのはやはり特別な意味があったものと推察される。しかも彼女は太陽の絵について，自発的に何ら解釈を付け加えることがなく，担当医が問いかけても，せいぜい学習雑誌のことに言及する程度で，太陽を描く意味を説明することはできず，自由意思で描いたというよりも，なんらかの病的な強制下に太陽を描いたように思われる。しかも回復期には「私の中で太陽は消えました」と述べている。この言葉は，太陽表現の背景に，言語化困難なレベルでの太陽体験があったことを推測させる。

症例2が太陽を絵の中に描いたのは4回であり，いずれの太陽もぐるぐる渦巻きの稚拙もしくはデザイン的なものだった。入院初期には太陽が大きく1個描かれている。太陽体験が好転の兆しとなる場合が多いといわれている[7, 8]ため，これが治癒の転機になるものと考えて経過をみていると，C国王子の被愛妄想から主治医への陽性転移が目立つようになり，妄想的な世界から身近な男性へ気持が移って，回復に向かっていると判断された。

入院2週間後，不眠が続くようになってから，6個の太陽を描いた。アカシジア様の激しい不安焦燥感を呈し，就寝前に叫ぶなど不穏な状態となったのは，その6つの太陽を描いた後だった。患者はのちに「これこそ岡本太郎の太陽なのに」とコメントしている。岡本太郎自身は自作の詩「黒い太陽」の中で「太陽こそだから／女性にとっては輝かしい男性であり／逆に男性にとっては母胎なのである」と書いている[4]。患者がこのことを知っていたかどうかは不明だが，彼女にとって太陽は「理想の男性」を象徴するものと考えると理解しやすい。「理想の男性」である太陽が複数存在するということは，どれが本当かいずれも本物か分らずに彼女自身が幻惑されている状態と解釈できる。

入院4週間後，6つの太陽を描いた2週間後には「夢」という題で，ぐるぐるの太陽と欠けた月が合体したものを7個描いた。そのころの患者の病態は，妄想自体は活発で国家規模なものであったが，緊迫感は若干薄らいでいた。C国王子の被愛妄想とともに主治医への愛を語り，夫への不満を述べていた。本人に聞いても「絵の意味は分からない」と述べたが，これは前述した彼女の世界投企[2]が表現されているとみることができる。月は女性として欠けた患者自身で，太陽はそれを補完する理想的な相手である。患者の姉は早くに経済的に安定した相手に嫁ぎ子どもをもうけているのだが，退院間際に患者は，姉のことを「私とは全然ちがいます。いたって順調」と述べたことがあった。そこからは，患者自身が女性として，社会的にも生物学的にも欠けた存在であるという痛々しい感覚が感じられた。欠けた自身を補完するのは超然的な太陽である。しかし，太陽も月も本来は唯一無二のものであるはずなのに，複数描かれているのは，前述したように自分自身もそれを補う相手もどれが本物であるのか分からずに，本人自身が幻惑されていることをうかがわせた。

入院から6週間後，太陽ではなく電球を画用紙の中心に1つ描いた頃こそ，回復の転回点だったように思われる。電球は黄色に塗られ，眩しく，

その光が周囲を照らすように複数の光の線が放射されていた。本人が「私の中の太陽は消えました」とコメントしたのもこの描画の時である。「はだか電球がさみしい感じでしょ」と本人は述べているが，しかし，今まで描いたぐるぐる巻きの太陽よりも電球がむしろ太陽らしく見える。他患と交流し，「夫がやさしい」と話し，より生活感のある現実的なものに視線が向いていった時期でもある。

入院から11週間後，一度，絵画の主題ではなく背景に太陽が現れた時があった。その時の太陽が，他の背景と区切って描かれていたのが印象的である。彼女の太陽以外の絵，とくに水彩画などは落ち着いた色遣いで技術的にもまとまっており，幼稚な雰囲気はないのだが，太陽だけは幼い子どもの描くような太陽を描いていた。この絵でも成熟した風景の中に，幼稚な太陽がくっきりと区切られて描かれている。経過を鑑みても，患者から完全に妄想が消えることはなかったことから，一応，太陽が背景に回帰してはいるのだが，「理想の男性」のファンタジーも捨て切れていないとも，また捨てきれないながらも，ある程度封印しなくてはいけないことに気づいているとも解釈できるように思われる。

4．複数の太陽が出現することの意味

最後に，われわれの症例では，一方は太陽を見るという体験で一方は絵画という形をとっているが，いずれも太陽が複数現れた。この点について若干の考察を試みる。

太陽の複数化の例はみられないとする宮本[7]に反して，実は症例シュレーバー[9]が2つの太陽を見る体験を呈している。「その後しばらくして私がまた規則正しく庭に出るようになったとき，私は──私の思い出が完全に狂っているのでなければ──同時に二つの太陽を空に見た」[9]。そう書いてシュレーバーはただちに「一つは我々のこの世の太陽であるが，もう一つは収縮してただ一つの太陽になってしまったカシオペア座であったのだろう」[9]と付け加えている。この体験は本人にとって極めて印象深かったようで，回想録の中では繰り返し言及されている[9]。時期的には，彼がフレヒジヒ博士の病院からゾンネンシュタイン病院に移る少し前，経過としては急性期の状態が収まってから妄想が完成する時期にあたる。宮本[7]のいう太陽体験の第1段階から第2段階への移行期にあるといえる。

われわれの症例1でも，夕日とともにその太陽の破片が落ちるという体験がなされたのは，急性期の直前であり，破片になる太陽とは太陽の衰弱ないし死の系譜にあると考えられ，宮本[7]のいう第1段階から第2段階への移行期に相当する。すなわち，これは，太陽が複数化して中心イマーゴの位置から引きずりおろされるという，太陽の衰退の契機であると，解釈できる。

症例2の妄想は，「理想の男性」つまり「輝かしい男性」であるC国王子と結婚して，自身は描画に現れた月の立場で太陽と合一する体験，あるいはそこにおいて豊饒で多産な「母胎」として自身が太陽となる体験に発展するであろうことが伺える。しかしながら，患者はそこに向かう手前で，どれが本物の「理想の男性」か，わからないというかのように，多数の太陽の描画を描く。とすれば症例2においても太陽の複数化は第1段階から第2段階への移行期の現象ととらえられるであろう。

まとめ

かつて宮本により提唱され，その後，顧みられなくなった太陽体験，しかも宮本の記述とは異なって太陽の複数化した太陽体験を呈した2症例を報告した。宮本の提示した，太陽の衰弱・死，太陽との一体化，風景としての太陽の回帰という推移は大筋で認められる。複数の太陽が現れた太陽体験は臨床的にみて増悪する転回点として共通している。それは，宮本が述べている太陽の中心性，唯一無二の絶対性を，逆説的に裏付けているものと考える。

（原嶋華乃子，小林聡幸，菊地千一郎，
岡島美朗，加藤　敏）

文　献

1) Binswanger L : Schizophrenie. Verlag Günter Neske, Pfullingen, 1957（新海安彦, 宮本忠雄, 木村　敏訳：精神分裂病Ⅱ. みすず書房, 東京, p 215, 1995）
2) Boss M : Gedanken über eine schizophrene Halluzination. Schweiz. Arch Neurol Psychiat, 91 ; 87, 1963
3) Conrad K : Die beginnende Schizophrenie : Versuch einer Gestaltanalyse des Wahns. 2. Aufl, Georg Thieme Verlag, Stuttgart, 1966（山口直彦, 安　克昌, 中井久夫訳：分裂病のはじまり. 岩崎学術出版社, 東京, 1994）
4) 平野暁臣編：岡本太郎と太陽の塔. 小学館, 東京, p 4 - 5, 2008
5) Jaspers K : Allgemeine Psychopathologie. 5 Aufl, Verlag von Julius Springer, Berlin/Heidelberg/New York, 1948（内村祐之, 西村四方, 島崎敏樹ほか訳：精神病理学総論　上巻. 岩波書店, 東京, 1953）
6) 加藤正明, 保崎秀夫, 笠原　嘉ほか編：精神医学事典. 弘文堂, 東京, 1975
7) 宮本忠雄：言語と妄想―危機意識の病理. 平凡社, 東京, p 186 - 203, 1974
8) 宮本忠雄：太陽と分裂病―ムンクの太陽壁画によせて. 木村　敏編；分裂病の精神病理 3. 東京大学出版会, 東京, p 233 - 263, 1974
9) de Nerval G : Aurélia ou le rêve et la vie. 1955（篠田知和基訳：オーレリアあるいは夢と生. 思潮社, 東京, 1991）
10) Schreber DP : Denkwürdigkeiten eines Nervenkranken. Oswald Mutze, Leipzig, 1903（渡辺哲夫訳：ある神経病者の回想録. 筑摩文庫, 東京, 1990；尾川　浩, 金関　武訳：シュレーバー回想録. 平凡社, 東京, 1991）
11) 加藤　敏：急性期の症状と病態. 分裂病の構造力動論―統合的治療に向けて. 金剛出版, 東京, p 42 - 83, 1999
12) 清水光恵, 加藤　敏：「発病の核心点」の反復的想起について―統合失調症の発病に関する自伝的記憶の精神病理学的考察. 精神経誌, 104 ; 750 - 780, 2002

第8部 芸術療法・集団精神療法

2. 統合失調症のコラージュと描画との比較

集団コラージュレクリエーション，絵画療法，統合失調症

　自治医科大学精神科病棟では，1996年12月から病棟内レクリエーションの一環として集団によるコラージュレクリエーション（以下コラージュレク）を始めた。一方，絵画療法は1976年の病棟開設時より続いている。われわれのレクリエーションの特徴としては，火曜日にコラージュレク，金曜日に絵画療法というように同じ週にどちらのレクリエーションも行っているため，ほぼ同時期における両作品の比較ができることである。今回，われわれは特徴的な統合失調症患者の2症例をとりあげ，そのコラージュと絵画とを比較することにより，統合失調症患者のコラージュ表現，およびその治療的意味などの考察を行った。

I. 方　法

　コラージュレク，絵画療法とも週に1回，病棟レクリエーションの1時間を使って行われている。絵画療法では，レクリエーション担当医師が提示する2つのテーマのどちらかを選ぶか，自分の思いつくままに自由画を描いてもらう。これに対してコラージュレクでは決められたテーマはなく，スタッフがあらかじめ用意した材料（自分で持ち込んでもよい）の中から患者が好きなものを自由に選び作品を作ってもらう。材料は，雑誌類をページごとにばらし，コラージュに利用できそうな写真などの図版を300枚程度ずつ箱に分けて入れている。このような箱を1つのテーブルに2つずつ置いておき，その中から自由に選んでもらい，ハサミで図版を切り取り，画用紙に好きなように貼り付けてもらう。最後に，付けられる人はその作品にタイトルを付けてもらっている。作品の提出は担当医師に手渡してもらい，必要に応じて作品についての簡単なコメントを聞く。どちらのレクリエーションも主治医が許可した患者であれば誰でも参加可能で，途中参加，途中退席も可能である。スタッフとしては，担当の医師1名，看護婦1名が常に参加し，随時主治医，病棟看護婦，医学生なども参加している。コラージュ，絵画とも作品は，患者が拒否しない限り1週間廊下に掲示している。終了後には参加したスタッフ全員によるアフターミーティングを行い，各作品の印象，作成中の患者の様子や会話した内容などについて話し合っている。

II. 症　例

　症例1は，コラージュと絵画の表現にはっきりとした違いが現れ，コラージュ技法が治療的効果をあげたと思われる統合失調症症例である。

〔症例1〕32歳，男性，統合失調症
　現病歴　大学生であった19歳時，被害妄想，不眠，父親への暴力で発症。自治医大精神科を初診し，投薬により症状は改善した。結局大学は中退したが，就職して仕事を元気にこなしていた。25歳時，怠薬により症状再燃。服薬再開により病状は改善したが結局退職し，この後は就職しても長続きせず職を転々としていた。26歳の頃から睡眠導入剤の依存が始まり，母親が薬を管理して渡し渋ると，母親に暴力をふるうようになった。「生きていても仕方ない」と大量服薬するなど希死念慮も出現したために27歳時に1カ月半，29歳時に4カ月間の2回の入院をしている。2回目の入院時に絵画療法に参加し，絵がかなり上手だったことから，主治医から油絵教室に通うことを勧められた。退院後は油絵を描くことで家での時間を持て余

第8部　芸術療法・集団精神療法

こともなくなり，精神的にも安定した状態が続いていた。しかし，31歳の春頃から「夕方に気分が滅入り，眠剤を飲んでしまう」状態になり，再び睡眠導入剤の依存が強まってきた。そうした状態でも油絵は続けており，患者の唯一の生きがい，人との接点になっていた。32歳になった頃から「人生に見通しが立たない。過去を悔いてばかりいる。起きているのが苦痛で寝てしまいたい」と，昼間から眠剤を飲んでしまう状態となった。油絵を描く集中力も落ち，いらいらして母ヘの暴力も増えてきた。入院を強く説得するが，患者は拒否。採血を行ったところ，軽度の肝機能障碍が認められたため，その治療を勧めるかたちで患者を説得し，3回目の入院となった。

入院後はすぐに落ち着き，眠剤へのこだわり以外の精神症状は認められなかった。絵画，コラージュなど患者が好みそうなレクに参加することで病棟に居場所もでき，対人交流もできるようになった。「人と接するのは大変な面もあるけど，楽しいと思えるようになった」と語るようになり，生活リズムは徐々に整ってきた。油絵教室・デイケア体験コースなど目的を持って外泊を開始し，患者は「時間を短く感じるようになった。生きる希望がわいてきた」と語るようになり，約3カ月で退院となった。

作品経過　絵画療法，コラージュレクには入院した週から参加し，退院するまでに絵画，コラージュを各9点制作した。

最初に描いたのは「朝日のある風景」というタイトルのさわやかで明るい絵画であった。同時期に作成したコラージュは「青空と食べ物」というタイトルで，食べ物と青空の写真を組み合わせた作品である。重ね張りが少なく全体的にまとまっており，どちらかというと平凡なコラージュであった。2週目には天の川とオーロラのあるきれいな風景画を描き，コラージュは「Enjoy the rich taste」というさわやかな作品であった（図1-a）。3週目にも絵画では「雪の中暖炉のともる家」という雪国の静かな夜景を描いた（図1-b）。

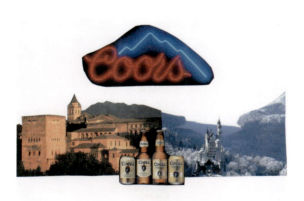

図1-a　「Enjoy the rich taste」

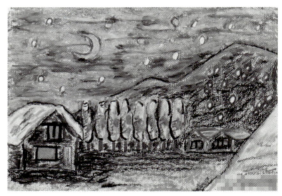

図1-b　「雪の中暖炉のともる家」

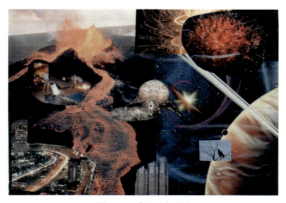

図1-c　「天地創造」

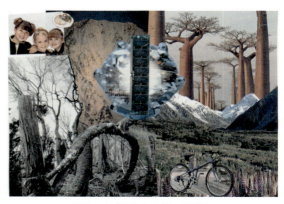

図1-d　「自然と人工の調和」

2. 統合失調症のコラージュと描画との比較

一方，コラージュは「天地創造」という前回までのコラージュや同時期の絵画とはまったく異なった，混沌とした不気味な感じを受ける作品であった（図1-c）。背景は火山や宇宙が余白なしに貼られ，右上にはえたいの知れない植物が，中心には不気味な蜘蛛が置かれている。このコラージュ作品の変化について，その理由を主治医が尋ねたところ，「1・2回目のコラージュ作品では，絵と同じようにイメージを作ってから作ろうとしたためかなり苦労したが，今回はあまり考えずに作ったので楽に作れ満足した」と語った。次の週の絵画も「湖畔」というタイトルの整然とした風景画を描いたのに対し，コラージュは「自然と人工の調和」という，やはり重ね貼りの多い混沌とした作品を作った（図1-d）。このコラージュでも中心に人工の象徴である電子部品が置かれている。

以後，絵画は整然とまとまった風景を描き続けたのに対し，コラージュは画面いっぱいを埋め尽くす混沌とした作品がしばらく続いた。そうしたコラージュの共通する特徴は，対立する2つのテーマ，たとえば「自然と人工」「静と動」，「モノトーンと色彩」などの対比と調和であった。また，中心となるものを最後に必ず貼っており，これは，落ち着いている自分と，眠剤を欲しがって苦しみ家族に暴力をふるう自分という対立し混乱した内的世界とのイメージを調和させ，全体的なまとまりをもたせることによって，安心感と満足感を得ていたものと思われる。実際，患者は「中心となるものを貼らないと落ち着かない」と述べていた。

その後，病棟での人間関係で落ち着かない時期があった。そのときの絵画は曇り空の少し寂しい感じの土手の風景を描いたが，これも整然とまとまっており，この絵画からはそうした落ち着かない心情ははっきりとは読み取れない（図1-e）。これに対して同時期のコラージュでは「徐々に落ち着こう」というタイトルが付けられ，そのときの気持ちがかなり直接的に表現されている（図1-f）。上の部分に配置されたロック音楽は激しい気持ちを，下の部分のクラシック音楽は静かに暮らしたいという気持ちを表し，その対立する2つの間に「花」と「家族」というなごやかなものを配置して，対立する気持ちを調和させようとしたと患者自身がコメントしている。

その後は次第に落ち着きを取り戻し，退院の前には「祈り」というタイトルの静かな印象のコラージュを作成した（図1-g）。この作品には「他の人も早く治ってほしい」という気持ちが込められていると語った。

退院の直前に，患者自身から絵画とコラージュの違いについて聞くことができた。それによると，絵画は最初にイメージを作ってから描き始め，自分としては

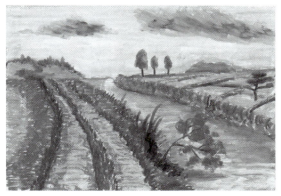

図1-e「土手の道」

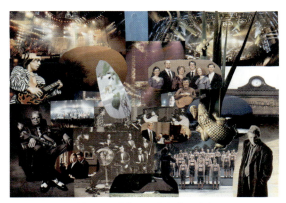

図1-f「徐々に落ち着こう」

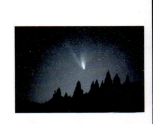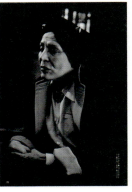

図1-g「祈り」

「まとまろう」とする方向としての整然とした風景画が安心できたという。これに対してコラージュは絵画とは頭の使い方が異なっており，あらかじめ考えることなく「偶発的」「無意識的」に作っているとのことであった。そして，コラージュを作っているときは，かつて患者が体験した「狂った感じ」につながりそうな怖さが少しあり，どきどきしたという。しかし，できあがった作品にタイトルをつけて眺めたときのスッキリとした達成感は，絵画とは比較にならないほど大きかったと感想を述べた。そして，退院後は絵画でも風景画以外の題材を描いてみたいと語った。実際，退院後に"睡眠薬を渇望して苦しむ自画像"という油絵を描き，その写真を外来で主治医に見せてくれた。顔をゆがめて苦しさに耐えている患者の表情が描かれ，苦しさに満ちた絵画であったが，患者は，その絵を完成し眺めたときの，自分を表現できたというすっきりとした達成感はコラージュのときと同じものであり，この絵を描くことにより，家族に対するイライラや睡眠剤への要求がかえって少なくなったと語った。

次に示す症例2は，急性期に近い状態で，絵画，コラージュ作品を作成した統合失調症症例である。われわれの病棟では急性期における絵画療法やコラージュレクへの参加は原則として禁止している。しかし，この症例の場合，状態が悪く言語化できないときほど自分から望んで絵を描く傾向があり，今回の入院でも自分からスケッチブックを持ち込み，熱心に絵を描き，絵画療法，コラージュレクにも患者自身が参加を強く希望した。この症例にとっては，絵を描くことが現実とのつながりを保つ重要な手段となり，作品を作ることが内的体験を締めくくろうとする統合指向性の自己治癒的な努力と考えられ，実際，作品を作っているときのほうが落ち着いて過ごすことができていた。また，この症例の主治医が絵画療法の担当医であり，コラージュレクの共同開設者でもあったため，主治医は常に患者のそばに寄り添うかたちで参加し，注意深く見守っていた。こうした意味で，本症例は十分な個人療法的なかかわりができたからこそ可能であった例外的な症例であると思われる。

〔症例2〕30歳，男性，統合失調症
現病歴 小学校低学年のときから，下腹部痛が頻繁だった。中学2年になってから被注察感，対人緊張が強くなり，下腹部痛が増悪し登校も不規則となった。中学浪人だった15歳のときに，腹痛・全身倦怠感などの心気症状，対人恐怖，手洗いなどの強迫症状を主訴に自治医大精神科を初診。予備校でも被注察感，対人緊張が強く，後半はほとんど通学できなくなった。高校に合格するも，頭痛がひどく1日で不登校となった。その頃，約2ヵ月間の初回入院をしている。この入院中，自分の持ち込んだスケッチブックに抽象画を何枚も描いていた。退院時には神経症性のものと診断され，外来通院は約1年で中断している。それ以後，父をひどく嫌悪し，一言も口をきかず，家族ともほとんど会話せず，家から100ｍほど離れたところにある父と患者のみでやっている工場で，自分で決めた手順を一つも変えることなく仕事を行い，家に帰ると2時間手を洗った後，自分の部屋に閉じこもってクラシック音楽を聴き，自分の部屋には誰も入れないという生活を14年間続けていた。4，5年前からは色々な光が見えるようになったという。

30歳の年の6月に「体がぶくぶくする」という体感異常を主訴に再初診した。同年12月，父に怒鳴られたのを契機に，興奮状態から昏迷様状態を呈し，当抖2回目の入院となった。

入院時は横になったまま目を閉じ一言も口をきかない状態であったが，入院1週間後頃から疎通性が多少とも良くなり，自発的に絵画療法，コラージュレクに参加するようになった。

作品経過 退院までに絵画を12点，コラージュを10点制作した。ほとんどの作品にタイトルはなく「作品を言葉で語るほどばかなことはない」と語り，作品に関する説明はほとんどなかった。これはおそらく患者自身でも言語的に説明できないものであったからと思われる。体験を言語化できるようになってから語ってくれたことであるが，患者にとって色には特別な意味があった。たとえば，赤は火，青や黒は死，白や灰色は自分を意味しており，特に重要なのは緑が神を意味していることであった。患者にとって神は自分を守ってくれる存在であると同時に，やっかいな命令をしてくる相手でもあった。

入院後，最初に描いた絵画はいろいろな色の三角形や丸が描かれたものであった（図2-a）。神の色である緑色の三角形が描かれている。また，記号的で位置が定まらず浮動的であり，中井[1]が幻覚妄想期の描画的段階区分として述べている「浮動的記号期」に一致するものと思われる。この頃は徘徊，奇行が目立ち，自分の誕生日まで"朝日にお祈りする""折り紙で鶴を

2．統合失調症のコラージュと描画との比較

折る"などの7つの目標を毎日しなければ自分の命がない，世界が終わるという神の命令があり，そうした行為を必死になって実行しようとしていた時期であった。こうした時期でも患者は，絵を描いている間は落ち着くことができており，絵を描くことにより内的体験のまとまりをつけようとしていると思われた。同時期のコラージュでは，互いにつながりのない切り抜きが上下関係なく貼られ，切り抜かれた写真の内容はほとんど無視され，模様としてしか利用されていなかった。この最初のコラージュ作品は，患者にとっては思ったような表現ができなかったためか，出来映えに満足できず，結局，未完成で丸めて捨てられてしまった。この時期においては，コラージュは絵画よりも負担が大きかったと思われ，コラージュはまだ適応ではなかったのではないかと反省している。

その後，患者は次第に落ち着きを取り戻し「神様の声は聞こえるが，相手にしていない」と語り，幻聴に距離をおけるようになった。この頃に描いた絵画では，黄緑色の枠で囲まれた中にいろいろな色の渦巻きがいくつも描かれている。黄緑色の枠の外では，緑色と紫色がその空間を奪い合うかのように塗りつぶされている（図2-b）。同時期のコラージュでは，2つの四角形と傘のような三角形の切り抜きが，紙で作られた紐で繋がれて平面から飛び出している立体的なコラージュである（図2-c）。やはり各切り抜きは模様としてしか利用されていないが，いろいろな工夫を試した凝った作品である。

その後も順調に回復して大部屋へ移動となったが，インフルエンザに罹ったことをきっかけとして，急に表情が険しく落ち着きがなくなった。内的体験を語ることはできなかったが，その頃に「今の自分の気持ち」と主治医に見せてくれた絵画では，画面一面が神の色である緑で塗りつぶされている（図2-d）。よく見ると鉛筆で描かれたいくつもの円の下書きがあり，それを白いクレヨンでなぞり，その上から緑色の絵の具を塗って，縁の部分だけ絵の具をはじいて浮き出させ

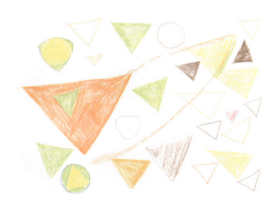

図2-a　症例2　入院後最初に描いた絵画

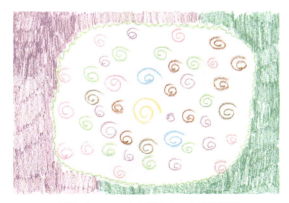

図2-b　いったん落ちついた時の絵画

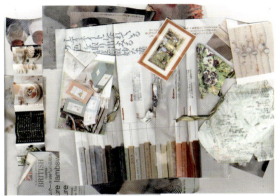

図2-c　bと同時期のコラージュ

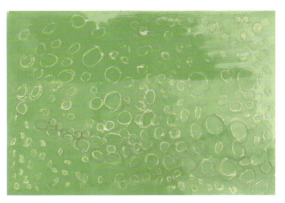

図2-d　憎悪時の絵画

るという技法を使っている。神に圧倒されているような切迫した絵であった。後からそのときの体験を語ってくれたが「神にとりつかれて，今月いっぱいの命」という切羽詰った状態であったという。同時期のコラージュでは，平面からはみ出すどころか，台紙自体がまるでほら貝のように丸められている（図2-e）。立体的なうねりをもったこのコラージュからも，このときの患者の苦しみが伝わってくる。このコラージュ作品も，作成を止めるべきか悩む場面であったが，この頃の生活全体をみると，この作品を作っているときが一番落ち着き，集中することもできていたため，作成中は傍らで静かに見守り，完成した作品を黙って受け取ることにした。

　この作品の後，患者は入院治療のなかで再び次第に落ち着いてきた。その頃初めて，レクリエーション担当医が提示した「雨」「芽または目」というテーマに沿った絵画を描いた（図2-f）。緑色の傘の柄が"目"になっている奇妙な絵であるが，患者にとって神（緑色）は自分を守ってくれると同時に，やっかいな命令をしてくる存在であることを考えれば，右上のラッパからの神の命令（緑色）を緑色の傘が防いでいると解釈することができ興味深い。その後，病的体験はほとんどなくなり，自然な笑顔が見え始め，他の患者との交流も見られるようになった。その頃には，患者の好きなクラシック音楽をイメージした楽譜を画用紙いっぱいに貼ったコラージュを作成した。ここではじめて，切り抜きは単なる模様ではなく，その本来の意味をもったものになった。同時期に3週間を費やして描かれた絵画では，はじめて患者自身が作品について説明してくれた。やはり幾何学的な模様が描かれているが，カラフルな小さな円の集まりは「とうもろこし」であり，

絵のあちらこちらに，絵画療法担当医である主治医がレクリエーション中に一緒に描いた絵画の題材（笑顔の猫，三日月，船に乗った人，針の無い時計）が模写され取り込まれている（図2-g）。患者は「これ（模写）がないと絵がしまらない」と語った。この絵画は，それまでの患者と主治医の治療関係を反映した"共同作品"といえるかもしれない。最後に「ほのぼの」というタイトルの，笑顔で楽器を演奏する人形の写真を大きく1枚貼ったコラージュを作成して退院となった（図2-h）。

Ⅲ．考　察

　症例1で興味深いのは，患者自らが絵画とコラージュの創作過程の違いを雄弁に語り，作品にもその違いがはっきりと現れたところである。この症例の絵画の創作においては，あらかじめ描く題材を決めておき，そのイメージに対して「まとまろう」とする統一方向性の作用が働いている。最初の2作品のコラージュにおいても，題材を決めて創作するという同じ方法をとったが，そのイメージにあった材料を探すのが難しく，苦労したわりには満足するものができなかった。これに対して，その次のコラージュ作品からは，材料を「偶発的」「無意識的」に選んで貼るという方法をとるようになり，作品を楽しみながら作れるようになった。その創作においては，材料を「偶発的」「無意識的」に選ぶという「ちらばろう」とする分散的方向性の作用と，そうした材料を組み合わ

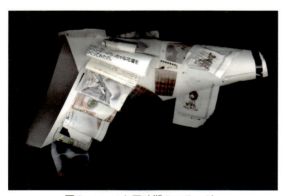

図2-e　dと同時期のコラージュ

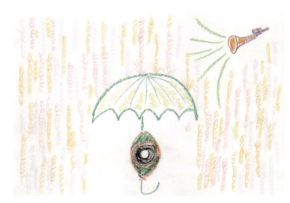

図2-f　再び落ちついてきた時期の絵画

2. 統合失調症のコラージュと描画との比較

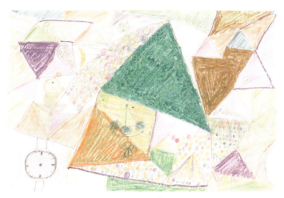

図2-g　寛解期の絵画

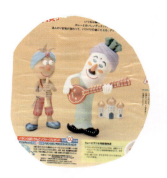

図2-h　退院直前のコラージュ「ほのぼの」

せ，最後には中心となるものを貼るという「まとまろう」とする統一方向性の作用との両方が働いていると思われる。患者の語った"かつて体験した「狂った感じ」につながりそうな怖さ"とは，その分散方向性の過程が，急性期の言語に定着できない主体を圧倒する統合失調症性の体験という意味での，カオス的体験[2]と共通する体験であったためと考えられる。

そうした体験を再構成し，最後に中心となるものを貼るという統一方向性の過程を経て，患者は自分の力でそうした体験を締めくくれたという自信を持ち，安心感と満足を得たと思われる。中井[3]は，夢とコラージュの類似性を指摘しているが，本症例でも，現実世界では直視し解決することが難しい対立し混乱した内的世界を，よりゆるい映像的な論理によって再現し，締めくくろうとした点で，夢と類似した自己治癒的な意味があったものと思われる。そして，退院後の油絵は，こうした治療的段階を経たうえでの，より直接的に自分の問題に立ち向かおうとする，より進んだ自己治癒的な努力であると考えられる。

治療的な観点からは，症例1は最初のうちは入院治療に拒否的であったが，絵画療法，コラージュレクに参加することにより病棟内での自分の居場所を得ることができ，対人交流も積極的に行えるようになるなど，集団療法的な治療効果もあったと思われる。こうした集団療法的な治療効果は，絵画療法だけでも可能であったと思われるが，より進んだ自己治癒的な治療効果は，コラージュを通してこそ可能になったと考えられ，本症例におけるコラージュ技法の治療的意味は大きかったものと思われる。

一方，症例2ではコラージュと絵画の表現には，症例1でのような違いは認められず，回復過程における表現の変化に共通点があった。症例2の絵画では"色"が非常に重大な意味をもっており，神を意味する"緑"というキーワードを用いて病的体験を語ろうとしている。これに対して，コラージュでは色にはあまり意味がないと考えられ，各切り抜きは模様としての意味しかなく，重要なのは各切り抜きを組み合わせた"形"であると思われる。そうした意味で，この作品はコラージュというよりも紙細工に近いものといえるかもしれない。そのためコラージュ作品を作るのには非常に手間がかかり，1時間のレクリエーション時間中には完成させることができないことが多く，その作品の半分近くが未完成であった。こうしたことから本症例においては，絵画の方が負担が少なかったものと思われ，コラージュの適用についてはもっと慎重であるべきだったと反省させられるところがあった。

しかし，本症例において患者の作った立体的コラージュは，この作品を機に症状が軽快に向かい始めたことから，治療展開にとって少なからぬ意義をもっていると思われる。病的体験が最も活発であったと思われる時期の作品から伝わってくる言葉を超えた苦しみのリアルさを考えると，コラージュは病的体験の絵画でも言葉でも表現できない部分を表現しようとする試みの所産と考えることができるだろう。コラージュと絵画は，それ

ぞれ患者が自分の病的体験という目に見えない世界を違った角度から表現したものであり，互いに補いあう関係にあると考えられる。こうした急性期に近い時期の「記号的」「浮動的」な作品が，症状が回復するにしたがって，"色"や"形"だけではなく，描かれる題材そのものの，楽譜など切り抜きそのものの意味を回復し，言葉で説明できる具体的なものへと変化していったことは興味深い。

最後にコラージュレクの適応について考察したい。症例1は入院時には眠剤への依存以外の精神症状はほとんどなく，病棟での居場所を作るためにも積極的にレクリエーションに参加することが勧められた。主治医が絵画療法の担当であったが，レクリエーション中の個人療法的なかかわりはあまり行われず，作品については面接場面で話題として取り上げられた。コラージュの表現に変化があったときも面接のなかでその理由を尋ね，作品を作ることが負担になっていないことを確かめたうえで，以後のレクリエーションの参加を見守った。そうしたなかで，集団療法的治療効果と自己治癒的な治療効果とが得られたことから，本症例にとって，コラージュレクの適応は十分あったと考えられる。しかし，"かつて体験した「狂った感じ」につながりそうな怖さ"と患者自身が語ったように，イメージが分散方向性の過程のみに進んだときの，病的体験を引き出してしまう危険性には十分注意しなければならないだろう。コラージュの表現が本症例のように急に変化した場合には，同時期の絵画表現との比較や，現在の精神症状や患者の置かれた状況などを主治医と十分話し合い，総合的な状態の把握をするべきであると思われる。齋藤[3]はコラージュ技法について"イメージの流動性をどこかで抱っこ（ホールド）する治療関係"がない場合の危険性を指摘しているが，集団で行うコラージュレクにおいても，レク担当医と主治医とが情報を交換するなど，病棟全体での治療的かかわりが必要であると考えられる。

一方，症例2においても主治医が絵画療法の担当医であったが，絵画療法，コラージュレクともに，作品の作成中には主治医が常に傍らで見守り，作品を作り終えた後も面接のなかで十分な治療的かかわりをしているなかで作られた作品である。作品のメッセージは主治医に向けられており，そういった意味では杉浦ら[4]がいう個人療法のなかで行われる"コラージュ療法"に近い側面をもっており，大学病院という密度の濃い治療的なかかわりが可能である場でのみできた例外的な事例であると思われる。この症例のある時期の作品は苦しみに満ちており，作品を作ることを止めるべきか悩む場合もあった。しかし，この症例にとっては，作品を作ることが現実とのつながりを保つかけがえのない通路となり，内的体験を締めくくろうとする統合指向性の自己治癒的な努力と考えられた。実際に傍らで見守っていても，作品を集中して作っているときのほうが落ち着いており，その作業を止めてしまうことは，かえって治療的でないと思われた。

本症例における治療的な意義は次のように整理できると思われる。患者が自主的に，言葉で伝えることができなかった心の動きあるいは病的体験を絵画やコラージュに表現し，担当医がその作品を受けとる。こうして治療者が患者のカオス的体験の締めくくりの行為に立ち会い，患者を受容することによって情動の安定が保たれ，症状が改善に向かったと思われる。こうしたわれわれのささやかな経験をふまえると，たとえ急性期に近い状態であっても，担当医が患者の状態を全体的によく把握したうえで，コラージュ表現を引き出すだけで終わるのではなく，きちんと治療者が患者を受容し，作品としてのまとまりをつける精神療法的作業を行える体制があれば，コラージュ表現が治療的に働くことが示唆されることを付け加えておきたい。

まとめ

今回，われわれは特徴的な統合失調症の2症例を取り上げ，コラージュと絵画における表現の違いとその治療効果について考察を行った。

① 絵画ではあらかじめイメージを作ってから描かれたのに対し，コラージュでは「偶発的」「無意識的」に材料を選んで貼ったという創作過程

の違いがあった。

② 統合失調症症状の根底にあるカオス的体験を表現し，かつこれを締めくくるという意味においては，コラージュのほうがより治療的であった。

③ 急性期病像を多少とも呈している症例に対しても，十分な精神療法的関与がなされる体制があれば，コラージュ技法が適用可能であることが示唆された。

（大澤卓郎，日下部康弘，山下晃弘，加藤 敏）

文　献

1) 中井久夫：精神分裂病状態からの寛解過程．精神医学の経験，第1巻，岩崎学術出版社，東京，p115-180，1984

2) 加藤 敏：急性期症状．臨床精神医学講座，第2巻 精神分裂病Ⅰ，松下正明編，中山書店，東京，p349-374，1999

3) 中井久夫：コラージュ私見．コラージュ療法入門（森谷寛之，杉浦京子，入江 茂，山中康弘編），創元社，大阪，p137-146，1993

4) 齋藤 眞：コラージュ・イメージについて．コラージュ療法入門（森谷寛之，杉浦京子，入江 茂，山中康弘編）創元社，大阪，p183-195，1993

5) 杉浦京子，入江 茂：コラージュ療法の試み．日芸療会誌，21：38-45，1990

第8部 芸術療法・集団精神療法

3. 幻想的語りをする末期がん患者に対する音楽療法

 緩和医療, ターミナル・ケア, 音楽療法, ナラティブ, 精神療法

　緩和医療において精神科医の関わりがさかんに要請されている今日, 実際の臨床場面においても少しずつ精神科医による病態把握や活動的取り組みがなされてきている。しかしながら, わが国ではこの方面の精神療法的な関わりや治療についての具体的な報告例が少ない[8,9,11,12)]。

　今回, われわれは僻地診療所において, 悪性腫瘍(膵がん)の末期状態のさなかに妊娠幻想を語る1例を経験し, 音楽療法を試みたので報告したい。

　本例では緩和医療の一つの手段として導入した音楽療法が治療的関わりのなかで大きな位置を占めることになったが, 音楽療法導入の契機は, 患者が腹水貯留のため相当に膨満した自身の腹部を指して「妊娠して, つわりなんだ」「先生の子どもを妊娠して3ヵ月なんだ」と語ったことであった。

　その後も患者は, しばしば妊娠に関する語りを繰り返した。本稿では, その経過と患者の語りを中心に報告し, 緩和医療における音楽療法を含む精神療法的かかわりの意義について考察したい。

I. 症 例

症例 86歳 女性

生活史および性格 南東北の山村にて出生, 生育。20歳で同じ村に住む農家の夫と恋愛結婚し, 以後もこの山村で生活してきた。夫が関節リウマチで病弱であったため, 農作業や育児などをほとんど患者1人で行ってきた。夫は50歳代で死亡。子どもは息子5人と娘2人。同居家族は長男夫婦, 孫夫婦, ひ孫2人の7人だが, 実際には患者は離れに1人で住んでいる。性格は努力家で明るく, 我慢強かった。手先が器用でいろいろな小物を作るのが上手であり, 入院中は病室に患者の作品のいくつかが常に飾ってあった。

既往歴 特記すべきことなく, 今回のエピソードまではほとんど医療機関を受診したことはない。高齢であるが認知症はなく, ADLも完全自立の状態であった。

現病歴 X年7月30日,「ごはんがおいしくない」「体重が3kgほど減った」と筆者(筆頭)の勤務する村立A診療所初診。血液検査を行い, 検査の予約をして帰宅するも, 8月3日に「やっぱり, 御飯が食べれない」と再受診。入院希望があったため, そのまま入院加療とした。入院後, 膵頭部に直径およそ50mmの腫瘍を認め, 総胆管, 膵管もかなりの拡張を示していた。疼痛を認めたが, 解熱鎮痛剤で除痛は可能であった。黄疸は認めなかった。

　入院当初, 元気がなく「ご飯の味がない」などと訴え, 抑うつ気分が認められたため, fluvoxamine(25mg/日)を処方したところ, 2週間ほどで抑うつ気分はかなり改善した。転院前には, 担当医らは腫瘍の疑いがあると話しただけで, その悪性度などには全く触れていないのに「早く切ってせいせいするべ」などとやや元気になったようにみえた。

　今後の治療方針を確認するため, 8月27日, A診療所から50kmほど離れたこの地方の中核都市にある総合病院に紹介, 転院となった。生検などせずに画像所見から, 膵頭部癌と判断され, 年齢や本人・家族の希望から, 積極的な加療はせず, 保存的に経過をみるという方針が出された。中核病院の担当医は, 家族には予後は長くて3ヵ月から半年程度と告知し, 本人には悪性腫瘍とは言わずに単に腫瘍があると言い, 手術はできないと話したという。

　そのため10日程で退院となり, 以後, 2週間に1回の割合でA診療所に通院を継続し, 12月上旬までは自宅で生活をしていた。しかし12月中旬より, 食欲不振や腹水が増悪し, また「診療所の方が暖かいし,

みんなが会いに来てくれるから」と入院を希望したため、12月25日Ａ診療所に再入院となった。家族は、娘2人と嫁が交替で、連日誰かは付添いがつき、それ以外の家族も誰かは毎日お見舞いにきていた。大晦日に1泊だけ外泊した。

Ｘ＋1年年始頃から、腹水の貯留が著明になり、下肢の浮腫や吐き気も増悪したためか、抑うつ気分が強くなり、「早くあの世に行って楽になりたい」などとしばしば話し、点滴をそれとなくではあるが拒否するようなことがあった。それを見ていた付添の娘が涙するなどということが多くなった。1月17日には、患者は担当医である筆者に「あとどのくらい生きるのか」と尋ねた。事前に家族との相談の中で「腫瘍があるが手術はできない」という以上の告知を行わないと決めてあったため、筆者は何か申し訳ないような心境ながら、単に「よく分からないです」と答えるに留めた。患者はほんの少し表情が曇ったようにもみえたが、それ以上の質問は口にしなかった。

疼痛の管理は可能であったが、夜間も頻回に嘔吐するため睡眠も十分にとれない状態であった。

〔音楽療法導入の契機〕 Ｘ＋1年1月23日、患者は腹水で腹満が強く、外見上も腹部が相当に膨満していることを指して、筆者に「妊娠して、つわりなんだ」「先生の子どもを妊娠して3ヵ月なんだ」と真剣とも冗談ともつかない表情で言いだした。それを聞いていた娘は「（そんなことがあれば）全国紙の新聞に載るよ」などと話した。

ちょうど、筆者が結婚式を間近に控えていて、そのことは村民の間にかなり知れ渡っていた。そのため、筆者は患者がそのことを知ってそう話しているのかと思い、結婚式のことを打ち明けると、娘はそのことを知っていたが患者は知らなかった。そのことを聞いて患者は「そうだったら、こんなこというんじゃなかった」と話し、「ひどいこといっちゃった」とがっかりした様子であった。そのため、筆者が「いいえ、そんなことないですよ」と話すと、患者は歌が上手で、以前人から依頼されて結婚式で使用する歌を歌っていたことを話し、「先生の結婚式でお祝いの歌を歌うんだ」と話した。

このため、緩和医療の一環として音楽療法を導入することにした。なお、大学病院精神科病棟で10年あまり音楽療法を行っており、悪性腫瘍の患者に対しても音楽療法の経験があった筆者にとり、終末期の患者と個人音楽療法を行うのは初めての経験であった。また、筆者は精神科医（精神保健指定医）であるが、この診療所にはいわゆる総合医として派遣されており、日常の診察業務のほとんどが僻地のプライマリー・ケアであった。このため、筆者が精神科医であることを積極的には患者に話さず、「先生の専門は何ですか」と尋ねた患者の家族にのみ、そのことを話した。

〔音楽療法の実際〕 患者の予後が極めて限られていたことから、セッションは患者の体調が許せばほぼ毎日行うこととした。1回につきおよそ30分の個人音楽療法で、患者の歌唱を治療者がギターで伴奏することにした。患者の家族もしばしば参加し、歌唱も行った。1月23日から、2月22日まで約1ヵ月の間に計21のセッションがもたれた。曲数は延べにして約100曲であった。

〔音楽療法導入以降の経過〕 音楽療法を始めてから、まもなく患者の表情にだいぶ生気がもどってきて、家族やスタッフに冗談を言ったりする場面も増えた。1月28日には、もう一人の担当医（Ｂ医師）に「実はお腹の子はＢ先生の子なんです」と話した。Ｂ医師がやんわりそれ（お腹の子が自分の子であること）を否定すると「ふられた」と冗談めかして泣いたりした。翌日、筆者が訪室すると、「Ｂ先生、私と結婚して子どもができれば（おそらく世界最高齢の出産だから）世界中の人気者になれたのに」などと話した。それを聞いていた家族も患者の腹部を見て「おばあちゃん、昔妊娠していたときもこうだったのかい？」とたずねたりした。

1月29日には、実際には患者も歌や細かい手仕事などで周囲から芸達者と言われていたにもかかわらず、「Ｃ先生（筆者）は芸達者だ、私は何もできないんですよ」と話した。在室していた家族とＢ医師が病室に飾ってある患者の製作した鶴などの置物をみて、思わず微笑んだという。

表情は明るくなったが、腹水の改善は認められず、全身状態もよくなかった。

第8セッション（2月1日）では急に、「先生と、もうすぐこうなっちゃうから」と『好きになった人』をほとんど歌詞を見ないで歌っていた。第11セッション（2月4日）では病室で患者のミニコンサートを行い、家族や親族12人が集まり、患者の歌を聴き、思い出などを語りあった。

2月13日には筆者の回診の時に、「こんなに痩せてて、生きられるのか？」「先生がみてくれるんだったら死んでもいい」と話した。このころから摂食が極め

て困難になり，そのために腹水も減少をはじめた。

第20セッション（2月21日）では筆者の結婚式に間に合わないかもしれないからと，患者が昔結婚式で歌っていた歌を4曲筆者に歌って聴かせた。どうにか，歌唱になるかならないかのかすれた声であった。第21セッション（2月22日）には，セッションの最中にこれまでセッション中には一度もなかった嘔吐があり，歌唱は困難と判断し，音楽療法を中止することにした。

2月25日には，身体的状況がいよいよ危機的となり，そのために腹水がほとんど認められなくなったことをさして患者は，——実際にはB医師とも治療関係は大変良好であったが——「B先生が（お腹の子を）勝手に捨てちゃったんだ」「あの先生（B医師）は本当に悪い人だ」「あれ（子どもができるようなことをすること）は何だったのか，夢だったのか」などと冗談めかして話し，在室の家族，筆者，看護婦がみんなで大笑いをするといった場面があった。この出来事は患者が永眠される10日前のことであったが，以後患者の病状はますます切迫することになった。

3月2日に筆者の結婚式があった。3月3日には，B医師を筆者と勘違いして「奥さんの写真見せてくれるといったべ」と言っていたという。3月4日に筆者が診察したときには「せんせ，結婚式とかで忙しいから，私のこと気にしないでくんつぇ，先生が参ると大変だから……」といたわる気持ちを示してくれた。

その後，意識レベルが落ち，患者は3月7日に永眠された。

II．考　察

1．臨床経過のまとめ

臨床経過などを簡単にまとめておく。

本例は南東北の山間僻地にある村立A診療所で，末期膵癌患者の緩和医療において音楽療法を導入し，精神療法的関わりを行った患者である。A診療所では，二人の医師がチーム制で診察に当たり，筆者は診療所長であった。

患者は，今後の方針を決定するため一時的に転院した中核病院の医師から，正確な予後は告知されてはいないものの「腫瘍があるが手術はできない」と言われた。以後，家族は担当医らが患者にそれ以上の告知をすることを望まなかった。こ

の患者が膵がんの末期であり，それ以上の告知を行ったとしても治療方針に変化もなく，生命予後も変わるとは思えなかったこともあり，担当医らもこの希望にしたがった。

患者は「腫瘍があるが手術はできない」という医師の言葉により，自分の病気が極めて重篤なものであることを察知したことは十分考えられる。そのためか，患者自身，必要以上の投薬・補液などを希望せず，できるだけ自然な経過での治療を希望した。このため，音楽療法を含む精神療法的な関わりが治療において大きな位置を占めることになった。

音楽療法導入の契機になったのは，「妊娠して，つわりなんだ」「先生の子どもを妊娠して3ヵ月なんだ」という患者の語りであった。そしてそこから，音楽療法が導入され，また筆者の結婚式でお祝いの歌を歌うという患者なりの目標が設定された。以後，音楽療法が継続される中で，患者は治療者の子どもを宿すという妊娠に関する語りを繰り返した。この語りは幻想の性格をそなえ，妊娠をめぐる幻想的語りと呼べる。ここでいう幻想とは，フロイトの意味での，意識的な，あるいは前意識的なさらには無意識的に生み出される願望充足的な空想のシナリオをいい，妄想とは区別される[1]。

2．妊娠主題の幻想的語り

本例で特に目を引くのは，腹水の出現に対し治療者の子どもを宿すという妊娠主題の幻想的語りが認められたことである。「妊娠して，つわりなんだ」「先生の子どもを妊娠して3ヵ月なんだ」という言葉ではじまった幻想的語りは，患者の実際の身体的な症状の変化に対応した形で進展し，筆者ばかりでなく，もう一人の担当医のB医師をとりこんだ形で進んだ。例えば，患者がB医師に「実はお腹の子はB先生の子なんです」と話した時に，B医師がお腹に子どもがいるという話しは受け入れつつ，それ（自分の子であるということ）を否定し，結局患者は「ふられた」と冗談めかして泣いたりした。また，家族も患者の幻想的語りを受け入れ，家族が患者の腹部を見て「おばあちゃん，昔妊娠していたときもこうだったのか

い？」とたずねたりした。

このように，医師および家族と患者のコミュニケーションにおいて患者の幻想的語りが一つの重要な通路となった。しかも，この幻想的語りは，「私と結婚して子どもができれば（おそらく世界最高齢の出産だから）世界中の人気者になれたのに」といった言葉によくみられるように，周りの人を笑いに誘い込むユーモアをもちあわせている。また，担当医の子どもを宿すという主題には，担当医に，救いを求めるという期待がこめられているとみることもできる。

興味深いことは，こうした幻想的語りがみられるようになって，音楽療法の導入とも相俟って薬剤不変のまま患者の抑うつ気分は改善し，死への受容も進んだようにみえたことである。そこで，この幻想的語りと死の受容について考えてみたい。

臨死期の患者の死への精神状態をあらわすプロセスとして，Kubler-Rossの死への5段階のプロセスがよく知られている[6]。この5段階は否認・孤立→怒り→取り引き→抑うつ→受容とされる。しかし，Kubler-Rossの調査の対象は完全な告知がなされていた患者であり，自分の病気が重篤であることを察知していた可能性が高いにしても，必ずしも完全な告知が行なわれたわけではないわれわれの患者と単純に比較はできない。実際に，われわれの患者の場合には，第4段階の抑うつと，第5段階の受容はある程度は認められるにしても，それ以外の受容段階はあまり明瞭ではなく，このプロセスに合致しない面が多い。また，この患者が高齢であることが，こうした経過に何らかの影響を与える可能性もあるが，悪性腫瘍に罹患するまで物忘れなど全く気づかれずに元気に生活しており，われわれが患者から受けた印象からも，年齢に比べると，しっかりした話し振りや態度がみられ，いかにも老いているという印象は受けなかった。

本例の幻想的語りは個人的な語りの性格を色濃くもち，英米圏でいわれている臨死期における「喪の過程」や「死の受容段階」といった枠組みには，少なくともすぐには収まらない。「妊娠して，つわりなんだ」「先生の子どもを妊娠して3ヵ月なんだ」といった患者の語りには，医師・患者関係のなかで無意識の力動として形成された妊娠と愛と家族の主題があり，一つのファミリー・ロマンと考えることが可能である。そして，妊娠主題に始まるファミリー・ロマンは，患者が身体の危機を察知し，その限界状況下での神話産生能力[3]（Ellenburger）の所産とみることができる。

このような認識のもとに，担当医らはこの患者の語りを単なる誤った言辞として否定する態度はとらず，むしろこれを患者の幻想的語りとして受け入れ，これを通路にして精神療法的なコミュニケーションを行った。これは，最近注目を浴びつつあるナラティブ・アプローチ[2]の手法に通じるものといえる。

「同意と説明」の時代にあって告知された病名や病態をめぐり，医学的言語に準拠して医師と患者のコミュニケーションが進められることが多くなった。これは本例なら，膵がんや腹水といった医学的エビデンスを患者に伝え，これを軸に医師と患者のコミュニケーションがなされるということになる。これに対し，本例では，患者の幻想的語りに医師が歩み寄り，その語りに立脚した形でコミュニケーションが進んだ。

妊娠主題にはじまる本例のファミリー・ロマンは，重篤な病いにおそわれ，深い苦悩を強いられた患者の自己再生の願いがこめられた語りとみることができ，この語りの背景には重篤な病いに苦しむ患者の苦悩が容易にみてとれる。したがって，医師が患者の幻想に耳を傾け，これを患者の実存に根ざす語りとして真摯に受け取ることは，医師が苦悩する患者をかけがえのない人格として認め，患者の伴侶として存在しているという精神療法的な意義をもったと考えられる。

3．音楽療法と幻想的語り

筆者が行った音楽療法と，患者の幻想的語りをめぐる医師と患者の言語的やりとりの関連についてみてみたい。

音楽療法も治療者と患者の一種の共同作業である。しかし一方で音楽療法場面は，近代医学とはまた違った意味で，患者・治療者お互いのさま

ざまな状態が一瞬のうちに伝わる可能性の高い状況といえる。言語的やりとりとの対比でみてみると，音楽療法場面の方がより患者の身体的状況を反映しやすく，また筆者も患者の状態を患者の歌唱をその手がかりとしてみているようなところがあった。

患者の歌唱は技巧的な面のみからみれば，患者の家族が「前のおばあちゃん（の歌）とは違う」と話していたように，病状と加齢とを反映して，もともとの患者の歌唱とはかなり異なっていた。また，病状の増悪に伴い，短期間にもその歌唱表現はかなり不安定な方向に変化していた。しかし実際には，治療者・家族の心を強く揺り動かす力があった。しばしば「音楽は危機と関係している」「音楽は生存のための感覚に関係する」[10]などと言われるが，このように緩和医療の現場においては患者の音楽的な行為はほとんど全て，まさに死の間際にある生の鋭敏な感覚や身体性を強く反映したものとなり，おのずから強い説得力をもって他者に伝わるのだと思われる。

こうして，患者の真摯かつ精一杯の歌唱は，すぐさま治療者にも伝わり，治療者も自然に患者の歌唱を非常に注意して深く聴き，その歌唱に精一杯の伴奏を提供した。そうした状況から生じた音楽には，お互いのぎりぎりの表現を反映して，真正性を強く持ち，生命的な力を持っていたと考えられる。

そうしたなか，身体的状況が全くの危機的な状況になり，そのために腹水が消失したことを患者は「B先生が（お腹の子を）勝手に捨てちゃったんだ」「あの先生（B医師）は本当に悪い人だ」「あれ（子どもができるようなことをすること）は何だったのか，夢だったのか」などと述べた。こうした言葉が話されて以後，患者の病状はいよいよ切迫し，10日後に永眠された。つまり，「あれは何だったのか，夢だったのか」という言葉は患者の幻想的語りが締めくくられようとしていることを意味すると考えることができる。音楽療法で築かれた治療者・患者関係をもとに，幻想的語りは大きな転回をみせ，患者が病んだものとして自身を認め，患者の生涯を閉じる上で，患者の残された今を生きることを実現させたといえる。その意味では，患者の幻想的な語りは死の受容の一つの形態とみることが可能である。こうみるなら，本例では，臨死期における「喪の過程」や「死の受容段階」は，治療者の子どもを宿すという妊娠を主題にした幻想的語りが紡ぎ出されて進んだとみることができる。そして，緩和医療は主に音楽療法の真正な治療的なかかわりによって進められたのである。

最後に，音楽療法における患者の歌唱や演奏，ひいては芸術療法における患者の作品自身が，広い意味での語りの要素を持っていることも指摘しておきたい。われわれがいわゆるナラティブ・アプローチ[2]に求めるものが，患者（クライエント）の語りの個別性と現実性に驚き，絶えず目を見張り，耳をそばだてる技術であると考えれば，それは患者の歌唱や演奏に対峙する音楽療法士の姿勢と変わらないからである。いま現在，音楽療法の治療理論に積極的にナラティブ・ベイスト・メディシン[4,5]やナラティブ・セラピー[7]を取り入れた治療法は知られていないが，両者が共に患者の表現するものに注目し，包括的な全人的医療を目指すものであることを考慮すれば，今後はこういった両者の相互作用にも目を向けることが必要であろう。

高齢社会がさらに進む機運のなかにある今日，本例のように従来と比べると元気に生活している老人が悪性腫瘍に罹患する事例が増え，緩和医療の場面において積極的な介入が求められることが多くなると思われる。その意味でも本報告は参考になると思われる。

まとめ

妊娠主題の幻想的語りをする末期がん患者に音楽療法を行った一例を報告した。この患者では，腹水の出現に対し治療者の子どもを宿すという幻想的語りがなされ，その幻想的語りが実際の身体的な症状の変化に対応した形で進展した。そして，音楽療法の導入も相俟って，抑うつ症状が改善し，本例では臨死期における「喪の過程」や「死の受容段階」は幻想的語りの紡ぎ出しによってなされたと考えられる。

緩和医療において，患者の幻想的語りを医師が受け入れる形での双方のコミュニケーション，また音楽療法における患者と医師の真正なやりとりからなる精神療法的かかわりが大きな役割を果たした．

(山下晃弘, 加藤 敏)

文献

1) Chemama R ed : Dictionaire de la psychoanalyse. 1993（小出浩之，加藤 敏，新宮一成ほか訳：精神分析事典，弘文堂，東京，1995）
2) 江口重幸：病いの経験を聴く―医療人類学の系譜とナラティブ・アプローチ．小森康永，野口裕二ほか編；ナラティブ・セラピーの世界．日本評論社，東京，p 33-54, 1999
3) Ellenberger HF : The Discovery of the Unconsciousness. Basic Books, 1970（木村 敏，中井久夫訳：無意識の発見，弘文堂，東京，1980）
4) Greenhalgh T, Hurwitz B eds : Narrative Based Medicine ; Dialogue and discourse in clinical practice. 1998（斎藤清二，山本和利，岸本寛史訳：ナラティブ・ベイスト・メディスン―臨床における物語と対話．金剛出版，東京，2001）
5) 加藤 敏：NBMからEBMへ　EBMからNBMへ．新医療，2003年1月号，p 85-89, 2003
6) Kubler-Ross E : On Death and Dying. 1969（鈴木 晶訳：死ぬ瞬間―死とその過程について．中央公論社，東京，2001）
7) MCnamee S, Gergen K eds : Therapy as Social Construction. Sage, London, 1992（野口裕二，野村直樹訳：ナラティブ・セラピー―社会構成主義の実践．金剛出版，東京，1997）
8) 森田達也，井上 聡，千原 明：コンサルテーション・リエゾン精神医療―終末期患者の心因性の症状のケア．臨床精神医学，25；1433-1441, 1996
9) 定塚 甫，斉藤麻里子，定塚江美子ほか：末期癌患者への全人的アプローチを行った結果，医療従事者に教えてくれた課題．心身医学，41；635-643, 1996
10) 阪上正巳：音楽療法．こころの科学，92；60-65, 2000
11) 柳橋雅彦，宮本克巳，森 ますみほか：千葉県がんセンターにおけるPalliative Careの試み―精神科医療の立場から．臨床死生学，4；68-75, 1999
12) 柳橋雅彦，安田聖子，松永敏子ほか：癌患者を抱えた家族へのチームアプローチ―Palliative Careの実践から．臨床精神医学，27；429-434, 1998

第8部　芸術療法・集団精神療法

4．箱庭療法の導入により治癒に至った神経性無食欲症

キーワード　神経性無食欲症，箱庭療法，感情の抑制，水イメージ

　摂食障碍患者は，気持ちを表現することが困難で，情緒の幅が制約されていることが指摘されており[1,2]，情緒的交流を欠いた状態自体が，摂食障碍の特徴であるという見方もある[18]。そのため，摂食障碍の治療において，情緒の応答性や表出が大きなテーマとなり，それが回復への橋渡しとして作用する可能性が指摘されている[9,17]。しかし，感情の抑圧が強い患者では，言語のみを媒介にした治療では表出が困難で，治療が膠着状態となりやすい。このような場合に箱庭療法など，非言語的アプローチを導入することは比較的多いと思われるが，箱庭療法を継続して行い，有効であったという報告はそれほど多くはない[10,14,15,19]。

　筆頭著者（以下：治療者）は，感情の抑圧が非常に強く，治療的な接近が困難であった思春期発症の神経性無食欲症の患者に対し，箱庭療法を導入したところ，治療が大きく進展し，治癒に至った経験をした。箱庭においては，抑圧が解かれていく様子が観察された。症例を報告し，箱庭療法の導入が治療の展開に及ぼした影響について考察する。

Ⅰ．症　例

〔症例A〕　女性，初診時15歳

　生活歴および現病歴　2人同胞の第1子，両親・妹・父方祖母と5人暮らし。小さい頃から手がかからず，常に模範的といわれて育った。成績は上位。完全主義傾向が強く，好きなピアノも「宿題が忙しくなり，きちんと練習ができないという理由で中学に入り辞めた。中学時代，将来の夢は"主婦"であったが，学校の先生の勧めもあり，高校は進学校を受験し入学した。受験勉強を始めた頃より摂食量が減少し，高校入学後の健康診断で心電図異常を指摘され，近医内科を経て母とともにX年8月末B病院精神科を受診した。

　受診時の身長154 cm，体重25 kg，BMI 10.5。体重が30 kgの時でも「単位を取るため」に水泳の授業で500 m泳ぎ，受診直前まで部活や補講も休まず続けていた。そのことを母はあっけらかんと話し，「少量であるが食べていたし，大丈夫だと思っていた」と述べた。受診の動機は，A，母ともに学校の先生から言われて」「内科の先生から言われて」であり，自発的なものではなかった。身体的に入院が必要との説明には，「それならお願いします」とA・母とも拒否はないが，あくまで受動的に入院となった。

　以下，治療の経過を大きく3期に分けて述べる。なお，薬物療法は行っていない。

治療経過

1期：入院治療期

　入院後もAは非常に受動的で，経管栄養も拒否せず，「（体重が）増えればいいです」と述べ続けた。ところが，経口摂取に移行すると，数口摂取しては「食べられました」，「おいしいです」というに留まって，体重が減少してしまうということを繰り返すため，経管栄養と経口摂取の併用となり，その後，経管栄養を中止できずにいた。対人緊張が非常に強く，簡単な雑談すら続かなかった。自ら要求することは全くなく，希望を訊ねても「特にないです」と述べ，部屋から出たいとも，経管栄養をやめてほしいともいわず，読書して過ごしていた。変化がないことを話し合おうとすると，「頑張ります」と繰り返し，〈頑張りたいが不安や怖さがあるのでは〉と伝えても否認し，頑張るといいつつ変化がないことを指摘すると，「わかりません」と表情を硬くした。

　保護的に関わっても変化ないため，直面化の方向に舵を取ると，攻撃性など負の感情の表出を極度に抑制

していることがありありとわかるという状態で，どこまでも否認を続けるため，このまま追い詰めてはAが壊れてしまうのではないか，という不安感が治療者側に生じ，状況を打開できなかった。治療者は，Aと同じ本を読むことしか，Aへの接近の手だてを持てずにいた。

5ヵ月が経ち，休学の問題が出ても，「行けたらいいです」と繰り返すのみで，葛藤の表出はなかった。〈気持ちと理想が乖離しているところが食べられないことと関係しているのでは〉と伝えても，「行きたいです」と繰り返し，行きたいというのに食事量が増えないことを指摘すると，「わかりません」と黙り込み，表情をこわばらせ涙した。

両親は休学の問題について，「Aのしたいように」，「好きにすればいい」と言うのみで，それ以外話を聞くことはなく，自らの意見を述べることもできずにいた。そのため，さらに状況は膠着した。家族面談を繰り返し，一時病棟から通学するも，体重減少が進み最終的に休学となった。

休学を巡るやりとりの中でAは，「何かをしていれば安心する」，「行きたい気持ちもあるが，また駄目になるのではと不安もある」「家族に相談しても"自分の好きなように"としか言われず，自分で決めるのが辛くなっている」，「嫌なことや嫌な感情は今まで外に出したことがなく，いつも自然に消えるのを待っていた」と語り，治療者はようやくAに少し触れ合えたような気がし，交互色彩分割法を取り入れ交流をはかっていった。

このような中で，状況を変えようとしてか，X＋1年2月下旬（入院半年）より，突如食事を全量摂取するようになった。その頃治療者の異動が決まり，Aへの伝え方を考えているときであった。全量摂取開始後まもなく異動を伝えたところ，Aは「びっくりしました」とのみ答えた。異動の話をきっかけに，Aとの距離はやや縮まったように感じたが，食事を摂取するようになった理由については，言語化は最後までなされなかった。その後も食事はほぼ全量摂取が続き，X＋1年4月上旬，入院約7ヵ月で体重は35kgを超え退院した。

2期：外来言語面接期（#1～#21，10ヵ月；#は面接の回数を表す）

外来は，Aの希望で治療者の異動先のC病院へ通院することとなった。面接では，緊張感が強く，ぎこちないやりとりをすることが続いた。Aから話すことはなく，治療者は，支持的に接しながらも緊張感だけが伝わって居心地が悪い面接が続き，なすすべもなく途方に暮れた。体重はすぐに減少し，33kg未満で入院が必要と告げると，以後は33kg台で推移し，若干増えると「よかったです」，減ると「残念です」と繰り返した。

Aは復学のことなど，現実的な悩みについて面接の場で少し語るようになったが，その悩みを両親には話さず，両親から復学の話を持ち出すこともなかった。その点にふれると，毎回同じように「相談するようにしようと思います」と述べるだけだった。「話すのも意味ない感じに思える」（#7），「相談しても返ってくる言葉はわかっている」（#7）と述べたこともあったが，それ以上は的を射ない返答となり，最終的には表情を硬くして，「わかりません」，「言いたくない」と黙り込んだ。通信制高校への転校は，A自身で決めた。

面接の過程で，「悪いことは全部考えないで見ないようにしてきたから，体重が減ったのだと思う」（#16）と否認してきたことも語るが，嫌な気持ちを持つことが嫌で，許せないという気持ちが強いようだった。また，「自分に自信が持てない」（#21），「人の目が気になってうまく話したり行動できない」（#21），「話しかけてくれれば嬉しいが，他の人と話した方が楽しいのではないかと思ってしまう」（#21），「（たとえ家族でも）人がいるときれいに聴かせないといけないと思い，好きなピアノも緊張してひけない」（#17）とも語り，自己評価の低さと，そのままのAが受け入れられているという安心感の欠如が窺われた。

治療者は，そのような気持ちを語るように働きかけていったが，語りを促されることは，Aにとっては苦痛であり，次第に「お腹が痛い」，「用がある」と面接を切り上げるようになった（#18～20）。言語のみでの面接に限界を感じ，治療者は，箱庭療法を提案した。Aの拒否はなかった。

3期：箱庭療法期（#22～#39，14ヵ月）

初回（#22）は，面接の後に箱庭の教示をしたが，2回目からはAの希望があった時に先に作品をつくり，その後箱庭とは関係のない内容の面接を短時間する形とした。

#22：箱庭の教示をし，自分が置きたいと感じた物を，気持ちよく感じるところに置くだけでいいこと，

第8部　芸術療法・集団精神療法

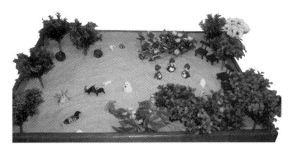

図1　作品1

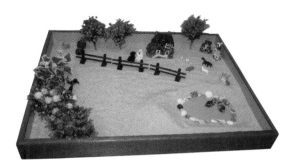

図2　作品2

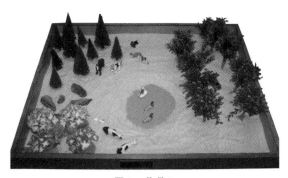

図3　作品5

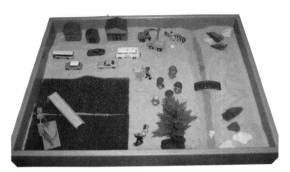

図4　作品7

その過程が大切なので，作品は評価されることはないことを伝えた。その後しばらく，Aが立ちつくしているため，治療者は自ら砂にさわり，水をイメージした"底の青"を露出させた。その後，Aは長い間砂を平らにならし続けていた。このまま時間が過ぎるのではと思われたころ，Aは，「平らにしてみました」とはにかみながら言い，様々なアイテムを砂に埋め込むように押しつけて，ひとつひとつ丁寧に置いた（作品1；図1）。

次の受診日（#23），Aがマスクをして現れたため，季節柄，花粉症なのかと訊ねると，「もー，ほんっとに辛いんですよー」といきなりくだけた返答があり，治療者は面食らった。箱庭は，迷いなく池からつくり始めた（作品2；図2）。その回の面接では，「食事は家族の前では心配かけないように間食したりしている。だから，結構食べていると思っていると思う」，「食事について家族から言ってくることはないけど，好きな食べ物とか買ってきてくれるので，私が思っているより，本当は心配してくれているのだと思う」と初めて家庭内での食事を巡る状況とAの心情が語られた。治療者は，Aとのやりとりが，変化し始めたことを感じていた。

#24では，「とにかくカラフルにしたかった」と平らな砂の上に，ビー玉で花壇を表現した作品（作品3）をつくり，面接もあまり語らずに硬い印象で終わった。しかし，体重はこの後から，増加傾向となっていった。箱庭の写真を希望でAに渡していたが，「写真を見てみて，もっと自分の知らないところが出てしまうのかと思ったけど，思っていたより自分らしいと思う」（#25）と語り，感情を出しても，自分や関係性が崩れることはないと確認しているようであった。#26には，幼稚園から高校までをイメージしてつくったといい，食卓を中心とし，幼稚園から高校までを振り返り，その食卓を見上げている子犬，という象徴的といえる作品を作成した（作品4）。面接はほとんど語らずに終わったが，言葉にしないまでも，摂食を巡る問題を振り返り始めたことが窺われた。

#27：最初に湖をつくった。ごつごつした岩や針葉樹など，とげとげしいものも表現されており，作品に心なしか動きが出てきているように感じられた（作品5；図3）。面接では，読んだ本について話す。困難があったが自分を見つめ直し成長した主人公について語り，「主人公が自分とだぶることがある」という。しかし，自分のことについては多くを語らなかった。

368

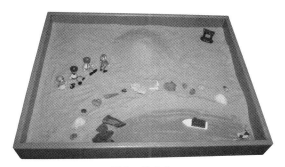

図5　作品8

#28：最初は砂を寄せ，底の青を広く出すが，途中で砂をならし，手早くアイテムを置いて完成させた（作品6）。面接では，入院前を振り返り，「病気になった頃は余裕がなかった」，「休みたくても宿題をやっていないとかは許せなく休めなかった」，「今はマイペースですごせている。でも，これでいいのかなって思うこともある」と語った。その後の面接では，進路の悩みや，1人暮らしをしてみたいことなど，自分の迷いや不安，希望を語ることが続いた（#29，30）。現実的なことが中心であるが，以前のような緊張感はなく，自ら語ることが増えており，治療者も以前のような居心地の悪さは感じなくなっていた。

#31：川が出現する（作品7；図4）作品について訊ねると，授業でゴミ拾いに行った時の様子という。工事現場や川，橋，川向こうについても「そういう場所がありました」との説明で，それ以上深まることはない。ただ，魚は「居なかったけど置きました」という。#32, 33では，「体重が少なかったときは動くのが大変だったので，そうなったら嫌という気持ちが強い」と飢餓の状態の振り返りがあった。

#34では，海をつくり（作品8；図5），岩について，「海には危険もあるようなので，それを表現したくて置きました」と自ら述べた，面接では，ある本のストーリーを詳しく話し，「親子の絆について考えた」と言う。体重も38kg以上となっており，この診察の直後に，月経が再来した。箱庭療法を導入して9ヵ月後であった。

それ以降Aから箱庭を希望することはなく，発症時の自分の心情や状態を具体的に自分の言葉で語り，「どう受け止めていったらいいのかまだ悩んでいるけど，高校を変えたことはよかったと思う」と述べ，自らの経験や感情を自分の中で抱えられるようになって

いった。

最終的に体重は46kg程度まで回復し，X+3年3月（#39）大学入学を機に定期受診は終了。その後1年以上経過は良好である。

II．考　察

本例は，感情の抑圧が非常に強く，治療的接近が困難であった神経性無食欲症例である。受動的で入院加療中も定型的な行動療法の適応とはならなかった。外来加療に移行後，33kgと低体重ながらも大きな身体的変化は起きず，心理面でも言語的な関わりのみでは大きな変化が起きずにいたが，箱庭療法を導入することで，治療が劇的に展開し，最終的に拒食症状の消失に至った。経過中に薬物療法は施行しなかった。

1．箱庭療法について

箱庭療法は，『タイム・マシン』，『宇宙戦争』で有名なH.G. Wellsがミニチュアを床において子どもと遊んだ体験をもとに子どもの遊びを論じた本『フロア・ゲーム』に想を得て，1929年に英国のLowenfeldによって「世界技法（the world technique）」として創案された。その後，スイスのKalffにより，Jungの分析心理学の考えに基づいて治療法として発展した。Kalffはこの治療法を，「砂遊び（Sandspiel）」と呼んだ。これは，治療者が傍らで見守るもとで，クライエントがミニチュア玩具などを用いて砂の入った箱の中に表現を行っていく心理療法で，治療者とクライエントの関係性を重視し，自由で保護された空間の中で，クライエントの自己治癒力が発揮されるといわれている。日本には河合により，1965年に「箱庭療法」として紹介された[8,13]。

河合は，箱庭の作品はJungのいう意味での心像（image），つまり意識と無意識，内界と外界の交錯するところに生じたものを視覚的な像として捉えたものであると考えた[7,8]。心像は，具象性，直接性，集約性[8]，そして力動性[13]という特徴がある。つまり，いろいろな意味が重なっており，受け取る者に直接的，具体的に訴えかけてくるものであり，動き（ダイナミック）を持っているもの

である[13]。箱庭は，全体の印象，統合性，また箱庭の空間をどのように用いるか（箱庭の空間の左側は内的世界や無意識，右側は外的世界や意識を表す），アイテムの配置やシンボルとしての意味，そして主題やテーマなどを通して理解していくとされる[3]。また箱庭の作品は，できるだけシリーズとしてみることが重要と言われている[8]。

2．箱庭の変化（水のイメージから）

Aの箱庭作品についても様々な解釈が考えられるが，一連の箱庭を振り返って眺めてみて，水の動きが大変印象に残った（作品1→作品2→作品5→作品7→作品8）ため，今回，水に焦点を当てて考察をする。Jungは，水は無意識を表すために一番よく使われる象徴といい，水の形態やプロセスから，無意識のどのようなものが象徴化されているかに注目した[4]。つまり，母性，性（エロス），混沌，生命の根源，情動や感情など様々なものとして解釈される[16]。

Aにおける水は，感情や心的エネルギーを表しているように感じられる。Aは感情を表出することを極度に抑圧していた。高校に入り，周りに合わせているだけではなく，自分らしくいようと思うが，自分の感情がよくわからなくなり混乱した。「嫌なことは押し殺して自然と消えるのを待つ」以外，乗り越える手段を持たないAは，その混乱を心に蓋をして抑え込み，やるべきことを完全にこなすことで防衛するしかすべはなく，その結果として摂食障碍を呈したと思われる。まさに，Aにとって水＝感情は混沌としたものとなっていた。作品1（図1）では，治療者が突然現した「底の青」（砂を掘ると現れる，砂箱の底の青色）に対しての防衛が働いたのか，砂を長い時間をかけて平らにならし，鴨も砂の上においた。貝殻などは様々な箇所に配置され，Aが水を表現しようとしているのは感じられる。

作品2（図2）では，最初に意を決したように砂を掘り，池をつくった。その縁は，貝殻でびっしりと丁寧に覆われている。皆藤は，風景構成法において強迫傾向が強かったり，自我境界が脆弱な人は，川岸に丹念に石積みをし，無意識の氾濫を防ごうとすると述べている[5]。Aの場合は，流れのある川ではないが，溢れてくる水を防ぐように丹念に貝殻を積んだ。作品5（図3）で再び水が現れた際には，池というより大きな湖のような印象で，縁取りはない。また水を乗りこなし，その上で遊ぶことができるように，乗り物も浮かべられている。

作品7（図4）では水は流れをもつ。箱庭療法での「流れ」は，「治療中期頃によく出現し，治療の動向と関係しており，エネルギーの流れと関係づけられる」とされている[12]。また，川がつくられることはクライエントの抑圧が解かれ始めていることをさすともいう[6]。川が表現されたことは，感情の動きとともに，Aの中に徐々に溜まり大きくなっていた水＝エネルギーが動き始めたこと，動きのある水を統制する力を得たことを意味しているように思われる。Aのつくる箱庭では水には常に生き物が置かれており，水の混沌のみではなく生命の源，可能性を含んだ面も表現されている。これは，川を表現したとき，川の中に置かれた魚のみ，「その場にはなかったけど置きたかった」ものであることからも，水に生き物がいることがAにとって重要であったことが窺える。

また田熊は，水が，生物が生存できる状況下で，固体にもなり，気体にも変化しうる唯一の物質であることに注目し，事例を検討する視点を指摘している。「緊張感」，「動かなさ」，「頑固さ」，一緒にいる者を居心地悪くさせ，空気を張り詰めさせ"固める"作用，それに働きかけるが反応することもない状態を，情緒的に固まった水の固体の状態（表面を硬い外殻で覆われたカプセルのような固体）と表現した[16]。Aの混沌とした感情を固め，閉じこめることで脅威を何とか鎮め自分を保ち，他者を受け付ける余裕のないさまは，このような固体化の状態といえる。

入院中は，誰もいなくてもAの個室は緊張感が満ちているようであり，入室するとさらにその緊張感は強まった。人との接触はAにとって非常に緊張するものであり，一対一で向かい合い言語でやりとりすることは，大きな負荷であったと思われる。A自身，変化したいとは思っても，実際は脅威に対して殻を厚くすることしかできなかったので，どのような意図をもってしても，言語的

に働きかけること自体，さらに殻を厚くする形となった。かろうじて，綻びから出てきた涙や言葉はあったが，それはAにとってはネガティブなものでしかなく，その固体化した状態を変化させる契機とすることは困難であった。このような状況下で箱庭を導入することには，どのような意味があったのかを次に考察する。

3．箱庭導入による関係性の変化

心理療法の過程では，本当の感情に気付くようにという治療者の働きかけに対し，患者はあらゆる抵抗を行う。繰り返しになるが，箱庭療法以前，Aは治療者に対する直接的な攻撃性も否認し，明らかに限界になりながらもどこまでも自分を削り続けるため，治療者が退くしかないところに追い込まれる形が反復されていた。その中で，Aもその防衛のあり方や，本当の感情について気付き始め，語ることもあった。だが，それはAにとって苦痛であり，面接の場には来るが，早めに立ち去る，という形を取り始めた。ここで，箱庭療法を導入したところ，Aの緊張感は急速に和らぎ，箱庭を通して内的世界を守りながらも表現し始めた。面接中も積極的に話すようになり，感情表現も豊かになっていき，それに伴い，拒食症状は消失していった。治療者は，直接働きかけを行うわけではなく，見守る場所に立つことができるようになった。

描画など非言語的表現を用いることで，患者の表現力が言語においても高められることは指摘されている[11]。その理論として，次の2つの方向性[3]があるという。①言語能力が豊富で，防衛が強い人に対し，言語による防衛を突破させて精神病理を析出させ，カタルシスへと導いたり，「描いたものを見る」というフィードバックを通して洞察を深めることにより，より深い言語的治療へと繋げていく方向（自由画，スクイグルなど）。②言語能力が乏しい防衛の脆い人に対し，枠を付けた紙の上に，あまり意味に迫られない絵を描いてもらうことにより，イメージの豊饒化がもたらされ，その自己治癒力を以て，崩壊した空間や時間の枠組み，言語的な構造が取り戻される。そこから内容の豊かさ，ゆとり，潤い，感情の表出が蘇り，言語的な治療へと繋がっていく方向（色彩分割法など）。

Aは防衛が非常に強く，言語化が困難な状態であった。自由度の高い自由画は取り入れることもできなかった。交互色彩分割法などあまり意味に迫られないものは，緊張の緩和や相互交流には役立ったが，治療は大きくは進展しなかった。箱庭は，砂箱という限られた空間の中に，ミニチュア玩具などを用いて自由に表現を行う。つまり，箱庭は①と②の中間にあたるといえる。箱庭を通じて，内的感覚を守りながら少しずつ表現していくことで，Aは自分の内面を省察し，次第に自分の感情を自分のものとして受け入れられるようになっていった。

また，描画法でも表現に伴う身体運動の大切さがいわれている[3]。箱庭療法は，絵画療法と遊戯療法の中間ともいわれ，全身の身体運動を伴う[13]。また砂の使用により，身体への働きかけ，心身両面への働きかけが実現される[12,13]。摂食障碍特有の身体感覚の稀薄さの回復に，身体運動や砂に触れることが重要な役割を果たしたと考えられる。さらに，「自分の気持ちだけに従って作品をつくるように」という教示も，内的感覚の気づきには重要であったと思われる。

最後に，箱庭療法では治療者は，その過程を見守り作品を共感的に眺めるが，本人が語る以上にそれを解釈しない姿勢が推奨されている[8,12]。これは，作品の持つ意味の多重性を残したまま，つくり手自身の中でゆっくり作品の持つ意味合いが豊穣化するのを待つ姿勢といえる。Aは自分の感情を言語で表現することへの抵抗が非常に強く，面接でも，読んだ本の内容を通して，自分の心情を間接的に匂わすように伝えてくることが印象的であった。箱庭を導入した時期，Aは言語面接を通じて問題を認識し始めたものの，直接の表現を回避し，直面しないよう面接を切り上げる，という行動を取り始めていた。このような中で，箱庭という非言語的表現を通じて，心情を匂わせることを積極的に肯定するように治療者が立ち位置を変化させたこと，それがAの緊張を和らげ，より自由に表現することを促進したと思われた。

まとめ

　箱庭療法の導入が治療の転機となり，治癒に至った神経性無食欲症の経過を報告した。定型的な行動療法の適応とはならず，経過中，薬剤も使用しなかった。箱庭療法は，導入から月経再来までの9ヵ月の間に，8回施行した。箱庭では水イメージの変化が観察され，その変化に続いて言葉が流れ始めた。

　治療が進展した理由として，

1）箱庭という表現の方法が，自由度が高すぎず，作品からその意味を読み取り洞察を深めることもできるという点で，本例にとって適当であったこと
2）身体運動を伴い内面を表現することが，身体感覚や感情の抑圧という病理に及ぼした影響
3）言葉にしないことを肯定し，共感し見守る治療者の姿勢の変化

が考えられた。

（笠井麻紀子，小林聡幸）

文　献

1) Bruch H：The Golden Cage；The enigma of anorexia nervosa. Harvard University Press, Massachusetts, 1978（岡部祥平，溝口純二訳：思春期やせ症の謎―ゴールデンゲージ．星和書店，東京，1979）
2) Bruch H：Conversations with Anorexics. Basic Books, New York, 1988（岡部祥平，溝口純二訳：やせ症との対話．星和書店，東京，1993）
3) 伊集院清一：描画法を用いた臨床についての展望．現代のエスプリ，390；35-46，2000
4) Jung CG：Über die Archetypen des kollectiven Unbewußten. Eranos Jahrbuch, Zürich, 1935（林　道義訳：集合的無意識の諸元型について．元型論（増補改訂版），紀伊國屋書店，東京，p27-76, 1999）
5) 皆藤　章：風景構成法―その基礎と実践．誠信書房，東京，1994
6) Kalff DM：Sandspiel, seine therapeutische Wirkung auf die Psyche. Rascher, Zürich, 1966（河合隼雄監訳：カルフ箱庭療法．誠信書房，東京，1972）
7) 河合隼雄：ユング心理学入門．培風館，東京，1967
8) 河合隼雄編：箱庭療法入門．誠信書房，東京，1969
9) 清瀧裕子：アレキシサイミアの心理療法過程における自由画の有用性―摂食障害事例における感情表出の視点から．日芸療法会誌，36；46-57, 2005
10) 宮川　礎，河合啓介，荒木登茂子ほか：治療に工夫を要した軽度精神遅滞を伴う神経性食欲不振症の一例．心療内科，4；290-294, 2000
11) Naumburg M：Dynamically Oriented Art Therapy：Its Principles and Practice, illustrated with three case studies. Grune and Stratton, New York, 1966（中井久夫監訳，内藤あかね訳：力動指向的芸術療法．金剛出版，東京，1995）
12) 岡田康伸：箱庭療法の基礎．誠信書房，東京，1984
13) 岡田康伸：箱庭療法の展開．誠信書房，東京，1993
14) 大嶋正浩，石川　元，上野郁子ほか：箱庭療法が有効であったAnorexia Nervosaの一例．臨床精神医学，10；323-1330, 1981
15) 島田高志：拒食・登校拒否女児の箱庭療法による治療過程．山形病医誌，23：209-213, 1989
16) 田熊友紀子：水イメージからみた心理療法．日本評論社，東京，2008
17) 田中志帆：神経性無食欲症事例における感情表出の意義．心理臨床研，18；333-344, 2000
18) 遠山尚孝，菊池道子：発達の病理と治療序説．精神療法，20；387-391, 1994
19) 横山富士男，大野芳義，村田繁雄ほか：箱庭療法を試みた，摂食障害と強迫症状を伴う登校拒否の1例．臨床精神医学，14；1227-1236, 1985

第8部　芸術療法・集団精神療法

5．病棟ミーティングにおける未熟型うつ病患者の攻撃性の表出とその対応

キーワード　攻撃性，うつ病，集団精神療法，コミュニティミーティング

　われわれは1986年1月より，大学病院精神科病棟においてコミュニティミーティングの要素の強い集団精神療法を行ってきた。そこでは，病棟の性質上，ゆるやかな構造のなかでセッションが展開される。そのため，ここで攻撃性が表出された場合，その対応・処理が難しく，しばしば参加者の退席や欠席を招いてしまう。

　われわれの病棟ミーティングには，うつ病患者が多く参加する。現代のうつ病の病像は変遷をみせ，性格的に未熟なうつ病者[1]が増加していると指摘されているが，かれらが集団の中で攻撃性を表出することはしばしばある。

　われわれは，これまで集団精神療法において攻撃性がどう緩和されるかについて報告し[2]，さらに，うつ病者の役割同一性と両義性不耐性に着目して集団内での行動特性を論じた[5]。その際には，メランコリー親和型を中心とする従来定説であった，うつ病理解に基づいて検討したが，今回は現代的なうつ病像を呈する事例をもとに，集団療法場面で表出される攻撃性への治療的対応について考察を試みた。

I．グループの概要

　われわれの病棟の集団精神療法は，病棟治療構造の一部で「ミーティング」と呼ばれている。対象は，急性期の不穏状態にある患者を除き，担当医が許可したほぼ全員の患者である。病棟の性質上，患者の入院期間が平均4ヵ月と比較的短く常に交代するので，開放グループ（open group）であるとともに，異質的集団（heterogeneous group）にしている。参加者は5人から10人くらいである。

　セッションは毎週水曜日，午前10時から10時50分までの50分間である。初めて参加した患者やスタッフの自己紹介から始まり，病棟の投書箱に入れられた意見を紹介してから自由討論をする。最後に，病棟の連絡事項を伝えて終わる。

　セッションはゆるやかな構造であって，テーブルのまわりのソファー，一種の隠れ場所に坐っての静かな参加・無言の参加も認められていて，中途参加・退室も自由にしている。（図1）

　経験の浅い女医がリーダーで，経験のある医師がコリーダーを担当している。臨床心理士・心理研修生，病棟師長，看護師も参加する。ミーティングの後に約30分のスタッフによるレビュー，アフターミーティングで共に意見を出し合い，理解を試みている。アフターミーティングの後，参加者のカルテ記載を行っている。リーダーと看護師が各々，記録を作成している。

II．事例

1．患者の紹介

　Aは27歳の男性である。地元の大学を卒業後，地元の企業に就職。2年目に東京本社への転勤を命じられて初めて親元を離れ，それを機に焦燥の強いうつ病を発症。抑うつ状態が遷延し，4年目にはパニック発作も起こすようになった。退職した後も抑うつが改善せず希死念慮が認められて入院したが，保護的な環境に置かれたことですみやかに改善して，積極的にミーティングに参加するようになった。病棟の生活の不満やスタッフへの要求が多く，性格的に未熟なうつ病患者といえる。

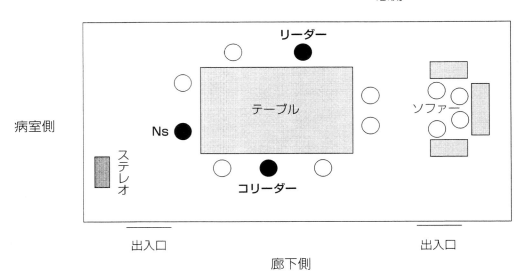

図1　ミーティングの構成

2．事例の経過

あるとき病棟で入院患者同士のグループ化が目立ち，それぞれの離合集散，対立が繰り返されていた。また，うつ病患者Yがある女性患者と親密になり，デイルームで二人が恋人同士のように見詰め合うような状況でもあった。Aが同室患者とともに，Yのいる病室の患者と対立していた。

X回目のミーティングで，Aが前回まで参加していなかった同室の男性患者4人とともに，デイルームのステレオの音が大きく，病室に響くと口々に苦情を訴えた。攻撃の対象のYがその場にいなかったので，彼らは個人名称をあえて控えていたが，治療者も含めて参加者たちは皆，その攻撃の対象がYであることに気づいていた。彼等の意見がミーティングの大勢を占めて別の立場からの発言がなく，話題をそれ以上深めることができなかったので，コリーダーが「実際にどの程度なのか試してみよう」と彼らの病室へと移動することを提案し，治療者と参加者が病室に漏れる音を試した後，ステレオの音量を設定した。

X回目から5日後，Aがグループのリーダーを呼び止め，「設定した音量でもうるさく，同室の重症患者がかわいそうだから何とかしてほしい」と訴え始めた。それをYが聞きつけ，「ミーティングで決まった音量を守っている」と主張したが，Aは「困っている人がいるのだ」と反論した。治療者はミーティングで扱った問題なので，再びミーティングで話し合おうとその場をまとめた。

X＋1回目のミーティングでもAは「音量を設定してもらって本当に助かってますけど，具合の悪い人がいるときもあるから，そういう時は考慮してください」と，ひき続きステレオの音量の意見を繰り返した。しかしAの発言は，ステレオの問題はスタッフが決めたことであり，自分は部外者なのだが，困っている人がいるから当然話題に上げているのだ，という責任転嫁したかたちだった。参加者たちは直接的な発言をしないものの，Aに対して非難の感情を抱いたようだった。

そのころAの病室と他の男性病室との対立は激しさを増し，その対立に巻き込まれて混乱した境界性人格障碍の患者がX＋1回目のミーティングから2日後，自殺未遂をした。しかし，この事件を機に，二つの病室の対立は鎮静化した。

X＋2回目のミーティングで，Aが，院外レクレーションに持って行く小遣いが1000円では足りないと意見した。スタッフは経済的に厳しい患者

のために金額を設定していると説明し，Aもいったんは納得したが，次のX+3回目のミーティングでは，「やっぱり小遣いは1000円では少なかったです。明らかにオーバーして使っている人がいたのに，先生がそれを注意しなかったのはどういうわけですか？八方美人というか，皆に好かれたいと思っているのですか？」と言った。ミーティングで問題提起したのに，深く取り上げられなかったので納得がいかなかったのだろう。

以後，Aは病棟の規則に対して不満を述べることが多くなり，しかもそれが自分個人の意見ではなく患者全体の意見を代弁しているようにふるまった。それによってスタッフを攻撃する傾向は繰り返され，Aは次第に病棟内の対人関係の中でも孤立していった。遷延したうつ病患者Bは当初，Aに同調して積極的にミーティングに参加し，ともにYを攻撃していた。しかし病室の対立が鎮静した後，BはAの発言に対してぶつぶつと文句を言いながらもソファーで毎回参加し，以前対立していた患者とも交流するという，中立的な立場をとるようになった。

Aは退院の準備のために病棟からアルバイトへ出かけるようになったので，X+6回目のミーティングを最後に以後参加していない。(図2)

Ⅲ．考　察

従来，うつ病者は，他者に対し同調的にふるまうことが多いと言われている。また，Tellenbachが彼らの特徴を秩序志向および他者配慮と表現したことからも，彼らは他者に対して容易に攻撃性を示すことはないと考えられる。

しかし，近年，これまで典型的であったものとは異なる病態をとるうつ病の増加が指摘されている。その一つは若年発症で，現実的困難に直面すると容易に抑うつに陥り，重症化はしないものの遷延しやすいタイプをあげることができる。

「未熟型うつ病」[1]の特徴とは，1)制止を示す一方で，激しい不安・焦燥や自殺衝動を伴ういわゆる混合状態を呈すること，2)入院などの状況の変化によりすみやかに抑うつから脱し，人間関係においては自責的であるより他責的になりやすいこと，3)自立を促す精神療法が必要であること，があげられる。今回呈示したAは，このタイプに該当する。こうした患者たちは，入院生活においてスタッフや他の患者に対し，しばしば攻撃的なふるまいをみせるが，それは依存性に裏打ちされた両価的なものの場合もある。

Aは当初，同室の患者とともに同じグループの仲間という立場でミーティングに参加し，あからさまに，うつ病患者Yをスケープゴートにしたてあげ攻撃した，Aとその同室者が攻撃的に同調した背景には，規則の多い病棟生活の不自由さや，社会で適応できなかった不満が転化されていたことが考えられる。

それに対してスタッフは，ステレオの音量を設定するという常識的な枠組みの確認を行うにとどまり，互いの感情を言語化させ，共感しあうという過程へと誘導することができなかった。結局，二つのグループの対立が更に患者間で繰り広げら

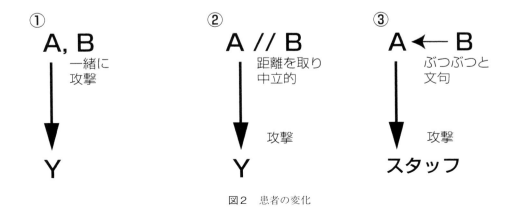

図2　患者の変化

れ，それに巻き込まれた境界性人格障碍の患者が自殺未遂したことからも分かるように，ミーティングの場では，集団力動が有効に取り扱えなかったことは明らかである。

その後，集団の攻撃性の様相は変化をみせた。Aはスタッフに対象を変え，攻撃性を強く表明することを繰り返していた。これに対し，他の患者がAの攻撃的な態度に同調することはなくなった。特にBは初めのうちはAとともに攻撃的発言をしていたが，次第にAに対して批判的になり，距離をとるようになった。ミーティングから遠ざかったが，Aと対面の位置であるソファーに着席してAの発言に対して小声でぶつぶつと文句を言うという，参加態度をみせるように変化した。Bに代表される他の同室患者は，部屋の対立という攻撃性が露呈した後に生じた事件を機に，罪悪感が刺激され，それ以上の攻撃的なかかわりを控えたのではないだろうか。

それに対し，何故Aは攻撃を続けたのだろうか。Aにある他責的になりやすい傾向があげられる。また，対象をスタッフへと変え，規則への不満を訴え続けた態度や，自分の要求を受け入れてほしいと要求し，それを満たされない怒りを表出していることから，Aの依存性がうかがわれる。Aは保護的な母親が存在する環境から離れた転勤を機にうつ病を発症したことからも分かるように，依存できる他者を求めているのではないだろうか。

Aの依存欲求の含まれたスタッフへの攻撃的な態度に対し，治療者がそれに対する具体的な対処に終始し，Aの攻撃性の背景を取り扱うことができなかったのは反省するべきである。

われわれは，かつて集団精神療法における攻撃性を考察し，入院患者の異質性，流動性が集団精神療法場面での攻撃性を助長することを指摘した[3]。北西らは，うつ病者の集団精神療法について，集団の性，年齢，環境をある程度同じにすれば，共感性が高まり依存性を受容しやすくなると述べた[4]。とすれば，われわれのミーティングのように様々な疾患の患者による集団精神療法は，うつ病者だけによる均質なグループと比べて，安全性が脅かされ，共感性や受容性に乏しく，うつ病者にとっても攻撃性を露呈しやすい状況にあると考えられる。

したがって，われわれのミーティングでは，今回呈示したような，うつ病者の攻撃性の対応・処理は，重要な問題である。このミーティングは治療共同体，つまり入院の共同生活の一部という構造のなかで行われるので，集団精神療法の原則の一つである「グループ内でおこったことがらをグループ外に持ち出さない」ということが不可能である。その場で取り扱いきれなかった集団力動が，治療者の知り得ない患者関係の中で更に増幅され，暴走する危険性すらある。われわれはミーティングの場で起こった攻撃性について，その場で極力対応するようにしている。しかし，それでは危険であると考えられた場合，担当医による個人精神療法にゆだねるべく，情報を送るようにしている。グループの構造が弱いという危険性を自覚し，個人精神療法の妨げになることがなく，治療促進的な存在になるよう努力している。

病棟ミーティングである以上，ある程度は枠を守っていくという役割も必要である。病棟の性質上，入院期間が比較的短いため，患者が入れ替わるたびに同様の要求が繰り返されることが経験されている。その要求の多くは入院設備に関するものと，起床・就寝・検温など病棟のスケジュールに関するものである。設備に関しては予算の都合があり，実現は難しいものである。また，スケジュールに関しては，入院して治療を最優先するべきであることを，医師としてのアドバイスを加えて説明せざるを得ない。しかし，司会者が病棟の枠を守る立場に偏ってしまうと，患者は依存欲求を無視されたと感じたり，罪悪感を刺激されたりする可能性がある。患者がミーティングに何かを求めているということに注目し，隠された感情を汲み取る努力も必要である。今回提示した事例でも，そうした配慮があれば，Aの攻撃的言動をやわらげて，他の患者の中で孤立することが防げたかもしれない。

ま と め

若年発症で，現実的困難に直面すると容易に抑

うつに陥り，重症化はしないものの遷延しやすい病態のうつ病患者が増加していると指摘されている．その一つである未熟型うつ病の患者がみせた攻撃性に着目し，治療的対応について考察した．

患者の攻撃的なふるまいの背後には，治療者に対する依存性や罪悪感などの隠された感情があることに注目し，治療構造の枠づけを守りつつ患者の依存欲求をある程度受容するという努力が必要と考えた．

（高田早苗，岡島美朗，本田 暁，林 聡子，永野 由美子，加藤 敏）

文 献

1) 阿部隆明, 大塚公一郎, 永野 満, 加藤 敏, 宮本忠雄:「未熟型うつ病」の臨床精神病理学的検討—構造力動論（W. Janzarik）からみたうつ病の病前性格と臨床像—. 臨床精神病理, 16; 239-248, 1995
2) 阿部 裕, 岡島美朗, 江原由美子ほか: 集団精神療法における攻撃性. 集団精神療法, 5; 159-164, 1989
3) 岡島 美朗, 辻 恵介, 江原由美子ほか: 集団精神療法における分裂病者の「小さな的はずれ効果」について. 集団精神療法, 9; 119-124, 1993
4) 北西憲二, 中村 敬, 近藤喬一, 久保田幹子: 老年期の遷延性うつ病者に対する集団精神療法—うつ病治療に対する新たなる試み—. 集団精神療法, 5; 57-61, 1989
5) 辻 恵介, 鈴 万里, 岡島美朗ほか: うつ病者の集団精神療法に関する考察その1—役割同一性と両義性不耐性に着目して—. 集団精神療法, 11; 29-34, 1995
6) Storr A: Human Aggression. Allen Lane The Penguin Press Ltd. England, 1968（高橋哲郎訳: 人間の攻撃心. 晶文社, 東京, 1973）

第8部　芸術療法・集団精神療法

6．散歩療法が奏効した回復期うつ病

 うつ病，散歩，運動，治療，肥満

　不適切な診断や不十分な評価から安易な向精神薬が処方を行われ，多剤併用に陥りがちな精神科治療が社会から批判を浴びている[12]。治療効果が疑問であるばかりでなく，依存性などを含めた有害事象，大量服薬による自殺企図の温床になるなど，行き過ぎた薬物療法の問題点は数多く挙げられる。こういった背景から，非薬物療法を見直す動きが活発となってきている。非薬物療法の中でも，運動療法の有効性が注目されてきている。

　ある程度の距離を歩く歩行も，運動に値する行動である。中でも外の空気に触れながらそぞろ歩きをする「散歩」は，古くから日常的に行われている行為と言える。

　散歩によって気分が晴れて思考活動が軽やかになることを最初に示したのは，逍遙（ペリパトス）学派を率いたアリストテレスである。哲学者イマヌエル・カント，西田幾多郎も散歩を愛したことが知られている。散歩が精神活動に好影響を与えることは，先人たちが経験的に認知，実践していたと考えられる。

　精神疾患に対しての治療として散歩を用いたのは，Stekelが嚆矢のようである。Stekelの行った散歩療法は，自宅付近の緑の中を患者と歩くスタイルであった[21]。日本では松尾が，治療としての散歩療法を行っていた記載が存在する[13]。松尾の記述からは，散歩の効能としては，散歩をしながら話をし合う，もしくは沈黙を共有し合う精神療法としての効果が，運動としての効果よりも大きかったのではないかと推察される。

　経験的治療としての色合いが強かった散歩だが，運動としての散歩，ウォーキングの精神疾患に対する治療効果を示す，科学的エビデンスが発表されてきている。イギリスの治療ガイドライン（National Institute of Clinical Excellence：NICE）では，軽症うつ病に対して構造化された運動療法を推奨している[14]。瞑想を取り入れた散歩[15]，あるいは庭園の中を逍遙するなど[11]，散歩をリハビリテーションに取り入れた報告も行われている。抗うつ薬の有害な副作用や高騰する医療費の問題からも，散歩を含めた身体運動の抗うつ作用に，期待が集まっていることは間違いない[9,16,17]。

　一方で，重症・中等症うつ病の入院患者における散歩療法についての発表は，ほとんどない。重症・中等症うつ病の治療終盤では，職場復帰などを目指す回復期に入る。薬物療法や修正型電気けいれん療法などの治療が一定の成果を見た後においては，むしろ社会・職場復帰を前にして体力的不安や自信喪失感に悩む患者が少なくない。その意味で，症状が改善し退院を準備する段階で，体力増進や生活リズム維持についての治療・指導は手薄になっているといわざるをえない。

　今回われわれは，入院中の散歩療法が奏効した気分障碍の3症例を経験したので報告する。病院構内の一定距離を定期的に散歩する散歩療法を導入し，退院・社会復帰が可能になった症例である。

I．方　法

　散歩コースは，A病院構内の安全上歩きやすい場所を選定し，長さによってvery short, short, long, very longの4種類に分けて，患者の体力に応じて週4, 5回程度行った。標準的な男性（42歳男性，170cm，65kg）での距離，消費カロリーを表1に示す。歩数や消費カロリーの評価は，ライフコーダGS（キッセイコムテック社製）を装着

して評価したものである．散歩程度の運動に支障のある身体疾患は，精査の結果3症例ともに認めなかった．散歩療法については，患者の口頭での了承を得て行った．

II．症 例

〔症例1〕 22歳男性，軽症うつ病エピソード

小中学校では野球部で活躍するなど，活発な青年であった．X－5年に大学入学後，学業に興味が持てなかったが，授業には出席していた．X－2年4月ごろより昼夜逆転が強まり，授業を欠席しがちになった．同年5月頃より，抑うつ気分，不安・焦燥，注察念慮，不眠が強まり，ひきこもり傾向が顕著となった．大学は留年・休学となったが，焦燥のあまり自宅で暴れるエピソードもたびたび見られた．同年11月に他院を受診し，aripiprazole 6 mgが処方されたが，自覚的な効果が得られなかったため，アドヒアランスは不良であり通院を自己中断した．しかし，抑うつ状態は改善せず，親のすすめもありX年8月にA病院を紹介受診し，9月に任意入院となった．入院時のCES-D (Center for Epidermiologic Studies Depression Scale，うつ病自己評価尺度)は29であり，BMI 22.8であった．

薬剤はamoxapine 50 mgに変更して，抑うつ症状は軽度の改善を認めたが，気力や体力の不安を訴えることが目立った．入院1ヵ月後より散歩療法(very longコース，週4，5回)を導入した．薬剤の大きな変更は行わなかった．導入するうちに，「生活が規則的になった」「やろうかな，という気持ちになってきた」「友人からの連絡に返事を返せるようになった」という発言が認められるようになった．X年12月退院となった．退院時のCES-Dは19と，抑うつ症状は改善し，BMI 22.5と軽度の改善を認めた．

〔症例2〕 41歳女性，双極II型障碍

X－10年前より，不安・焦燥が出現し，X－7年前より他院にて通院加療を行っていたが，気分変動は続いていた．精神運動制止や抑うつ気分，不安・焦燥が主体であったが，X－4年に多弁・過活動に加え100万円近く浪費してしまうなど，躁病相も認められた．病相コントロールは不良であり，X－2年にA病院に転医となった．しかし安定せず，X年に入り抑うつ気分や精神運動制止，日内変動，情動不安定，不眠も強

表1 各散歩コースの歩数，距離，消費カロリー

コース	歩数(歩)	距離(m)	消費カロリー(kcal)
Very short	1,734	640	56
Short	2,100	780	62
Long	2,350	850	74
Very long	3,900	1,500	115

42歳男性，170cm，65kgでのデータ．ライフコーダGSにて記録．

まったため，X年3月にA病院に入院となった．入院時のCES-D 25であり，イライラや怒りっぽさなど，情動不安定が目立つ病像であった．身長163 cm 体重91.8 kg（BMI 34.6）HbA1c 10.0％と，高度の肥満および糖尿病を認めていた．

薬剤はparoxetine 10 mg，mirtazapine 15 mg，sulpiride 50 mg，抑肝酸7.5 gであったが，気分安定薬が必要と判断し，lamotrigineを開始した．Paroxetineとmirtazapineは現行量のままとし，lamotrigineを150 mgまで漸増していったところ，情動不安定は改善していった．精神運動制止も改善傾向であったため，散歩療法(long～very longコース，週4日)を導入した．

散歩療法を開始して1ヵ月後には，肥満や血糖値，血圧なども改善傾向を示した．X年5月に退院となった．退院時には，関係が険悪だった夫への感謝の念を述べるようになっていた．退院時のCES-D 22と，抑うつ症状は軽度の改善であったが，体重85.8 kg，BMI 32.3と肥満は大きな改善を示した．

〔症例3〕 30歳男性，大うつ病性障碍，反復性，中等症

X－6年，大学院卒業後の就職活動がうまくいかなかったことから，抑うつ気分，中途覚醒が出現した．X－5年より，通院開始．抗うつ薬は数種類試されたが奏効せず，大学院卒業後はニート生活が続いていた．就職できない不安・焦燥や不眠，自傷行為などが目立ってきたため，X－1年8月にA病院に入院となった．臨床像は，抑うつ神経症ないし未熟型うつ病を呈しており，嫌なことはできないなど，状況反応・限局した抑うつ状態が続いていた．levomepromazineによる薬物療法と支持的な精神療法が奏効し状態が安定したため，X－1年9月に退院となった．退院後の外来では，他院デイケアやアルバイトに励むなど，比較的安定した状態が続いていた．

しかし，X－1年11月ごろより，交際相手との不仲や就職を巡っての不安が強まり，再び昼夜逆転の生活となり，タバコの火を自らの腕に押し当てるなど自傷行為も再び目立ってきた。抑うつ症状や不安・焦燥が強まったため，X年1月に再入院となった。入院時のCES-D 49，身長177 cm，体重87.6 kg，BMI 30.7であった。Triazolamなどベンゾジアゼピン系薬剤やバルビツレート・抗精神病薬合剤などを漸減中止し，trazodone125 mg，ramelteon8 mgの加剤などで，睡眠は比較的安定した。しかし抑うつ症状については，clomipramine を150 mgまで増量する薬物療法を行ったが，反応は部分的に留まり，活動量の低い状態が続いていた。薬物療法ではこれ以上の改善は難しいと判断し，散歩療法を導入した。Very longコースを週4日，短距離ダッシュも施行した。散歩療法を導入して約2ヵ月後より，父親の手伝いもできるようになるなど，行動量や生活リズムも安定してきた。外泊を重ねて，X年5月退院となった。CES-D 31，体重82.2 kg，BMI 26.1と，抑うつ症状，肥満ともに改善を認めた。

Ⅲ．考　察

3症例に共通している点としては，典型的な内因性うつ病とは異なり，診断・治療に苦慮する症例であり，それに対して散歩療法が有効であった。3症例ともに薬剤の大きな変更は行わなかったものの，実施前と比べてCES-Dが低下し，抑うつ症状の改善を認めた。さらにBMIが減少するなど，肥満軽減の効果も認められた。患者自身の自信回復感も大きく，退院への不安軽減に役だったというコメントが得られた。薬物療法の効果も否定できないが，患者自身が散歩によって効力感を実感できている。

散歩での医師との触れあいや雑談も，精神療法としての機能を果たし，治療上の重要な要素となった。結果的に，薬剤は種類・用量ともに減じることができた。

症例2に認められた肥満や生活習慣病は，散歩療法によって著明に改善している。高度な肥満や生活習慣病に対しては，高強度の運動を持続的に行うのが理想的である。しかし，高強度の運動は身体負荷も大きくなるため，重症の抑うつ症状や身体合併症を持つ患者には用いづらく，実際的ではない。退院を控えている回復期のうつ病患者にとって，高強度運動療法に伴う体調悪化や自信喪失など，症状悪化の危険性も十分に考えられる。散歩程度の軽度の負荷が適切かつ治療的である場合も，少なくないと考えられる。

うつ病に対する運動療法の効果は，運動負荷や運動継続期間などの統一性を担保するのが難しく，効果があるとする結果が優勢であるものの，一定した結果が得られていないのが現状である[1,4]。うつ病に与える神経科学的変化としては，脳由来神経栄養因子(BDNF)や血管内皮細胞増殖因子(VEGF)などの上昇を促し，抑うつ症状の改善につながるのではないかと考えられている[3,5]。中枢性のノルアドレナリン増強作用も，抗うつ作用を説明する機序として考えられている[19,20]。

"Walking"は，「散歩」よりも「歩行」が適切な和訳だとはいえ，"Walking"とうつ病に関する研究はいくつかある。その中でも二つの詳細な研究では，低い負荷の歩行でさえも，うつ病のリスクを60％も軽減したという[6,18]。Lucasらによれば，20分以上と40分以下の毎日の歩行は，うつ病のリスクをそれぞれ6％，17％減少させた[10]。

しかし散歩は，単なる「歩行」やジムでの有酸素運動とは異なり，緑の中を歩く，治療者との間の触れあいの時間が取れるなど，運動以外の要因も大きいと考えられる。治療者と一緒に話しながら歩くことは，精神療法の効果ももたらすことを示している。なにより患者が治療者とともにすごす「共同的時間」の体験を基礎に，共同性を育むことのできることは，作業療法としての効果も得られることを示唆している[8]。

生理学的には，緑の中を歩くことによる抗不安・抗うつ効果を示す研究もある[2]。うつ病の予防効果も考えられており，Jonsdottirらは，120分間庭園を歩くことが，対照である座っている群よりも将来のうつ病発症のリスクを63％軽減したことを報告している[6]。

高強度の運動療法が，神経科学的には推奨されている[4]。しかし本症例群では，散歩程度の低強度の運動でも治療効果が得られる症例が存在することが示された。肥満・生活習慣病の副作用が

つきまとう近年の抗うつ薬・抗精神病薬中心の薬物療法においては，散歩療法は重要なオプションと言えよう．加藤も散歩の効用を，「文字通り一歩一歩ゆっくり自分の身体で地を踏みしめることで，自己身体の感覚と時間感覚が回復し，本来の自然な生命のリズムが戻ってくる」と述べている[8]．

保険診療という特徴から患者数が増えている日本の精神医療において，難しくなっている患者とのふれあいの時間を確保できる利点は，計り知れない．退院を控えた回復期うつ病の有効な治療手段である可能性が示唆されたと言える．

（福田和仁，西多昌規，加藤　敏）

文　献

1) Blumenthal JA, Babyak MA, Moore KA et al：Effects of exercise training on older patients with major depression. Arch Intern Med, 159；2349-2356, 1999
2) Brown DK, Barton JL, Gladwell VF：Viewing nature scenes positively affects recovery of autonomic function following acute-mental stress. Environ Sci Technol, 47；5562-5569, 2013
3) Cotman CW, Berchtold NC, Christie LA：Exercise builds brain health: key roles of growth factor cascades and inflammation. Trends Neurosci, 30；464-72, 2007
4) Dunn AL, Trivedi MH, Kampert JB et al.：Exercise treatment for depression: efficacy and dose response. Am J Prev Med, 28；1-8, 2005
5) Ernst C, Olson AK, Pinel JP et al：Antidepressant effects of exercise；evidence for an adult-neurogenesis hypothesis? J Psychiatry Neurosci, 31；84-92, 2006
6) Jonsdottir IH, Rodjer L, Hadzibajramovic E et al：A prospective study of leisure-time physical activity and mental health in Swedish health care workers and social insurance officers. Prev Med, 51；373-377, 2010
7) 加藤　敏：作業療法の今日的な吟味．臨床精神病理，34；297-313, 2013
8) 加藤　敏：職場結合性うつ病．金原出版，東京，2013
9) Kessler RC：The costs of depression. Psychiatr Clin North Am, 35；1-14, 2012
10) Lucas M, Mekary R, Pan A et al：Relation between clinical depression risk and physical activity and time spent watching television in older women: a 10-year prospective follow-up study. Am J Epidemiol, 174；1017-1027, 2011
11) McCaffrey R, Hanson C, McCaffrey W：Garden walking for depression；a research report. Holist Nurs Pract, 24；252-9, 2010
12) 宮岡　等：精神科医の多剤併用・大量処方を考える　I　特集にあたって．精神科治療学，27；1, 2012
13) 松尾　正：沈黙と自閉―分裂病者の現象学的治療論．海鳴社，東京，1987
14) National Instuitute for Health and Clinical Excellence：The treatment and management of depression in adults.（http://guidance.nice.org.uk/CG90）Accessed on 24 December 2013
15) Prakhinkit S, Suppapitiporn S, Tanaka H et al：Effects of Buddhism Walking Meditation on Depression, Functional Fitness, and Endothelium-Dependent Vasodilation in Depressed Elderly. J Altern Complement Med, 20；411-416, 2013
16) Rimmer J：Exercise for depression. Cochrane Database Syst Rev, 11；CD004366, 2012
17) Robertson R, Robertson A, Jepson R et al：Walking for depression or depressive symptom；a system review of meta-analysis. Ment Health Phys Act, 5；66-75, 2012
18) Smith TL, Masaki KH, Fong K et al：Effect of walking distance on 8-year incident depressive symptoms in elderly men with and without chronic disease；the Honolulu-Asia Aging Study. J Am Geriatr Soc, 58；1447-1452, 2010
19) Sothmann MS, Ismail AH：Relationships between urinary catecholamine metabolites, particularly MHPG, and selected personality and physical fitness characteristics in normal subjects. Psychosom Med, 46；523-533, 1984
20) Sothmann MS, Ismail AH：Factor analytic derivation of the MHPG/NM ratio；implications for studying the link between physical fitness and depression. Biol Psychiatry, 20；579-583, 1985
21) Stekel W：Nervöse Angstzustände und deren Behandlung. Urban and Schwarzenberg, Berlin and Vienna, 1908

第9部

社会精神医学

第9部 社会精神医学

1．母国同一性の混乱を背景にうつ病を発症した在日日系ラテンアメリカ人

 在日日系人，同一性，適応，うつ病，文化間葛藤

われわれは母国同一性の混乱を背景として，うつ病を発症するに至ったと考えられる日系ラテンアメリカ人の思春期女性を呈示し，在日日系人に特徴的な文化間葛藤に注目しながら考察したい。小論は，今後増加することが考えられる，在日日系人青少年のメンタルヘルスサポートの一助になると考える。

I．症例

症　例　19歳，ラテンアメリカA国籍の日系三世女性

病前性格　小柄な体格。大人しく，控えめな性格であると自ら述べた。家人も，患者は内向的，遠慮がちであると評した。

家族歴，家族環境，および生活歴　患者は4人姉妹の3女。現在，日系2世同士の両親，3人の姉妹，1人の甥と同居。祖父母，両親，姉妹には精神科的負因はなかった。

患者は，A国首都にて生育し，11歳時に来日。来日直後は東京近郊に居住していたが，数カ月後父親の職場の変更に伴い，一家で北関東のB市に転居し，現在に至るまで同地に居住。当初は日本語がほとんどわからなかったというものの，中学校卒業時には日本語の授業内容を何とか理解する程度になったという。私立高校に進学したが，日本語の理解力不足も手伝い，成績は優秀でなかった（大体，中の下）。欠席，遅刻はほとんどなく，努力家であったと当時の教師は評している。級友からは慕われ，友人は多かったという。

来日以前の父親の職業は，役場勤務，次いでバスの運転手であり，一家はA国在住時，農鉱業が主要産業である同国においては中産階級層にあったと推察される[1]。

長姉は，A国で大学の建築学科に在学していたが，退学して来日，来日後は働いており，次姉も来日して日本の高校を卒業後すぐに就職している。長姉は来日後結婚したが，離婚して息子と実家に戻ってきている。

内向的，遠慮がちといった患者の性格に対し，両親や2人の姉は外向的であり，また末妹の性格はおよそ両者の中間である。

家族内で普段は日本語で話すことが多いが，話が白熱してくるとスペイン語に切り替わるという。日本語は，両親から長姉，次姉と，年齢が下がるにつれ流暢になり，幼少時に来日した末妹に至っては全く違和感がないほど日本語が流暢であった。患者は，日本語で日常会話はスムースにできるものの，アクセントや発音で時々戸惑い，"葛藤""客観的"といったような高度な概念の単語の理解が苦手であった。

スペイン語は，家族内で年齢が上がるほど流暢となり，両親や2人の姉はスペイン語での意思伝達には全く問題ない。一方，患者にとってスペイン語は日本語より不自由であり，姉にスペイン語で話すと，下手だと指摘されるという。末妹はスペイン語能力が患者よりもさらに劣るが，担当医（筆頭著者，以下同様）の話す日本語を，両親に対して積極的にスペイン語に通訳してやるなど，日常生活において日本語をベースにスペイン語をうまく活用しているという印象を受けた。これは，日本語，スペイン語どちらの言語でもうまく自分の内面を表現できない患者と対照的であった。

患者は，家族の中では母親に親しみを感じ，他の姉妹に対しては距離を感じていた。特に長姉との仲は良くない。父親については，信頼する一方，小さい頃よく怒られたので恐いと感じている。

患者は担当医に，自分の性格が日本にあっており，将来も日本に住みたいと語った。一方，両親や姉は，A国に帰国したいが，消極的ながら日本での永住を希望している。その理由は，A国では左翼ゲリラによる

テロリズム，市中強盗の多発など，治安に対する不安が強いからだという．ちなみに，一家が来日した1990年代前半は，左翼ゲリラが活発に活動していた時期である．

現病歴：X-1年4月，高校を卒業後，福祉専門学校の保育科に入学した．専門学校では毎週，課題が出され，夜遅くまで多忙であったという．

X-1年12月，肺炎を指摘されC病院呼吸器内科受診．また，この頃から不眠や倦怠感が出現し，近医で精神安定剤を処方されていた．

X年8月，専門学校のスクーリング期間中，同級生と共同生活をすることとなったが，ある同級生より悪口を言われたり，仕事を押し付けられたりするといういやがらせを受け，それを契機に，疲労感，倦怠感，食欲不振が生じ，不眠も増悪した．深夜に胸部痛を生じることがあり，呼吸器内科受診したが，身体上の問題は指摘されなかったという．

X年10月，C病院精神科初診した．受診時，消え入りそうな声で抑うつ気分と体調が優れないことを訴えた．担当医はスペイン語ができることを患者に伝えたが，患者は日本語で応答することを希望し，問診は主に日本語にて行った．ただし，患者の理解がはっきりしない語彙についてはスペイン語にて伝えることとした．なお，担当医は，小学校4年次より家族に連れられて3年間スペインにて生活，現地の小学校に在学した後，日本に帰国した．現在，日常会話程度のスペイン語会話が可能である．

患者に不眠，食欲不振を認め，うつ病の診断にてfluvoxamine投与治療を開始したが，効果は不十分であった．倦怠感が強い，家で居場所がない，消えたい気持ちがあるなどの訴えがあり，本人の希望もあり，X年12月，C病院精神科へ入院となった．

入院後の治療経過　入院した当初，他患との接触をほとんど持たず，体調不良や煙草の煙がきついということを理由に，デイルームに出てくることが少なかった．一人で散歩に出かけるか，自室ベッド上で泣いていることが多かった．当初担当医に対しても遠慮が強く，面接でもその日の気分を聞く程度がやっとで，なかなか内面的なことに触れられなかった．

入院1ヵ月を過ぎたあたりから，特定の他患と話をしたり，外出をしたりするようになっていった．面接で時間を取っても話せるようになったため，中学，高校を通して学校での適応について尋ねた．患者は，成績はいまひとつであったが，級友には可愛がられ，いじめのようなものは体験しなかったと答えた．日本の印象について尋ねてみると，良い印象を持ち日本に永住したいと答えた．具体的に気に入った点を尋ねると，"外国と比べると気を遣ったりする点が好き"とA国人に比べ日本人は他者に配慮的である点が気に入ったと述べた．また日本のかわいらしい少女アニメを好み，少女漫画雑誌の付録小物を飾りたがるなど，嗜好は年齢に比べ幼い印象を受けた．今後は"専門学校を卒業して保育士さんになりたい"といった希望はあるのだが具体的な生活の見通しは曖昧であった．

やがて，入院後3カ月半経過した頃，躁転した同室の干渉的な患者に対し，専門学校で自分をいじめた人物に言動が似ていると言って，非常に被害的になることがあった．この際，いくらその患者と距離をとるよう話しても干渉に自ら巻き込まれていってしまった．また，昔自分をいじめた同級生本人を病棟に呼び出して，自分に謝らせたい，と話すこともあった．この頃より頭痛，倦怠感，咽頭痛を訴えたが，内科の検査にて大きな異常は認められなかった．患者は，親しい特定の他患以外との交流は避けるようになった．

さらにX+1年4月，病棟に入院してきた同年齢の神経症の女性患者が行動化を呈したことに強く影響されて，医療スタッフが「自分を理解してくれない」，「辛く当たる」と，攻撃的な言葉を使い始めた．また，無断離棟を行ったが，患者は離棟したことについての記憶がなく，「頭のなかが真っ白になる」と述べた．離棟はヒステリー性離解によると考えられた．同じ頃，「真っ黒な穴のなかを落ちていく」悪夢をよく見ると訴えるようにもなった．「元気の出る言葉が欲しい」，あるいは「自分をどうにか治してほしい」，と言って頻回に面接要求をするものの，面接で本人の洞察を深めようと働きかけても効を奏しなかった．

面接での患者の日本語による表現は，"未来のある道とない道ではどう違うのか"など，抽象的な単語の言い回しになることが多く，反対にこちらからの言語的な働きかけに際しては，日本語の語彙の理解が不足しており，簡単な比喩やわかりやすい単語でないと理解できなかった．スペイン語での面接も試みたが，余計に表現が不自由な様子であった．もっとも，担当医のスペイン語に対して，患者は"下手"と一言で切って捨ててしまうこともあったが，それが患者と担当医の言語的理解困難の主な原因ではないと思われた．

結局，患者と家族に，逸脱行動がおこる際は，退院か，転院する必要ある旨伝えたうえで，病棟レクリ

エーションへの参加，自宅への外泊を実行することを約束させ入院継続とした。

患者は外泊中，家で横になっていることが多かった。また，外泊の都度，患者は長姉と喧嘩をして帰ってきていたため，その理由を尋ねた。患者は姉から家の手伝いをしないことなどの生活態度について文句を言われて辛かったこと，また，幼い姉の子（患者の甥）がうるさくて休めないことで姉に不満を抱いたことを語った。そこで担当医は患者に，姉をはじめとする家族に対して不満なことは積極的に言語化するようにと促した。それに対して，次の外泊から帰ってきた本人の口より，「うるさかった甥に対して怒ったらすっきりした」という言葉が返ってきた。このことを評価し，以後面接の中でも言語化が積極的になされることを期待したが，さほど進まなかった。外泊に消極的な状態が続いていたが，その理由として，外泊のたびに家族が患者に対し，入院が長引いているので学業を諦めて働くようにと言っていたことが明らかとなった。これに関し患者は，保育士の勉強は辛いが続けていきたいこと，その一方で，早く働いて家計を助けなければいけない気持ちもあると話し，混乱を表明した。その前後にヒステリー性と考えられる幻視，健忘が出現した。あるとき病棟外へ担当医と散歩に行った際は，「お花畑が見える」，と言って，歩道上でうずくまってしまうことがあった。面接の中で「私は妖精になりたい」，「蝶々になって幸せを探したい」と発言したこともあれば，自ら折った小さな折鶴を前にして，「この子は赤ちゃん，まだ生まれてほやほやだから飛べないの」，とかなり退行的な色彩を帯びた幻想的な言語表出がなされることもあった。

そこで，毎週1回外泊後に家族面接を行ない，家族に対し患者の病気を理解し追い詰めないよう伝える一方，患者には自分の意志を周りに伝えていくことが大切だと伝えた。さらに長期の入院生活が退行と依存を促進してしまう点を患者と家人に説明し，毎週の外泊を徹底して行わせるようにした。

X+1年11月，以前より患者の相談に乗ってくれていた高校時代の恩師の協力で，幼稚園の子どもの遊び相手のボランティアを勧めてみた。患者は何度か幼稚園に行ったが，子どもの相手は気が進まなかったと言い，自信がつかないからと外泊を渋る状況もしばらく続いた。しかし，患者はこの子どもの相手をすることに興味が湧かなかったという経験を通して，保育士になることをあきらめ，専門学校を辞める決心がつ

いたようであった。次第に，外泊中，姉や甥とも距離が取れるようなってきて，母親の家事の手伝いをしながら落ち着いて過ごせるようになった。面接の中で，「学校は退学して，少し家でゆっくりしてからアルバイトをしたい」と将来の展望を述べるようになった。

X+2年3月，家で落ち着いて過ごせる状況が整い，入院より15カ月後にして退院となり，外来通院となった。専門学校は退学し，家事手伝いをしばらく続けていたが，その後自動車部品工場に勤務するに至っており，退院後2年余り経過した時点でも仕事を続けている。定期的に外来を受診しているが，家で長姉とけんかと仲直りを繰り返しつつ，気分の変調を来たすことなく過ごせている。

II．考　察

1．日本への適応の挫折，発症，ヒステリー化

A国にいた頃は，裕福ではなかったにしろ中流の生活を送っていた一家は，来日当初は生活基盤が不安定となった。長姉はA国にて大学在学中であったが中退し来日，以後工場勤務を続けてきていた。次姉も同様に進学の希望はあったものの，日本で高校を卒業すると就職した[2]。これは新天地へ移住後の日系人によくみられる傾向で[3]，生活が不安定な場合，家族構成員は仕事をして経済状況を好転させる。そして，生活が安定してきたら子どもには高学歴をつけさせる。つまり，日系人家庭においては，子どもは比較的早い時期に就労するか勉学に打ち込むかといった選択を迫られ，それは日系人としての適応のひとつの形でもある。

患者が義務教育を終了する頃には，姉二人の努力もあって一家の生活もやや安定してきたと推測され，患者は高校，専門学校へと進学した。これは本人の希望であると共に，両親の意向でもあり，良い成績を残すことが期待されていた。姉達も，自分達が諦めざるを得なかった学業にて患者が精進していくことを期待していたと思われる。

ところが，患者の中学や高校時代の成績は，日本語の理解力不足により，周囲のレヴェルについていくのが精一杯であったという。ただし，患者は成績はいまひとつながらも，小柄で控えめな性

格から人気があり友人も多かったことから，学校に適応できていたと思われる。しかし，専門学校に入学してからは，体調を崩してしまうほど努力をしても，成果が思ったほどは上がらず，一方で日本人同級生が自分より簡単に課題や勉強をこなしていくのを見て，患者には焦りと羨望の両方があったのではないかと思われる。さらに，"そうした日本人"の一人より辛く当たられるに及び，日本語で効果的に言い返すことも，その葛藤を誰かに打ち明けることもできずに，うつ病を発症したと推測される。もちろん言語の問題以前に個人の性格や嗜好の違いも発症の要因として無視できないが，一般に移住先言語による疎通性が悪いと移住先での適応が悪く，精神疾患発症のリスクが高まるといわれている[4]。

　患者は，"仕事か勉強か"のいずれかを努めることを期待される家族にあって，義務を果たせないこととなってしまった。実際，両親や姉達は，学業に復帰できないのであれば即座に働かなければならないと本人に迫った。この家族からのプレッシャーのもと，患者は，学業で両親の期待にこたえられなかったことに対する申し訳なさと，姉達のように働かねばならないという義務感を感じる一方，病気のことを理解しないで，働くか勉強するかを迫る家族に対する反発心が生じるという葛藤を感じていた。しかも，自らの立場を家族や治療者に対し，言語化して葛藤の解決を図ることは先述した言語の問題や，後述する家族間の母国同一性意識の格差もあり，困難であった。さらに，病気であることは，働くか勉強するかという決断を先延ばしにしてくれるものであった。患者の長引いた抑うつ，また入院中に生じたヒステリー性の症状は，こうした葛藤のなかで生じたとみられる。

2．母国同一性意識の揺らぎ

　患者の病態を理解する上で，母国同一性に注目してみたい。

　母国同一性意識とは，ある文化共同体として規定される国家に対する帰属心あるいは愛着の気持ちをいう。われわれは，移民者においては移住元と移住先それぞれに対して，程度の違う母国同一性意識が存在し，その揺らぎが移住先への適応に影響を及ぼすと考える[5]。

　患者は，11歳でA国より来日し，それから10年近く経過したことで，日本とA国で過ごした期間の割合がほぼ半々となっていた。しかし，両親，二人の姉（29歳と24歳）や妹（15歳）では，期間の割合がそれぞれ違う。これにより，家族のなかで日本への適応の程度や日本人としての母国同一性意識の強さに違いが生じたと考えられる。

　より多くの期間をA国で過ごした両親および2人の姉は，日本語よりもスペイン語が流暢で，多くの日系人がそうであるように工場勤務を当然のこととして受けとめ，日系A国人としての母国同一性意識が強い。また来日当初，幼少であった妹は，日本で暮らしてきた期間のほうが長く，日本語が流暢で日本の学校に就学しており，日本人としての母国同一性意識が強い。

　それに比べると，日本とA国で過ごしてきた期間がほぼ半々であった患者では，スペイン語能力と日本語能力が共に中途半端で，両親，姉に代表されるスペイン語を中心としたA国人コミュニティになじめず疎外感が生じる一方，流暢な日本語を話し日本人の友人を多く持つ妹に距離を感じていた。患者は，中学高校と，保護的な環境においては適応もよく，曲がりなりにも日本人としての母国同一性意識を保ちつつ，学業に打ち込めていた。しかし，本質的に日本語の疎通性の悪さが存在していた患者は，専門学校での日本語の授業に対し荷が重いと感じ，適応に苦慮した。また，いじめを体験してからは日本人に対する信頼が不安定となり，日本人としての母国同一性意識が危機に陥った。

　入院の経過中に，患者は日本人と肩を並べて学業を続けて行くことの困難さが認識されるようになったと推測される。日本人として，学業を続けていくことを諦め，代わりに，早々に就職した姉のように日系A国人として就業することを決意した。

　その時点で，勉学か就職かを迫る葛藤は消失し，揺らいでいた日本人としての母国同一性意識は，代償的に日系A国人としての母国同一性意識

を強めることにより，一定の安定を得られるようなり，姉や両親に対する劣等感と反発も弱まったと推測される。

　以上のように患者は来日後，日本への適応をすすめ，日本人としての母国同一性意識を高めようと努力したが，その二つが失敗したことが，抑うつをはじめとする症状形成へとつながっていった経緯が見受けられた。

3．日系人青少年のメンタルヘルスサポートのための提言

　本症例の回復過程を通して印象づけられた点を述べることで提言としたい。患者の治療過程において一番大きな力を果たしたのは家族の存在であり，本人が家族内で居場所を見つけたことが改善につながった。現在，日本においては，かつて移住先で行われていたほど日系人同士のネットワークが強固には働いていない[6]。ある程度日系人コミュニティが組織化されていたとしても，その度合いには地域差が大きいし，対象となる個人や家族がそれに参画しないケースも考えられる。実際，今回一番親身に本人の相談に乗ってくれた第三者は日系コミュニティではなく，高校時代の恩師であった。しかし，何よりも家族間の結びつきはいまだ大きな力を保っている。そこで，思春期の問題に関しては日本人の症例以上に家族との連携を密にする必要がある。その際，本人に対する家族の要求水準が，平均的日本人家族が抱くものより高い可能性にも留意し，本人との調整をしていくことが大きなポイントとなるであろう。

まとめ

1）来日後うつ病を発症した日系ラテンアメリカ人思春期女性患者を提示し，その発症の原因として，母国同一性の揺らぎを指摘した。
2）患者は来日後，日本への適応をすすめ，日本人としての母国同一性意識を高めようと努力したが失敗し，うつ病を発症した。そして葛藤を言語化できず，ヒステリー性の症状形成がなされた。
3）日系人移民者の病理を考える上で，彼等の母国同一性意識のあり方に注目することが有意義であると考えられる。

　　　　　　　　（本田　暁，大塚公一郎，加藤　敏）

文　献

1）外務省ホームページ．Retrieved in September, 2003, from http://www.mofa.go.jp/mofaj/
2）本間圭一：南米日系人の光と影．随想舎，宇都宮，p 155 - 157，1998
3）Meguro M, Meguro K, Caramelli P et al : Elderly Japanese emigrants to Brazil before World War II ; I Clinical profiles based on specific historical background. Int J Geriatr Psychiatry, 16 ; 768 - 774, 2001
4）Nicassio PM, Solomon GS, Guest SS et al : Emigration stress and language proficiency as correlates of depression in a sample of Southeast Asian refugees. Int J Soc Psychiatry, 32 ; 22 - 28, 1986
5）大塚公一郎，宮坂リンカーン，辻　恵介ほか：在日日系ブラジル人の異文化適応とメンタルヘルス．日社精医誌，10；194 - 158，2001
6）Tajima H : El caso de los nikkeis dekaseguis brasileñyos, peruanos, argentinos, bolivianos y paraguayos en Japón. Estudios Migratorios Latinoamericanos, 10 ; 403 - 429, 1995

第9部　社会精神医学

2．不十分な異文化適応を背景として事例化した青年例

キーワード　文化適応，アイデンティティ混乱，違法薬物，新宗教，精神科的エピソード

異国へ移住する前後で，移民は異文化適応の壁に直面してさまざまな困難を経験し，精神障碍の危険にさらされる。自己アイデンティティの形成に重要な思春期に，異文化への移住を経験する者にとっては，この危険はいっそう高まることが予想される。

今回提示する症例は，10歳代に何度も海外移住を経験し，各文化圏における言語習得と文化適応がいずれも不完全となっていた。19歳で日本に戻ってきたが，社会的な適応は悪く，不良仲間と交際したり，キリスト教系の戒律の厳しい新宗教（以下，新宗教）に傾倒したりする生活を送っていた。そのなかで違法薬物の摂取を契機に，幻覚妄想状態を呈し精神科受診となった。

この症例の治療経験を通して，われわれは思春期における異文化遍歴とアイデンティティ混乱の関係，さらには，それがその後の精神障碍に及ぼす影響についての理解を深めたので，ここに報告する。

I．症　例

症　例　20歳，男性

生活歴・家族歴　ラテンアメリカのA国にて出生，実の両親はともにA国人であったが，本人2歳時に離婚した。実父は本人6歳時に亡くなった。本人12歳時に実母が日本人の養父と再婚，翌年，産まれた妹とともに一家で来日した。日本ではインターナショナルスクールの中等部に入学した。授業は英語が中心で日本語の授業もあったが，スペイン語はなかった。それでも成績は中程度であった。卒業後は，同校に高等部がなかったことより，本人の希望もあり，英語圏の北米のB国の高校に単身寄宿舎住まいで留学した（本人16歳時）。留学先の高校の厳しさに嫌気がさして途中で英語圏のオセアニアのC国の高校に転校するも3年間で卒業できなかった。結局，もとのB国の高校に戻って合計4年間かけて卒業した。その後本人としてはB国の大学に進学したかったが，学力と経済的な面から希望は叶わず，X−1年6月（本人19歳時）に日本に戻り，収入がよいという理由で，ほどなく外国人がよく集まる夜間のクラブでアルバイトとして働くようになった。

語学能力　実母はなんとか日常会話をこなせる程度の日本語を話すも英語はまったく解さず，養父は日常会話程度のスペイン語と英語を話せた。本人は実母との間ではスペイン語で会話し，養父や担当医とはもっぱら日本語で会話した。しかし診察場面において抽象的な概念を語ろうとするときには英語をしばしば使用した。本人の日本語能力は日常会話にはほとんど支障なかったが，漢字の読み書きは小学生低学年レベルであった。

交友関係　友人は，クラブで知り合った外国籍の人たちがほとんどであった。

家族との関係　実母とはしばしば反発しながらも強い結びつきがあった。養父は異文化適応の問題に理解があり，度重なる問題行動に揺れる本人と実母を根気よくサポートしていて，本人との関係もつねに良好であった。妹には本人が問題行動を繰り返すことをあきれられていたが，年齢が離れていたこともあり，関係が具体的に問題化することはなかった。

信　仰　実母は来日前より敬虔なカソリック教徒であったが，本人は高校を卒業する頃まで信仰心は乏しかった。高卒後に戻ってきた日本で勧誘された新宗教の信者となるも当初はそれほど熱心ではなかった。養父はとくに信仰している宗教はない。

病前性格　明るく社交的，ややいい加減なところあり，神経質ではない（実母，養父談）。

既往歴　特記すべきことなし。
現病歴　〔Ⅰ期：違法薬物を乱用していた時期〕
a．1回目の入院前後の経過

C国留学時に高校の友人に勧められ数回大麻を摂取したことがあるようだが，乱用には至らなかった。帰国後バイトしたクラブで勤務初日より店内の客よりコカイン，酒を勧められ摂取した。以後同店で数回薬物の摂取があった。

X年4月クラブで遊んでいた際に知り合ったA国人よりエクスタシー（MDMA）を勧められ摂取したところ，「相手が悪魔のように見えて」きて混乱し，逃げるように帰宅した。家族によると怯えた様子で落ち着かず「監視されている」といった訴えがあったという。翌日にはA国の親戚に送金するために行った銀行で，そこの銀行員が自身のお金を横取りしていると被害妄想を抱いて店内で長々と文句を言い続けた。その晩は一晩中不眠であった。翌々日には実母が悪魔である，偽者であると怖がり早朝から裸足で家を飛び出し，数キロ離れた農地のなかで裸になって強い興奮状態となっていたところを警察に保護され，同日D精神病院に措置入院となった。

入院時は疎通性悪く拒絶状態で「エスパニョール」としか発語しなかった。しかし入院後数日で興奮は鎮まり疎通性も回復，幻覚妄想様の訴えもなく，違法薬物を使用したことへのやや過剰な反省の言葉を連日繰り返すようになった。結局5週間ほどの入院でX年6月に退院し，退院1週間後に実母とともに外来に来院したが不眠，情動不安定や幻覚妄想といった精神症状を認めず，本人，実母とも服薬，通院の必要性を感じていなかったため，いったん終診となった。

〔Ⅱ期：非行生活と新宗教への没入との間を極端に揺れ動いていた時期〕
a．2回目の入院までの経過

X年8月より飲食店で夜間のアルバイトを始めた。さらにX年11月からは不定期の登録制単発バイト（以下，単発バイト）も兼業するようになった。（この単発バイトの仕事場では，しばしばサイケデリックな照明がかかり，信仰する新宗教の教義に反すると本人が考えていた音楽が流れていた。）同月末その単発バイトの仕事中，突然恐ろしい音楽が鳴りスペイン語で「危ない」という声が聞こえ，怖くなってそのまま仕事を放り出して帰宅してしまった。同日の晩より，言動のまとまりがなくなり，独語も認められたが，D病院への通院は拒否していた。自宅で聖書を読み耽り，情動不安定で急に泣き出したり，ベランダから飛び降りようとしたりすることが数日間続いた。X年12月初旬に実母が救急車を要請し本人を連れてD病院を受診，そのまま同院に医療保護入院となった。なお，筆頭筆者は，この時点より本人の担当医（以下，担当医）となった。

入院当初より疎通性はよかったが，本人は入院，服薬の必要性を受け入れず説得に数日を要した。とくに問題行動はなかったが，新宗教の教えにまつわる発言を繰り返した。両親ともに面会時に宗教に没頭しないよう説得を試みたが入院中は叶わなかった。5週間ほどの入院でX+1年1月に退院となったが，前回と異なり実母が継続的な通院を望み，それが退院の条件ともなった。なお，退院時処方はrisperidone 4 mg，flunitrazepam 2 mgであった。

b．退院後半年間の経過

規則正しい生活をしていたのは退院後2週間だけで，すぐ飲酒を再開するようになった。

X+1年3月には，行ってはならないとの担当医からの説得にもかかわらず，再びクラブに行くようになった。通院に同伴した養父からは，退院時の真面目さが失われて，善くも悪くももとの本人の状態に戻ってきているとの指摘があった。X+1年4月から6月にかけて，週末ごとのクラブ通いや飲酒は続き，外来日を忘れたり怠薬していたこともしばしばあった。診察中，同伴した実母から強い叱責を受けても「家にいても退屈だから（クラブに行くのは）しょうがないでしょ」と開き直りの発言も聞かれた。4月には信仰していた新宗教はやめて，夜間の飲食店でバイトを始めた。また，単発バイトも再開するようになった。自宅に帰らず友人宅やクラブで朝まで飲酒することもしばしばで，日中は昼まで寝ている生活であった。しかし，飲酒による幻覚などのフラッシュバック体験はなかった。「まだ若いから，人生を楽しみたいから」と享楽的な人生を是としていた。

c．退院後最初の精神科的エピソード

しかしX+1年6月末の外来通院時には，それまでと打って変わって真面目で深刻な表情で「今のままじゃ酒やめられないので夜の仕事は辞めて，なにか昼の仕事をします」と述べた。一度やめた新宗教に再入信したといい，受診日も教会に行くつもりであったのを家族に説得されて，来院していた。本人は，酒をやめようと本を読んだことが変心のきっかけであったと述べた。実母によれば受診の1週間ぐらい前から様子

が急に変わったという。この時点では宗教のことだけで頭がいっぱいになるのはよくないことと理解はしていた。その1週間後の7月初旬，単発バイト勤務中に恐ろしい音楽が聞こえてきたので，患者自らバイトをやめたというエピソードがあった。

また「(病院処方の)薬はもう飲まない，神様だけ」と服薬を強固に拒否し，担当医の説得にも応じなかったため，本人の信仰する宗教の代表者(スペイン語圏のE国人)に電話で連絡をとった。同代表からの電話での説得には，本人泣きながら了解を示し，服薬に同意した。

さらに1週間が経過して来院したときには，また態度が一変して深刻さが消失し，表情は暗くなく少しにやけた笑みもみられた。この一件があってから，快楽に走ることと等しく禁欲的に宗教に傾倒することも本人の弱さの裏返しであることを，折にふれ担当医より本人に指摘することとなった。また飲酒量が多く，そのままでは依存症に陥る危険性があることを説明し，自助グループも勧めたが，本人は「神様を信じているから大丈夫」と主張し，「クラブは1回でも行ったら駄目だ。僕はクラブに行っちゃいけない，もう二度と行かない」と宣言した。しかし，その後の外来でも表情はにやけていて，クラブ通いや朝帰りを再開していること，病院処方薬を怠薬していることを養父より責められると，あれこれと言い訳がましい弁明に終始した。X+1年8月衣料品店のアルバイトに採用されたが，同時に単発のバイトも再開したいと述べたため，まず同じ仕事を最低1年は続けてみるよう，担当医より本人に約束させた。

〔Ⅲ期：精神的な成長がみられた時期〕

　a．2回目の精神科的エピソード前後

X+1年9月から11月にかけて衣料品店のバイトに対する不満は述べるも上記のような担当医の説得もあってか仕事は継続し，友人にクラブに誘われても断るようになった。飲酒もほとんどしなくなり真面目な生活を送るようになった。ただ単発バイトについては，そのバイトと信仰を同時に行うとおかしくなるのだ，と自己分析していて，バイトだけしていれば大丈夫と述べていた。

X+1年12月初旬，実母とともに来院，このときは開口一番「単発の仕事はやらない。衣料品店の仕事も今月一杯で辞める」と厳しい表情で述べた。実母によれば来院する1週間前から，またもやドラスティックに変化し聖書を読み出すようになったという。ただ，いきなり宗教のみの生活にするのではなく仕事はきちんと職場の上司に告げて辞め，病院処方薬も怠薬することなく服用すると，宣言した。ところがその後1週間もせずに衣料品店のバイトは続けることになった。12月中旬に本人が再来したときには，多少硬さは残るものの表情に険しさは認められなかった。その後，時に朝帰りすることはあったが，クラブに行ったり飲酒をすることはなく大きな生活の乱れはないままに経過した。

X+2年1月，本人一人で来院したときには本人の風貌が少し大人びた落ち着きを見せるようになり，また自身が精神的に弱く，すぐなにかに頼ろうとしてしまうことも認めた。

　b．その後終診まで

X+2年6月初旬の受診時には，夜更かしや飲酒はほとんどしなくなり，いろいろ気になることはあっても以前のように焦る気持ちはないと述べるようになった。

X+2年8月中旬に同伴した養父からは，また少し新宗教に傾倒している様子とのことであったが，本人の表情に思い詰めたものはなく，聖書の勉強にはまりながらも日常生活に支障はなく，週2回のアルバイトと両立できていた。

X+2年9月初旬には，本人自ら違法薬物やクラブ通いだけでなく過去に新宗教に傾倒し過ぎたことをも自身の失敗として振り返ることができ，同じことは繰り返したくないと冷静に述べた。新宗教のことを話し出すと，やはり少し冷静ではいられないようであったが，それまでのような饒舌な語りはなく信仰とも適度な距離を保とうとする様子がうかがえた。受診中何度か「大人になりたい」と述べ，家庭のなかでも実母や妹と上手に付き合えるようになったという。この時点で病院処方薬は終了することとした。

X+2年10月下旬，久びさに実母が本人とともに来院した。実母からは，本人が非常にバランスのとれたよい状態になったとのことで，本人の信仰については，もう諦めているとの感想が聞かれた。本人からは近いうちに遠方の工場に住み込みで働くことを自ら決断したことが述べられた。仕事内容は，これまで本人にはまったく経験のないものであったが，本人はやっていけそうとの感触を得ていた。実母は，多少の心配はしながらも本人の成長もありその決断を支持していた。信仰については，その工場の近くにも新宗教の集会所があり，そこで聖書の勉強を続けるとのことで

2. 不十分な異文化適応を背景として事例化した青年例

あった。移動先からD病院に通院することは距離的に遠過ぎて不可能であったため，同日をもって終診とした。

II．考　察

1．診断と病態

この症例において，初回の入院に至った幻覚妄想および錯乱状態は，違法薬物によって引き起こされた急性の精神病状態と考えられる。しかし2回目の入院前に幻聴や奇異な行動を呈したときには違法薬物の摂取はなく，直前に飲酒をしていた訳でもないとのことであった。その後もX＋1年6月，同年12月と突然に生真面目になって新宗教に傾倒し聖書の勉強に没頭しているが，X＋1年6月に音楽の幻聴があった以外は幻覚はなかったようで，奇異な行動も認められなかった。2回目の入院とX＋1年6月のときは，単発バイト中のサイケデリックな照明のなかでの音楽というクラブに似た環境に反応しており，フラッシュバックとみなすこともできよう。いずれの際も生真面目さが長く継続することはなく，ほどなくクラブに通い朝まで飲酒するといった非行の範疇とみなせる不真面目な生活に移行していった。全体の経過を眺めると，当初宗教への過剰な傾倒と非行の間を極端に移行していた振幅の幅が徐々に小さくなり，バランスのとれたものになっていったことがうかがえる。一方で，新宗教に対する信仰心に極端さはなくなるも強固なものになっていった。

本症例の診断を考えるとき，統合失調症と薬物依存の合併した症例の報告[5]もあるが，違法薬物の乱用が先行していたこと，経過中に人格水準の低下がみられなかったことから，物質誘発性精神病性障碍とするのが最も相応しいであろう。

しかし，症例の経過を全体的にみるならば，物質誘発性精神病性障碍としての理解だけでは割り切れない部分がかなりある。そのひとつは，患者の宗教へのかかわり方が，病像や経過を大きく左右したことである。

まず，幻覚や緊張病症状を生じずに短期間まるで人格がかわってしまったかのように宗教に傾倒したエピソードは，どのように説明するべきであろうか。また2回目の入院は，宗教への過剰な傾倒が緊張病症状を増悪させたとも考えられる。入院により速やかに症状が治まったのは，高橋ら[8]の指摘するように閉鎖病棟が宗教的無菌状態下で過度の「宗教心」を薄める働きをもっているからかもしれない。一般に，精神障碍における宗教的体験から宗教的な回心が生ずることはまれであると考えられ[3]，病相期が消退するとともに信仰に対する積極性を失った症例が宮本ら[4]によって記載されている。本症例でも，急激な宗教への傾倒は，すぐにまるで魔法が解けたかのように収まっているが，信仰そのものは途切れた時期もありながら最終的には続いている。改めて経過を振り返ると，周囲に誘われると本人は安易に快楽的な方向に流されるが，そのことに不安が高まってくると自身のなかで問題解決することができず，衝動的に宗教に頼ろうとしていたことがうかがえる。その際，それまでの行いが宗教の教義に反することから恐怖に陥り，精神科的エピソードをきたしたのではないか。

自らを不安定にしかねないリスクを負ってまで信仰を続けた背景に，宗教に救いを求めずにはいられない，本人の自己および文化アイデンティティの脆弱性がうかがえるのである。

2．本人のアイデンティティ

まず本人の文化アイデンティティについて論じてみたい。

本人は13歳で来日し，インターナショナルスクールの中等部で英語とともに日本語を学ぶも，卒業後すぐ英語圏の国々へ留学して高校時代を過ごした。しかし，高卒後は日本に戻って生活することになり，中高と学んだ英語ではなく日本語が日常生活上の言語となった。日常会話としての日本語は支障なかったが，論理的，抽象的な思考を行うには語彙が不十分であった。そのため外来で自らの思想的な話をするときには，しばしば英語を用いて表現した。

しかし，頭のなかで考えごとをするときには，スペイン語を用いるとのことであった（聖書もス

ペイン語版を使用していた)。本人にとってスペイン語が最も身近な言語であったことは，初回入院時の緊張病性興奮時はスペイン語しか話さず，2回目の入院前の幻聴もスペイン語であったことでもうかがえる。本人にとって不幸であったと思われるのは，このスペイン語の能力を継続して高めていく機会が少なかったことであろう。A国での教育が充実していたとしても，13歳までに習得した語彙では成人としての思考を行うに不十分だと考えられる。結果として，本人は本来持ち得たかもしれない，より高度な思考を"道具"不足のために行えていない可能性がある。言語能力の不足が，たんに思考能力の不足をもたらすだけではなく，外的，内的葛藤を処理する能力不足，ひいては全般的な適応能力の不足をもたらすという指摘や，最近，注目されているセミリンガルの人びとにみられる心理社会的問題を考慮するならば，患者の場合，3つの言語が絡んでいることからも，不十分な言語能力により，非常に深刻な問題を抱えていたと推察される。また，異なる国々を転々と移り住んできたために，いずれの社会文化も十分に吸収できなかった。そのため核たる文化的基盤を確立できず，異文化適応も不十分なままになっているといえよう。このように，本人の文化アイデンティティは，いずれか一国の文化を核としたものではなく，各国の文化的要素が統合されずに，ばらばらに寄せ集められたモザイクのようになっていると考えられる。

次に，本人の自己アイデンティティに論点を転じたい。

本人が異なる国々を転々としたことは，継続した友だち関係を築くことを困難にしたであろう。そのことは自身の内面を虚心に打ち明け相談できる長年の友人がいないという状況をもたらす。本人は，もともと明るく社交的であったようだが，そのような友人がいないことは社会的な孤立感を引き起こしたと考えられる。

思春期は，これまで抱いてきた空想的色彩を帯びた多様な自己像と社会から提供される役割機会との調和を図りながら，自己アイデンティティを確立していく時期とされる。その際には，個人が帰属する社会や文化のなかでの規範の内面化やそこで許容され，承認された仲間集団との交流が重要な意味をもつ[1,2]。自身の同一性と連続性の実感としての自己アイデンティティは，そのなかに文化アイデンティティや，他の社会的アイデンティティを含んでいる。しかし，歴史や文化への自己確認の地点となり，他者との関係のなかで選ぶ自己の位置どりとなる文化アイデンティティ[9]は，思春期における安定した自己アイデンティティの確立に大いに寄与する。つまり，本症例のように文化アイデンティティが弱い場合，自己アイデンティティも脆弱となり，社会的な孤立感と相まって思春期において一般にみられるアイデンティティ混乱を増幅することとなる。

本人の非行的行動も新宗教への傾倒も，アイデンティティ混乱のなかで，社会的な孤立感を本人なりに打破しようとする試みであったのではないか。未発達な文化アイデンティティの問題もあり，患者は社会的に容認された仲間集団への参入ができず，非行集団や宗教団体との本人の健康にとって不適切な関わりあいによって社会的疎外感からの脱出を図ったともいえよう。この際，わが国におけるカウンター・カルチャーを代表するともいえる多国籍の外国人青年からなる非行集団と新宗教教団を選択したことは，その複雑な出自と生活史ゆえに，自らの帰属先をもたないマイノリティとしての彼にとって，必然的な成り行きであったかもしれない。言い換えれば，なにかに自身を委ねていなければ不安定な自己アイデンティティを守れなかったのである。

3．本人の内面的変化

治療経過からわかるように，本人がまがりなりにもある種の自己洞察とともに，悪習となっていたクラブ通いをやめ，飲酒を控えるようになり，また新宗教への日常生活に支障を来さない，節度あるかかわりを確立するまでに，担当医が初診してから2年弱もの年月がかかった。この過程においては，症状の再発の予防だけではなく，本人の精神的成長がなされたとも考えられる。ここでの担当医の治療的役割がどのようなものであったのかについて考えてみたい。

振り返ってみると，担当医のかかわりは精神的な不安定さそのものを直接改善させることより，両極端な生活態度を戒めることで精神症状を誘発させやすい状況から本人を遠ざけることを主眼としていた。実母，養父も同じような説得をしていたのであり，担当医の存在は本人にとってうるさい説教者が一人増えたにすぎない時期もあったであろう。それでも外来に通い続けたのは，本人のなかに成長を見守ってくれる家族以外のだれかを望む思いがあったからではないか。青年期は，個人が家族とは別の社会集団のなかでだれかに導いてもらいたいという欲求が高まる時期であり，場合によっては，反社会的集団への没入や狂信的な指導者を理想化することによって，幻想的で破壊的な色彩を帯びた世界像を抱く危険をはらんでいるとされる[1,2]。呈示した青年は，根無し草ともいえる文化アイデンティティのためもあり，社会のなかに望ましい指導者を見いだせなかったと考えられる。担当医は，本人の自己／文化アイデンティティや，それゆえの逸脱に一定の理解と寛容性をもちつつも，繰り返し本人の弱さを指摘し，生活態度を改めるよう説得し続け，健全な心身の成長に妨げとなる悪習についてはきっぱりと戒めた。この治療者としての態度が，本人に，これまで求めても得られなかった指導者として担当医を受け入れることを可能にし，本人自身が経験から学び取ったこととあわせて，本人の成長を促したものと考えられる。

4．将来の課題と展望

まだ22歳と若く，自己／文化アイデンティティの確立が不十分な状態では，今後，職業やパートナーの選択など，人生の節目の不安が高まる状況で，精神病性のエピソードに陥る危険性は付きまとうであろう。

アイデンティティが社会とのかかわりのなかで形成されるものなら，今後本人の生活圏となる工場と寮，その周辺地域で適応していくことが大切となる。それに伴って，これまで不十分であった異文化適応が，好ましく達成されることが期待される。本人が日本文化に同化する必要はないが，日本で暮らしていくことを決心したならば，その文化を理解し順応することは精神的安定にも大きく寄与するであろう。そのためには理解するための"道具"としての言語をもっと磨かなくてはならない。必ずしも日本語である必要はないが，ある程度習得していて今後も接していく言語として，日本語が最も適っているのではないか。

以上，自己／文化アイデンティティや異文化適応の側面から，本人が繰り返し精神的に不安定となった理由を考察した。幼くして実母が離婚，再婚したこと，異父妹が産まれたことなどが彼の精神的問題に影響を及ぼした可能性もあるが，今回は紙面の関係もあり，立ち入らなかった。

おわりに

在日外国人の増加は，成人として来日する者たちだけでなく，彼らの子どもたちの増加も当然に含まれている。そのような子どもたちのなかには，日本で出生し日本の学校で日本人の子どもたちと同様に教育を受けている子どももいれば，本症例のように思春期あるいは学童期半ばで来日し，日本の学校に編入されたりインターナショナルスクールなどに進学したりする子どももいる。

後者は，もともとアイデンティティ混乱を生じやすい時期に，自我崩壊に類する経験をもたらす異文化適応の課題に取り組まなくてはならない。前者にも文化適応に関連したアイデンティティの問題が生じないわけではないが，やはり後者のほうが状況的に深刻となりやすいであろう。

本症例でも確認されたように，アイデンティティ混乱は非行や宗教への没入，ひいては精神障碍の発症に繋がりうる。1例報告のため一般化は差し控えるべきであろうが，近年社会問題となっている外国人の子どもたちが非行化し犯罪に走ることの背景の一面として，上記のようなアイデンティティ混乱が1つの因子となり得ることがうかがえる。したがって異文化適応の問題を解消しアイデンティティ混乱を防ぐことは，たんに子どもたちの精神障碍の発症リスクを軽減するにとどまらず社会全体への影響も大きいといえよう。

第9部　社会精神医学

（近藤　州，大塚公一郎，加藤　敏）

文　献

1) Erikson EH : Identity and the Life Cycle. WW Norton & Company, New York, 1959（小此木啓吾訳：自我同一性；アイデンティティとライフサイクル．誠信書房，東京，1973）
2) Erikson EH : Identity ; Youth and crisis. WW Norton & Company, New York, 1968（岩瀬庸理訳：アイデンティティ；青年と危機．金沢文庫，東京，1973）
3) 堀川直史，山崎友子，星　真由美，石原さかえほか：非定型精神病の日本永住外国人の1例．臨床精神医学，21；1793-1799, 1992
4) 宮本忠雄，小田　晋：宗教病理．異常心理学講座第5巻 社会病理学，みすず書房，東京，p 133-218, 1965
5) 妹尾栄一，森田展彰，佐藤親次：新宗教を遍歴した二重診断の1症例．臨床精神医学，21；1737-1745, 1992
6) 渋沢田鶴子：在日外国人の精神障害．臨床精神医学，16；1389-1394, 1987
7) 首相官邸ホームページ：犯罪に強い社会の実現のための行動計画；「世界一安全な国，日本」の復活を目指して．犯罪対策閣僚会議，2003 from http://www.kantei.go.jp/jp/singi/hanzai/
8) 高橋紳吾，菅原道哉，Klaus A，柴田洋子：洗脳はずし（Deprogrammierung）とカルトにおける救済の問題．臨床精神医学，21；1785-1792, 1992
9) 山本須美子：文化境界とアイデンティティ；ロンドンの中国系第二世代．九州大学出版会，福岡，2002

第9部 社会精神医学

3. 近親者との死別による憑依体験

キーワード 喪失，伝統的社会，多文化間精神医学，憑依

憑依は動物，神仏，人間霊などが人に取り憑いた状態をいい，古くから知られている現象であり普遍的に認められてきた。一方で文化結合性が強く，シャーマン文化や，憑き物俗信が大きく関わっており，社会の近代化がそのような文化を否定することによって，憑依は減少もしくは消滅して行くとかつては予想されていた。実際，動物霊などの憑きものはほとんど見られなくなった。しかし，神仏，人間霊の憑依については都市においても未だに認められる。近親者の喪失による憑依例を経験したので，若干の考察とともに報告する。

I. 症 例

〔症例1〕52歳，女性

既往歴 特記すべきことなし。

病前性格 まじめ，責任感強い，無口，仕事熱心，融通が利かない。

A市にて5人同胞第4子として出生。23歳で結婚後，すぐに家業を手伝うようになった。1男3女を儲けた。特に信仰心が厚いということはない。

義理の姉(患者の夫の姉)は近所に住んでいて，お互いによく行き来し困った時には助け合う間柄であり，患者は義理の姉を本当の姉妹のように感じていたという。義理の姉は，同居している姑からいじめられており，また夫と仲も悪く夫は浮気をしたりしていた。そのような義理の姉に対して患者は同情を禁じ得ず，義理の姉も患者を頼るところがあった。

現病歴 X年3月より，義理の姉が悪性腫瘍で入院した。本当の姉妹のように感じていた患者は献身的に看病しつつ仕事もいつも通りにこなしていた。睡眠時間は1日4時間で，週に2日は寝ずに看病した。仕事の忙しい時期とも重なり疲労の極みにあった。義理の姉の腫瘍は末期で手術適応がなく，常につらそうで，患者はいっそう同情するようになった。

8月上旬に義理の姉が死去，比較的元気だったのが急変してのことであり，死を受け入れる心の準備ができていない状態でのことであった。無口でおとなしかった患者がそれを機に多弁・多動となり，また控えめだったが自分の主張を通したがるようになった。それでも仕事や家事はそれまで通りにできていた。死後4日目の通夜に，あたかも義理の姉が乗り移ったように彼女の口ぶりで話すことがあったが，長くは続かず，多弁・多動ではあったものの，周囲の者もさほど異常に感じなかった。死後5日目に葬儀が行われ，それから3日ほどほとんど眠れなくなった。

義姉の死去の9日目から急激に精神状態が変化し，「お義姉さんが私に取り憑いた」と言って，まるで義理の姉のように振舞うようになった。家族の名を呼ぶ時も義理の姉が呼んでいたように呼び，しぐさもそっくりなものとなった。そうなっている間はほとんど意思疎通は不可能であった。時に短時間ではあるが，普段の状態に戻り，話が通じることもあった。

「寝たり食べたりすると(義理の姉の元に)行っちゃう」「早く楽になりたい」「年寄りがいるから死ねない」「義姉が成仏できていないから死ねない」など，まとまりなく口走るようになった。また，誰もいない所で「黄色いお花畑がある」と対話をするように独語をした。手をはたいたり，誰かを追い払うようなしぐさが多くなった。カレンダーの裏などに，クイズと称して，まとまりのないことをびっしりと書きこんだりしていた。

食事もほとんどしなくなった。生前の義理の姉が外泊時に食欲がないながらも寿司を一つだけ食べたというエピソードがあり，患者もそれをまねて，寿司を出された時に一つだけ食べたが，それ以外はほとんど口にしなくなった。

義姉の死から11日目当科初診，激しい興奮はないものの，言動にまとまりがなく，付き添ってきた娘に抱きつくなどの奇妙な動作を繰り返すばかりであり，意思の疎通をまったく図れない状態であったため，緊急入院(医療保護)となった。

入院後は抗不安薬投与にて急速に改善し，1週間ほどで不安・焦燥はほぼ消失し，穏やかに過せるようになった。食欲も改善し，落ち着いているため，入院後2週間半で退院となった。その後はうつ状態になったため，抗うつ剤にて経過観察している。四十九日の法要にも出たが再発せず，精神的に安定しており，仕事を普通にこなしている。

〔症例2〕 農家の主婦，初診時48歳。元来無口で内気だが，几帳面で協調的なところがあった。48歳の時，婦人会の役員に選ばれたことから心労が溜まり，独語が出現し，急に泣いたり笑ったりと，錯乱状態となった。入院後は周囲からの呼びかけにほとんど答えない拒絶的な昏迷状態が持続したが，haloperidolを中心とする薬物療法にて2ヵ月ほどで退院した。その後精神科への通院，服薬は中断していた。

患者が56歳の時，姑が老衰のために具合が悪くなり，患者が看病していたがまもなく死去した。葬式の翌日「おばあちゃんが乗り移ってお腹の中に入っちゃった」とぽつりと言った。また，乗り移った姑が「修練教育しなさい」と言ったという。電波体験もあり2回目の入院となった。haloperidol, levomepromazine中心の薬物療法にて3ヵ月で退院となった。

その後通院，服薬を中断し，62歳の時一時的に情動不安定となり1ヵ月ほど入院した。以後は外来通院を続け再発をみない。

II．症例のまとめ

いずれも，伝統的な地域社会の色合いが濃く残っている地域に属す，まじめで几帳面な中年の女性で，献身的に看病した近親者の死去後，急速に精神病性の変調をきたし，死去した近親者が患者に憑依している。症例2では，憑依体験に先立って既にエピソードがあり，また憑依以外の病的体験も活発なことから，統合失調症に近い非定型精神病が考えられる。一方，症例1では憑依体験が初発であり，それ以前には精神科の既往はない。症状も憑依が主であり，義理の姉の死に対する反応性の要素も大きい。しかし憑依がおさまった後，うつ状態が続いたことや，病勢期の錯乱状態を考え合わせると，うつ病圏に近い非定型精神病であったと考えられる。

III．考　察

憑依は神仏，人間，動物などがとり憑くものである。それぞれ性格を異にしており，宮本[1]は，大まかに神仏，人間が憑くものと，動物が憑くもの(いわゆる憑きもの)を区別している。

動物(想像上のものを含む)が憑くもの(憑きもの)は，共同体を維持するのに不可欠な要素であった。共同体内で生じる，非日常的・超自然的な出来事(原因不明の病気など)の説明体系として機能しており，共同体と密接に結びついていた。

日本においては，明治以降急速に西洋化が進められた。それに伴って明治以降急速に憑きもの信仰が姿を消していった。しかし，だからと言って憑依が全てなくなってしまったわけではない。憑きもの信仰，シャーマニズムに根ざす神仏の憑依は，確かに共同体との結びつきが強く，啓蒙による自然支配にとって代わられてしまうものであるから，大きな流れとしては，西洋化と共に消滅して行くのは当然である。つまり啓蒙によって駆逐されてしまう。しかし，地域差はあるとしても，明治維新以降百数十年しか経っていない現在においては，憑依を異質なものと感じない精神的土壌は完全に払拭されたわけではない。伝統的な共同体が解体された後でも，この心性は個々人の中に依然として残っている。特に地方においては，かつてほどではないにしても，伝統的な地域社会は残っており，かつての共同体の名残を残している。そうした伝統的共同体がまがりなりにも存続する限りは，憑依は今後もたとえ散発的であれ，出現するであろう。

憑きもの信仰やシャーマニズムによる神仏の憑依は共同体と密接に結びついており，その共同体の解体と共に消滅していくのであるから，存続する憑依としては，人間の憑依が最も多いであろうことが推察される。その場合，最も起こりやすい憑依として想定されるのが，親しい近親者を喪

失した時,その近親者との密なつながりを断ち切れずに自分に取り込んでしまうというあり方である。いずれにせよ,共同体とはもはや結びつかない,個人的な問題に関して生じるものであり,憑依される個人にとって,何らかの形で利益となるものである。

今回の症例は,2例とも近親者の死に先立って,病床で献身的に看病している。内気であるが,生真面目,几帳面であり,看病においても手を抜くことなく,徹底的に行っていた。献身的な看病を続ける中で相当の感情移入が生じたことは想像に難くない。また,生真面目な性格から,手を抜くことをせず,連日の看病によって疲労の極にあった。症例1においては,もともと相手に対して同情的で強い感情移入が既にあった。この感情移入が精神的な結びつきの強さとなり,対象との分離困難をもたらしたと考えられる。最終的に死によって近親者を喪失した時,その事実を受け入れる素地ができておらず,対象と自分を分離できずに取り込まざるを得なかった。ここにおいて宮本[1]の言う自我拡大の機制が働いているとみることができる。精神的,肉体的に疲労の極みにあったことも,正常の喪の過程を阻害し,憑依促進的に働いたと言える。2症例とも,特別な宗教的傾向は有しておらず,それまで特に憑依に関心があったわけではなかったものの,伝統的な地域社会に属しており,憑依親和的な心性を有していたと思われる。この心性を基盤として,喪の過程の失敗,対象への強度の感情移入が加わって近親者を取り込むという形で,近親者の喪失を契機とした憑依が生じたと考えられる。

(杉山 久,恩田浩一,永野 満,阿部隆明,加藤 敏)

文　献

1) 宮本忠雄：憑依状態―比較文化精神医学の視点から―.臨床精神医学,8；999-1008,1979

4.「インターネット体験」を呈した初老期幻覚妄想状態

 統合失調感情障碍，幻覚，妄想，インターネット，初老期

　妄想が時代の影響を強く被ることはすでにたびたび指摘されてきた。共同世界関与的[4]な統合失調症妄想ではことにそれが顕著で，20世紀にはいっての近代技術の急速な発達とともに，神や悪魔を媒体として語られてきた妄想は，TVや電波，あるいは盗聴器に託して語られるようになったといえる。また，近年の情報化社会といわれる状況では，統合失調症ならずとも多彩な社会現象を妄想に取り入れる症例[6]に遭遇することもまれでなくなった。

　ここ数年急激に普及したインターネットも，統合失調症妄想の格好の素材となりうるように思われるが，そのような症例は意外に少ない印象がある。今回筆者らは，病的体験の内容としてインターネットが取り込まれた，初老期の幻覚妄想状態の一例を経験したので，若干の考察とともに報告する。

I．症　例

　症　例　初診時59歳，女性
　主症状　浪費，幻聴
　家族歴　特記すべきことなし。
　病前人格　几帳面・生真面目で正義感が強く，世話好きの交際好きであるが，思い込みが強く，ひがみやすい面もある。
　既往歴　50歳代から耳鳴りを認め，今回の入院中，軽度の感音性難聴の存在が確認された。
　生活史　地方都市の職人の裕福な家庭にて出生・生育した。尋常高等小学校・専門学校卒業後，家業の手伝いを経て，26歳で見合い結婚した。以後，主婦として家庭を，また経理担当として嫁ぎ先の家業の工務店を支えてきた。一男一女をもうけたが子どもたちには自分の贅沢をさしおいても経済的な援助をしてきた自負がある。姑とは昔から衝突が多かった。姑は自分自身が毎日遊び歩く反面，患者がお金を使うと，いちいち文句を言い贅沢を許さないなど，患者を一家の嫁として日常的に抑圧し続けていたようである。夫も，ほとんど姑の側に立って患者の味方をしなかった。家族のために尽くしてきたつもりでも，多分に自分の思い込みで行動している面もあり，苦労のわりにはほとんど家族から感謝されることがなく孤立していた。10年前，舅が亡くなってから仏教信仰に熱をいれ，総本山への泊まり込みの巡礼などをするようになった。趣味は多く，交友関係は広い。

　現病歴　2年前から，とくにきっかけもなく，何十万円もする仏像，数万円の教本，念仏のテープなどを家族に内緒で購入するようになった。また，支離滅裂な文章を書いては寺院の総本山に頻回にファックスするようになった。このころから耳鳴りのような「シャー」という音や，「インターネットの電波に乗った男の声」で「世界の規制緩和や仏教のことを言う」のが聞こえるようになった。また，この声に「女らしくなりなさい」と言われ，華道，茶道，書道を始めたという。1年前からは家族が同じことを2度繰り返して言わないと返答しないなど，耳が遠い様子が目立つようになった。

　X年1月に家の前のテナントビルの看板に大きく"インターネット"の文字があるのを見て，しきりと「インターネットをやりたい」と言うようになった。同時期，人工衛星打ち上げのニュースに強い興味を示し，熱心にメモをとっていた。X年5月ころからは浪費がエスカレートし，近所の商店から高価なものを相次いでツケで購入し，数十万円の請求書が届いたり，店の金を100万円単位で流用したり，さらには小切手に「6兆円，天皇陛下」などと書いたりするようになった。6月に，心配した家族に連れられて当科外来

を初診。初診時，一連の行動について「男の声で宇宙衛星からインターネットの電波を通じて買うように命令されたから」と説明していたが，同じことを近所の人にも吹聴していたらしい。Haloperidol 2.25 mg/日が開始されたが効果なく，7月に入院となった。

入院後経過 入院時はやや多弁で話がくどく，他患に対して過干渉な様子がみられたが，病棟での生活状況はおおむね問題なく，病棟レクリエーションにも積極的に参加していた。インターネットの体験については，「宇宙に母船があり世界経済の組織がそこから2人の男性の声を通じて電波でいろいろと命令してくる」と言い，「日中の行動をあれやこれや指図して評論してくる」と述べた。また，「危険があると電線から"カチャカチャ"という音で知らせてくれる」という訴えもあった。「なにかにつけて2人にそのつど勝手に議論されつらい」とは言うものの，訴えはどこか表面的で深刻味が伝わってこない印象があった。難聴は日常生活に支障ない程度であった。

薬物療法として，bromperidol, nemonapride, perphenazineなどを試みたが，幻聴に対して効果はなく，結局bromperidol 6 mg/日で気分的に穏やかな状態になるにとどまった。平行して家族調整を進め，耳鳴り様の訴えと「インターネットからの」幻聴は消失しないままであったが，ひとまず家庭生活は可能と判断し第101病日に退院とした。

退院後経過 外来でも幻聴の訴えを続けていたが，家庭生活は問題なくこなしていた。6カ月後，幻聴がなくなったと述べ，その日をもって治療を中断した。

検査所見 ウェクスラー成人知能検査改訂版(Wechsler Adult Intelligence Scale-Reveised；WAIS-R)では，言語性IQ 80，動作性IQ 101，全検査IQ 90であった。言語性IQと動作性IQの解離から何らかの脳器質性障碍の存在が疑われた。また，脳研式記銘力検査では，有関係対語で正答平均3，無関係対語で0，ベントン視覚記銘検査では，正確数3，誤謬数11と著明な記銘力の低下を認めた。CT，MRI，SPECT，脳波では明らかな脳の異常を指摘できなかった。

II. 考　察

57歳より躁的気分変調のもと，寺に意味不明の文をファックスするなどの，ややまとまりの悪い行動とともに，それまで抑圧されていた自分の要求を満たすような浪費，習い事が始まった症例である。同時に「人工衛星から電波でインターネットを通じて声が聞こえる」という幻聴体験が始まり，浪費などの行動を「声からの命令」と理由づけていた。高揚気分のなかでの浪費のため入院を要するという躁病エピソード[1]に加えて，妄想や行為を批評する幻聴の出現をみている点から，診断的には統合失調感情障碍(DSM-IV[1])とみるのが妥当であろう。もっとも，本例の気分高揚を伴う幻覚・妄想状態では，幻聴が最も長く続いた症状であった。初老期・老年期の幻覚は，画像診断の識閾下の加齢性脳機能低下と，心理社会的な布置の相互作用から説明できるものが少なからずあるように思われる[3]。本例においても，軽微な脳機能低下と難聴・耳鳴りという生物学的側面と，働き続け，初老期になってもなお姑の支配下にある家族布置という心理学的側面が，幻聴の発生に影響していたように思われる。他方，軽躁的気分変調の発生についても，軽微な脳器質的要因と，長年の抑圧に抗して自己の欲求を実現しようという心理的な加重のもとでの精神的な脱抑制の結果と説明できるであろう。

本例は，インターネットを妄想に取り込んだ点が興味深い。インターネットは不特定多数の対象に対する，ワールドワイドでリアルタイムな情報伝達手段という点で，網状[5]に広がる統合失調症の妄想に対し格好の媒体を提供するように思われる。しかし，これまで「インターネット妄想」の報告は，筆者の知るかぎり，Tanら[7]の1例とCatalanoら[2]の報告しかない。Tanらの症例は妄想型統合失調症と診断されているのに対し，Catalanoらの2例は妄想性障碍であり，2例とも標準よりも知的水準が低いとされており，精神遅滞者の心因反応に近い病態とも思われる。

自験例でも，統合失調症の「インターネット妄想」は，ある急性増悪の際，「恥ずかしい写真がインターネットでばらまかれた」と訴えた症例や，「電子メールをはじめてだしたら，それで世界中に自分のことが知られてしまった」といった妄想を過性に呈した症例がみられる程度である。統合失調症の「インターネット妄想」が少ないのは，インターネットの普及率もさることながら，電子メールは手紙と，ホームページは雑誌とそれ

ぞれ大差なく，むしろテレビのほうが圧倒的に疑似現実的である，ということに由来するのではないであろうか．

今回の症例は興味深いことに，実際にインターネットを扱ったことはなく，その病的体験において，既述のように実際のインターネットの機能とはかけ離れた訴えをしていたのをみればわかるように，インターネットの実態は理解していない．むしろ，「インターネット」は，家族が患者の立場を十分理解してくれないことに対して訴えかける側面や，自分が好きなことをするうえで都合よく説明をつける手段として利用されていた側面が目立つ．インターネットの形式と妄想の形式，あるいはインターネットの内容と妄想の内容が呼応したのではなく，躁的・誇大的な気分のなかで，社会的にインパクトの強いものとして，あるいは単純に家の前の看板に大きく書かれていた「インターネット」という視覚的刺激によって，インターネットが妄想に取り込まれたように思われる．むしろ宗教に親和性のある患者としては，超越的なもののイメージをインターネットや人工衛星などの先端技術に重ねていたとみることもできよう．Tanら[7]の症例は，コンピューターを買ってきてから3週間使用したすえに「インターネット妄想」を結実しているが，Catalanoら[2]の2例は，今回の症例と同様，コンピューターを扱った経験が全然ないか，ほとんどない症例である．また，上述の統合失調症の「インターネット妄想」の自験例でも「写真」の症例はインターネットの経験はなく，「電子メール」の症例もその経験は浅い．インターネットの実態を熟知した患者は，むしろ妄想にインターネットを取り込まないのではないかと思われる．

治療については，薬物療法は軽躁気分には有効であったが，幻聴には少なくとも即効性はなかった．退院6ヵ月後に幻聴が消失したのは，薬物の効果か，自然軽過かは不明である．入院中家族の調整を行い，患者の居場所を家庭内に確保したことが，退院後効果を発してきたとも考えられる．

まとめ

インターネットを体験に取り込んだ初老期幻覚妄想状態の1例を報告した．患者にはインターネットの利用経験はなく，その機能の理解にも乏しく，単に誇大的な色彩を帯びた体験の媒体として取り込んだものと思われる．診断としては統合失調感情障碍が妥当と考えられるが，画像診断の識閾下の加齢性脳機能低下と心理社会的な布置の相互作用から説明される初老期・老年期の幻覚・妄想の病態とみることができる．

(小林聡幸，岡田吉史，西嶋康一，
阿部隆明，油井邦雄，加藤　敏)

文　献

1) American Psychiatric Association : Diagnostic and Statistical Manual of Mental Disorders. 4th ed, American Psychiatric Association. Washington DC, 1994 (高橋三郎，大野　裕，染矢俊幸訳：DSM-IV　精神疾患の診断・統計マニュアル，医学書院，東京，1996)
2) Catalano G, CataJano MC, Embi CS et al : Delusions about the lnternet. South Med J, 92 ; 609-610, 1999
3) 小林聡幸，恩田浩一，加藤　敏：初老期に生じた挿間性音楽幻聴，精神科治療学，14 ; 989-991, 1999
4) 宮本忠雄：妄想の人間学的構造；二人称の精神病理学からみる．妄想研究とその周辺，弘文堂，東京，p 55-76, 1983
5) 宮本忠雄：躁うつ病者の妄想的ディスクール，妄想研究とその周辺，弘文堂，東京，p 239-263, 1983
6) 高田早苗，加藤　敏，永野　満，阿部隆明：O-157に感染しているという心気妄想を呈したうつ病の一症例，東京精医会誌，16 ; 27-30, 1998
7) Tan S, Shea C, Kopala L : Paranoid schizophrenia with delusions regarding the Internet, J Psychiatry Neurosci, 22 ; 143, 1997

第9部　社会精神医学

5．東日本大震災を契機に発症した職場結合性気分障碍

 東日本大震災，職場結合性気分障碍，双極性障碍，自殺，労働者

2011年3月11日に発生した東日本大震災は，直接的な人的被害および物理的被害にとどまらず，復興を支援する人々にまで多大な影響を及ぼした。被災地の応援に派遣された公務員がうつ病になり自殺する事例や，社内の災害対策本部で長時間労働した課長が突然死する事例などが報道され，復興支援者の自殺や突然死が問題視された。そのような社会状況の中，震災関連業務が増加することによって過労となり，うつ病を発症した市の職員の事例を2例経験した。

筆者の勤務する総合病院は，災害救助法の適用を受けた栃木県の南部に位置する。震災時，震度5強の揺れに見舞われたが，建物の損傷はほとんどなく，病院機能にも大きな影響はなかった。患者の多くは，栃木県および茨城県西部に居住する者であった。したがって，この度の震災においては被害が比較的軽微であり，被災中心地の隣接地といえる。

これまでにも災害救援者のメンタルヘルスが論じられてきたが，そこでは主に，消防士や医療者，ボランティアなどが調査の対象となり，直接被災地に出向き悲惨な状況を目の当たりにし，また大きな被害をこうむった被災者の直接的な支援を行うことによって生じる心的外傷関連症状についての報告がほとんどであった[3,4,10,11]。今回経験した症例のような事務業という，いわば間接的な支援をする立場にある復興支援者が，うつ病を発症したという症例報告は管見のかぎり見当たらない。

そこで，上述の2症例を報告する。加えて，症例は，いずれも職場結合性気分障碍[5,6]と考えられるものであったため，小論では職場結合性気分障碍の特性をふまえ，2症例を比較しながら主に発症過程について考察したい。

I．症　例

まず2症例に共通する患者背景について述べる。症例は，2例とも50代の男性で，市役所職員である。ともに震災に伴って設置された災害対策本部で勤務していた。

症例の居住地はともに，3月11日の震災時，震度6強の揺れに見舞われたが，死者や重傷者はおらず，数名の負傷者がいたのみであった。被害の多くは住宅被害で，全壊が数棟，半壊が100棟程度，一部損壊が1万数千棟程度であった。2症例とも自宅の損壊はなかった。

なお，小論における提示症例は，筆者が勤務する総合病院に，東日本大震災を契機に入院した全症例を検討した論考[2]における症例5および症例9に該当する。

〔症例1〕50代前半の男性

既往歴　44歳前半より高血圧，高脂血症，高尿酸血症

病前性格　真面目，責任感が強い，人の和を重んじる，物事に熱中しやすい。

嗜好歴　喫煙：10本/日を20歳から初診時まで。飲酒：ウイスキー100 mlを23歳時から2011年3月10日まで。

生活史　大学卒業後よりA市役所職員として勤務していた。20代後半に結婚し子どもがいる。趣味は登山やサイクリング，外国語の学習である。

現病歴　2011年3月11日まで特に問題なく勤務していた。

勤務部署は，犯罪や事故，災害などを包括的に扱う

部署であり，震災後に災害対策本部が設置された。同部署は十数名で構成されていたが，その中でもさらに部門にわかれ，実質的に震災関連業務に取り組んだのは3名ほどであった。

A市の庁舎の一部が震災により破損したこともあり，災害対策本部はテントで屋外に設置された。そのテントで人的被害や建物損壊の把握，計画停電の実施など，これまで経験したことのない業務をこなしていった。

大災害への対応のマニュアルはなく，仕事の多くは手探りの状態であった。そのため，ほかの人に仕事を任せたくても，何をどのように頼めばいいのかわからない状況であった。「3人が手となり，足となり，頭となって働いていた」という。災害当日から，市民からクレームの電話を受けることがあった。

震災直後から3月末までは，3日に一度しか帰宅せず，睡眠時間は1日4時間ほどで，家に帰れない日はテントの長椅子で仮眠をとった。震災直後から，テレビで被災者の映像を見て悲しみ，流涙した。

4月から仕事の全体像が把握できはじめ，「より一層使命感が強くなった」，「自分ががんばれば市民が立ち直れる」と奮起した。さらに「もともと命がけで何かをすることに憧れていた」，「極限状態でどう生きるかに興味があった」こともあり，「やっとこのときがきた」と意気込んで仕事に取り組んだ。毎日自宅に帰ることはできるようになったが，4月半ばまで休日は1日もなく，朝8時から夜21時近くまで勤務していた。昼食時も，おにぎりをかじりながら仕事をした。

4月末から，家に帰っても仕事のことが頭から離れなくなった。仕事のことを考えると，胸が締め付けられるような感じと動悸がした。「あれもやらなければこれもやらなければ」という焦りと，「本当にできるだろうか」という不安が高まった。仕事のことから気を紛らわせ速やかに入眠するために，毎晩ウイスキー200 mlほどの晩酌を再開した。

4月から5月にかけて，市民からのクレームが急増し，ひたすら平謝りをすることが増えていった。渾身の力を振り絞って取り組んでいたにもかかわらず評価されないと感じ，挫折感と無力感に苛まれた。

5月から，「急に具合が悪くなった」。被災者の映像をみると「自分のせいで市民が苦しんでいる」と考えるようになり，震災に関する映像を見ることを避けるようになった。また，他の部署の職員がこれまでと変わらず定時で帰宅するのを見て，「なぜ自分ばかりが」と強い怒りを感じた。

5月中旬，出勤しても頭が働かなくなり，仕事が手につかず，職場に行っても椅子に座ってぼうっとしているようになった。「クビになるかもしれない」と家族に告げた。「自分が頑張れば，市民は立ち直っていけると思ったのにそれは絶対無理だと思うようになって，強い脱力感に襲われた」と述べた。

5月下旬，「被災者が苦しんでいるのに働けない自分が申し訳ない」，「死んで責任をとろう」と考えるようになった。「池に入ったら死ねるかな」と実際に池に行ったが，怖くなって引き返した。以降，希死念慮は強まっていった。

5月末，出勤できなくなり，朝から飲酒をするようになった。朝から晩まで飲酒をした2日後の早朝，「仕事に行かなくてはいけないけど戻れない」，「死ぬしかない」と考え，納戸の棚にタオルをかけて首をくくった。その時，物音がしたため，妻に発見されて一命をとりとめた。同日，かかりつけの内科を受診し，アルコール性肝障碍，胃潰瘍と診断された。加えて，抑うつ状態と考えられ，同日B総合病院精神科に入院となった。

入院時診断 2週間以上続く抑うつ気分，不眠，精神運動制止，希死念慮，「自分のせいで被災者が苦しんでいる」という罪責妄想から，大うつ病エピソード[1)]が存在する。加えて，災害関連業務をこなすという本人にとっての「極限状態」において「やっとこのときがきた」と意気込んで取り組んだ点から気分の高揚が窺われ，さらに自分ががんばれば市民が立ち直れる」という誇大な自尊心，睡眠要求の減少，目的志向性の活動の増加を認め，軽躁病エピソード[1)]が存在する。以上から，DSM-IV-TR[1)]にて，「双極II型障碍，最も新しいエピソードが，うつ病，重症，精神病性の特徴を伴うもの，気分に一致した精神病性の特徴」と診断した。

治療経過 入院時希死念慮を認める一方で，「大きな出来事であり，自分一人で責任をとってどうこうなる問題ではないと思うようにした」と語った。入院日の前々日まで大量飲酒をしていたことから，離脱症状が出現する可能性を考え，diazepam 10 mg/日を開始した。また，睡眠の確保のためにflanitrazepam 2 mg/日を開始した。双極性障碍と考えたため，抗うつ薬をすぐに開始することは避け，上述の薬物と入院による休息で，さしあたり経過観察した。

入院後より食欲と睡眠は良好となり，入院1週間

5. 東日本大震災を契機に発症した職場結合性気分障碍

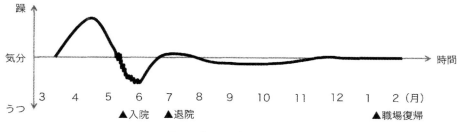

図1　症例1の気分の推移

後には自殺企図をしないという意思をはっきりと示した。また，小説を読んだり，ノートいっぱいに日記を書いたりするなど，精神運動制止と意欲の改善がみられた。一方，職場復帰することへの不安や，職場で復興支援を続ける上司への罪悪感を語った。

6月初旬より，トレーニングウェアに身を包み，1日1時間ほどの散歩をするようになった。さらに趣味である英語の勉強や長編小説の読書をするようになった。一方，震災に関するテレビや雑誌は，「トラウマを思い出すから」と見ないようにしていた。

6月中旬からは，1日2時間のウォーキングをするようになった。外泊で買い物に行った際，「負い目があるから，近所の人に会いたくない」と家族が買い物をする間，自分だけ車の中で待っていた。日中の活動性は高い一方，周囲への負い目が強く，退職して悠々自適に暮らすと述べていた。

周囲への負い目はあるが，入院時に認めた希死念慮や意欲の低下，精神運動制止は改善し，7月中旬に退院した。また，休職してしまったことの負い目から職場復帰はしばらく考えられず，退職を希望していた。また，周囲が「敵に見える」と述べた。それは，「途中で仕事を中断した自分を周囲が責めているのではないかと感じたからだ」と述べた。そのため，人に会うことに抵抗を感じ，自宅に引きこもる生活をしていた。外に出るのは家族に頼まれたごみ出しをするときくらいであった。一方で，このまま仕事をせずに引きこもっているわけにはいかないという思いもあった。

過度な負い目や不眠の訴えが残存していたため，抑うつに対する治療の強化が必要と考え，10月にmirtazapine 15 mg/日を開始し，2週間後に30 mg/日へ増量した。

11月，職場の上司が，今後のことについて話し合うために自宅を訪れた。会うことに抵抗があったが，実際に会ってみると自分を責めているような様子はないことを察した。市長や副市長も患者の入院を重く見，職場としての責任を感じていることを知った。自分は責められているのではないということがわかり，安堵した。徐々に職場復帰を決意していった。

2012年2月より復職し，別の部署における補助的な業務を開始した。3月，地域の登山仲間と退院後初めて登山をした。4月から正式に別の部署での勤務を再開した。

症例1の気分の推移を図1に示した。

〔症例2〕50代後半の男性
既往歴　特記事項なし。
病前性格　無口，内気，几帳面，責任感が強い。
家族歴　特記事項なし。
生活史　高等学校卒業後，C市の市役所に勤務。20代で結婚し，子どもがいる。

現病歴　2011年4月に災害対策本部が設けられた部署に異動し，課長となった。新しい部署で不慣れな中，震災に関する仕事が激増した。部下も多忙のために，わからないことがあっても聞くこともできなかった。5月までは土日も出勤し，1日12時間の勤務であった。5月中は，家に帰っても「仕事のことで頭がいっぱい」であった。5月末に部下がうつ病を発症して突然休職したことで，業務がさらに増えた。

6月上旬，不眠，頭痛，食欲不振を主訴に近医内科や救急外来を3回受診した。諸検査を行っても身体的には異常を認めず，うつ病と考えられた。trazodone 25 mg/日やflunitrazepam 1 mg/日が処方されたが，改善はなかった。体重は2ヵ月で約5 kg減少した。さらに，集中力が低下し，ぼうっとした状態になり，仕事が手に付かなくなった。6月中旬，内科からの紹介でB総合病院精神科に入院した。

診断　2週間以上続く抑うつ気分，不眠に食欲不振による著しい体重減少，精神運動制止，思考力や集

第9部　社会精神医学

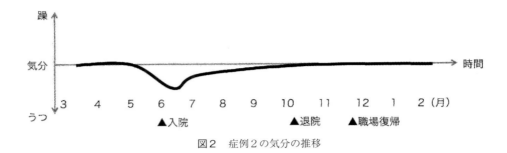

図2　症例2の気分の推移

中力の減退を認め，大うつ病エピソード[1]が存在したため，DSM-Ⅳ-TR[1]にて，「大うつ病性障碍，単一エピソード，中等症，精神病性の特徴を伴わないもの」と診断した。

治療経過　入院日より食欲不振は改善した。不眠の訴えが強かったため，flunitrazepamを1 mg/日から2 mg/日に増量したところ，入眠困難は改善した。休息により抑うつ気分も改善傾向であった。しかし，職場への復帰は考えられないと述べた。

入院して2週間しても，制止，集中力の低下，中途覚醒が遷延したため，trazodoneをmirtazapine 15 mg/日に変更した。mirtazapineを30 mg/日まで増量し1週間程した時点で，「そわそわする」と訴えたためmirtazapineを中止した。すると，「そわそわする」という症状は消失した。

また頭痛の訴えがあり，本人の希望により頭部CTと頭部MRIを施行したが異常所見はなかった。

精神運動制止が遷延し，気分もいまひとつすぐれないと述べていたため，7月初旬にduloxetine 20 mg/日を開始した。開始2日後に，「新しい薬を飲んでから，身体がだるく，やる気がでない」「どうしてもやめてほしい」と訴えたため，duloxetineは中止した。7月中旬には，散歩やキャッチボールができるようになるなど意欲の改善を認めた。本人の抗うつ薬に対する抵抗もあり，さしあたり抗うつ薬は使用せず経過観察した。

外泊を繰り返したが，軽度の抑うつ気分が遷延していたため，8月初旬にamoxapine 25 mg/日を開始した。2週間後に同剤を75 mg/日まで増量し1ヵ月継続したところで，抑うつ気分は改善した。職場への復帰を決意するようになった。しかしその間も，些細な不調をamoxapineに結び付けて心配した。

9月末，時折みられる中途覚醒が抗うつ薬によると訴えた。amoxapineで不眠になることは少ないと説明

しても訴えは変わらなかった。amoxapineをはじめ抗うつ薬に対する不信感が強く，かえって患者に悪影響があるのではないかと考え，amoxapineを10月初旬に中止した。患者が入院時に使用し，副作用の訴えがなかったtrazodone 25 mg/日を再開した。その結果，中途覚醒は改善した。その後外泊を繰り返し，10月中旬に退院した。12月に同部署に復帰した。症例2の気分の推移を，図2に示した。

Ⅱ．考　察

提示症例のように，職場での業務の荷重を契機に発症した気分障碍において，加藤は，発症要因や病像，経過などに一連の特性を見いだし，「職場結合性気分障碍」という一つの臨床類型を提唱した[5,6]。以下，職場結合性気分障碍の特性を踏まえながら考察する。

職場結合性気分障碍の発症要因として，加藤は，本人の能力を超える仕事の荷重による心身の疲労と仕事上の挫折体験を挙げた。

災害対策本部において指導的な役割を担っていた症例1は，心身の疲労に加え，渾身の力を振り絞って仕事をしたにもかかわらず，市民からクレームが相次ぐ中で抑うつが増悪し，自殺未遂に至った。症例2は，心身の疲労が蓄積する中で，頭痛や不眠，食欲不振などを訴え受診した。症例1は，心身の疲労の段階を経て，挫折体験の段階に至り，より重いうつ状態を呈したと考えられる。それに対して症例2は，心身の疲労の段階にとどまったと解釈できる。

加藤は，不安焦燥優位の病像を経て制止優位の病像に移行する症例が多いことを指摘している。そして不安焦燥の直前や最中には，「適応性軽躁

表　東日本大震災を契機に発症した職場結合性気分障碍例のまとめ

	症例1	症例2
診　断	双極Ⅱ型障碍	大うつ病性障碍
発症要因	心身の疲労＋挫折体験	心身の疲労
病像の推移	適応性軽躁状態⇒ 不安焦燥⇒制止	不安焦燥⇒制止
病態レベル	神経症レベル⇒精神病レベル	神経症レベル

状態」[5,7]（加藤）を伴うことが多いことを指摘している。適応性軽躁状態とは，仕事課題の質・量双方の上昇や責任の重い仕事の増加を前に，自然と心理的緊張が本来の水準以上に高まり，気分の高揚がみられ，疲れを感じず，睡眠欲求が減少するという，いわば高度な仕事課題を遂行するための本能的な態勢のことである。この度の震災においても，提示症例のみならず多くの復興支援者が，急激な業務の増大に半ば軽躁的になりながら立ち向かった時期があると考えられる。これは，震災後の精神的高揚を指してRaphael[10]が指摘した「adaptive reaction」に相当すると考えられる。

症例1は，震災後に急増した業務を，気分の高揚した状態で不眠不休になりながらも取り組んだ点で，適応性軽躁状態と考えられる。それに引き続く形で，4月以降に一層志気を高め，「自分ががんばれば市民が立ち直れる」と考えるようになった。自尊心の肥大が窺われ，より病的な軽躁状態へ移行したと考えられる。そして4月末からの不安焦燥優位の病像を経て，5月中旬に制止優位の病像へと移行した。

加藤はまた，職場結合性気分障碍の発症過程は，不眠，食欲不振，頭痛，パニック発作などを呈する広義の「神経症レベル」の病態ではじまり，そこにとどまる事例がある一方，より重篤な広義の「精神病レベル」の病態に進行する事例があることを指摘している。ここでいう「神経症レベル」とは，患者の自律性が保たれ，みずから判断し，その行動が他者にとって了解可能なレベルであるのに対し，「精神病レベル」とは，「自分にはもはや何の力もない，将来はない」と決定論的絶望をもつ事例のように，患者の自律性が失われ，判断の自由がなく，その行動が他者にとって了解不能となる状態である。

その点でいえば，症例2は不眠，頭痛，食欲不振などという「神経症レベル」の病態にとどまった，あるいはその時点で医療機関に結びついたと考えられる。一方，症例1は，「自分のせいで被災者が苦しんでいる」という罪責妄想を呈し自殺企図に及んだことから，「神経症レベル」から「精神病レベル」の病態に進行したと考えることができる。

以上のような症例の考察を，表に示した。

次に，本症例の経験をもとに直接被害の大きな被災地に出向いて支援を行ったり被災者に直接心理的支援をしたりしない，いわば間接的に復興支援に関わる人のメンタルヘルス対策について検討したい。

第一に重要な点は，本症例が過労を契機として発症していることからもわかるように，過労になる職員を極力ださないよう努めることである。多くの人員を災害対策の部署に配置し，ローテーションを組むなど，工夫が必要であると考えられる。

しかし震災は突如として起こり，多くの人々を巻き込むものであるため，急激な業務の増加は避けられない場合もある。したがって早期発見として，過剰な負荷のかかった職員には，例えばうつ病の簡易スクリーニングテストを行い，うつ病のリスクが高いと判断された職員には業務の軽減をし，場合によっては医療機関の受診を勧めるなどの配慮が必要になってくると考えられる。

災害や大事故の直後に被災者の心理的支援を行うためのマニュアルである，サイコロジカル・ファースト・エイド[9]（PFA）におけるノウハウが一部利用できると考えられる。PFAは本来，被災者への直接的な心理的支援を行う人々を対象としているため，本症例のように負傷者の少ない地域

で，しかも事務的な仕事をする復興支援者に適用されることはない．しかし，PFAには，PFA提供者，すなわち心理的支援を行う支援者のためのメンタルヘルスについて詳細に記載されている．例えば，個人においては，休暇をとらずに「ぶっ通し」で働くことを避けることや，仲間や家族とまめに連絡をとること，レジャーや運動を行いストレスマネジメントに心がけること，同僚同士のサポートを向上させること，支援から1ヵ月以内に人生の重大な選択をすることを避けること，アルコールや薬物の過量摂取を控えること，セルフケアより他人のケアを優先することを避けること，自分の被災者への貢献をネガティブに評価するのを避けることなどである．組織においては，休暇を義務付け1日12時間以上の勤務をさせないことや，リスクの高い支援者を把握すること，必要に応じてカウンセリングを受けることを勧め必要な情報を与えること，個人的にトラウマや喪失を体験した支援者に休息を与えること，活動をポジティブにとらえられるような情報を与えることなどである．PFAは本来，被災地に入って被災者を直接的に支援する人々のものであるため適用できない部分が多いが，一部のノウハウは参考に値すると考えられる．

また，災害救援者に対して，救援活動の価値を的確に認め，労をねぎらうことが重要であるということはすでに指摘されている[8]．しかしそれは，上述のように直接被災地に出向いたり，被災者と直接会ったりして支援に関わる復興支援者を対象としており，本症例のように主に事務的な業務をする者は射程に入っていないと考えられる．しかし，症例1が市民からのクレームが相次ぐなかで無力感や挫折感を感じ抑うつを重症化させた点や，職場結合性気分障碍一般において挫折体験が大きくかかわるという加藤の指摘を鑑みれば，本症例のように中心被災地の隣接地で事務的な仕事をするような職種においても同様に，組織内あるいは地域の広報などで評価する必要があると考えられる．

上述のような注意を払っても医療機関を受診した際には，職場結合性気分障碍の臨床特性を考慮しながら，早期発見や早期介入に努めることが重要である．すなわち，本人が問題を自覚しないような適応性軽躁状態あるいは軽躁状態においても，休息をとるよう提案することや，職場に産業医がいれば連絡を取り合って環境調整を進めることなどが重要と考えられる．

おわりに

東日本大震災の復興支援を契機に，職場結合性気分障碍を発症した2症例を提示し，職場結合性気分障碍の観点から主に発症過程について考察した．災害復興支援者のメンタルヘルスにおいて，職場結合性気分障碍と捉えることにより病態が明確化する一群がいるため，災害救援者における精神障碍の早期発見や，早期介入の糸口となる可能性がある．

また，これまであまり注目されなかったと考えられるが，潜在的には多いと予想される，被害の大きな被災地に直接出向いたり，被災者に直接関わったりしない復興支援者，すなわち本症例のように組織に設置された災害対策本部という事務的な仕事をする職種においても，重篤な気分障碍を発症しうるという点に注意をする必要がある．

(井上かな，井上弘寿，小林聡幸，
小林亮子，須田史朗，加藤　敏)

文　献

1) American Psychiatric Association (高橋三郎, 大野裕, 染矢俊幸訳)：DSM-Ⅳ-TR 精神疾患の診断・統計マニュアル新訂版. 医学書院, 東京, 2004
2) 井上弘寿, 井上かな, 須田史朗ほか：東日本大震災を契機に総合病院精神科に入院した症例の検討. 臨床精神医学, 41；1229-1240, 2012
3) 岩井圭司, 加藤寛, 飛鳥井望ほか：災害救援者のPTSD―阪神・淡路大震災被災地における消防士の面接調査から. 精神科治療学, 13；971-979, 1998
4) Jones DR : Secondary disaster victims : The emotional effects of recovering and identifying human remains. Am J Psychiatry, 142；303-307, 1985
5) 加藤敏：職場結合性うつ病の病態と治療. 精神療法, 32；284-292, 2006

6) 加藤 敏：職場結合性気分障害―職場結合性うつ病・双極性障害―. 治療, 93；2353-2362, 2011
7) 加藤 敏：現代日本におけるうつ病・双極性障害の諸病態―職場関連の気分障害に焦点をあてて―. 精神経誌, 114；844-856, 2012
8) 金 吉晴, 安部幸弘, 荒木 均：災害時地域精神保健医療活動ガイドライン, http://www.ncnp.go.jp/nimh/pdf/saigai_guideline.pdf, 2003
9) National Child Traumatic Stress Network and National Center for PTSD：Psychological first aid；Field operations, 2nd Ed. www.nctsn.org and www.ncptsd.va.gov, 2006（兵庫県こころのケアセンター訳：災害時のこころのケアサイコロジカル・ファーストエイド実施の手引き原著第2版. 医学書院, 東京, 2011）
10) Raphael B：When Disaster Strikes；How individuals and communities cope with catastrophe. Basic Books, New York, 1986（石丸 正訳：災害の襲うとき―カタストロフィの精神医学. みすず書房, 東京, 1989）
11) Ursano RJ, Fullerton CS, Vance K et al：Posttraumatic stress disorder and identification in disaster workers. Am J Psychiatry, 156；353-359, 1999

第9部 社会精神医学

6. 統合失調症圏の病態における放浪

 統合失調症，病的旅行，コーピング，フィロバティズム，ノマド

　放浪と統合失調症との関係については以前から論じられてきたが，昨今，この問題について振り返られることが少なくなってきている。しかし，今もなお，日常臨床において放浪や，それに近い生活を送る統合失調症者と出会うことがある。放浪は，統合失調症の精神病理と本質的な関係を持っており，統合失調症者のレジリアンスという観点からも重要な示唆を与えてくれる。そうした点からも，統合失調症者の放浪について再考することは，大きな今日的意義を持つと考えられる。

　わが国では1982年に永田[14]が統合失調症者と放浪との関係について，人間学的精神医学の観点から豊富な症例を引用しながら詳細に論じた。永田論文では，Kulenkampff[11]が発病状況論で述べた前統合失調症者にみられる放浪，旅立ちと対比する形で，永田の考えが展開される。Kulenkampffは孤立という概念を軸にして，統合失調症の発病状況を孤立に「押し込まれ」自室にひきこもるといった文字通りの孤立型と，尋常ならざる孤立状況に自ら進んで入りこんでいくことを「敢行」する敢行型に分けた。後者では統合失調症の顕在発症に先立つ放浪がみられる。一方，永田[13]は，東京下町の日雇い労働者の街である山谷地区の慢性統合失調症者を調べた経験から，Kulenkampffの「敢行」型とは違った，「受け身」に移動していく型の放浪に注目した。統合失調症者にとって，この型の放浪は，他者との深い関係性を回避させることで重症化を逃れ，寡症候の形で経過させる作用を持つという。放浪と親和性があることがよく知られているBleuler[3]の単純型統合失調症が寡症候である事情も，この観点から理解できることが示唆される。

　永田が述べた放浪の2つの型，仮にKulenkampff型と永田型とすると，まず自験例からそれぞれの型にあてはまる症例を呈示し，その後の考察につなげたい。

I．症　例

〔症例A〕　初診時41歳，女性
　両親と4歳上の姉との4人家族。10代後半より，聴覚過敏やなんとなく周囲に見られている感じがあった。地元の短大卒業後，アルバイトを経て，15年間電話のオペレーターの仕事をした。転勤になり3年間，実家から長距離通勤をしていたが，通勤の負担と職場の人間関係がうまくいかないことから38歳で退職。退職後，両親と引き続き同居していたが，再就職をせかす父親と離れたいことと，会社での体験から気を遣うことの多い人間関係に嫌気がさしていたことから，しばらく日本を離れてすごしたいと思うようになり，語学留学を思い立ち1年間英会話学校に通った。英会話学校に通うものの，ひきこもりがちにすごすAの留学計画を両親は非常に心配していた。
　39歳時，両親の心配をよそに英語の勉強のために外国へ留学。留学後間もなく周囲の留学生たちの中で孤立するようになり，壁を見つめて立ちつくしたり，「誰かに監視されている」と取り乱すことがみられた。Aの精神状態を心配した留学先の学校関係者から連絡をもらった家族が迎えに行きAを日本に連れ帰った。帰国後，そういった症状はいったん消失。また，Aは留学中のことをほとんど思い出せなかった。
　40歳時，「1回目の留学の時何があったか知りたかった」ことと語学の勉強を理由に再び同じ国への留学を敢行した。しかし再び留学先で孤立し，留学生の級友の声が幻聴として聞こえるようになった。Aはそうした幻聴を「留学生達のいたずら」と解し，気にしないように努力したが，次第に通学できなくなり，留

学先の学校のすすめで当地の精神科病院に3日間入院。途中帰国を余儀なくされ，帰国すると幻聴は消失した。

帰国後3カ月経った時，今度は別の英語圏の国に留学。経済的理由のため6週間で学校を退学。安宿に独りですごす中で，再燃した幻聴が続きほとんど外出できなかった。Aの挙動不審な様子を心配した宿の主人の計らいで精神科病院を受診。3カ月入院の後に帰国。

帰国後，筆者が勤めるC病院に初診。聴覚過敏，周囲変容感，自生視覚表象，被注察感が認められ，父親といることを嫌って家ですごせないため2カ月入院。入院中には空笑や他の患者の悪口が聴こえるという幻聴もみられた。退院後，陽性症状は目立たなくなり，意欲や自発性の低下といった陰性症状が中心の病状となり，自宅近くの精神科デイケアに通いながら生活をしている。

症例Aは，留学先の孤立状況の中で最初の精神病状態を呈しており，一見いわゆる旅行精神病[16]の様相を呈している。しかし，10代からの統合失調症前駆症状の存在，日本での人間関係から離れるためという留学の動機，期間をおかずに再留学を「敢行」する行動は，旅行のストレスによる反応性の精神病の特徴から明らかにはみ出る。清水・加藤[17]は，統合失調症の一部には「発病期の核心点の反復的想起」という現象が認められると指摘している。この観点からは，「前回の留学で何があったのか知りたかった」ために留学を繰り返したという行動は，「発病期の核心点の反復的想起」に促された病的旅行（voyage pathologique）とみることも可能である。症例Aは，最終的な幻覚妄想の定着，陰性症状の出現から妄想型統合失調症と診断されたが，発病状況において「尋常ならざる孤立状況に入りこんでいくことを敢行する」Kulenkampff型の放浪がみられた症例といえる。

〔症例B〕　初診時　25歳女性
一人っ子。両親は不仲で父親は母親に暴力ばかり振るっていた。高校は地元の進学校を卒業。卒業後は大学にはいかず，10歳以上年上の男性と結婚したが1年で離婚。20歳の時には両親が離婚し，キャバクラやスナックなど「水商売」で生計をたてるようになった。この頃から半年〜1年ほどで店をやめては別の店を探すことを繰り返し，様々な地域を転々としながら「水商売」を続けるようになった。

25歳時，頸椎捻挫のため当院の内科救急を受診。首の症状のほかに，「親が信じられない」，「眼をつぶっていると右足，左足がなくなる」，「右と左の頭の周波数が違う」「人の声が聞こえる」と訴えるため当科に紹介され受診。幻聴や体の違和感の訴えに加えて，話がまとまっていかず意味がとれない部分も認められることから，思考障碍の存在がうかがわれ，統合失調症の疑いがあると判断し抗精神病薬を開始。しかし「薬を飲んでも効かない」と訴え，もともと近医内科で処方されていた抗不安薬しか服用せず，結局4回受診の後通院しなくなった。

26歳時，「脳内モルヒネが多くてテンパってしまう」と1年ぶりに受診。仕事のストレスを語った。あいかわらず話のまとまりはやや悪いが，話すだけで満足する様子であり，「明日から新しい店で勤める予定です」と語って病院を後にし，その後は受診に来なかった。

27歳時，交通事故を起こし，一度だけ受診。「死にたい」と語るものの，ひとしきり言いたいことを話すと満足し予約もとらずに帰宅。

35歳時，7年ぶりに受診。最終受診後は，各地を転々として「水商売」の店に勤めていたという。元々身体に障碍のある父親が年老いてきたため，同居して世話をするために地元に戻って来たが，戻って早々に自宅が全焼。その後，介護関係の資格を取得して働き始めたが1カ月で辞めてしまった。自宅で何もせずすごし，元気がなく，無気力な状態のBをみかねた父親が受診を勧めて，今回の受診に至った。

主訴は「何も考えず寝ていたい」，「生きていることがばからしい」。さらに話をきくと，少し前から親戚にインターネットで中傷されていることが語られた。その内容は親戚の血筋の話や第二次世界大戦の話や性風俗業界の話がからみあった話であり，明らかに奇異で妄想的なものであった。抗精神病薬を開始したが3日でやめてしまい，長年近医で処方されている抗不安薬の服用に自分で戻してしまった。次の診察時には親戚に中傷されている話もあっさりと触れられるのみであり，働き口を探している話が語られた。この回を最後に再び受診が途絶えている。

症例Bは，初診時に既に思考のまとまりの悪さ，および幻聴，被注察感，奇異な体感異常，身

なりの不自然さ，児戯的ともとれる対人的態度がみられ，当時の主治医は統合失調症の疑いと診断している。しかし，各地で「水商売」の店を転々とする放浪的な生き方をしながら，ほとんど抗精神病薬の力を借りずに大きな破綻をせずに長年経過している。自宅の火事のことがあったとはいえ，奇しくも放浪的な生活をやめてからはっきりとした妄想が現れた。筆者（筆頭）は，放浪をやめて実家に戻った後に担当となった。放浪的に生きていた時点では，明らかな幻覚や妄想もないことから，診断的には寡症候の統合失調症，あるいは統合失調型パーソナリティー障碍が妥当であると考えられた。家族の話から，火事のあとはある程度固定した妄想が続くようになっており，このまま妄想型統合失調症といえる病態となっていくのか，妄想は再び目立たなくなっていくのかは通院が途絶えているため不明である。

しかしこれまでのBの生き方には，対人関係で疲弊したり，職場に居づらくなると退職し，その土地を離れ，次の土地で時には知人の力を借りながらも自力で住居と職場をみつける生き方にはある種の強さが感じられた。症例Bにおいて，各地を転々とした「水商売」の生活は，「他者との深い関係性を回避」し，かつ一定の社会参加をもたらし，このことが重症化を防ぐ効果を持ったと考えることができ，永田型の放浪の症例といえる。このような症例は，事例化することなく，病院の精神科に全くかかわらない場合も多いと思われる。

II．考　察

笠原[6]は「出立」を前統合失調症者の人間学的意味方向として提唱したが，この「出立」の観点は，永田論文でも統合失調症の発病論の中心的観点となっている。「出立」は既成の秩序や価値基準から脱却しようとする動きであり，前統合失調症者は，この内的促しの中に不断に身をおいているが，それは過酷な現実の中で挫折する宿命を持つとされる。症例Aでは，日本での「人間関係から離れるため」の留学が繰り返し敢行され，「出立」の意味方向がはっきりとみてとれる。この種のKulenkampff型の放浪では「出立」の動きが典型的に現れ，行動の次元も巻き込み，自ら進んで危険で魅惑的な旅に出る。こうした放浪自体，統合失調症の前駆的な病勢によって起こり，過酷な現実において挫折する中で，本格的かつ顕在的な発症や，さらなる悪化につながる可能性を持つ。そのため一人で，持続的に放浪することはかなり難しくなってしまう。

それに対して永田型の放浪は，条件つきの形であれ，社会に一定の適応ができていることを特徴とし，このことによる重症化回避の働きを持ち，持続的な放浪を行う。放浪というからには持続性をもつ型こそがその名にふさわしいと考えられ，まずは，こちらの型の放浪について詳しく考察してみたい。

他方，加藤[9]が（広義の）進化論的見地から指摘するように，遊牧民（ノマド）的な在り方が強くなってきている現代（IT）社会においては，インターネットや交通網の発達によって放浪の手段が増えたことにより，Kulenkampff型の放浪を続け，顕在発症することなく生活している事例も増えており，加えて考察してみたい。

1．放浪と「受け流し」

永田は，統合失調症者の放浪が他者との1対1の人格的な関係性を回避することの意義を重視し，その意味で「受け身」であるとした。Kulenkampff型は，自らすすんで「敢行」する放浪とされるが，内的には病勢におされるようにして行われる放浪であるのに対して，永田型は，いわば病勢を「受け流す」放浪である。そういった放浪に永田[15]は「自己治癒の力動」を見出した。

内海[8]は，放浪を単純型統合失調症者の決定的な破綻を防いでいる要因として論じている。筆者なりに論旨を要約すると，次のようになる。統合失調症は時間体験の病理をもつ。本来，ふくらみと展開性をもっている時間体験が，統合失調症では，過去および未来との連関を喪失し，やせ細った点状の今（＜今一点＞）と化している。そのため統合失調症者にとって時間は，経過した手ごたえを残さない，節目のない時間である（＜凝集＞）と

同時に，過去，未来につながりをもたない断ち切れた時間（＜切断＞）でもある。この＜凝集＞でもあり＜切断＞でもあるという背理的なあり方が統合失調症の時間体験の特徴であるが，それが「状況の背理」から「体験の背理」となり最終的に緊張病態につながっていくのが内海の発病過程論である。内海は永田論文にふれつつ，単純型統合失調症者においては，利那的な＜今一点＞，＜今一点＞…の継起であるところの，断ち切れ，迷走する時間体験の中で，その迷走性に身を委ねる在り方として放浪を行うことで切断の脅威を無効化しているという。そして同時に，常に状況を逃れることにより，「状況の背理」が成立することを回避しているとされる

　永田は「旅立ちが人格解体の回避に作用するか，破綻に終わるか」という問題を提起した。永田のいう「受け身」，内海のいう「身を委ねる」というあり方が，放浪する統合失調症者が人格解体に回避的に作用し，寡症候のまま経過できる鍵であるといえるが，そこには環境の要素も重要である。永田が調査した日雇い労働者の世界においては，人々は孤立した生活を送り，働くことをごく限られた形にとどめ，無気力で怠惰な生活が許容され，最低限のマナーさえあれば人間関係で苦労することはないとされる。そういった環境では，放浪は新しい状況に入るようにみえて，実際は自閉を守る手段となっているとされる。つまり永田型放浪では，受け流し的な生き方と環境の手伝いによって一定の社会適応ができるといえる。症例Bにおいても，「水商売」の世界は日雇い労働者の世界に似た義務の緩さがあり，ある程度再就職が容易であるという環境の手伝いの中，人間関係が負担になればそれを受け流し，回避する形で退職し次の土地へ移って働くというパターンが，大きな精神的破綻を防いでいたと考えることができる。

2．放浪と能動性—フィロバティズムの観点から—

　関係性を回避して放浪的に生きて行く症例Bの生き方の「受け流し」的な特徴について論じたが，そこにはある種のたくましさがあるという印象を筆者は持った。Bは，診断的には寡症候の統合失調症または統合失調型パーソナリティー障碍であり，各地を転々として働き，人間関係で職場のストレスが高まると辞めることを繰り返した。実家に戻った折に，仕事でたまったストレスを吐き出すためや，事故や火災で精神的不調に陥ったことの相談のために精神科を訪れるが，抗精神病薬にほとんど頼らずに短期間で立ち直り，再び仕事に就き，仕事がうまくいっているうちは受診に来ない。Bの生き方は放浪的であるが，その放浪には心的負荷を受け流していくだけでなく，別の状況に能動的に入っていき，新しい場で仕事を成り立たせることで，なんとか主体のまとまりを回復し安定するという能動的な強さを感じる。症例Bは，放浪には能動性に由来する自己治癒の力もあることを，われわれに教えてくれているように思う。

　能動的な放浪と主体性の回復というテーマを考える時に示唆を与えてくれるのが，ハンガリー出身の精神分析家Balint[1,2]のフィロバティズムの概念である。Balintは，安全感が脅かされる時にあえて危険に身をさらし，スリルとして楽しむ人の心性をフィロバティズム，同じ状況の時に堅固不動なものにしがみつこうとする人の心性を，オクノフィリアと名付けた。これらの概念についてBalintが対象関係論の立場から論じた概要は，次のとおりである。

　乳児は出生以前には自己と環界は調和的に渾然一体化している。出生直後から自己と環界との分離が徐々に始まる。その頃の環界はまだ十分に分化された対象ではなく，乳児を十全に守り満足させてくれる対象であり，このような対象は一次対象と呼ばれる。一次対象は，何よりもまず母親がその役割を果たす。統合失調症は，この時期に退行した事態とされる。そうした対象と乳児の二者関係の世界では，母親の不在や多かれ少なかれ避けられない世話の失敗を通して，母親はアンビバレントな対象となり，乳児は安全感の喪失の危機にさらされる。この事態に乳児が対処するあり方としては，フィロバティズムと，オクノフィリアの2つがあるとされる。つまり対象を遠ざける方向と，対象にしがみつく方向である。前者は空

間，視覚と関係があり，後者は皮膚接触と関係があるとされる。

　フィロバティズムに関わる心性においては，対象の信頼性が失墜した時に，本来庇護的であるはずの対象から離れるリスクを犯し，対象から離れた世界に安全感を求める。すなわち母親を能動的に遠ざけることによって自己を守ろうとする動きが，フィロバティズムである。これらは乳児期に由来する心性とされるが，成人しても主体性を脅かされた時，乳児期の分離の危機に由来するこれら2つの心性が，いわば反復強迫として出現しうる。また成人してからの個人の行動特性において，2つの心性が，それぞれ痕跡を残す。フィロバティズムであれば，例えば，山岳，海洋，砂漠など広漠とした世界に旅立つことへの憧れや，そういった場所で，危険を自力で支配していくことを好む心性などとして残る。

　アンビバレントな対象となった母親からリスクを犯して能動的に離れる乳児というテーマは，Freud[5]の著作『快原理の彼岸』に描かれた有名な「Fort-Da」のエピソードにもみられる。このエピソードでは，Freudの孫である乳児が母親の不在時に，糸巻き車を放り投げては自分で引き寄せる遊びをする。母親を糸巻き車に見立て，「いない（Fort）」と言っては投げ，引き寄せては「いた（Da）」と言い歓迎する。Freudは，糸巻き車の遊びをすることで，乳児は母親の不在という受動的事態を能動的に受け取り直し，不快を制圧しようとしているという。またこの遊びは，対象の在，不在にかかわらず対象を代理表象するものとして言語を獲得し，母親への絶対的依存から抜け出し，自立した主体として自らを立ち上げていこうとしている行為とみなすことができる。

　Balintは，環界か対象か，物か人物かまだ判然としない段階の対象関係において，自己がなんとかまとまりを保持するための方法として，フィロバティズムを概念化する一方，Freudは母親の不在を遊びで克服する中で言語の獲得と，それによる主体化を獲得していく「Fort-Da」のエピソードを描いた。ともに対象―母親からの分離を能動的に再演し，分離を支配し克服することで，主体のまとまりを獲得するという含意がある。これらは，正常発達の諸段階の1つを示した考察であるが，人格解体を防ぎながら寡症候に経過する統合失調症において，放浪するという元居た場所からの能動的な分離もまた，主体のまとまりに寄与するように働き，本格的な解体の手前で主体を踏みとどまらせることにつながっていることが考えられるのではないだろうか。

　永田型の放浪では，「出立」の動きに逆らわないことで病勢を「受け流し」，そうすることで病勢の高まりによって破滅的な「出立」をしてしまうことを回避し，主体保護的に機能するのであった。単純型統合失調症では，この意味で「出立」をずらし続けることで病の進展が防がれているのかもしれない。しかし，症例Bではっきりみてとれたように，持続的に行われる統合失調症者の放浪には，「受け流し」の性質のほかに，能動性の成分とそれが持つ主体保護的な作用があると考えられる。あるいは単純型統合失調症にみられる放浪においても，こういった能動性の成分があるのではないかと推察する。

3．放浪，レジリアンス，環境

　Kulenkampff型の放浪が病勢におされて，冒険的に旅立ちが「敢行」され，病の進展に向かうのに対して，永田型の放浪の「受け流し」の性質や症例Bにみられる能動性は主体保護的に働き，重症化を防いでいる可能性について論じてきた。放浪がもつ「受け流し」の性質や能動性は，統合失調症者がもつ，病の進展に反発する力，いわゆるレジリアンスとみなすことができる。一方，これらの例が属していた日雇い労働者の世界や「水商売」の世界には，ある種の義務の緩さがあり，環境によって支えられている影響も大きいと考えられた。

　これらはともに，いわばマイノリティー社会の中で行われた放浪の例であるが，森本・前田[12]は発病と同時に12年間人のいない山中を放浪した統合失調症の症例について報告している。この症例は，放浪を通して被害的な幻聴と妄想を発展させて発病した症例であり，本格的発病を回避したわけではない。しかし12年間も山中で独りで暮

らしていけたのであり，やはり放浪が，なんらかの主体保護作用を持ち，病の進展をある程度回避させていたと考えられる。おそらく山中という自然の厳しさはあるが自由が保たれ，人間関係の脅威がない環境の中で，病的体験を持ちつつも，病的体験と環境の折り合いをつけながら生活を送っていったものと思われる。小林[10]は，病的体験を持ちつつも日常生活はある水準で送る二重見当識的なあり方を，"日常への狂気の繰り込み"と呼んだ。いうまでもなく，これもひとつのレジリアンスのかたちである。山中という環境が，この症例の場合「日常への狂気の繰り込み」を可能にし，決定的な破綻を回避させたと考えられる。

　Kulenkampffは先述のように，孤立状況に「押し込まれる」形で発病する統合失調症の発病の型を挙げた。これは困難な状況から逃げられず，病の進展に無抵抗に流されていく型と考えられる。Kulenkampffは，これとは別に新しい状況に冒険的に飛び込んでいく型があるとしたが，そうした無謀な行動によっては結局のところ発病を回避できていないとした。しかし考えてみるに，こうした意味の放浪でさえ，森本・前田の事例にみられるように「日常への狂気の繰り込み」によって自己治癒的に生きていく契機になりうる。そうすると，困難の多い，病を進展させる状況を離れて移動できること自体に，レジリアンスの過程をみてとることができる。そして移動先の環境が主体保護的な要素を持っていれば，これまでに述べてきた放浪する統合失調症者が持つ様々なレジリアンスがさらに発揮されうるのであり，病の進展を回避できる可能性がひらかれる。

　森本・前田の事例では，山中という環境が主体保護的に働き，12年の単独生活を可能にした。他方，加藤は現代のポストモダン社会という環境が統合失調症圏の患者の放浪を容易にし，症状軽減的に作用しうることを述べている。加藤によると，ポストモダン社会は父性ないし男性原理の失墜と，一なる中心をもたない女性原理の台頭で特徴づけられる。精神分析的見地からは，父性的主題が統合失調症の典型的な発病状況の中心的主題とされるが，現代のように社会が上記の意味で女性化することで，統合失調症の発病自体が回避される事例が増えることが考えられる。

　現代における情報網，交通網の発達により，現代人は個人の生活の自由さの面でも，空間移動の容易さの面でも，Deleuze[4]が言った意味でノマド化（遊牧民化）しているということができる。そのような社会では，発病した統合失調症者においても，放浪的生活を送ることで症状の進展を防ぐ生き方が可能になってきているとみることができる。われわれは，ますます拡散の度を増すグローバル化した時代に入り，統合失調症圏の患者において，この種の「現代ノマド型放浪」とでも呼ぶのがふさわしい新たな型の放浪が増えている可能性を指摘しておきたい。

おわりに

　統合失調症者の放浪は，つきつめると，彼（彼女）らの存在様式と内的に分かちがたく結ばれ，臨床的には病の直接的な症状でもあり，病に抗する動きでもある。放浪には「敢行」の形であれ，「受け流し」の形であれ，フィロバティズムにみられるような能動的な形であれ，そこには大なり小なりレジリアンスの要素が見出される。そして放浪がレジリアンスとして機能するためには，社会や環境の要素が重要となってくる。

　加藤[8]は，人類史的観点から，前近代ではさほどではなかった統合失調症の病勢が近代で急激に悪化し，現代，特に21世紀に入ってから病勢の緩和がみられてきていると述べている。近代個人主義のもつ自律志向性が，近代における統合失調症の大量発生を生み，現代のポストモダン社会の他律志向性が統合失調症の軽症化を生じさせているという。このことは近代において前近代的な共同体の原理が弱まり，父性原理が支配的となり強い個人であることが求められた時代状況の中で，統合失調症の病勢の悪化がみられたと理解することができる。現代のポストモダン社会においては父性原理という「大きな物語」が崩れ，価値観の多様化が進み，統合失調症の軽症化が起こってきている。

　現代において，共同体はますます弱体化しているといわれているが，永田の症例や症例Bではマ

イノリティー社会という義務が緩い共同体の存在が放浪の継続を可能にし，主体保護的に作用した．また，加藤[7]も，狂気に対し許容度の高い共同体が統合失調症の病態を軽減すると述べている．共同体があまりに衰退すると，個々人がばらばらとなり，社会全体が孤立した個人で成り立つ事態にむかっていく可能性がある．そうした社会では，どこに移動しようと孤立から逃れられないのであるのだから，主体保護的な放浪はかえって困難になるように思う．したがって，現代において，ノマド化した自由度の高い社会の存在と同時に，緩いつながりで各々が結ばれた共同体の存在もまた統合失調者にとって病勢を緩和する重要な環境であることを指摘しておかねばならない．

（宮田善文，加藤　敏）

文　献

1) Balint M: Thrills and Regressions. Tavistock, London. 1959（中井久夫，滝野功，森茂起：スリルと退行，岩崎学術出版，東京，1991）
2) Balint M: The Basic Fault; Therapeutic aspects of regression. Tavistock, London, 1968（中井久夫：治療論からみた退行，金剛出版，東京，1978）
3) Bleuler E: Dementia Praecox oder Gruppe der Schizophrenieren, 1911（飯田真，下坂幸三，保崎秀夫ほか訳：早発性痴呆または精神分裂病群，医学書院，東京，1974）
4) Deleuze G, Guattari F: Mille Plateaux; capitalisme et schizophrénie 2nd Ed, Minuit, Paris, 1980
5) Freud S: Jenseits des Lustprinzips, 1920（須藤訓任訳：快原理の彼岸．フロイト全集17．岩波書店，東京，p53-125, 2006）
6) 笠原　嘉：内因性精神病の発病に直接前駆する「心的要因」について．精神医学，9; 403-412, 1967
7) 加藤　敏：精神病理学からみたリハビリテーション—SSTに注目して—．加藤　敏：統合失調症の語りと傾聴，金剛出版，東京，p169-190, 2005
8) 加藤　敏：現代精神医学におけるレジリアンスの意義．加藤　敏，八木剛平編：レジリアンス—現代精神医学の新しいパラダイム，金原出版，東京，p2-23, 2009
9) 加藤　敏：統合失調症の現在—進化論に注目して—．人の絆の病理と再生，弘文堂，東京，p106-125, 2010
10) 小林聡幸：レジリアンスを拓く統合失調症．行為と幻覚—レジリアンスを拓く統合失調症，金原出版，東京，p2-15, 2011
11) Kulenkampff C: Gedanken zur Bedeutung soziologischer Faktoren in der Genese endogener Psychosen. Nervenarzt, 33; 6, 1962
12) 森本修充，前田徳子：精神の危機と放浪—発病と同時に12年間山中を放浪した分裂病者の治療経験から—．精神科治療学，7; 983-992, 1992
13) 永田俊彦，水嶋節雄：東京下町の慢性分裂病者について．精神医学，20; 511-518, 1978
14) 永田俊彦：精神分裂病者の放浪について．精神医学，24; 19-25, 1982
15) 永田俊彦：精神疾患における自己治癒．精神科治療学，9; 839-846, 1994.
16) Nilsson L: Über "Reisepsychosen". Nervenarzt, 37; 310-313, 1966
17) 清水光恵，加藤　敏：「発病期の核心点」の反復想起について—統合失調症の発病に関する自伝的記憶の精神病理学的考察．精神経誌，104; 758-780, 2002
18) 内海　健：単純型分裂病再考．スキゾフレニア論考—病理と回復へのまなざし．星和書店，東京，p21-61, 2002

初出一覧

第1部 序説
書き下ろし

第2部 神経症圏
1 星野美幸, 佐藤美紀子, 阿部隆明：児童思春期の摂食障害に対する心理教育クリニカルパス. 精神科治療学, 27；1465-1472, 2012.
2 笠井麻紀子, 岡島美朗, 高野英介, 加藤 敏：Refeeding Syndrome (RS) を呈した神経性無食欲症―RSの予防と治療. 精神経誌, 111；388-397, 2009.
3 齋藤慎之介, 佐藤 守, 小林聡幸, 加藤 敏：重篤な身体合併症を呈し, 長期入院を余儀なくされた神経性食欲不振症の1例. 精神経誌, 115；729-739, 2013.
4 山下晃弘, 加藤 敏：糖尿病治療中に発症する摂食障害の病態と治療. 精神科治療学, 20；719-725, 2005.
5 敦賀光嗣, 小林聡幸, 平井伸英, 加藤 敏：外国訛症候群 (Foreign Accent Syndrome) を呈した解離性 (転換性) 障害の一例. 精神経誌, 110；78-87, 2008.
6 福地貴彦, 岡田吉史, 片山 仁, 西嶋康一, 加藤 敏, 根津幸穂, 福田博一：重症強迫性障害の妊婦に無けいれん電撃療法が著効した一例. 精神経誌, 105；927-932, 2003.
7 倉持素樹, 加藤 敏, 岡島美朗, 山家邦章：精神療法的な治療が奏功した身体表現性障害と虚偽性障害が混在した1症例―病状と治療. 精神経誌, 114；906-914, 2012.
8 岡元宗平, 岩田和彦, 大西康則, 加藤 敏：知的障害を持つ思春期症例に認めた偽発作の2例. 精神経誌, 111；137-146, 2009.
9 菊地千一郎：心因性非てんかん発作とてんかん発作の鑑別に役立つ臨床症状. 栃木精神医学, 32；3-7, 2012.

第3部 気分障碍とその周辺
1 阿部隆明：感情障害―軽微双極性障害 (soft bipolar disorder) の鑑別と生活歴. 精神科治療学, 25；1445-1452, 2010.
2 大塚公一郎, 加藤 敏：躁うつ病化する非定型精神病. 精神科治療学, 15；489-496, 2000.
3 島田啓子, 小林聡幸, 塩田勝利, 高田早苗, 加藤 敏：心筋梗塞を併発したうつ病の1例―発症状況に着目して. 精神科治療学, 18；1425-1431, 2003.
4 吉田勝也, 加藤 敏：うつ病と腰痛―対象喪失と秩序の破綻. 臨床精神病理, 27；185-195, 2006.
5 齋藤慎之介, 小林聡幸, 加藤 敏：自己愛性パーソナリティ障害との鑑別が問題となったうつ病の1例. 精神経誌, 115；363-371, 2013.
6 阿部隆明：自閉症スペクトラム障害と気分障害 (うつ病) との関連について―小児・思春期を中心に. 精神科診断学, 4；97-103, 2011
7 井上弘寿, 加藤 敏, 塩田勝利：非定型精神病像を伴う気分障害 (DSM) の1例における精神病理学的検討. 精神医学, 54；1179-1289, 2012.
8 小林聡幸, 山家俊美, 加藤 敏：緊張病性亜昏迷状態を呈し統合失調症が疑われた若年周期精神病. 精神科治療学, 23；891-897, 2008.
9 山家邦章, 倉持素樹, 野口正行, 加藤 敏：約13年にわたり増悪寛解を繰り返した口腔内寄生虫妄想の1症例. 臨床精神医学, 31；1083-1090, 2002

第4部 統合失調症
1 清水光恵, 加藤 敏：「発病期の核心点」の反復的想起について―統合失調症の発病に関する自伝的記憶の精神病理学的考察. 精神経誌, 104；758-780, 2002. (抜粋)
2 岡崎 翼, 加藤 敏：統合失調症の早期徴候としての身近な仲間の中での「中心化 (―局外化)」. 精神科治療学, 28；1407-1411, 2013.
3 大塚公一郎, 加藤 敏：統合失調症における虚偽主題. 精神経誌, 108；217-231, 2006.
4 永嶋秀明, 小林聡幸, 加藤 敏：統合失調症の「顔貌随伴幻聴」. 臨床精神病理, 28；111-126, 2007.
5 小林聡幸, 片山 仁, 加藤 敏, 阿部隆明：加害的自生視覚表象. 精神医学, 46；133-139, 2004.

第5部 老年精神医学
1 加藤 敏, 小林聡幸：うつ病―認知症移行領域―うつと認知症の症状発現の関連. 精神科治療学, 20；983-990, 2005.
2 井上弘寿, 加藤 敏：レビー小体型認知症の1例における幻視と心理的緊張 (Janet) の関係. 精神科治療学, 28；217-225, 2013.
3 安田 学, 小林聡幸, 上野直子, 加藤 敏：一連の喪失体験ののち初老期に発症した強迫性障害の一例―心理的緊張 (P. Janet) の概念からみたその治療経過. 栃木精神医学, 26；30-38, 2006
4 倉持素樹, 小林聡幸, 加藤 敏, 阿部隆明：緊張病様病像が挿間的に前景化するせん妄を繰り返した陳旧性脳塞栓. 老精医誌, 14；1031-1037, 2003.
5 小林聡幸, 加藤 敏, 岡田吉史：行為言表性幻聴を主徴とする老年期精神病. 老精医誌, 13；405-414, 2002.
6 安田 学, 加藤 敏：食べ物の色に関する妄想知覚を主症状とした高齢初発統合失調症例. 精神経誌, 113；351-358, 2011.

第6部 器質性・症状性精神障碍
1 恩田浩一, 加藤 敏：SLE随伴精神症状の理解―臨床精神病理学の視点から. 栃木精神医学, 22；42-47, 2002.
2 岡崎 翼, 日野原 圭, 西嶋康一, 加藤 敏：精神科臨床で経験した脳脊髄液減少症. 精神経誌, 110；362-369, 2008.
3 星野美幸, 菊地千一郎, 阿部隆明：心因性の昏迷状態との鑑別に苦慮した神経梅毒の1例. 栃木精神医学, 29；40-47, 2009.
4 齋藤陽道, 小林聡幸, 岡崎 翼, 加藤 敏：ひきこもりと精神症状のため統合失調症が疑われた急性散在性脳脊髄炎の1例. 精神科治療学, 27；675-680, 2012.
5 松本卓也, 松本健二, 坂元伸吾, 嶋崎晴雄, 小林聡幸, 加藤 敏：一級症状 (K. Schneider) を呈した抗NMDA受容体脳炎の一例. 精神科治療学, 26；1035-1043, 2011.
6 松本健二, 平井伸英, 高山 剛, 加藤 敏：「心の問題」として見逃されたナルコレプシーの1例. 精神科治療学, 24；741-746, 2009.

第7部 リエゾン精神医学

1 岡島美朗：コンサルテーション・リエゾン精神医療における語りと聴取．総病精医，17；154-160，2005.
2 加藤　敏，日野原　圭：昏迷における身体表出の諸相．精神科治療学，17；1251-1258，2002.
3 齋藤慎之介，吉田勝也，小林聡幸，加藤　敏：緑内障発作をうつ病再発と診分けるのが困難であった1例．精神科治療学，25；813-817，2010.
4 塩田勝利，西嶋康一，篠原　保，加藤　敏：脳炎に続発した二次性躁病(secondary mania)の1男性例．精神科治療学，19；109-113，2004.
5 大塚公一郎，加藤　敏，山内美奈：長期透析経過中に現れた妄想性障害の一例―身体と語りの収奪と復権要求．精神経誌，109；215-227，2007.
6 Nisijima, K., Shioda, K. : A rare case of neuroleptic malignant syndrome without elevated serum creatine kinase. Neuropsychiatric Disease and Treatment, 10 ; 403-407, 2014
7 塩田勝利，西嶋康一：高カルシウム(Ca)血症による末期がん患者のせん妄に対する治療について―ゾレドロン酸が有効であった症例を通じて．精神科，20；662-668，2012.
8 須田史朗：妊娠／産科入院を機にメンタル不調を呈した人への支援．精神科治療学，28；701-706，2013.

第8部 芸術療法・集団精神療法

1 原嶋華乃子，小林聡幸，菊地千一郎，岡島美朗，加藤　敏：太陽体験を呈した統合失調症の2症例―太陽の複数化と推移．精神経誌，112；453-463，2010.
2 大沢卓郎，日下部康弘，山下晃弘，加藤　敏：分裂病2症例のコラージュと描画との比較．日芸療会誌，29；16-25，1998.
3 山下晃弘，加藤　敏：幻想的語りをする末期癌患者に音楽療法を行った1例．精神経誌　105；787-794，2003.
4 笠井麻紀子，小林聡幸：箱庭療法の導入により治癒に至った神経性無食欲症の1例．精神科治療学，26；73-80，2011.
5 高田早苗，岡島美朗，本田　暁，林　聡子，江原由美子，加藤　敏：病棟ミーティングにおける未熟型うつ病患者の攻撃性の表出とその対応．集団精神療法，16；62-73，2000
6 福田和仁，西多昌規，加藤　敏：散歩療法が奏功した回復期うつ病の3症例．精神科治療学，29；947-951，2014.

第9部 社会精神医学

1 本田　暁，大塚公一郎，加藤　敏：母国同一性の混乱を背景にうつ病を発症した在日日系ペルー人症例．栃木精神医学，23；41-46，2003.
2 近藤　州，大塚公一郎，加藤　敏：不十分な異文化適応を背景として事例化した1青年例．こころと文化，5；154-161，2006.
3 杉山　久，恩田浩一，永野　満，阿部隆明，加藤　敏：近親者との死別による憑依体験．東京精医会誌，19；19-21，2001.
4 小林聡幸，岡田吉史，加藤　敏，西嶋康一，阿部隆明，油井邦雄：「インターネット体験」を呈した初老期分裂感情障害の1例．老精医誌，11；1257-1261，2000.
5 井上かな，井上弘寿，小林聡幸，小林亮子，須田史朗，加藤　敏：東日本大震災を契機に発症した職場結合性気分障害の検討．臨床精神医学，41；1209-1215，2012.
6 宮田善文，加藤　敏：統合失調症圏の病態における放浪．精神科治療学，26；437-444，2011.

あとがき

　本書は自治医科大学精神医学教室第3代教授加藤敏先生の退任を期に，臨床報告を中心に教室から発表した論考をもとに「生きた症例に学ぶ精神医学教科書」とでも呼べそうな著作を刊行したいという企画の所産である．初代宮本忠雄教授の退任時には（宮本忠雄監修，石黒健夫・花村誠一・加藤　敏編）『現代精神医学の20年』星和書店，1995年）が刊行された．期せずして再び筆者が記念の書の「あとがき」を担当することになった．この間ちょうど20年の歳月が流れていることには，深い感慨を禁じえない．思い起こせば，当時宮本教授は病床にあったため，編集の中心的な役割を担われたのは加藤先生であった．再び教授退任を期に教室員の論文を集めた著作が出版されることになったが，今回の編集方針も先生の意向が強く反映されている．その意味では，30年以上一貫して，加藤先生が自治医科大学精神医学教室のバックボーンであったことが再認識される．今回の先生の退任が，当教室にとって大きな区切りとなることは間違いないし，日本の精神医学界においても一大転換点を意味するかもしれない．

　『現代精神医学の20年』では各自の独自の先端的な考察を展開したやや難解な論文を掲載したが，今回の『症例に学ぶ精神科診断・治療・対応』では症例報告が中心である．精神医学の方法論や症例の解釈は時代によって変遷しても，興味深い症例そのものは繰り返し参照される．そのためには，丹念かつ正確な症例記述が必要である．こうした加藤先生の基本姿勢が浸透していることは，薫陶を受けた各今教室員の論文からも窺われるように思う．編集し終えてみると，先生の関心領域の広さを反映して，精神医学の広汎な領域が見事にカバーされていることに改めて驚かされる．

　一昨年（2013年）アメリカ精神疾患分類DSM-5が刊行され，一層操作的診断が勢いを増す動向にあって，本書は，一人一人の患者さんの個別性を尊重した実りある治療につながる精神科医療の発展にとり意義深いと考える．また，21世紀初頭に経験された症例のデータベースとして，あるいは一般の精神科医の日々の診療の参考として，お役立ていただければ幸いである．

　実のところ，以前から金原出版より，臨床症例を中心にした著作を我々の教室から出すことを検討してほしい旨のご依頼をいただいていた．本書はこのありがたい促しに応えたものである．

　金原出版の高邁な精神に感謝したい．また出版に際し貴重な助言をふくめ多大なご尽力をいただいた編集部大塚めぐみさんに深く感謝します．

2015年春

阿部隆明

症例に学ぶ精神科診断・治療・対応
定価(本体9,000円+税)

2015年3月10日　第1版第1刷発行

| 監　修 | 加藤　敏 | 編集 | 阿部隆明　小林聡幸　塩田勝利 |

発行者　古谷純明
発行所　金原出版株式会社
　　　　〒113-8687　東京都文京区湯島2-31-14
　　　　電話　編集03(3811)7162
　　　　　　　営業03(3811)7184
　　　　FAX　03(3813)0288
　　　　振替　00120-4-151494
　　　　http://www.kanehara-shuppan.co.jp/

©2015
検印省略
Printed in Japan

印刷・製本／新日本印刷

ISBN 978-4-307-15071-2

JCOPY <(社)出版者著作権管理機構　委託出版物>

本書の無断複写は著作権法上での例外を除き禁じられています。複写される場合は、そのつど事前に、(社)出版者著作権管理機構(電話 03-3513-6969, FAX 03-3513-6979, e-mail：info@jcopy.or.jp)の許諾を得てください。

小社は捺印または貼付紙をもって定価を変更致しません。
乱丁，落丁のものはお買上げ書店または小社にてお取り替え致します。